Du même auteur, aux éditions Leduc.s

Ma bible de la réflexologie et de l'acupression aux huiles essentielles, 2017.
Mes 1 000 ordonnances huiles essentielles, 2017.
Mes huiles essentielles anti-âge, 2016.
Mes huiles essentielles antistress, 2016.
Soignez vos troubles digestifs avec les huiles essentielles, 2016.
Se soigner avec les huiles essentielles pendant la grossesse, 2016.
Ma bible de l'automédication, 2015.
Mes petites recettes magiques aux huiles essentielles, 2015.
Mon abécédaire illustré des huiles essentielles, 2015.
Les huiles essentielles, ça marche, 2015.
Massages et automassages aux huiles essentielles, 2015.

Découvrez la bibliographie complète de l'auteur : **www.editionsleduc.com/daniele-festy**
Et retrouvez-la sur son blog : **www.danielefesty.com**

Réédition enrichie et mise à jour de *Ma bible des huiles essentielles*, parue en octobre 2016.

Illustrations : Delétraz
Maquette : Sébastienne Ocampo
Conception graphique du cahier couleur : Sébastienne Ocampo

29 boulevard Raspail
75007 Paris – France
ISBN : 979-10-285-0443-4

DANIÈLE FESTY

MA BIBLE DES HUILES ESSENTIELLES

LEDUC.S
EDITIONS

SOMMAIRE

AVERTISSEMENT

Chers lecteurs,

Dans nos livres, chaque fois qu'un conseil peut être efficace en ne manipulant qu'une huile essentielle, un extrait de plante, nous vous le faisons clairement savoir en indiquant le geste « le + simple ». Dans de nombreux cas cependant, une synergie formée de plusieurs ingrédients, apportant chacun ses principes actifs qui s'ajoutent les uns aux autres en modulant au mieux l'activité finale, est plus intéressante. Dans cette situation, soit vous pourrez acquérir les différents produits de base et exécuter le mélange simple vous-même à la maison, soit la préparation en question n'est réalisable que dans un préparatoire de pharmacie équipé du matériel adéquat et du personnel préparateur diplômé. Je parle ici de gélules (voir p. 164), suppositoires, ovules, crèmes complexes... Nous savons que de nouvelles directives sont attendues (ou même déjà parues, selon la date où vous aurez ce livre en main) concernant ces préparations réalisées à l'officine, qu'elles soient phytothérapiques (plantes), aromatiques (huiles essentielles) ou nutrithérapiques (vitamines, minéraux, acides gras...). Vos pharmacies « habituelles », spécialisées en préparations officinales, continueront probablement à vous fournir sans problème directement vos préparations. Il suffit de se présenter au comptoir, livre en main ! Certaines peuvent, en revanche, vous réclamer une prescription établie par un médecin, qui reprend la formule en question. Vous devrez alors passer par le médecin aromathérapeute/nutrithérapeute, ou même généraliste ouvert à ces disciplines naturelles qui voudra bien vous prescrire la préparation suggérée. Une étape souvent utile pour votre santé, car évitant toute erreur de diagnostic que vous auriez pu commettre en automédication. Nous rencontrons de plus en plus de ces médecins, ravis de pouvoir prescrire des formules efficaces, naturelles et sur mesure pour leurs patients.

Vous trouverez sur mon blog une liste, régulièrement mise à jour, des pharmacies réalisant les préparations (la plupart proposent des envois postaux si vous n'habitez pas à proximité) :

http://www.danielefesty.com/pharmacies.html

Pour obtenir les coordonnées de médecins spécialistes, je ne saurais trop vous conseiller de contacter l'une de ces pharmacies.

Merci de votre écoute et de votre enthousiasme constant.

CONSIDÉRATIONS GÉNÉRALES...

En cas de problème de santé, le plus difficile est bien souvent de poser le bon diagnostic. Des maux de tête peuvent être dus à une infection dentaire ou à une sinusite ; une douleur de dos peut être liée à un ulcère à l'estomac ; une fièvre peut être anodine, même si elle est élevée, ou cacher une infection grave, même si elle est modérée... Si vous avez le moindre doute, il est impératif de consulter un médecin, seul habilité à poser le bon diagnostic.

N'interrompez jamais de votre propre chef un traitement médical pour le remplacer par des huiles essentielles. Les conséquences pourraient être graves.

Les médecins et les pharmaciens spécialistes en aromathérapie ne sont pas encore très nombreux. Il est cependant toujours préférable de s'adresser à eux pour un traitement précis et efficace.

À PROPOS DES HUILES ESSENTIELLES

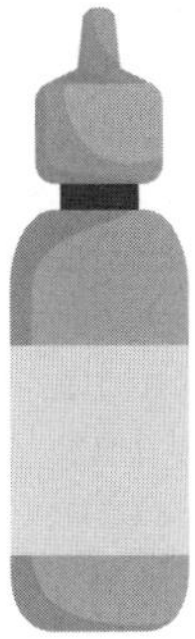

Les huiles essentielles agissent extrêmement rapidement. Si vous n'obtenez pas de résultats très nets dans les temps indiqués, ne vous obstinez pas. Sans doute n'avez-vous pas posé le bon diagnostic, et ne prenez-vous pas la bonne huile essentielle. Consultez.

Ne prenez pas une huile essentielle à la place d'une autre, même si on vous affirme que « c'est la même chose ». Non, ce n'est pas la même chose. De la lavande officinale, ce n'est pas de la lavande aspic ni du lavandin. Bien entendu, si le professionnel auquel vous vous adressez connaît bien l'aromathérapie, faites-lui confiance. Mais seulement dans ce cas !

Respectez strictement le mode d'utilisation et les posologies conseillées. Ne multipliez pas les prises ni les dosages de votre propre chef. 1 goutte, c'est 1 goutte, ce n'est pas 2 gouttes, et 3 fois par jour, ce n'est pas 5 fois par jour.

Soyez prudent lorsque vous traitez un jeune enfant (surtout un bébé) ou une femme enceinte.

Un adulte peut évidemment utiliser une essence conseillée aux enfants, mais l'inverse n'est pas toujours vrai : si la mention « adulte » est spécifiée à côté d'une formule, cette dernière ne convient qu'à l'adulte. Ne l'administrez pas à un enfant, même en divisant les doses par deux !

Lorsqu'on l'applique sur la peau, il faut d'abord mélanger l'huile essentielle à une huile végétale afin de la diluer et écarter tout risque d'irritation. On peut toutefois utiliser quelques huiles essentielles pures sur de petites surfaces, un nombre restreint de fois.

Première partie

Le monde fascinant des huiles essentielles et de l'aromathérapie

POUR LA PETITE HISTOIRE...

Nous savons tous que la médecine par les plantes est la plus ancienne du monde, alors que les hommes n'ont eu longtemps qu'elle pour soigner leurs maladies et panser leurs blessures. Avec succès, sinon nous ne serions pas là pour en parler ! Certainement, l'aromathérapie « artisanale » remonte à des dizaines d'années avant J.-C. En Asie, un alambic datant de 5 000 ans avant notre ère, indique que la Chine et l'Inde maîtrisaient déjà quelque peu les procédés d'extraction. Les Égyptiens employaient les huiles essentielles pour embaumer leurs morts 4 000 ans avant J.-C. Cèdre du Liban, nard, encens, myrrhe, cannelle... que de noms associés au patrimoine culturel égyptien, et mentionnés tant dans les papyrus médicaux que dans les traditions d'hygiène quotidienne. Les résines d'encens découvertes dans le tombeau de Toutankhamon, 3 250 ans après son inhumation, exhalaient encore leur parfum !

L'HUILE ESSENTIELLE DE ROSE : LA PREMIÈRE DU MONDE !

Il est vrai qu'en l'absence d'outils « scientifiques » pour détailler leur composition, on s'intéressait alors particulièrement aux huiles essentielles en parfumerie. Cependant, peu à peu, sur tous les continents, la médecine s'organise, devient plus précise, plus cartésienne et scientifique. C'est Avicenne, ou Ibn Sīnā, médecin persan, qui distille la toute première huile essentielle pure. Un cheminement somme toute logique : les Arabes ont introduit les épices et développé le marché des herbes aromatiques en Europe – ils allaient chercher les premières en Asie et faisaient pousser les secondes sur leur propre sol, propice. Ail, oignon, herbes et épices mais aussi miel, datte, cresson, céleri ou artichaut (« créé » par les Arabes à partir du chardon) étaient considérés comme d'excellents outils thérapeutiques. Ils outrepassaient largement leurs propriétés culinaires pour déborder sur le domaine curatif. En ce qui concerne la phytothérapie, les Arabes sont allés bien plus loin que les simples infusions ou applications classiques. Pour mieux bénéficier des principes actifs, ils ont inventé le laudanum (boisson antidouleur, à base d'opium et de diverses épices, alcoolisée pour renforcer l'effet antalgique de l'opium). Même si les Égyptiens utilisaient déjà les essences de plantes en vue de conserver les momies, c'est Avicenne qui, le premier, extrait une huile essentielle pure. Et pas des moindres, puisqu'il s'agit de l'une des plus précieuses : celle de rose ! Pour réaliser ce petit exploit, il s'appuie sur les enseignements perses (inventeurs probables de la distillation) et met au point l'alambic. L'aromathérapie fera désormais partie intégrante des traitements préconisés par Avicenne dans tous ses écrits médicaux.

AVICENNE ET LA ROSE

La popularité d'Avicenne, médecin persan, « le Prince des Philosophes », surpasse encore celle de Rhazès, pourtant déjà immensément respecté, et considéré comme l'inventeur de la médecine hospitalière. On raconte qu'Avicenne était alchimiste et aurait même découvert le secret de l'immortalité. Plus certainement, il était avant tout médecin et philosophe (années 980-1037).

Avicenne est à la médecine arabe ce qu'Hippocrate est aux Grecs : tout. Auteur de plus de 150 livres savants, dont 16 traités médicaux, il est l'aboutissement logique et visionnaire d'un formidable brassage d'idées et d'avancées médicales. Sa médecine porte l'empreinte de Rhazès (pour l'examen clinique), celles d'Hippocrate (pour la diététique) et d'Aristote (pour la logique) mais aussi les connaissances en phytothérapie du grec Dioscoride, et même des exercices indiens (pour le corps et la respiration) ! Son célébrissime *Canon de la Médecine*, encyclopédie théorique et pratique de toutes les maladies répertoriées, est le « best-seller » toutes catégories confondues au Moyen Âge. Il y décrit le diabète, la méningite, distingue les diverses formes de paralysie, évoque les maux véhiculés par le placenta, décrit enfin exactement l'anatomie de l'œil, détaille précisément les valves cardiaques et leurs rôles… Mais encore, il hisse l'eau purificatrice (hydrothérapie) au rang de traitement, de même que les bonnes relations humaines indispensables à la santé mentale. Il formalise les notions de contagion, d'eau et de sol vecteur de maladies, améliore la précision des instruments de mesure, et s'intéresse même à l'ablation des tumeurs cancéreuses. La chirurgie était d'ailleurs l'un des points forts de la médecine arabe, rompue aux interventions viscérales, ophtalmologiques ou même aux trépanations et autres gestes chirurgicaux fort délicats… et fort réussis.

Dans ce contexte, Avicenne, donc, produit la première vraie huile essentielle du monde : un petit flacon de rose.

LE PHARMACIEN : L'AROMATHÉRII

Il faut encore patienter des années avant que l'aromathérapie franchisse les portes de l'Europe, notamment de la France, et ce grâce aux Romains. Les croisades ont ceci de positif : les échanges commerciaux et culturels permettent de grands brassages interpopulations. Résultat, grâce à son indiscutable supériorité sur les autres « médecines » de l'époque, l'aromathérapie devient rapidement la science première de la pharmacie : au Moyen Âge, le pharmacien était appelé « aromathérii ». Au début du XVIIe siècle, une bonne centaine d'huiles essentielles sont dûment répertoriées et employées pour soigner des troubles bien précis. Puis, vient l'avènement des médicaments de synthèse avec lesquels on imagine pouvoir tout guérir ; l'aromathérapie, comme la phytothérapie, sont mises de côté. Pour revenir en force au xxe siècle, sous l'égide de René-Maurice Gattefossé, inventeur du mot « aromathérapie » (1928) et premier surpris de sa découverte. Un jour où ce chimiste et parfumeur s'était gravement brûlé dans son laboratoire, il plongea, sans réfléchir, sa main blessée dans une bassine remplie d'huile essentielle de lavande. Soulagement instantané. Sa curiosité naturelle le pousse à poursuivre ses investigations, et fait naître des vocations. Plusieurs chimistes, médecins et pharmaciens se penchent alors sur cette « super-phytothérapie ». Notamment le Dr Jean Valnet (1920-1994), chirurgien militaire, qui soigne les soldats blessés grâce aux extraordinaires propriétés antiseptiques des huiles essentielles. Un grand pas est encore franchi au milieu des années 1970 grâce au chercheur aromatologue Pierre Franchomme, lequel découvre les chémotypes (« l'empreinte digitale de chaque huile essentielle », voir plus loin), une étape qui procure incontestablement ses lettres de noblesse scientifique à une discipline d'avenir : la nouvelle aromathérapie, plus ciblée, plus précise, plus efficace, présentant moins de risques.

Il a donc fallu attendre des dizaines de milliers d'années pour analyser de près et saisir les finesses thérapeutiques des huiles essentielles. Ce n'est qu'aujourd'hui que l'on prend véritablement conscience de leur extraordinaire potentiel, d'autant que l'on peut comparer leurs capacités à rivaliser sur bien des plans avec nos médicaments les plus puissants.

L'AROMATHÉRAPIE EN 22 QUESTIONS/RÉPONSES

1. QU'EST-CE QU'UNE HUILE ESSENTIELLE ?

Une huile essentielle est la fraction odorante volatile extraite des végétaux. C'est le parfum concrétisé de la plante, un véritable concentré. Elle peut être extraite de différentes parties d'un végétal : les feuilles (ex : eucalyptus), les fleurs (ex : camomille), l'écorce (ex : la cannelle), le bois (ex : le cèdre), le zeste (ex : le citron) et bien d'autres encore : les graines, les baies, les fruits, le bulbe... Vous avez forcément déjà été en contact avec certaines huiles essentielles. Par exemple, lorsque vous épluchez une orange ou une clémentine, ce qui sent fort et pique les yeux, c'est son essence (= de l'huile essentielle) !

2. À QUOI RESSEMBLE-T-ELLE ?

Les huiles essentielles sont liquides. Elles sont huileuses mais, contrairement aux huiles végétales, elles ne sont pas grasses puisqu'elles s'évaporent. Si vous laissez un flacon ouvert, vous l'apprendrez vite à vos dépens !

Chaque huile essentielle est unique, possède son odeur et ses caractéristiques spécifiques. Certaines sont particulièrement épaisses (visqueuses), comme celle de myrrhe, d'autres très foncées. En général, elles sont de couleur jaune, mais plusieurs se distinguent : les huiles essentielles de camomille allemande et de tanaisie sont bleues, celle de sarriette, rouge, la bergamote est d'un très joli vert pâle, l'inule, vert émeraude... Une belle palette de couleurs !

Les huiles essentielles sont plus légères que l'eau et non miscibles (elles ne se mélangent pas à l'eau), ce qui permet de les séparer dans l'essencier de manière totalement naturelle. En revanche, voici ce qui les caractérise spécifiquement : elles se mélangent à l'alcool, à n'importe quel corps gras et à certains solvants.

3. POURQUOI Y A-T-IL DES HUILES ESSENTIELLES DANS LES PLANTES ?

Les plantes survivent grâce, entre autres, à leurs essences. Étant donné qu'elles ne peuvent se déplacer pour se mettre à l'abri, il leur fallait inventer un système de protection extrêmement efficace, antibiotique, antisolaire, etc. Ce sont elles, finalement, qui ont imaginé l'aromathérapie ! Les essences leur servent à séduire les insectes pollinisateurs, à se protéger des brûlures solaires, des prédateurs et des maladies, et enfin à guérir (blessures, attaques diverses...).

4. QUEL EST LE PRINCIPE ACTIF DES HUILES ESSENTIELLES ?

Il y a plus de 200 substances actives différentes dans chaque huile essentielle ! Des alcools, des éthers, des terpènes, des acétates, des cétones, des phénols... C'est l'ensemble qui lui confère ses propriétés, et non pas seulement tel principe actif. C'est aussi parce que les principes dits « actifs » sont entourés d'autres substances que notre organisme tolère les huiles essentielles. Tandis que dans les médicaments classiques, c'est justement leur « pureté » chimique (un principe actif, point) qui est aussi responsable de leurs effets secondaires. Les constituants « mineurs » ne sont donc pas mineurs du tout. Cependant, pour une lecture plus facile, nous n'avons sélectionné que les principes actifs majeurs de chaque huile essentielle dans la 2e partie : « L'aromathérapie pour se soigner de A à Z au quotidien » (p. 163).

5. QUELLES SONT LES PROPRIÉTÉS MAJEURES DES HUILES ESSENTIELLES ?

Elles sont extrêmement anti-infectieuses, antiseptiques et antivirales. Ce sont les seules alternatives aux antibiotiques, et elles ont largement fait la preuve de leur efficacité dans ce domaine, notamment contre les infections respiratoires. Mais leurs aptitudes couvrent des domaines bien plus larges : elles sont antidouleurs, cicatrisantes, antihémorragiques, digestives, elles régulent l'immunité, les hormones, elles déstockent les graisses infiltrées ou renforcent les vaisseaux sanguins... À chaque huile essentielle son rôle et, pour la plupart, ses multiples activités !

6. SONT-ELLES VRAIMENT DES ANTIBIOTIQUES NATURELS ?

Oui. Certaines huiles essentielles sont extraordinairement « antibiotiques », même si l'on devrait plutôt dire « antiseptiques » dans le sens où, contrairement aux antibiotiques (« contre la vie »), elles ne détruisent pas au passage notre flore bénéfique. Un point extrêmement important, d'autant que l'on connaît désormais l'importance cruciale des microbiotes (bactéries amies) dans notre intestin mais aussi sur notre peau, dans notre bouche...

En tout cas, c'est pour leurs propriétés « antibiotiques » qu'elles ont été utilisées en tout premier lieu. C'est exactement pour cela que les plats traditionnels des pays chauds sont très épicés : les huiles essentielles des épices permettent de freiner le développement microbien de l'aliment. C'est aussi pour cette raison que les hommes emploient les huiles essentielles depuis des millénaires, sous forme de fumigation ou de frictions. Pourtant, ce n'est qu'en 1887 que Chamberland a pu évaluer scientifiquement les vertus antibiotiques des huiles essentielles d'origan, de girofle et de cannelle sur le *Bacillus anthracis* (le bacille du charbon). Le résultat a dépassé ses espérances.

Par la suite, dans l'histoire de l'aromathérapie, de nombreuses études ont rapporté la mort de microbes courants comme des plus meurtriers : diphtérie, typhoïde, colibacille et autres streptocoques, tous succombent aux huiles essentielles.

Les travaux ont toujours mis en évidence le très large « spectre » d'action des huiles essentielles : une toute petite huile peut combattre efficacement de nombreux germes redoutables !

7. L'AROMATHÉRAPIE, C'EST QUOI ?

L'aromathérapie est l'art de soigner par les huiles essentielles. C'est une « super-phytothérapie ». Bien que les hommes se traitent ainsi depuis des milliers d'années, le mot « aromathérapie » n'est apparu qu'en 1930, ce qui n'est pas si ancien ! À condition de choisir l'huile essentielle adéquate et de l'employer à bon escient (dosage, posologie...), on est assuré d'être soigné vite, bien et sans risque d'effets délétères.

Pour une utilisation des huiles essentielles dans le domaine de la beauté et du bien-être, on parle plutôt d'**aromatologie** (logie = science, connaissance ; donc la connaissance des huiles essentielles). Et lorsqu'on ne s'intéresse qu'à l'odeur de l'huile essentielle, toujours dans un objectif de bien-être et non de soin, on parle d'**aromachologie.**

8. QUELLE EST LA DIFFÉRENCE ENTRE AROMATHÉRAPIE ET PHYTOTHÉRAPIE ?

La phytothérapie est la médecine par les plantes. Elle se décline sous de très nombreuses formes (tisanes, extraits secs ou fluides, macérats, sirops, suspensions intégrales de plantes fraîches...). Les extraits de plantes sont solubles dans l'eau, dans l'alcool et éventuellement dans la glycérine. L'aromathérapie est une branche de la phytothérapie, puisqu'il s'agit de se soigner par les plantes. Elle s'intéresse à la partie volatile, éthérée de la plante.

Il est absolument impossible de comparer un extrait de plante (phytothérapie) et une huile essentielle (aromathérapie). Certaines parties de la plante, totalement inoffensives en tisane ou en gélule, seraient extrêmement toxiques si elles étaient proposées sous forme d'huile essentielle. Cette distinction entre les différentes parties de la plante est fondamentale. Ainsi, l'huile essentielle de coriandre, issue des fruits mûrs et secs, est tonique, digestive, euphorisante et anti-infectieuse. Tandis que tirée de la feuille, cette essence se révèle sédative et anti-inflammatoire.

Les techniques d'extraction de l'huile essentielle sont plus délicates que celles employées en phytothérapie. Une huile essentielle est beaucoup plus concentrée qu'un extrait sec ou fluide, qu'une teinture mère, qu'une gélule de poudre. Par exemple, 10 gouttes d'huile essentielle d'origan sont extraites de 300 g d'origan. Souvent, une association huile essentielle (aromathérapie) + plantes (phytothérapie) est recommandée. La première soigne vite et fort, la seconde permet une efficacité prolongée dans le temps et aide le corps à retrouver ses capacités de défense.

9. DE QUELLE PARTIE DE LA PLANTE SONT EXTRAITES LES HUILES ESSENTIELLES ?

Tout dépend. Lorsqu'on extrait une huile essentielle, on emploie rarement la plante entière. Seule une partie (ou deux) fournit l'huile recherchée. Par exemple, l'huile essentielle d'écorce de cannelle peut provenir de l'écorce ou de la feuille et les huiles essentielles obtenues alors n'auront pas les mêmes propriétés.

En fonction de l'organe producteur employé, le nom de l'huile essentielle diffère. Exemple : l'oranger amer (*Citrus aurantium ssp amara*). Sa **feuille** donne de l'huile essentielle de **petit grain bigarade** (ou bigaradier), sa **fleur** de l'huile essentielle de **néroli**, son **zeste** de l'essence d'**orange amère**. Vous comprenez mieux pourquoi lorsque dans certains livres vous lisez « prendre de l'huile essentielle d'orange », vous ne pouvez vraiment pas exploiter le conseil ?

10 EXCELLENTES RAISONS D'UTILISER LES HUILES ESSENTIELLES « ANTIBIOTIQUES »

Si l'on compare les médicaments antibiotiques aux huiles essentielles, quelques différences majeures expliquent l'intérêt de ces dernières.

1. **Les huiles essentielles ne provoquent pas d'antibiorésistance.** L'heure est grave. Les antibiotiques ne sont plus aussi efficaces qu'avant. Selon l'Organisation mondiale de la santé (OMS), certains de nos antibiotiques ne le seront plus du tout d'ici 10 à 20 ans. À force de les employer pour un oui, pour un non, ou encore parce que nous les avons mal utilisés (notamment en stoppant trop tôt le traitement), ils sont devenus inactifs sur de nombreux germes qui se sont « habitués » et modifiés en conséquence. Il faut alors augmenter de plus en plus les doses pour obtenir un

→

résultat. C'est ce qu'on appelle la résistance aux antibiotiques. C'est très préoccupant : certains médecins estiment que les maladies infectieuses pourraient devenir très présentes les prochaines années, tandis que nous serons impuissants à les combattre. La France est au deuxième rang des pays consommateurs en Europe, juste derrière la Grèce. Elle consomme 30 % d'antibiotiques en plus par rapport à la moyenne européenne. 158 000 Français contractent chaque année une infection à bactéries multirésistantes, et 12 500 en meurent**. Sans compter que l'abus d'antibiotiques semble réserver d'autres mauvaises surprises. Ainsi, la très sérieuse Association américaine de médecine signale que ces médicaments augmentent le risque de... cancer du sein. Raison de plus pour renforcer le terrain et tout faire pour ne pas avoir besoin d'antibiotiques. Parce que « les antibiotiques, ce n'est pas automatique » !
Au contraire, l'efficacité des huiles essentielles ne faiblit pas au fur et à mesure de leur utilisation, et il n'y a pas besoin de multiplier les doses pour guérir. L'extrême variété de leurs composants empêche les microbes d'organiser leur résistance. Surtout lorsqu'elles sont associées entre elles. Non seulement elles renforcent alors leur pouvoir d'action, mais en outre elles « brouillent » encore davantage les pistes pour les bactéries qui ne peuvent décidément pas s'y « habituer ».

2. **La majorité des huiles essentielles antibiotiques sont également antivirales.** Or, on sait que dans 8 cas sur 10, les maladies ORL (grandes génératrices de prescriptions d'antibiotiques) sont dues à des virus ! Hélas, les antibiotiques sont encore souvent prescrits abusivement dans ce cas, alors qu'ils sont totalement inutiles contre les virus. En revanche, les huiles essentielles vont lutter contre les virus ET leur action antibiotique préventive pourra empêcher les surinfections. Par exemple, en traitant la grippe ou le rhume (deux maladies virales), on évite qu'ils dégénèrent en bronchite ou en sinusite (deux maladies bactériennes).
3. Les médicaments antibiotiques empêchent les germes de se reproduire et de survivre en bloquant leurs fonctions de base (organiques et métaboliques). Les huiles essentielles agissent de même, mais **modifient aussi « l'environnement »**, qu'elles rendent impropre à la vie de ces germes.
4. Les huiles essentielles sont efficaces par voie orale à des concentrations dans le sang **cinquante fois moindres** que celles des antibiotiques !
5. **Les huiles essentielles stoppent la prolifération des germes nocifs tout en ayant une influence positive sur la réponse immunitaire** et le terrain, afin d'éviter que la maladie ne récidive. Ce qui n'est pas le cas des médicaments antibiotiques classiques, qui, tels des bazookas, détruisent massivement les bonnes comme les mauvaises bactéries, mais ne s'intéressent absolument pas à de nouvelles invasions potentielles. D'où les traitements répétés, notamment pour des troubles ORL chez les enfants (otites, sinusites, pharyngites...).
6. Selon le contexte, l'aromathérapie peut être employée à la place de médicaments antibiotiques. C'est le cas pour la majorité des maladies respiratoires de l'hiver. **Les huiles essentielles permettent de se soigner vite, bien, très efficacement,** sans avoir recours systématiquement aux antibiotiques (effets secondaires, résistance).

→

* Source : Journée européenne d'information sur les antibiotiques, novembre 2015.

7. **L'aromathérapie peut également être utilisée en complément d'un antibiotique classique,** afin de renforcer ses effets et d'obtenir des résultats plus rapides et durables.
8. **L'aromathérapie est tout aussi précise que l'antibiothérapie.** Pour analyser l'impact d'un médicament antibiotique sur des microbes, les médecins utilisent un antibiogramme. C'est-à-dire qu'ils prélèvent les germes sur la personne malade et regardent en laboratoire quel antibiotique les combat le plus efficacement. En fonction des résultats, le patient reçoit en prescription le médicament s'étant montré le plus utile. L'aromatogramme suit exactement le même principe, sauf que les huiles essentielles remplacent les antibiotiques : on observe dans la boîte de Pétri l'activité de telle ou telle huile essentielle sur le germe pathogène pour quantifier leur pouvoir antibactérien. Par exemple, celles de thym, de cannelle de Ceylan ou de girofle sont fortement antiseptiques, celles de pin, d'eucalyptus et de lavande le sont moyennement. Étant donné la recrudescence des résistances aux antibiotiques, et sachant que les huiles essentielles ne présentent pas cet inconvénient, l'aromatogramme a un très bel avenir devant lui !
9. **Une huile essentielle « antibiotique » détruit un nombre très élevé de bactéries différentes,** alors qu'un médicament antibiotique classique n'agit que sur quelques germes.
10. **Les huiles essentielles vaporisées ou diffusées désinfectent une pièce en moins de 10 minutes :** adieu germes, virus, bactéries nocives ! Un « plus » particulièrement appréciable dans un bureau en hiver, ou à la maison, pour éviter de vivre dans un réservoir à microbes.

Extrait d'une étude menée par la faculté de pharmacie de Montpellier aboutissant à ces résultats :

INFECTION	HE DE SARRIETTE	HE DE LAVANDE OFFICINALE	HE DE LAVANDE ASPIC	HE DE LAVANDIN SUPER
Abcès cutané	0,500	2,000	2,000	2,000
Anthrax	0,250	2,000	2,000	2,000
Entérocolite (intestin)	0,500	4,000	4,000	4,000
Lymphangite	0,250	4,000	2,000	4,000
Impétigo	0,125	2,000	2,000	–
Furoncle	0,125	2,000	2,000	2,000
Abcès buccal	0,125	2,000	2,000	2,000
Abcès dentaire	0,500	2,00	2,000	2,000
Cystite	0,250	2,000	2,000	2,000
Furoncle	0,250	1,000	1,000	0,500

Dose active en mg/ml →

Comment lire ce tableau ?
L'HE de sarriette est hyper-antiseptique et tue nettement plus de microbes et de champignons microscopiques que les autres. Mais n'oubliez pas que le maximum d'efficacité ne va pas toujours avec le maximum d'innocuité. Raison pour laquelle une formule réunissant plusieurs huiles essentielles est généralement préférable car généralement mieux tolérée.

GERME TESTÉ	HE DE SARRIETTE	HE DE LAVANDE OFFICINALE	HE DE LAVANDE ASPIC	HE DE LAVANDIN SUPER
Hanensula (une levure qui donne une odeur de « colle »)	0,500	2,000	2,000	2,000
Candida mycoderma	0,500	2,000	2,000	2,000
Candida albicans (= mycose de la peau, des muqueuses buccales ou vaginales, des ongles (onyxis), des plis (intertrigos))	0,500	2,000	2,000	2,000
*Candida parapsilosis**	0,500	4,000	4,000	2,000
Saccharomyces carbengensis	0,500	2,000	2,000	2,000
Epidermophyton flocosum (= mycoses des plis, intertrigos...)	0,250	1,000	1,000	1,000
Trichophyton interdigitalis (= mycose entre les doigts)	0,250	1,000	1,000	1,000
Aspergillus niger	0,250	1,000	1,000	1,000
Geotricum asteroides	0,250	2,000	4,000	2,000
Candida tropicalis	0,500	4,000	2,000	2,000
Candida pelliculosa	0,500	1,000	1,000	1,000

Dose active en mg/ml

* Le parapsilosis est responsable désormais de 15 % des infections à candida, et c'est le plus commun des candida dans certains hôpitaux (infections nosocomiales) car il est capable de se coller aux matériaux en plastique (cathéter...), pour migrer ensuite dans le sang. Il peut être coupable de candidoses invasives et se révèle plus ou moins dangereux selon qu'il déclenche des symptômes cutanés ou de l'ongle... ou une inflammation cardiaque (endocardite) chez les patients fragiles (VIH...). Les malades sont malheureusement souvent résistants et même multirésistants aux cocktails d'antifongiques qui leur sont alors administrés.

10. LA BOÎTE DE PÉTRI SE PRÉSENTE COMMENT ?

C'est une boîte en plastique dans laquelle on cultive un germe, placé sur 4 mm d'épaisseur de gélose (milieu nutritif). Une fois qu'il s'est développé, on place des petits papiers de 8 mm de diamètre imprégnés de 8 µl d'huile essentiel en test. On laisse « travailler 24 heures ». Ensuite, on observe le halo d'inhibition autour du germe : plus l'HE a été efficace, plus le halo est grand.

- Un halo de 1 à 2 mm obtient + (cette HE est un peu efficace sur ce germe)
- Un halo de 2 à 3 mm obtient ++ (cette HE est bien efficace)
- Un halo de + de 3 mm obtient +++ (cette HE est super-efficace)

11. C'EST QUOI L'INDICE AROMATIQUE ?

C'est son activité antimicrobienne scientifiquement mesurée. Pour cela, on procède comme indiqué ci-dessus avec les boîtes de Pétri, avec autant de boîtes de Pétri que de germes testés. Au final, on compte le nombre de croix (selon les halos expliqués ci-dessus). Les calculs seraient fastidieux à reproduire ici, mais pour résumer, l'huile essentielle qui obtient en final le plus de croix est l'**origan compact**, raison pour laquelle cette HE est devenue la « référence antimicrobienne », toutes souches confondues. Ce qui ne veut pas dire qu'une autre HE antiseptique n'obtiendra pas d'aussi bons résultats (tout dépend de votre infection, en fait). En dehors de l'origan, on reconnaît le **thym**, la **cannelle de Ceylan**, le **clou de girofle** et la **sarriette des montagnes** comme les huiles essentielles ayant l'indice aromatique (donc l'activité antigermes) maximal. Juste après viennent le cajeput, le pin, l'eucalyptus, la lavande, le myrte, le géranium rosat, le petit grain, l'estragon, le serpolet et le niaouli (= indices aromatiques moyens).

LES PROPRIÉTÉS ANTIMICROBIENNES MAJEURES DES HUILES ESSENTIELLES

Les phénols (ce sont aussi les plus antiviraux) = carvacrol, eugénol, thymol.
Les alcools = citronellol, géraniol, linalol, menthol.
Les aldéhydes = citronellal, géranial, néral.
Les cétones = d-Carvone, menthone, thuyone, verbénone.

12. QUELLES SONT LES TECHNIQUES D'EXTRACTION ?

Les huiles essentielles sont dans la plante. Il « suffit » d'aller les chercher : les techniques d'extraction sont faciles à expliquer donc à comprendre, mais plus complexes à réaliser !

Il existe plusieurs façons de les extraire, mais en général 3 grands procédés sont utilisés : la distillation, l'expression et l'extraction par solvant.

- La **distillation** est de loin le procédé le plus répandu, car il convient à la majorité des plantes. Comme les huiles essentielles sont insolubles dans l'eau (ce sont des huiles !) mais solubles dans la vapeur, lorsqu'on envoie de la vapeur d'eau sur la plante, elle se charge au passage des essences. Dans un appareil spécial, la vapeur d'eau ainsi lestée de ces essences est envoyée dans un compartiment pour y refroidir. Là, la vapeur redevient donc liquide et les huiles s'en désolidarisent (elles flottent à la surface). On les récupère alors par décantation. Le temps de distillation dépend de la plante concernée : 1 heure pour le lavandin, 1 h 30 pour la badiane et la lavande officinale, 2 heures pour la mélisse, 4 heures pour le clou de girofle... Et le temps complet de distillation doit être respecté pour l'obtention de l'huile essentielle de bonne qualité qui dévoilera « toute son activité ». À titre d'information, la distillation dure à peine 30 minutes pour les huiles essentielles des lessiviers : ces derniers se fichent éperdument des qualités thérapeutiques des huiles essentielles, seule leur fraction odorante les intéresse.
- **L'expression** consiste, comme son nom l'indique, à presser la partie de la plante concernée pour en récupérer les essences. C'est exactement ce que vous faites lorsque vous pressez entre vos doigts une épluchure de clémentine ou d'orange : l'huile essentielle pique les yeux. Les huiles essentielles obtenues par pression (ou expression) d'écorces d'agrumes sont plutôt appelées « essences » (essence de citron, d'orange, de mandarine...).
- **L'extraction par solvant** consiste à dissoudre les essences dans un solvant volatil (et non dans l'eau). Le résultat s'appelle « l'absolue », presque similaire à l'huile essentielle. On l'utilise en parfumerie, pas en thérapeutique.

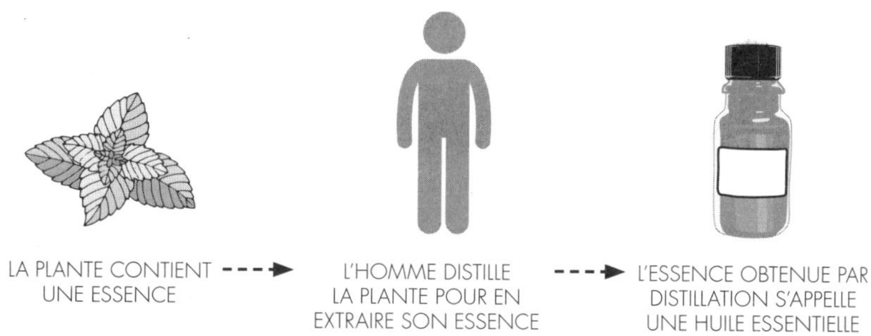

13. Y A-T-IL DIFFÉRENTES QUALITÉS ?

Oui. On rencontre le pire comme le meilleur et, le plus souvent, une qualité assez moyenne pour ne pas dire médiocre. Est-il utile de préciser que meilleure est la qualité d'une huile essentielle, plus elle sera efficace et moins elle risquera de provoquer des effets secondaires ? Seules les huiles **100 % naturelles** peuvent être utilisées pour se soigner. Attention aux nombreuses huiles essentielles **synthétiques**, donc fausses, qui non seulement n'ont aucune action thérapeutique, mais en outre peuvent être très toxiques. Près de 90 % d'entre elles n'ont jamais été testées et n'ont jamais prouvé qu'elles étaient sans danger pour l'homme !

Mais même parmi les « vraies », certaines sont évidemment de meilleure qualité que d'autres. Tout dépend de l'emplacement où a poussé la plante, de la technique d'extraction, du stockage, et même si elle a été « coupée » avec une autre huile essentielle, moins chère…

La qualité finale du produit dépend étroitement de la qualité de la distillation. Pour un usage thérapeutique, cette étape doit être irréprochable et l'huile essentielle obtenue au final doit être 100 % pure, 100 % naturelle et 100 % totale c'est-à-dire contenir tous les composants aromatiques de la plante, mais rien d'autre (en particulier, pas de résidus de pesticides). En parfumerie, cosmétiques, produits ménagers (lessives), etc., on peut couper les huiles essentielles avec des molécules synthétiques ou même mélanger entre elles des huiles essentielles pures mais de qualités disparates.

HUILE ESSENTIELLE DE...	EXTRAITE DE...
Ail	Gousses broyées
Oignon	Bulbes
Clou de girofle	Boutons séchés
Pin, sapin	Aiguilles
Cannelle	Écorce, feuilles
Bois de Hô, cade, cèdre, épinette noire, genévrier, santal	Bois
Angélique, livèche, vétiver	Racines
Myrrhe, galbanum	Gomme
Bouleau	Écorce
Vanille	Gousse
Gingembre, nard	Rhizome
Bergamote, bigarade, citron, mandarine, orange, pamplemousse	Écorce, feuilles, fleurs et zestes
Aneth, cardamome, carotte, carvi, céleri, coriandre, cumin, fenouil, persil	Graines
Genièvre	Baies
Muscade, poivre, anis, cubèbe	Fruits (épices)
Cajeput, petit grain, romarin	Tiges et feuilles
Cyprès	Branches et feuilles
Eucalyptus, basilic, laurier noble, lemongrass, mélisse, niaouli, thuya, gaulthérie	Feuilles
Citronnelle, géranium	Plante entière non fleurie
Armoise, estragon, hysope, menthe, origan, sarriette, thym, verveine	Plante fleurie
Marjolaine, camomille allemande, sauge	Tiges fleuries

HUILE ESSENTIELLE DE...	EXTRAITE DE...
Achillée millefeuille, basilic, camomille allemande, camomille romaine, géranium, hélichryse, lavande aspic, lavande super, lavande officinale (vraie), néroli, palmarosa, patchouli, tagetes, rose de Damas, tanaisie, ylang-ylang	Fleurs et/ou sommités fleuries
Térébenthine	Résine

14. EXISTE-T-IL DES FAUSSES HUILES ESSENTIELLES ?

Oui, nous en avons parlé un peu plus haut. Elles sont souvent utilisées comme simple parfum, généralement bon marché. C'est sûr, si l'on essaie de vous vendre de la pêche, de la fleur de violette*, du lilas, du chèvrefeuille ou du muguet, c'est du synthétique. Même pour embaumer la pièce, nous vous déconseillons ces produits.

Attention ! N'achetez jamais de produits de synthèse (souvent disponibles sur les marchés, dans les boutiques de souvenirs ou même dans certains magasins de cosmétiques), certes bon marché mais ne possédant pas l'ombre d'une qualité thérapeutique. Une huile essentielle, c'est 100 % naturel ou rien. De nombreux produits cosmétiques dits « aux huiles essentielles » n'en renferment que quelques traces.

En revanche, dans les pharmacies, les boutiques de produits naturels ou au rayon « santé » des parapharmacies, on ne trouve théoriquement que des huiles essentielles « pures ». C'est bien, même si cela ne signifie pas que toutes soient de qualité égale, loin de là ! En tout cas, seul le pharmacien peut vous montrer ses flacons d'origine (ceux qu'il utilise pour ses préparations) ainsi que les bulletins de contrôle qu'il reçoit de ses fournisseurs. Et si vous vous demandez comment on peut distinguer une huile naturelle de sa copie, c'est simple : les spécialistes utilisent un examen nommé chromatographie. Il montre en quelque sorte la « carte d'identité chimique » de l'huile. Si la chromatographie du flacon analysé ne présente pas le même aspect que le modèle (on superpose les deux), un excellent fournisseur ne la commercialisera pas.

UNE ÉTIQUETTE TYPE DE « FAUSSE » HUILE ESSENTIELLE

Éthylparaben (les parabens sont très controversés pour diverses raisons), BHT (une substance clairement identifiée comme toxique, sans doute agressive pour l'immunité), Oxybenzone - Benzopnone-3, (une substance considérée comme toxique, un perturbateur endocrinien), Polysorbate-20 (soupçonné de participer à divers troubles et maladies, dont le cancer du sein), etc. Sans parler des arômes artificiels, très souvent hyperallergisants et irritants pour le système respiratoire.

* Il existe de l'absolue de feuilles de violette dont l'odeur n'a rien à voir avec "la violette".

15. HUILE ESSENTIELLE BIO OU PAS BIO ?

On trouve sur le marché de plus en plus d'huiles essentielles bio, et c'est tant mieux. Obtenues dans le respect du végétal et de l'environnement, on ne peut que saluer l'initiative des marques qui proposent des gammes de ce type. Cependant, ce sont les tests de laboratoire qui « parlent », et c'est le résultat final qui compte. Or une huile essentielle dite « 100 % naturelle » possède une qualité optimale, qu'elle soit bio ou non : lors des tests, elle a prouvé que ses composants étaient à 100 % naturels, et que l'on n'a pas retrouvé trace d'autre chose (résidus de pesticides ou autres). À vous de choisir, c'est de toute façon la qualité du produit fini qui prime, pas seulement la méthode de culture pour l'obtenir.

16. Y A-T-IL VRAIMENT DES DIFFÉRENCES ENTRE PLUSIEURS VARIÉTÉS DE LAVANDE, PAR EXEMPLE ?

Oui, oui, et oui ! La lavande officinale, ce n'est pas la lavande aspic, ni le lavandin ! Les précisions qui suivent normalement les noms des huiles essentielles ne sont pas là pour faire « chic » ou pour compliquer l'affaire, mais parce qu'elles sont in-dis-pen-sa-bles. C'est ce qu'on appelle le chémotype. Ce dernier désigne la composition des diverses variétés d'une huile essentielle en fonction de son lieu de naissance, de l'exposition au soleil, du climat, de la composition du sol, de l'altitude, etc. C'est sa carte d'identité précise, qui lui sert également de CV. Car en fonction de son chémotype (c'est-à-dire où elle a poussé, sa variété exacte, etc.), ses propriétés santé peuvent être totalement différentes ! Et pour terminer sur nos lavandes, vous verrez dans la 2e partie « L'aromathérapie pour se soigner de A à Z au quotidien » (p. 163) que si vous vous faites dévorer par les moustiques ou piquer par une méduse, mieux vaut avoir sous la main l'aspic que l'officinale.

C'est pourquoi, souvent, les formules proposées dans certains livres avec le nom français sans la précision du chémotype – dans un souci extrême de simplification – sont au mieux inutiles, au pire dangereuses !

Par exemple, l'eucalyptus radié est efficace contre les maladies respiratoires (bronchite, sinusite…) alors que l'Eucalyptus citriodora est anti-inflammatoire, antirhumatismale. Il n'est donc pas question d'acheter de l'eucalyptus, mais telle huile essentielle précise d'eucalyptus pour tel problème. Même la provenance géographique doit être considérée : l'hélichryse des Balkans ne possède pas exactement les mêmes propriétés ni, surtout, la même efficacité que celle de Corse, car de la composition des sols dépend étroitement celle de l'huile essentielle.

17. COMMENT LES FOURNISSEURS ANALYSENT-ILS LES HUILES ESSENTIELLES ? COMMENT ÊTRE SÛR DE CE QU'IL Y A DEDANS ET DE LEUR QUALITÉ ?

Vous savez maintenant qu'une huile essentielle contient plusieurs centaines de composants. Mais chacune possède une « empreinte digitale » bien à elle, appelée « profil biochimique ». Pour vérifier que l'huile essentielle présentée est bien la bonne (dans le but d'éviter des tricheries, des « coupes » ou simplement pour s'abstenir de commercialiser un produit de qualité médiocre), on lui fait passer le test de chromatographie. Quelques gouttes suffisent pour fournir un chromatogramme, qui ressemble à une feuille de papier sur laquelle sont matérialisés des pics mesurant chacun des constituants, un peu comme un électrocardiogramme. Le spécialiste identifie immédiatement s'il a affaire à une huile essentielle de la famille des terpénoïdes (phénols, terpènes…) ou des phénylpropanoïdes (acides divers, benzoïdes…). Mais surtout, en comparant avec un chromatogramme « standard » de lavande, par exemple, il repère immédiatement s'il s'agit de lavande pure, vraie, qui a poussé dans telle région, etc.

Quelques mots à propos du prix…

Vous trouverez principalement les huiles essentielles conditionnées en petits flacons. Le prix peut vous sembler assez élevé par rapport à leur taille. Mais les huiles essentielles sont si puissantes que vous n'employez qu'une ou quelques gouttes à chaque fois. Votre flacon durera donc très, très longtemps, d'autant que conservé au frais et dans l'obscurité, son contenu reste intact pendant des années. Utilisées avec discernement et dès les premiers symptômes, elles règlent le problème en quelques jours, voire immédiatement selon les cas, évitant de se lancer dans des dépenses finalement bien plus importantes. Vous aurez à peine entamé votre flacon que vous serez guéri ! L'aromathérapie s'avère donc, au contraire, plutôt économique. C'est en diffusion atmosphérique que vous en utiliserez le plus : choisissez des huiles essentielles à prix raisonnable comme l'eucalyptus ou l'orange douce, que vous achèterez en plus grandes quantités, donc meilleur marché.

Naturellement, les formules et spécialités proposées par les laboratoires d'aromathérapie (Puressentiel, Pierre Fabre, Arkopharma…) coûtent plus cher voire beaucoup plus cher que les flacons dits « unitaires ». C'est normal, et il faut reconnaître que certains de ces produits sont bien pratiques si on ne veut pas compter les gouttes soi-même, par exemple. Mais cela se paye !

Certaines huiles essentielles coûtent très cher, d'autres moins, d'autres pas du tout. Pourquoi ?

Question de rareté. L'huile essentielle est un produit précieux, un élixir, qui demande beaucoup de matière première, de temps et de savoir-faire pour son élaboration.

→

Quelques huiles essentielles particulièrement précieuses, rares donc chères, offrent des propriétés vraiment fabuleuses. C'est le cas, par exemple, du nard, de la myrrhe, de l'angélique, de la christe-marine, du lédon du Groenland, du néroli, de la rose de Damas.

Question de rendement. Tout dépend du degré de concentration de la plante, mais aussi des saisons, des variétés, etc. C'est pourquoi on distingue les plantes à fort rendement (par exemple les clous de girofle : 10 kg de clous = environ 1 kg d'huile essentielle) de celles à faible rendement (10 kg d'origan ou de basilic = 30 g d'huile essentielle au maximum). La palme revient à la rose, qui ne fournit que quelques grammes pour 100 kg ! Mais le lentisque pistachier, la ciste et surtout la mélisse, possèdent eux aussi un rendement très très faible, et coûtent donc forcément cher. En général, les plantes qui concentrent suffisamment d'huiles essentielles proviennent de régions ensoleillées. Quelques exceptions cependant, comme les pins en montagne !

Question de fournisseur. Les prix dépendent du fournisseur et les disparités parfois conséquentes s'expliquent par de grandes différences de qualité. Vous ne ferez pas forcément une bonne affaire en achetant une hélichryse moins chère qu'une autre : selon sa provenance géographique, elle renfermera plus ou moins de principes actifs intéressants ! Comparez ce qui est comparable.

Question de météo. Il y a des années à « bonne récolte », d'autres nettement moins. Comme pour les autres végétaux, finalement. Par exemple, l'hélichryse ne se ramasse qu'en juillet et août. Deux mois seulement dans l'année ! Déjà, donc, le rendement est mathématiquement faible. En outre, selon les années, les plantes renferment jusqu'à 3 fois plus (ou moins !) d'essence. Mais si en plus la récolte est mauvaise (conditions météo défavorables les mois précédents), forcément, le prix de l'huile essentielle grimpera.

Question de lieu de récolte. La composition d'une huile essentielle dépend très clairement de l'endroit où la plante pousse. Vous n'avez pas du tout intérêt à acheter une huile essentielle importée, peut-être moins chère que sa cousine corse ou française, mais dont les composants sont tout simplement différents !

Il faut comprendre qu'il s'agit d'un produit naturel, extraordinairement efficace mais dont la qualité a un coût. Une huile essentielle trop bon marché ne possédera jamais les propriétés de sa sœur d'excellente qualité. Ne vous laissez pas piéger ! Vous comprenez mieux le prix des huiles essentielles. Et bien que l'on puisse imaginer extraire les essences de toutes les plantes du monde, en réalité dans la plupart des cas, le végétal n'en contient pas suffisamment. Ce qui explique le nombre relativement limité d'huiles essentielles disponibles sur le marché.

18. LES HUILES ESSENTIELLES PEUVENT-ELLES ÊTRE CONSIDÉRÉES COMME DES MÉDICAMENTS ?

Oui. Les huiles essentielles sont puissantes. Elles ont des propriétés spécifiques, doivent être prises selon des posologies précises (elles peuvent provoquer des effets adverses si mal employées). Exactement comme des médicaments. Nous l'avons dit : elles sont constituées de très nombreuses substances, ce qui les différencie d'un médicament « classique » qui se résume souvent à 1 molécule = 1 problème. Donc le composé principal agit sur tel trouble, mais certains composés secondaires (pas secondaires du tout) ont une action sur une tout autre sphère.

Le cas typique est l'huile essentielle de lavande officinale, si vous n'en achetez qu'une, c'est elle. Elle est utile en cas de blessures, brûlures, maux de tête, insomnies, problèmes de peau, rhumes... Rien à voir avec une panacée : certaines huiles essentielles seront plus appropriées en cas d'insomnie ou de rhume, mais la lavande aura, de toute façon, une action sur ces troubles.

19. Y A-T-IL DES RESTRICTIONS D'USAGE OU DES CONTRE-INDICATIONS ?

Oui. En dehors des allergies toujours possibles, et, on le sait, pas seulement avec les huiles essentielles, quelques-unes sont purement et simplement interdites à certaines personnes. D'autres doivent être manipulées avec précaution et choisies avec soin.

- **Les femmes enceintes :** elles doivent n'utiliser que certaines huiles essentielles et en usage externe de préférence.
- **Les mamans qui allaitent :** prudence ! Les huiles essentielles passent dans le lait maternel. Celles qui sont autorisées se comptent sur les doigts de la main.
- **Les enfants :** quelques huiles essentielles risquent de provoquer des troubles nerveux. Elles sont donc contre-indiquées en dessous de l'âge de 6 ans, seuil au-delà duquel elles ne présentent plus aucun risque.
- **Les patients sous traitement.** Par exemple, l'huile essentielle d'ail stimule la thyroïde (donc est contre-indiquée aux hyperthyroïdiens) tandis que celle de fenouil freine son activité (déconseillée aux hypothyroïdiens). Par ailleurs, les huiles essentielles peuvent éventuellement interagir avec un médicament, que ce dernier soit sur prescription ou non. Mieux vaut poser la question à un spécialiste en aromathérapie si vous avez un doute. Et espacer la prise d'HE de celle d'homéopathie, de plantes ou de tout autre traitement.
- **Les personnes épileptiques :** elles doivent éviter les huiles essentielles de fenouil, d'hysope, de certains romarins (à camphre ou à verbénone) et de sauge.

Mise en garde

Au risque de nous répéter, les huiles essentielles sont très puissantes. Le revers, c'est que mal employées, utilisées à mauvais escient ou à des doses inadaptées, elles peuvent être responsables d'effets secondaires. Il est impossible de donner un seuil toxique à ne pas dépasser : celui-ci dépend de chaque huile essentielle. Mais il peut être très rapidement atteint. Ainsi, il suffit d'1 gramme de lavande pour devenir somnolent, de 2 grammes d'hysope pour risquer la crise d'épilepsie et de 2 toutes petites cuillères d'huile essentielle de sauge pour assurer une issue fatale à son consommateur. Certes, il s'agit là de cas théoriques et extrêmes. Cependant, il est nécessaire d'apprendre à reconnaître des effets secondaires plus bénins.

En premier lieu, l'*allergie*, personne n'en est à l'abri. Ou bien une *irritation*, de la peau ou des muqueuses ; ou encore un effet carrément toxique, souvent spectaculaire, tel qu'une *crise d'euphorie, d'épilepsie*, un *sommeil soudain et profond*, et chez les femmes enceintes un avortement spontané... Cette dernière catégorie d'effets indésirables n'existe que suite à des doses trop élevées. Lorsque votre médecin vous prescrit un comprimé, vous n'en prenez pas deux. C'est pareil en aromathérapie : une goutte, c'est une goutte, ce n'est pas deux gouttes ! Ou bien encore les effets secondaires peuvent être dus à l'emploi d'huiles essentielles inadaptées au malade (voir page suivante).

Nous insistons sur le fait que si elles sont choisies par un thérapeute compétent, les huiles essentielles ne présentent aucun danger et n'offrent que la puissance de leur efficacité, ainsi que le respect du corps dans lequel elles agissent.

Ne jouez pas à l'apprenti sorcier !
Les formules proposées dans ce livre sont soigneusement étudiées pour éviter tout problème. Ne remplacez pas une huile essentielle par une autre sous prétexte que « vous n'avez que celle-ci » ou « vous pensez que cette autre sera plus efficace ». Nous vous déconseillons formellement de vous lancer dans vos propres « mélanges ». Même pour une seule utilisation, les conséquences ne seraient pas forcément négligeables.

Si vous choisissez une huile essentielle dans un but précis, rappelez-vous que chacune renferme jusqu'à 200 composants différents, avec une possible action partout dans le corps. Ce qui est bien si l'on maîtrise les propriétés, mais hasardeux dans le cas contraire. Ainsi l'huile essentielle de basilic est stimulante tandis que la lavande est sédative, l'huile essentielle de sauge active les hormones sexuelles féminines tandis que celle de romarin accroît les hormones masculines...

Et pour tout le monde :

- **Ne pas utiliser de façon prolongée, même à faible dose.** Si votre traitement aux huiles essentielles court sur le long terme, c'est-à-dire sur plusieurs semaines, voire mois, prévoyez toujours des « fenêtres thérapeutiques » (des moments où on ne se traite pas) : en général, c'est 3 semaines « oui », 1 semaine « non », etc.
- Il ne faut **jamais, jamais** utiliser d'huile essentielle en intraveineuse, en intramusculaire ni dans les yeux.
- **Si vous suivez un traitement homéopathique,** prenez vos granules bien avant les huiles essentielles. Dans votre trousse de toilette ou votre salle de bains, essayez même de séparer vos tubes d'homéo de vos flacons d'huiles essentielles. Ces dernières, surtout l'eucalyptus et la menthe, peuvent complètement annuler l'efficacité des granules.
- **N'utilisez jamais une huile essentielle « au hasard »,** au petit bonheur la chance, surtout si vous ne trouvez aucune (ou peu de) documentation à son sujet. Ne vous fiez pas aux premières informations venues sur Internet.

20. SI L'ON SOUFFRE DE PLUSIEURS PROBLÈMES, PEUT-ON TOUT SOIGNER EN MÊME TEMPS ?

Tout dépend si vos problèmes sont reliés les uns aux autres, auquel cas, une seule formule, voire une seule huile essentielle, soulagera divers maux.

En revanche, si vous souffrez de plusieurs affections sans rapport entre elles, n'essayez pas de les traiter toutes à la fois. Ne cumulez pas les formules, vous risqueriez d'atteindre un « seuil toxique » sans vous en rendre compte. Commencez par le problème le plus urgent, et alternez avec le suivant, toujours en respectant une pause d'au moins 10 jours entre les deux traitements.

En revanche, pour un même trouble, associer un traitement interne et externe améliore leur efficacité. C'est pourquoi vous rencontrerez souvent dans ce livre des programmes aroma complets (avec une formule à appliquer et une autre à avaler, par exemple). Ils ont été conçus pour un maximum d'efficacité et ne vous font courir aucun risque de « surdose ».

21. QUE FAIRE EN CAS « D'ACCIDENT » AVEC LES HUILES ESSENTIELLES ?

- Si vous avez **appliqué** trop d'huile essentielle (un flacon entier par exemple) sur la peau ou les muqueuses, éliminez le plus vite possible le « surplus » avec un textile, un coton, puis appliquez une grande quantité d'huile végétale afin de protéger la peau.
- Si vous avez **avalé** trop d'huile essentielle (un flacon entier par exemple), appelez immédiatement le centre antipoison de votre région, ou le Samu (15 depuis un téléphone fixe, 112 depuis un téléphone portable).

- Si quelques gouttes d'huiles essentielles sont tombées dans votre **œil**, par exemple si vous avez confondu un flacon avec un autre, lavez le plus vite possible le « surplus » avec beaucoup, beaucoup d'eau fraîche. Si vous avez encore mal, instillez avec précaution un peu d'huile végétale (si possible d'amande douce) dans l'œil afin de diluer le tout.

22. EXISTE-T-IL DES ÉTUDES PROUVANT L'EFFICACITÉ DES HUILES ESSENTIELLES ?

Près de 19 000. Un chiffre qui augmente de façon faramineuse chaque année ! Et encore, nous ne parlons que de celles publiées dans les journaux scientifiques les plus stricts de la planète, servant de référence aux médecins du monde entier. Les huiles essentielles sont entrées depuis longtemps « par la grande porte » en médecine, et les articles parus dans des revues scientifiques côtoient d'autres textes sur les médicaments les plus « à la pointe ». Curieusement, c'est encore en France, l'une des patries de l'aromathérapie telle que nous l'entendons aujourd'hui, qu'elles sont encore le moins bien connues des médecins et des autorités médicales. Au contraire, voilà bien longtemps que des études passionnantes sont réalisées en milieu hospitalier en Angleterre, aux États-Unis, au Mexique et dans bien d'autres pays. À chaque fois, l'étude montre un effet bénéfique des huiles essentielles par rapport au placebo. Quelques exemples parmi… 19 000 !

- Au Royaume-Uni, la diffusion d'essence d'orange (*Citrus sinensis*) aide les patients à déstresser en salle d'attente d'un dentiste. Par ailleurs, respirer de l'huile essentielle de lavande augmente la fabrication d'ondes α, relaxantes, dans notre cerveau – ceci a été mesuré par EEG (électroencéphalographie).
- L'huile essentielle de thym possède un fort pouvoir antioxydant capable de ralentir le vieillissement. Le thym fait partie des éléments obtenant le meilleur score Orac (Oxygen radical absorbance capacity, test mesurant la capacité antioxydante réelle d'une substance, développé par l'Université de Tuft, USA).
- Une étude menée à l'hôpital a démontré que les huiles essentielles de lavande, marjolaine, géranium, mandarine et cardamome étaient aussi efficaces pour faire dormir les patients insomniaques que les médicaments sédatifs classiques.
- En Irlande, une étude menée dans un service hospitalier de neurologie (long séjour), a montré que les patients atténuaient leur anxiété et leur détresse psychologique grâce aux huiles essentielles de lavande, arbre à thé, romarin (étude en double aveugle contre placebo).
- Au Royaume-Uni, à l'Université de Manchester, des études ont plusieurs fois montré que les huiles essentielles étaient capables de désinfecter totalement une pièce (sans qu'il reste un seul germe vivant !), y compris les microbes les plus inquiétants : les bactéries SARM, multirésistantes aux antibiotiques (*Staphylococcus aureus* : résistant à la méticilline, *Pseudomonas aeruginosa* et autres entérocoques, tel le célèbre *Clostridium difficile*, qui porte bien son nom ou encore *Escherichia coli*…). Il suffit de 2 minutes de contact entre le germe et l'huile essentielle pour assurer sa destruction ! Les chercheurs suggèrent que les huiles essentielles les plus désinfectantes pourraient être utilisées

par le personnel hospitalier (dans des shampooings, savons, gels-douches, produits désinfectants...) afin d'enrayer les « épidémies » dues à ces super-germes mortels.

- Heureusement, même dans l'Hexagone, des chercheurs ont compris l'extraordinaire potentiel de l'aromathérapie, et des expériences tout à fait probantes indiquent que :
  - Les huiles assainissent les surfaces (sols, tables, lits) et l'air des hôpitaux, réduisant le risque de maladie nosocomiale (que l'on attrape sur place). Elles pourraient être utilisées en remplacement de produits désinfectants actuels très toxiques (si toxiques qu'ils sont employés en dehors de toute présence humaine) ou moyennement efficaces, contre lesquels les microbes développent, en outre, des résistances. Car ces derniers, rappelons-le, sont incapables de devenir résistants aux huiles essentielles, dont la composition est extrêmement complexe ! Une étude a ainsi montré que la diffusion régulière de ravintsara (*Cinnamomum camphora cineoliferum*) permettait de réduire le nombre d'infections pulmonaires contractées à l'hôpital. Rappel : aujourd'hui, en France, 5 % des patients ressortent de l'hôpital avec une maladie nosocomiale (qu'ils n'avaient pas en y entrant). 4 000 personnes en meurent chaque année ! Les mesures d'hygiène (lavage de main, matériel à usage unique) sont évidemment indispensables mais insuffisantes, surtout dans les services accueillant les patients les plus fragiles (réanimation, pathologies lourdes...).
  - Elles soulagent les maux de tête même les plus violents, éliminent 57 % à 100 % des acariens, moisissures, champignons, bactéries et virus.
  - Prises par voie orale, elles diminuent le nombre de bronchites aiguës chez les patients souffrant régulièrement de bronchites.

Dans le tableau ci-dessous, établi lors d'une étude comparative « Effets antibactériens de quelques HE seules/ Effets antibactériens lorsqu'elles sont associées à la lavande officinale » en même quantité, nous voyons que la concentration minimale de la solution baisse en général lorsqu'on les associe. Remarquez les lignes *Cupressus sempervirens*, *Juniperus virginiana* et *Litsea cubeba* (en italique dans le tableau) où les synergies obtiennent des scores anti-infectieux particulièrement remarquables, alors même que les huiles essentielles seules n'étaient pas à la base spécialement anti-infectieuses. À l'inverse, le *Cymbopogon citratus* est correctement anti-infectieux seul, mais catastrophiquement « nul » en synergie avec la lavande.
La formulation est un art ET une science !

LES EFFETS ANTIMICROBIENS DES HUILES ESSENTIELLES ÉTUDIÉES INDIVIDUELLEMENT ET EN SYNERGIE AVEC L'HE DE *LAVANDULA ANGUSTIFOLIA**

HUILE ESSENTIELLE	HE seules			HE associées à la lavande officinale		
	C. albicans	*S. aureus*	*P. aeruginosa*	*C. albicans*	*S. aureus*	*P. aeruginosa*
	MIC*	MIC*	MIC*	ΣFIC**	ΣFIC**	ΣFIC**
Abies balsamea	2.00	3.00	2.00	0.63	2.50	0.52
Andropogon muricatus	1.75	0.75	1.50	**0.45**	0.92	1.02
Angelica archangelica (graines)	2.00	2.00	2.00	0.83	2.00	0.75
Angelica archangelica (racine)	2.00	1.75	2.00	**0.42**	1.07	0.67
Anthemis nobilis	3.00	16.00	2.00	**0.33**	0.84	0.54
Artemisia dracunculus	2.00	3.00	2.00	**0.42**	1.67	0.51

* Extrait de *Evid Based Complement Alternat Med.* 2013.

HUILE ESSENTIELLE	HE seules			HE associées à la lavande officinale		
	C. albicans	*S. aureus*	*P. aeruginosa*	*C. albicans*	*S. aureus*	*P. aeruginosa*
	MIC*	MIC*	MIC*	ΣFIC**	ΣFIC**	ΣFIC**
Canarium luzonicum	3.00	3.00	2.00	**0.25**	3.33	0.53
Cananga odorata	2.00	4.00	1.50	0.83	1.13	1.02
Cananga odorata	2.00	2.00	3.00	1.25	1.50	1.02
Carum carvi	2.00	2.00	2.00	**0.42**	1.00	0.56
Cinnamomum zeylanicum	2.00	2.00	1.50	**0.40**	**0.50**	0.53
Citrus aurantium	2.00	4.00	2.00	**0.42**	1.13	0.51
Citrus grandis	2.00	3.00	1.50	**0.42**	1.67	0.52
Citrus medicalimonum	2.00	3.00	2.00	**0.42**	2.50	0.52
Citrus sinensis	2.00	4.00	2.00	**0.42**	**0.38**	0.51
Commiphora myrrha	4.00	2.00	4.00	**0.29**	1.00	1.03
Cupressus sempervirens	*4.00*	*12.00*	*2.00*	***0.15***	*0.58*	*0.53*
Cymbopogon citratus	2.00	1.67	1.50	6.67	0.55	0.52
Cymbopogon nardus	0.75	4.00	1.50	**0.42**	0.75	0.53
Daucus carota	3.00	2.00	3.00	**0.50**	**0.50**	0.56
Eucalyptus globulus	1.50	4.00	3.00	**0.38**	1.50	0.53
Foeniculum dulce	2.00	2.00	3.00	**0.45**	2.00	0.52
Hyssopus officinalis	1.00	3.00	2.00	**0.33**	1.67	0.52
Juniperus virginiana	*1.50*	*2.00*	*2.00*	***0.50***	***0.50***	***0.55***
Juniperus virginiana (baies)	2.00	3.00	2.00	**0.21**	1.25	0.52
Laurus nobilis	0.75	0.83	2.67	0.83	1.70	0.60
Litsea cubeba	*6.00*	*1.50*	*1.50*	***0.19***	*1.17*	*0.52*
Matricaria chamomilla	0.50	1.50	4.00	1.17	1.17	0.54
Melaleuca viridiflora	1.75	2.00	2.00	0.90	2.00	0.51
Melaleuca alternifolia	1.50	8.00	2.00	**0.50**	0.63	0.51
Mentha piperita	2.00	4.00	2.00	0.63	0.75	0.51
Myrtus communis	1.50	2.00	2.00	**0.50**	4.00	0.51
Ocimum basilicum	1.00	1.50	2.67	0.67	0.58	0.63
Origanum majorana	2.00	2.00	2.00	**0.42**	4.00	0.52
Pelargonium odoratissimum	0.75	1.50	2.00	1.04	1.17	0.52
Pinus sylvestris	1.50	4.00	2.00	**0.50**	0.75	1.00
Piper nigrum	2.00	2.00	2.00	**0.42**	1.00	0.57
Pogostemon patchouli	1.50	1.50	2.00	**0.50**	1.17	0.51
Rosmarinus officinalis	2.00	4.00	2.00	**0.42**	0.75	0.51
Salvia sclarea	0.88	2.00	3.50	0.73	1.00	0.51
Santalum album	2.00	0.25	0.50	**0.42**	2.25	0.51
Styrax benzoin	2.00	2.00	3.00	**0.42**	1.00	0.58
Syzygium aromaticum	0.50	1.50	1.50	0.58	1.17	0.53
Tagetes patula	2.00	4.00	1.50	**0.42**	0.75	0.51
Thymus vulgaris	1.00	3.33	2.00	0.67	**0.40**	0.51

* MIC : *microdilution minimum inhibitory concentration* = quantité minimum inhibitrice. Cela signifie, par exemple, qu'il faut 2 mg d'huile essentielle d'*Abies balsamea* par millilitre de solution pour tuer le germe.
* ΣFIC : fractional inhibitory concentration index. Les chercheurs obtiennent les chiffres de ces colonnes en divisant la MIC des deux huiles essentielles de la synergie (ex. MIC d'*Abies balsamea* + MIC de *Lavandula angustifolia*) sur chacune des huiles essentielles ajoutées.

Les résultats de cette recherche indiquent que les HE sont synergistes dans 26,7 % des cas, additives dans 48,9 % des cas, non interactives dans 23,7 % des cas et antagonistes dans 0,7 % des cas (FIC > 4 = rôle antagoniste ; FIC 1 à 4 = neutre ; FIC 0,5 à 1 = additif ; FIC 0 à 0,50 = synergiste).

L'AROMATHÉRAPIE : UN TRAITEMENT PERSONNALISÉ

On a tous d'excellentes raisons d'utiliser les huiles essentielles. Mais à chacun la sienne ! Les femmes adopteront les huiles essentielles en raison de leur extrême efficacité pour elles-mêmes et leurs enfants, les sportifs apprécieront leurs extraordinaires capacités antidouleur, anti-inflammatoires, les seniors rechercheront celles qui soulagent le mieux les rhumatismes, les insomnies, les troubles digestifs…

LES TROUSSES DE BASE

Parce que nous n'avons pas tous les mêmes besoins, chacun peut se constituer « sa » trousse aroma avec « ses » huiles essentielles. Tout comme on trouve de l'aspirine et du coton dans n'importe quelle armoire à pharmacie familiale, certaines huiles essentielles sont conseillées à tous pour leur polyvalence et leur absence de toxicité. C'est le cas de la lavande, par exemple, de la menthe poivrée et de la camomille romaine. Mais selon que l'on est étudiant, que l'on part en vacances, que l'on a un petit bout de chou à la maison ou que l'on est une femme enceinte, certaines huiles essentielles sont vraiment irremplaçables, et nous vous recommandons de les acquérir afin de les avoir « sous la main » en cas de problème.

Enfants

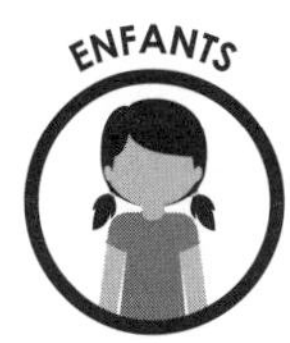

L'aromathérapie est parfaitement adaptée aux enfants. Elle soigne vite, bien, et évite le recours systématique aux antibiotiques, l'un des problèmes n° 1 en matière de santé infantile. Par ailleurs, elle renforce le « terrain », ce qui empêche les infections de se succéder, une situation hélas trop fréquente et redoutée par les parents. En outre, les huiles essentielles sentent bon et c'est le seul moyen d'assainir une chambre d'enfants… pour éviter que les frères et sœurs ne se « passent » indéfiniment leurs microbes. De plus, certaines d'entre elles sont apaisantes et aident votre petit bout de chou à s'endormir malgré un nez parfois bouché ou des bronches irritées. En résumé, l'aromathérapie adoucit la vie des enfants et facilite celle de leurs parents.

Maladies ORL et huiles essentielles : un mariage de raison

Les enfants sont les champions des troubles ORL ! On dit qu'il faut « 100 rhino-pharyngites pour faire une immunité solide ». De fait, ils en subissent en moyenne 66 entre 1 et 6 ans, ce qui fait de cette maladie la plus fréquente à cet âge ! Et comme en matière ORL tout communique, les infections ont tendance à « déborder ». L'enfant fait ainsi peu de « rhino » seules, elles sont souvent couplées à une bronchite, ou une laryngite, ou une otite.

Patience, donc… jusqu'à l'âge de 6 ou 7 ans : l'immunité sera alors acquise et les microbes ORL ne seront plus maîtres à bord.

Les enfants ne sont pas des adultes en miniature !

Les jeunes enfants n'ont pas de sinus frontaux. En outre, ils ont tout en « petit » : canaux plus étroits, trompe d'Eustache (dans l'oreille) plus courte, volumes plus restreints, diamètre des bronchioles minuscule… mais amygdales plus volumineuses : tout est propice à la stagnation et à l'infection ORL.

Des réactions qui leur sont propres
Les enfants présentent souvent des signes impressionnants, voire spectaculaires. C'est normal : leur corps réagit excessivement, avec une tendance à « tout mélanger » (symptômes digestifs et généraux pour une « simple » rhino), ils ne régulent pas encore bien leur fièvre. Tout cela va se mettre en place progressivement, et s'il faut évidemment les soigner, il faut aussi laisser leur organisme se défendre et s'organiser. Le bon côté des choses, c'est qu'ils réagissent également très bien aux traitements, surtout naturels. Les huiles essentielles sont vraiment leurs alliées.

Une maturité immunitaire progressive
Faut-il vraiment courir chez le médecin au moindre éternuement ? Certainement pas. Les médecins constatent que les parents consultent beaucoup plus qu'avant pour des troubles ORL, et exigent de repartir avec une prescription médicamenteuse, parfois « musclée ». Mieux vaut laisser l'enfant construire son immunité en l'aidant avec des moyens adaptés, naturels et doux (hygiène nasale, renforcement du terrain) que de le précipiter tout droit dans le cercle vicieux des antibiotiques, et de la consommation médicale permanente, au moindre bobo. Cette surconsommation de médicaments (notamment d'antibiotiques) fait peser une réelle menace sur sa santé : il risque de devenir soit résistant aux traitements antibiotiques, soit allergique (asthme, etc.), et dans tous les cas n'apprendra pas à se défendre contre les infections tout seul.

En outre, il est difficile de diagnostiquer une maladie avec la seule présence d'un peu de fièvre ou d'une toux discrète : consulter trop tôt peut mener à des erreurs de

→

diagnostic, donc de prescription. Mieux vaut mille fois mettre en route un des traitements conseillés dans ce livre : dans l'immense majorité des cas, tout rentrera dans l'ordre. Si au bout de quelques jours le petit malade ne se sent pas beaucoup mieux, alors vous pourrez consulter.

Les 5 maladies ORL les plus fréquentes

Les enfants ont un système immunitaire immature. Contrairement aux adultes, ils ont tendance à attraper les virus et les microbes qui passent, quels qu'ils soient et quelle que soit la saison. Ils n'ont donc pas de maladie ORL « de prédilection », et enchaînent souvent otites, rhinopharyngites, rhumes et autres bronchites. Les bébés souffrent souvent du nez et des oreilles ; les enfants plus âgés, des allergies, de la gorge et des sinus.

1. **Rhinite**
   Le nez est bouché… et coule, l'enfant tousse lorsqu'il est allongé… Il faut surtout éviter les complications possibles (otite…)
2. **Rhinopharyngite**
   Gorge rouge, nez qui coule (avec pus), parfois forte fièvre, le tout disparaît en 1 semaine maximum. Si l'enfant est encore tout bébé, des rhino-pharyngites (quasi) permanentes peuvent traduire un reflux gastrique. Vérifiez.
3. **Sinusite**
   Cette inflammation des sinus ne concerne que les enfants de plus de 2 ans.
4. **Angine**
   Elle peut être rouge (virale) ou blanche (bactérienne) et ne réclame pas automatiquement des antibiotiques, loin de là.
5. **Otite aiguë**
   Il faut absolument la soigner correctement afin d'éviter qu'elle ne dégénère en otite chronique.

Quand consulter ?

On l'a dit, on le répète : les enfants construisent leur immunité. Cela passe par des petits accès de fièvre, des rhinopharyngites à répétition, un nez qui coule… c'est normal. Ne consultez pas pour des signes de toute évidence bénins, ce n'est pas rendre service à votre enfant. En revanche, prenez rendez-vous :

- si la fièvre persiste depuis 3 jours au moins ;
- si la fièvre touche un bébé de moins de 3 mois ;
- si l'état général est inquiétant (difficultés respiratoires, douleurs importantes, maux de tête violents, fatigue ou somnolence permanente, vomissements) ;
- si les symptômes persistent malgré la mise en œuvre des conseils de ce livre.

Et, bien évidemment, appelez les secours médicalisés en cas de déclenchement brutal d'un problème respiratoire, par exemple.

Terrain allergique

Le nombre d'enfants allergiques est en augmentation constante, pour ne pas dire en explosion. Or, l'allergie prédispose aux maladies ORL : un enfant qui fait de l'eczéma ou de l'asthme a plus de risque d'attraper aussi des microbes à visée respiratoire. On sait aujourd'hui que l'une des raisons de cette « épidémie d'allergies » est le recours systématique aux vaccins et aux antibiotiques. Il est extrêmement important de traiter une allergie en s'occupant de ses causes et pas seulement de ses symptômes. Par exemple, il est indispensable d'aider l'enfant à équilibrer sa flore intestinale, à la base de toute l'immunité du corps. Les probiotiques* (ferments vendus en pharmacie) sont nécessaires, surtout si l'enfant prend ou a pris des antibiotiques. À condition de choisir les souches adaptées au terrain allergique, on obtient des résultats tout à fait spectaculaires sur les enfants allergiques.

Les plus gros consommateurs d'antibiotiques

Les enfants sont les premiers utilisateurs d'antibiotiques. En 10 ans, leur consommation a plus que doublé ! Et les jeunes enfants de moins de 6 ans avalent carrément ¼ de tous les antibiotiques prescrits en France, le tout sous forme de 3 cures en moyenne par an ! EN MOYENNE ! Cette situation est consternante. Ces médicaments, beaucoup trop largement prescrits (parfois à la demande insistante des parents), sont totalement inefficaces contre près de 90 % des maux qui touchent nos chères têtes blondes. Et risquent en plus de mettre en difficulté l'enfant si, un jour, il en a réellement besoin. Parents, ne vous dites pas « avec les antibiotiques, ça ira plus vite, c'est plus sûr » !

Tout semble se liguer contre le bon sens dans cette affaire. Jusqu'aux crèches qui réclament une ordonnance « avec antibiotiques » pour réintégrer un enfant malade… alors même qu'il ne sera pas forcément soigné correctement et, en aucun cas, ne sera plus contagieux ! Les antibiotiques sont donc injustement perçus comme des médicaments « miracles ».

Sauf cas très exceptionnel, vous avez tout intérêt à soigner vos enfants avec la phyto-aromathérapie.

Il a le nez qui coule (apprendre à se moucher, lavage nasal, etc.)

Les enfants ont souvent le nez qui coule. Leur organisme évacue ainsi de la façon la plus simple et naturelle des microbes et des virus. Il faut encourager ce drainage, en procédant à un lavage nasal régulier dès que les signes de rhume apparaissent. Les médecins ORL affirment que si les enfants se mouchaient mieux et plus souvent, ils auraient 10 fois moins de troubles à soigner ! C'est que la grande majorité des infections commence ainsi : par le nez. Si les sécrétions sortent du corps, tout va bien. Si elles coulent dans l'arrière-gorge,

* Lire *Le grand livre des probiotiques et des prébiotiques*, Danièle Festy, Leduc.s éditions, 2009.

l'infection « descend », semant sur son passage laryngite, bronchite, etc. Ce point est donc de la plus haute importance, même s'il paraît banal !

Un enfant de moins de 2 ans ne sait pas se moucher seul. Le mouche-bébé est alors indispensable et à utiliser sans modération. Dès qu'il est capable de s'en charger, il est important de le lui apprendre.

Une maladie peut en cacher une autre

Un enfant victime d'une maladie infantile (rougeole par exemple) peut très bien développer en plus une maladie ORL car la première affaiblit ses défenses. Il faut alors être doublement vigilant : les choses peuvent se compliquer. Certains duos tels que laryngite + varicelle peuvent être délicats à soigner.

Poussée dentaire et troubles ORL

Il n'est pas rare qu'un enfant fasse une rhino-pharyngite suite à une poussée dentaire. C'est même courant. Mieux vaut prendre les devants, en plus cela soulagera sa douleur. Reportez-vous à la page 275.

Les huiles essentielles « spécial enfants »

Tous les conseils ou suggestions « spécial enfant » de ce livre sont, comme leur nom l'indique, particulièrement adaptés aux enfants, même s'ils peuvent également être suivis par les adultes ! Cela ne signifie pas que ces huiles essentielles sont « moins efficaces » car « plus douces », mais seulement qu'elles sont dénuées de tout effet secondaire. N'en tirez pas la conclusion que vous pouvez doubler les doses : là encore, vous maniez des huiles essentielles, avec toutes les précautions que cela suppose. Si vous respectez bien les posologies, vous serez ravi du résultat spectaculaire obtenu.

La trousse aroma de l'enfant

- **HE camomille romaine** : poussée dentaire, anti-choc nerveux
- **Ess. citron** : mal des transports
- **HE hélichryse italienne** : coup, choc, bleu
- **HE lavande officinale** : agitation, insomnie, prévention poux, peau irritée, brûlure
- **HE ravintsara** : toute infection ORL, fièvre

Notes :

- Sauf précision, lorsque les formules sont spécifiées pour « bébé », elles signifient que les dosages conviennent jusqu'à l'âge de 3 ans. Au-delà, c'est le dosage « enfant » qui s'impose.
- Les applications sous forme de massages ou de frictions sont particulièrement adaptées aux enfants. En effet, le geste est rassurant, le massage apaisant, la présence du « thérapeute » (souvent le père ou la mère) participant indiscutablement à la guérison.

Adolescents/Étudiants

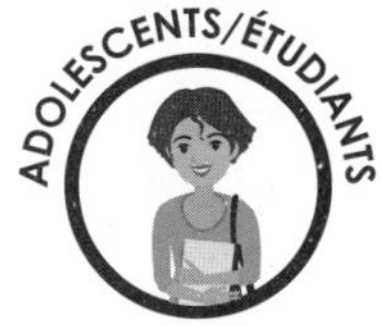

L'adolescence est une période réputée délicate. Sous l'impulsion hormonale, le corps devient adulte, théoriquement l'esprit aussi, et cette « nouvelle naissance » ne se passe pas toujours sans heurts… ni sans force déjeuners au fast-food, dont la nourriture insipide, grasse et sucrée n'est pas forcément idéale.

Les années charnières

Déséquilibre hormonal, déséquilibre en acides gras protecteurs, en vitamines, en minéraux, vont souvent de pair avec des problèmes relationnels, des difficultés scolaires, l'acné avec le bouton que personne ne voit (sauf l'ado) mais qui gâche une soirée voire une semaine entière, les premières douleurs de règles, les chagrins d'amour, les drôles d'horaires (sommeil, rythme général), parfois les troubles du comportement alimentaire… Tout cela en même temps, ce n'est pas facile à vivre !

Les huiles essentielles ne régleront évidemment pas tout. Mais la camomille et la marjolaine, extrêmement antistress, l'arbre à thé et la lavande, antiboutons, deviendront de véritables stars dans les salles de bains de bon nombre d'adolescents. Essayez, laissez traîner négligemment un flacon sur la table, expliquez comment ça fonctionne, vous verrez. Et lorsque les ados seront devenus étudiants, ils auront pris l'habitude d'utiliser ces petits flacons, bien utiles pour passer plus sereinement leurs examens !

La trousse aroma de l'adolescent/étudiant

- **HE basilic exotique** : fatigue cérébrale, spasmes digestifs/gynéco (maux de ventre, douleurs des règles…)
- **HE laurier noble** : manque d'assurance le jour de l'examen
- **HE marjolaine des jardins** : stress, insomnie
- **HE menthe poivrée** : fatigue pendant les révisions

Femmes

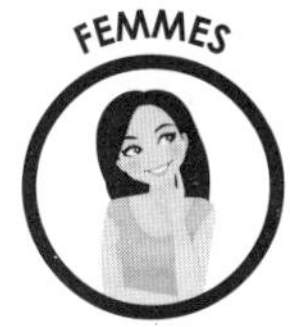

Une fois que vous les aurez essayées, vous ne pourrez plus vous en passer ! Les huiles essentielles sont idéales pour accompagner les soins au quotidien – y compris les gestes de beauté – ainsi que pour traiter les maux typiquement féminins : troubles gynécologiques, mais aussi problèmes nerveux, syndrome prémenstruel, etc.

Un bon mental

Les huiles essentielles n'ont pas d'équivalent pour redonner un vrai mieux-être, aider à surmonter un trac ou un blocage. Le mode d'action n'a rien de magique : elles pénètrent le corps par le biais de la respiration ou de l'application sur le plexus solaire, la colonne vertébrale et la voûte plantaire, généralement. Les molécules actives montent alors immédiatement au cerveau afin d'aider à y réguler certains neurotransmetteurs, c'est-à-dire les substances que s'échangent les neurones entre eux afin de communiquer. Angoisse, stress, boule dans la gorge ? Essayez la marjolaine des jardins ou la camomille romaine, vous serez instantanément convaincue. Et votre flacon ne lâchera plus votre sac à main !

Rééquilibrage hormonal et traitement gynécologique

Certaines huiles essentielles aident à retrouver l'équilibre hormonal, d'autres sont extrêmement antimycosiques, d'autres encore déciment les microbes responsables d'infections. Mais en plus, les huiles essentielles prennent soin de la flore locale, protègent et renforcent les muqueuses, leur fournissant ainsi les armes pour guérir plus vite, d'une part, apprendre à se défendre seules afin d'éviter les récidives, d'autre part. C'est fondamental, surtout lorsqu'on sait que certaines femmes enchaînent des mycoses vaginales quasiment tous les mois.

Une grossesse plus sereine

On l'a dit : toutes les huiles essentielles sont interdites pendant les 3 premiers mois de grossesse, car elles peuvent passer dans le placenta et se révéler délétères pour le fœtus en formation. Le risque est tout à fait théorique et, de l'avis de nombreux spécialistes, il s'agit là d'un excès de précaution. Qu'il convient tout de même de respecter sauf cas très particuliers.

Donc, aucune huile essentielle ne doit être employée pendant le 1er trimestre. Une précision : cette prudence concerne en fait tous les médicaments, qu'il s'agisse de médecine conventionnelle ou non. L'aromathérapie n'est ni plus ni moins « dangereuse » qu'une autre !

Par la suite, certaines huiles essentielles peuvent être employées sans aucun risque ni pour la maman, ni pour le bébé : ce sont celles qui ne renferment aucune molécule toxique. Elles sont bien utiles pour se débarrasser de petits maux et améliorer le confort de vie quotidienne, d'autant que la majorité des médicaments sont interdits pendant la grossesse. Toutes les huiles essentielles contenant des molécules potentiellement dangereuses restent strictement interdites jusqu'à la fin de la grossesse, et même encore chez la maman qui allaite.

Contrairement aux idées reçues, donc, toutes les huiles essentielles ne sont pas dangereuses pour les femmes enceintes. Les formules que nous proposons aux femmes enceintes dans ce livre ne présentent strictement aucun danger. Et sont fort efficaces ! Mais ne modifiez pas les posologies et ne remplacez surtout en aucun cas une huile essentielle par une autre, même si elle vous paraît proche ou que l'on vous dit « je n'ai que celle-ci ». Refusez !

Voici une liste d'huiles essentielles totalement interdites pendant toute la durée de votre grossesse et si vous allaitez. Ce n'est pas une liste exhaustive : certaines huiles essentielles beaucoup plus rares n'y figurent pas. Renseignez-vous absolument avant d'utiliser celles qui vous sont inconnues !

Les huiles essentielles totalement interdites pendant toute la grossesse et l'allaitement

- Absinthe
- Achillées
- Acores
- Aneths
- Anis étoilé (badiane)
- Armoises
- Aunée
- Balsamite
- Basilic camphré
- Boldo
- Buchus
- Cajeput
- Calament
- Camphrier du Japon (bois)
- Cannelle (sauf conseil professionnel)
- Carvi
- Cèdres (sauf conseil professionnel pour Atlas)
- Céleri cultivé
- Chénopode
- Curcuma
- Cyprès bleu (et vert, sauf conseil professionnel)
- Eucalyptus dives (mentholé)
- Eucalyptus polybractea à cryptone
- Germandrées
- Girofle
- Hélichryse (sauf conseil professionnel)
- Hysope officinale ssp officinale
- Lantana
- Lavande stoechade
- Lédon de Groenland
- Menthes (sauf Menthe bergamote)
- Moutarde noire
- Myrique baumier
- Persils (simple, frisé)
- Ravensare anisé
- Romarin à camphre (sauf conseil professionnel)
- Romarin à verbénone (sauf conseil professionnel)
- Rue odorante
- Sabine
- Santoline
- Sapin baumier
- Sapin blanc
- Sassafras
- Sauges (sauf conseil d'un professionnel)
- Souchet
- Tagète
- Thuya
- Zédoaire

Les huiles essentielles autorisées aux doses physiologiques et thérapeutiques (c'est-à-dire en respectant exactement les posologies et les voies d'administration).

- Arbre à thé
- Basilic exotique
- Bergamote
- Bois de Hô
- Camomille
- Cardamome
- Ciste ladanifère
- Citron
- Estragon
- Eucalyptus radié
- Eucalyptus citronné
- Gaulthérie couchée
- Genévrier commun
- Géranium rosat
- Gingembre
- Inule odorante
- Laurier noble
- Lavande aspic
- Lavande officinale
- Lavandin super
- Lentisque pistachier
- Mandarine
- Matricaire
- Myrrhe amère
- Oranger
- Palmarosa
- Petit grain bigarade
- Ravintsara *(Cinnamomum camphora cineoliferum)*
- Rose de Damas
- Saro
- Sassafras
- Tanaisie annuelle
- Thym à thujanol
- Verveine citronnée
- Ylang-ylang

De quelle façon ?

Par voie cutanée (sur la peau, mais pas sur le ventre)

- Arbre à thé
- Laurier noble (dilué)
- Lavande aspic
- Lentisque pistachier

Par voie olfactive (à respirer)

- Bergamote
- Camomille romaine
- Lavande officinale
- Oranger
- Rose de Damas
- Ylang-ylang

Par voie sublinguale (sous la langue)

- Camomille romaine
- Cardamome
- Citron
- Mandarine
- Lavande officinale
- Orange douce

Par voie vaginale ou rectale (en ovules ou suppositoires : préparations à réaliser en officine)

- Arbre à thé
- Camomille romaine
- Lavande officinale
- Ravintsara
- Thym à thujanol

Les 3 règles d'or de l'aromathérapie pendant la grossesse :

1. Seules quelques rares huiles essentielles sont permises pendant le 1er trimestre (ex. : citron).
2. Les traitements doivent être impérativement courts : soit ponctuels (une seule prise), soit pendant 5 à 10 jours maximum.
3. N'appliquez jamais d'huiles essentielles sur la ceinture abdominale.

La trousse aroma de la femme enceinte ou allaitante

- **HE camomille romaine** : stress, anxiété
- **HE gingembre** : constipation, nausées
- **HE lavande officinale** : insomnie
- **HE lentisque pistachier** : congestion des seins
- **HE verveine citronnée** : dépression post-partum

Rappel : par principe, toutes les huiles essentielles sont **SUSPECTES pendant la grossesse** même si, nous l'avons vu, le propos peut être nuancé. Seule, ne vous aventurez pas dans une prise hasardeuse d'huile essentielle, même si elle vous paraît insignifiante, même si vous en aviez l'habitude « avant ». Il convient d'être extrêmement prudente.

En revanche, certaines huiles essentielles ne présentent aucun danger et peuvent rendre de grands services à la future maman, d'autant qu'elle n'a pas le « droit » de prendre beaucoup de médicaments classiques tout au long de sa grossesse... Les huiles essentielles autorisées sont généralement les mêmes que pour les enfants et les bébés ; elles doivent toujours être employées avec précaution.

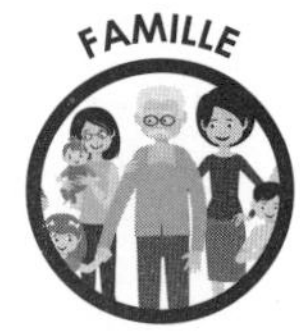

Famille

L'aromathérapie est la médecine familiale par excellence. Les adultes, d'une part sont soumis de plein fouet au stress professionnel, tout en étant priés de faire face à divers chantiers « en construction » : foyer, maison, couple, éventuellement famille. Toutes ces situations conduisent inévitablement à de la fatigue, des baisses de libido, des chocs, des bleus, des bosses, des plaies... la vie, quoi. Mais il y a aussi les boutons du « grand » à soigner, l'agitation du petit dernier, l'angine blanche de Monsieur... Il s'en passe des choses, dans une famille, en une seule journée !

Prévenir et guérir tous les maux du quotidien

Avec quelques flacons, on peut faire face à la très grande majorité des petits maux du quotidien. Mal à la tête, aux dents ? Fièvre, indigestion ? Constipation ou au contraire diarrhées ? Les huiles essentielles règlent tous ces tracas en quelques heures, voire plus rapidement (migraine, lenteur digestive) sans devoir courir à la pharmacie au moindre nez qui coule, à la plus petite douleur. Disposer de 4 ou 5 « basiques » permet d'achever sereinement un week-end malgré une douleur dentaire (apaisée grâce au giroflier) ou un saignement de nez (stoppé grâce au ciste), sans se retrouver aux urgences de l'hôpital le plus proche.

Par ailleurs, chaque adulte prépare sa santé de demain (et celle de ses enfants). Les conseils d'hygiène de vie de ce livre, associés aux formules et recommandations aroma, permettront de rester en bonne santé et d'adopter de bons « réflexes » pour toute la vie.

La trousse aroma familiale

- **HE ciste ladanifère** : hémorragies, saignements
- **HE estragon** : antispasmodique, hoquet, crampe musculaire, allergie respiratoire
- **HE gaulthérie couchée** : douleur articulaire, torticolis
- **HE girofle** : problème de bouche, aphte, gingivite, abcès, mal de dents
- **HE hélichryse italienne** : hématome (bleu)
- **HE lavande aspic** : brûlure, piqûre, blessure
- **HE lavande officinale** : universelle (si vous n'en avez qu'une, c'est elle !)
- **HE menthe poivrée** : indigestion, migraine, douleurs
- **HE origan compact** : infection

La trousse aroma de l'été

- **HE lavande aspic** : piqûre d'insecte, morsure
- **HE lavande officinale** : brûlure, coup de soleil
- **HE origan compact** : contre turista ou toute autre infection (digestive, respiratoire, urinaire…)

La trousse aroma de l'hiver

- **HE cyprès de Provence** : toux sèche, d'irritation
- **HE eucalyptus radié** : sinusite, otite, angine
- **HE myrte rouge** : toux grasse, de bronchite
- **HE origan compact** : surinfection (sinusite ou bronchite suite à un rhume, une grippe…)
- **HE ravintsara** : antivirale (grippe, rhume)

La trousse aroma de voyage

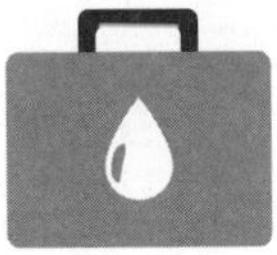

- **HE basilic exotique** : antispasmodique (digestif, musculaire, douleurs de règles)
- **HE citronnelle de Java** : antimoustiques
- **HE gingembre** : constipation
- **HE girofle** : antiseptique, mal de dents
- **HE menthe poivrée** : indigestion, mal des transports
- **HE niaouli** : herpès, zona
- **HE origan compact** : diarrhée, turista et toute infection ORL, urinaire, gynécologique, digestive

La trousse aroma de bureau

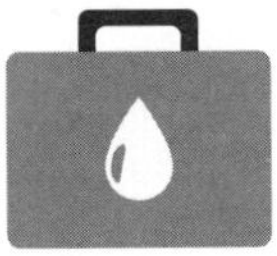

- **HE arbre à thé** : antiseptique, anti-inflammatoire
- **HE eucalyptus radié** : diffusion assainissante (diffuseur, clé USB), inhalation sèche
- **HE hélichryse italienne** : coup, hématome
- **HE lavande officinale** : brûlure, trouble nerveux
- **HE menthe poivrée** : migraine

Sportifs

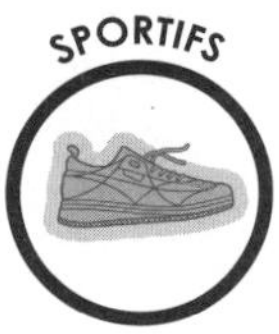

On dirait que certaines huiles essentielles ont été conçues sur mesure pour les sportifs ! Les unes atténuent les lésions ou les blessures, d'autres apaisent la douleur, chassent les crampes, les courbatures. D'autres encore réduisent les œdèmes, les brûlures (dues aux frottements, etc.), les cloques, ou enfin protègent les tendons, aident à récupérer plus facilement, préviennent les risques infectieux.

Pitié pour vos muscles !

On n'est pas obligé d'attendre d'avoir mal pour s'occuper de ses muscles. Il est même vivement recommandé d'y penser avant !

Les mélanges d'HE à appliquer **avant** le sport permettent d'accélérer l'échauffement, d'améliorer la performance, de bien se concentrer avant une épreuve longue et intense, comme un marathon ou un triathlon.

Les mélanges d'HE à appliquer **après** le sport limitent la fatigue musculaire (donc les douleurs) et réduisent le temps nécessaire à la récupération.

La trousse aroma du sportif

- **HE ciste ladanifère** : blessure qui saigne
- **HE estragon** : crampe musculaire
- **HE eucalyptus citronné** : tendinite, golf et tennis-elbow
- **HE gaulthérie couchée** : douleur tendineuse/articulaire (genou, pied)
- **HE hélichryse italienne** : hématome (bleu), entorse
- **HE menthe poivrée** : douleur forte

Seniors

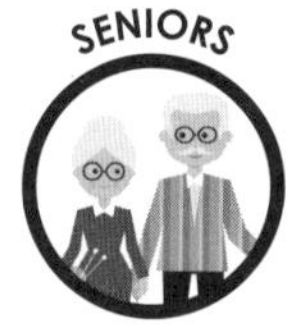

Les seniors ne sont plus ce qu'ils étaient. Aux antipodes des retraités perclus de rhumatismes et confinés chez eux, la majeure partie d'entre eux travaillent, voyagent, sortent, pratiquent un ou plusieurs sports, font l'amour, préparent de bons petits plats ou se rendent au restaurant avec des amis… bref : les seniors sont pleins de vie. Et lorsque l'on sait qu'on peut espérer, théoriquement, vivre jusqu'à l'âge de 120 ans, pourquoi ne pas voir les choses d'un côté résolument optimiste : à 60 ans, on est au milieu de son existence !

À votre santé !

Ce tableau idyllique est cependant soumis à condition, comme on dit. Que la santé soit bonne. Que le mental suive. Les huiles essentielles participent activement à ces deux objectifs majeurs. C'est vrai pour les douleurs (rhumatismes), pour le bon fonctionnement cérébral, pour le moral, pour le diabète et le surpoids. Quel que soit votre problème de départ, il est rare qu'il ne soit pas amélioré, au moins partiellement, par les huiles essentielles. Pourquoi s'en priver ?

La trousse aroma du senior

- **HE sauge sclarée** : bouffées de chaleur, troubles de la ménopause
- **HE cèdre de l'atlas** : chute de cheveux
- **HE gingembre** : constipation, troubles digestifs
- **HE géranium Bourbon** : diabète de type 2
- **HE romarin à verbénone** : déséquilibre métabolique, glycémie, cholestérol, mémoire
- **HE menthe poivrée** : fatigue
- **HE lavande officinale** : hypertension, insomnies, nervosité
- **HE cyprès de Provence** : circulation sanguine, fuites urinaires
- **HE lentisque pistachier** : prostatite
- **HE gaulthérie couchée** : rhumatismes, arthrose

Aromathérapie et allopathie : oui !

L'aromathérapie n'est pas incompatible avec la médecine classique, au contraire ! Dans certains cas, elle potentialise même ses effets. Pourquoi ne pas s'aider des huiles essentielles pour réduire ses doses de médicaments ? Appliquer sur ses articulations douloureuses des huiles essentielles, hyperefficaces, pour limiter le recours aux anti-inflammatoires aux multiples effets secondaires (graves à long terme) ? Chez les seniors déjà sous divers traitements, utiliser les huiles essentielles antimicrobes pour prévenir une épidémie, plutôt que d'attendre qu'elle arrive, sans rien faire, et se soigner ensuite avec des antibiotiques ? Appeler l'aromathérapie à la rescousse comme soin de support complémentaire à une chimiothérapie ou une radiothérapie, de manière à mieux supporter les traitements ?

15 PRÉCAUTIONS INDISPENSABLES

1. **Utilisez EXCLUSIVEMENT des huiles essentielles 100 % naturelles.** Jamais d'huiles synthétiques intitulées, par exemple, « huile parfumée », « huile odorante », « mélange à base d'huiles essentielles » (le mélange doit être réalisé avec 100 % d'huiles essentielles !).
2. **N'achetez jamais d'huiles essentielles dans un flacon en plastique,** ne les transvasez pas dans un tel récipient chez vous : uniquement des flacons en verre.
3. **Préférez les petits flacons aux plus grands.** Mieux vaux acheter 5 ml que 10 ml, quitte à renouveler plus tard.
4. **Les flacons d'huiles essentielles doivent être impérativement colorés et foncés** pour protéger le produit de la lumière. Délaissez les flacons transparents.
5. **Ne remplacez pas un traitement médical** par des huiles essentielles de votre propre chef.
6. **Ne laissez pas les huiles essentielles à la portée des enfants.** Considérez-les comme des médicaments et pas seulement comme des petits flacons remplis de parfum agréable !
7. **Ne laissez pas non plus vos huiles essentielles à portée d'animaux,** surtout si vous avez un chat (ils y sont très sensibles).
8. **Conservez vos flacons dans un lieu sec, frais, à l'abri de la lumière.** Il est inutile de les mettre au réfrigérateur.
9. **Les huiles de citron et de lentisque pistachier sont un peu plus fragiles que les autres.** Il faut éviter de les exposer à la lumière, y compris à celle des halogènes. Évitez donc d'acheter des flacons rangés juste en dessous d'un spot, dans un magasin. Et chez vous, même précaution.
10. **Ne pas vaporiser des huiles essentielles trop près des surfaces vernies ou peintes :** elles risquent de les « attaquer ».

11. **Les huiles essentielles ne sont pas des jouets.** N'en arrosez pas tous vos plats sous prétexte que « c'est du basilic ». Ce n'est pas du basilic, c'est de l'huile essentielle de basilic, nuance.
12. **Demandez toujours conseil** avant d'utiliser vos huiles essentielles. Faites confiance aux vrais spécialistes dans le domaine, mais surtout pas aux autres – notamment ceux qui croient savoir que ce n'est pas dangereux puisque « ce ne sont que des plantes ». Certains thérapeutes, esthéticiennes ou même médecins pourraient conseiller une huile essentielle inadaptée pour cause de manque de formation en aromathérapie.
13. Si un livre, une brochure ou une personne vous conseille de prendre une huile essentielle sans en préciser le chémotype (variété) ou le nom latin, **ne faites pas confiance a priori.** La plupart des informations qui circulent sur le sujet sont recopiées les unes sur les autres, avec les mêmes erreurs bien entendu. L'aromathérapie, conçue sérieusement, ne peut PAS être simplifiée à l'extrême, c'est impossible.
14. **Respectez les « bonnes pratiques de conservation ».** Les huiles essentielles sont extraordinairement stables dans le temps. Légalement, cependant, la limite de conservation (pour la vente) est fixée à 5 ans, même si la plupart des huiles essentielles s'améliorent au fil du temps, comme le bon vin ! À condition d'être conservées à l'abri de la lumière et de la chaleur. En revanche, les mélanges tout préparés avec de l'huile végétale (par exemple des produits pour bains ou pour massages) se conservent généralement moins bien, moins longtemps : l'huile végétale, elle, rancit facilement ! C'est pourquoi mieux vaut réaliser sa préparation au moment de l'utilisation plutôt que de prévoir de grandes quantités d'avance.
15. Les mélanges tout préparés d'huiles essentielles pures (sans huile végétale) ne présentent pas ce risque, puisqu'ils ne renferment pas d'huile végétale.

LA BONNE HUILE ESSENTIELLE À LA BONNE HEURE

Tout comme la prise de certains médicaments est plutôt recommandée le matin ou le soir, employer la « bonne » huile essentielle à la « bonne » heure renforcera son efficacité.

- **Les huiles essentielles toniques** (bois de Hô, romarin, géranium, pin, thym) sont à utiliser de préférence le matin.
- **Les huiles essentielles décontractantes** (lavande officinale, marjolaine des jardins, mélisse, orange douce), de préférence le soir après 18 heures.
- **Les huiles essentielles pour améliorer la circulation** (cyprès de Provence, hélichryse italienne, palmarosa) sont à appliquer de préférence le matin, puis à 17 heures, puis au moment du coucher.

LE BIEN-ÊTRE, C'EST ESSENTIEL !

Lorsque la maison et les huiles essentielles se rencontrent, elles se murmurent des histoires odorantes et complotent pour vous plonger dans le bien-être. Parfois presque malgré vous ! Une odeur de cannelle qui flotte, une séance de repassage aux doux effluves de lavande, un réfrigérateur qui sent enfin le frais…, elles vous surprennent aux endroits où vous les attendez le moins.

Parfumer son linge, désodoriser les toilettes et le réfrigérateur, cuisiner les huiles essentielles… on peut les employer au quotidien à la maison, dans des bons petits plats (crus ou cuits) ou pour désodoriser ou parfumer agréablement les meubles ou les pièces. Voici 24 idées sympathiques toutes simples et qui changent l'existence !

12 idées aroma pour la maison

1. **Odeur de « frais » dans la maison.** Au moment de passer l'aspirateur, versez quelques gouttes de lavande sur du coton, et aspirez le tout. L'aspirateur va promener sa touche « provençale » partout où il passe ! Il existe aussi une formule antiacariens (avec plusieurs HE), vous pouvez l'utiliser de la même manière (voir p. 169). Ainsi, la maison sentira bon et sera, en outre, débarrassée d'une partie de ses acariens !
2. **Désodorisez le réfrigérateur.** Versez 1 goutte d'HE de lavande + 1 goutte d'ess. de citron sur une pierre poreuse telles que celles en terre cuite type « brûle-parfum » que l'on pose sur les ampoules, ou tout simplement une gaze (mais l'HE s'évaporera bien plus vite) et mettez-la dans la porte du réfrigérateur. Renouvelez régulièrement les huiles essentielles.
3. **Désodorisez une poubelle.** Une fois votre poubelle lavée et séchée, versez 1 goutte d'HE de lavande + 1 goutte d'HE d'arbre à thé sur une pierre poreuse, une gaze ou un coton que vous poserez au fond de la poubelle.
4. **« Rafraîchir » le micro-ondes.** Versez 3 gouttes d'essence de citron ou de menthe dans un bol d'eau. Faites « cuire » 3 minutes.
5. **Parfumer les toilettes.** Une petite soucoupe sur laquelle vous poserez deux ou trois pierres poreuses de la taille d'un tout petit galet – vous pouvez les ramasser dans la nature – et quelques gouttes de lavande, d'ylang-ylang ou de pin. Renouvelez 1 fois par semaine environ. Voilà vos toilettes très agréablement parfumées et assainies.
6. **Linge parfumé.** La grande mode est à la lessive aux huiles essentielles. Rien ne vous oblige à vous limiter aux quelques parfums disponibles ! Deux possibilités : soit vous glissez dans le sèche-linge un gant de toilette sur lequel vous aurez versé 7 gouttes de lavande, de menthe, de rose ou d'eucalyptus (ou n'importe laquelle de vos HE favorites), soit vous versez 3 gouttes de ces mêmes HE dans l'eau du fer à repasser. Rappel : les HE ne sont pas grasses, elles ne vont donc évidemment pas tacher votre linge !
7. **Nettoyant et désinfectant pour toutes surfaces.** Versez 30 gouttes d'HE de lavande, arbre à thé et/ou citron (30 gouttes en tout, pas de chaque !) dans 1 litre de vinaigre

d'alcool. Secouez bien. Cette préparation économique et simplissime nettoie et désinfecte absolument toutes les surfaces.

8. **Détartrer évier, lavabo, baignoire, casserole, bouilloire électrique...** Utilisez la formule ci-dessus (nettoyant et désinfectant toutes surfaces) : le vinaigre d'alcool est le meilleur détartrant qui soit. Il est plus efficace une fois chaud voire bouillant, donc n'hésitez pas à verser le liquide directement dans la bouilloire et à laisser « reposer » de quelques minutes à une heure. Votre bouilloire ressort absolument impeccable, et sans un microbe grâce aux HE.
9. **« Déodorant pour pièce ».** Versez quelques gouttes d'HE de menthe dans un vaporisateur d'eau (celui que vous utilisez pour arroser les feuilles de vos plantes d'intérieur, par exemple). Secouez bien, vaporisez largement dans la pièce.
10. **Éloigner les insectes.** Plutôt que d'utiliser des insecticides toxiques, pour les humains comme pour les animaux domestiques, malodorants et à re-vaporiser régulièrement, diffusez plutôt les huiles essentielles conseillées p. 199, 200. La lavande, le cèdre et l'eucalyptus peuvent aussi être efficaces. Pas de diffuseur ? Versez simplement quelques gouttes dans un bol d'eau chaude ou même sur des morceaux de coton, à répartir dans la pièce.
11. **Antimite « maison ».** Sur un petit cube de bois, des pierres poreuses ou même une gaze (à mettre ensuite dans un petit sachet en tissu), versez 5 gouttes d'HE de cyprès + 5 gouttes d'HE de lavande. Enfermez dans l'armoire avec le linge. Renouvelez régulièrement.
12. **Antifourmi « maison ».** Versez 5 gouttes d'HE de lavande + 10 gouttes d'HE de menthe poivrée et ¼ de litre d'eau dans un vaporisateur. Pulvérisez la formule « antifourmi » tout le long de leur trajet, en insistant sur l'endroit de la supposée fourmilière. Recommencez plusieurs fois par jour, plusieurs jours de suite.

Quelles huiles essentielles choisir contre les insectes ?

Aoûtat	Lavande, sauge, citronnelle, thym
Araignée	Menthe poivrée, menthe verte
Charançon	Cèdre, patchouli, bois de santal
Chenille	Menthe verte, menthe poivrée
Coléoptère	Menthe poivrée, thym
Escargot	Cèdre, pin, patchouli
Fourmi	Menthe poivrée, menthe verte
Limace	Cèdre, fenouil, pin
Mite	Cèdre, fenouil, lavande, menthe poivrée, menthe verte
Mouche	Lavande, menthe poivrée, romarin, sauge

→

Moucheron	Patchouli, menthe verte
Moustique	Lavande, citronnelle
Poux	Cèdre, menthe poivrée, menthe verte
Psyllide	Menthe verte, menthe poivrée
Puce	Menthe poivrée, citronnelle, menthe verte, lavande
Puceron	Cèdre, fenouil, menthe verte, menthe poivrée
Tique	Lavande, citronnelle, sauge, thym

10 idées aroma en cuisine

Main légère ! Les huiles essentielles sont très aromatiques, et 1 goutte de trop peut tout gâcher. Au début, vous aurez probablement envie d'en mettre plus que préconisé, mais c'est une erreur ! Il faut faire exactement l'inverse : voyez plutôt « petit », goûtez puis réajustez si besoin. Contentez-vous d'environ 1 goutte par personne (le double s'il s'agit d'huiles essentielles d'agrumes).

Les huiles essentielles supportent bien la cuisson, mais moins la température grimpe, moins la cuisson dure longtemps et plus l'huile essentielle conserve ses propriétés thérapeutiques.

Attention, toutes les huiles essentielles ne se prêtent pas à l'usage culinaire. Certaines sont toxiques, d'autres simplement peu savoureuses. Plus que jamais, la qualité doit être irréprochable, évidemment. Vous pouvez choisir vos huiles essentielles selon vos goûts, mais aussi selon leurs propriétés.

1. **Huile d'assaisonnement.** Bon et plus que simple : parfumez votre huile végétale culinaire avec de l'estragon. Délicieux et idéal pour la digestion. Dans une bouteille de 1 litre (dans l'idéal, 500 ml d'huile d'olive, 500 ml d'huile de colza, mais si c'est 100 % de l'une ou de l'autre, ça marche aussi), versez 40 gouttes d'huile essentielle d'estragon. Utilisez normalement.
2. **Sauces (toutes).** Versez 1 ou 2 gouttes d'HE d'estragon ou de basilic dans vos béarnaises, mayonnaises et autres vinaigrettes.
3. **Salade verte, tomates et crudités.** Versez 1 à 2 gouttes d'HE de menthe, de sarriette ou de thym dans la vinaigrette.
4. **Salade gourmande.** Par exemple, pamplemousse/orange + crevettes avec vinaigre balsamique et HE de vanille. Ils sont faits pour être ensemble.
5. **Plat à base de poulet/crevette/riz/lait de coco.** L'huile essentielle de citronnelle est LA touche finale qui fait voyager.
6. **Miel parfumé.** Quelques gouttes de lavande dans votre miel liquide « mille fleurs » un peu terne. Il est préférable d'utiliser le miel parfumé aux HE pour préparer les

yaourts et fromages blancs proposés ci-dessous (les HE se mêlent plus intimement au miel qu'au lait).

7. **Desserts sucrés : yaourt, fromage blanc, cake, fruits en gratins ou à la poêle...** parfumés aux HE de lavande (un délice absolu et étonnant), d'agrumes, de rose...
8. **Préparations salées : tartes, cakes, poêlées, soupes...** parfumées aux HE de fenouil, romarin ou basilic.
9. **Glaces et sorbets salés ou sucrés, délicatement aromatisés aux HE de votre choix.** À préparer vous-même (n'ajoutez pas d'HE sur une glace du commerce toute prête : le mélange ne se ferait pas bien !).
10. **Flans « coupe-faim » aux huiles essentielles et à l'agar-agar.** En 2 minutes, c'est prêt ! Mode d'emploi : versez dans une casserole 2 gouttes d'huile essentielle avec 3 grosses cuillères à soupe de miel. Ajoutez ensuite 50 cl de lait (vache, soja, amande...) en mélangeant soigneusement (jamais l'huile essentielle directement dans le lait, le mélange ne se ferait pas bien), puis délayez un sachet de 2 g d'agar-agar. Portez à ébullition 2 minutes, répartissez dans des ramequins et laissez prendre 2 heures minimum au réfrigérateur. C'est tout. Et c'est délicieusement étonnant !

LES HUILES ESSENTIELLES DANS LA CUISINE	
Quelle huile essentielle	Pour quoi ?
Aneth	Digestif
Basilic exotique	Tonique, digestif, antispasmodique et hépatique
Bergamote zeste	Calmante, digestive, laxative
Cannelle de Ceylan	Antibactérienne, stimulante, antivirale
Céleri	Tonique, digestif, antiballonnements
Citron zeste	Antibactérien, dépuratif, digestif
Citronnelle de Ceylan	Antimicrobes, anti-inflammatoire, saveur exotique
Cumin	Antiballonnements, antispasmodique
Curcuma	Anti-inflammatoire, détoxifiant
Estragon	Antiballonnements, antispasmodique, antiallergique
Fenouil doux	Dépuratif, antiballonnements
Gingembre	Digestion, constipation, tonus
Girofle clou	Antiseptique digestif
Laurier noble	Antiseptique digestif
Lavande officinale	Sédative, antispasmodique
Mandarine	Tonique digestive, sédative nerveuse
Menthe poivrée	Tonique, digestive
Orange amère	Apéritive

LES HUILES ESSENTIELLES DANS LA CUISINE	
Quelle huile essentielle	**Pour quoi ?**
Orange douce	Calmante, antiballonnements
Pamplemousse	Antibactérien, tonique, digestif, hépatique
Petit grain bigarade	Sédatif, antidéprime
Romarin à cinéole	Antitoux
Romarin à verbénone	Hépato-tonique
Rose de Damas	Sédative, antistress, soulage les nausées
Sarriette des montagnes	Antibactérienne, tonique circulatoire
Sauge sclarée	Stimulant biliaire
Thym à thymol	Antibactérien, antiviral
Verveine odorante	Calmante, digestive, antispasmodique, antidéprime
Ylang-ylang	Anti-idées noires, sédatif, aphrodisiaque

LES VOIES D'ADMINISTRATION

En aromathérapie, il existe de nombreuses voies d'administration, le but recherché étant toujours le même : obtenir un maximum d'efficacité pour un minimum d'effets secondaires. Dans tous les cas, les huiles essentielles pénètrent dans notre corps, rejoignent la circulation sanguine, afin d'atteindre le site malade. Dans ce livre, selon le trouble à traiter, nous vous proposerons des massages, des prises par voie orale (sous ou sur la langue, ou sur des supports appropriés : comprimé neutre, huile végétale...), des compresses, des bains ou toute autre forme adaptée.

Les concentrations maximales dépendent :

- **de l'huile essentielle.** Certaines peuvent être agressives pour la peau, par exemple, d'autres sont déconseillées par voie interne. Cela n'a rien à voir avec la « puissance » mais plutôt avec certains composants de l'huile essentielle. Comprenez bien que ce n'est pas parce que vous appliquez une huile essentielle qu'elle est moins « dangereuse » : cela n'a rien à voir puisque de toute façon, elle se retrouvera dans la circulation sanguine !
- **de vous.** Âge, état de santé, trouble à soigner, etc.

1. LA VOIE OLFACTIVE = À DIFFUSER ET À RESPIRER

La voie olfactive est très intéressante. L'important est que les huiles essentielles pénètrent dans les voies respiratoires, que ce soit par le biais de l'air inspiré ou en posant quelques gouttes sur les poignets (respiration directe) ou en procédant à des inhalations (humides, sèches).

Le nez est une formidable « machine à soigner » ! Dans chaque narine, nos muqueuses olfactives s'étalent sur à peine 2 cm^2 et comprennent 10 millions de cellules nerveuses ! On comprend mieux pourquoi les odeurs ont un impact aussi fort sur notre bien-être et, même sur nos comportements. Déjà, Proust ne pouvait pas lutter contre l'appel de la madeleine... Rien de nouveau : nous nous laissons mener par le bout du nez ! Une huile essentielle correctement choisie se révélera extraordinairement apaisante, stimulante ou euphorisante selon les cas.

La diffusion

Le diffuseur d'huiles essentielles est vivement conseillé pour assainir l'atmosphère des pièces à vivre (chambre, bureau...). Idéal pour se détendre et prévenir les épidémies (grippe, rhume...), c'est aussi un moyen sain et efficace de parfumer une pièce. Le bien-être et le raffinement, ça compte aussi !

La diffusion est surtout employée dans les cas suivants

- *Problèmes nerveux ou psychologiques.* L'huile essentielle monte directement au système limbique de notre cerveau, le Quartier Général de nos émotions. Selon les propriétés de l'huile (et donc les composants respirés), le système limbique va ordonner de sécréter telle ou telle hormone, neuromédiateur (hormone dans le cerveau), substance immunitaire, etc. Parfait donc pour stimuler ou au contraire apaiser, inviter au sommeil, au calme.
- *Pour désinfecter une pièce,* un local, une chambre d'enfant.
- *Pour éloigner les insectes.*

Remarques :
Un diffuseur peut distiller une huile essentielle seule ou un mélange d'HE. Il doit les chauffer modérément (voire pas du tout) de manière à permettre leur évaporation sans les agresser.

Un appareil à la fois humidificateur et diffuseur peut être un bon investissement. À cause de la climatisation, des matériaux de construction (surtout dans « le neuf » ou « le récent »), la plupart de nos lieux de vie sont très secs, ce qui n'est bon ni pour la santé (irritation des voies respiratoires) ni pour la beauté (peau sèche, sensation d'inconfort). En vaporisant un mélange d'eau et d'huile essentielle, les humidificateurs/diffuseurs purifient l'atmosphère tout en rétablissant une hygrométrie suffisante. Choisissez, par exemple, un modèle qui ne chauffe pas les huiles essentielles mais fonctionne par ultrasons.

À diffuser

Diffuseur : respectez les recommandations du fabricant (tout dépend de la taille de l'appareil, etc.).
En l'absence de diffuseur, versez **4 à 5 gouttes** sur une soucoupe, que vous placerez de préférence près d'une source de chaleur modérée (radiateur).
En cas de diffusion « intensive », vous pouvez être amené à utiliser 1 ml ou plus par heure par le biais d'un diffuseur « à sec » (alors que quelques gouttes suffisent pour un diffuseur « à eau »).

Les meilleures huiles essentielles à diffuser
- **Respiratoires :** eucalyptus radié, pin sylvestre, thym à thujanol, lavande officinale.
- **Toniques :** romarin, géranium Bourbon, ylang-ylang, citron.
- **Calmantes :** lavande officinale, marjolaine des jardins, orange douce.
- **Anti-insectes :** citronnelle de Java (antimoustiques surtout, très efficace), lavandin super (conseillé en zones tropicales), géranium d'Égypte ou de Chine (antiguêpes et antimouches surtout).

MON AVIS
Ne faites jamais chauffer excessivement les huiles essentielles : les hautes températures les dénaturent et détruisent leurs propriétés. Donc pas de brûle-parfum ni d'huiles essentielles déposées sur une ampoule de lampe. Placer une soucoupe sur un radiateur, oui, « à sec » sur une surface brûlante, non !
Le mieux est d'investir dans un diffuseur électrique ou ionique : silencieux, discret, jamais en panne, diffusion parfaite, le temps souhaité.

L'inhalation

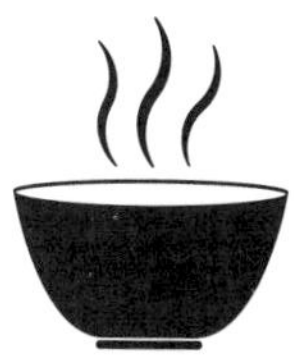

Qu'elle soit sèche ou humide, l'inhalation est incontournable pour traiter les troubles respiratoires ou nerveux. Elle peut être parfois mal supportée chez les personnes asthmatiques ou allergiques. Prudence.

L'inhalation est surtout employée dans les cas suivants

- *Troubles ORL :* lorsqu'on inhale l'HE, ses principes actifs viennent au contact de la muqueuse respiratoire (nez, sinus, gorge, poumons).
- *Troubles nerveux.*

Inhalation humide

Mode d'emploi
- Versez de l'eau bouillante dans un bol, que vous posez bien à plat sur une table. Asseyez-vous confortablement face au bol, dans lequel vous ajoutez 6 gouttes d'HE (sauf indication différente). Enfermez votre visage au-dessus des vapeurs, une serviette sur la tête, suffisamment grande pour bien vous isoler. Vous pouvez aussi vous procurer un bol à inhalation en pharmacie : le principe est le même mais la préparation sera plus simple et la séance plus plaisante.
- Après avoir fait bouillir votre eau, attendez 1 ou 2 minutes avant de commencer votre inhalation : des vapeurs trop chaudes risquent de brûler vos voies respiratoires.

- Pensez à retirer lunettes, lentilles de contact et bijoux qui pourraient vous brûler.
- Si vous vous sentez oppressé, soulevez la serviette qui vous « enferme » afin de laisser passer de l'air.
- Surveillez toujours un enfant ou une personne âgée en inhalation : la respiration doit être facilitée, l'inhalation agréable. En cas de gêne quelconque, il faut arrêter immédiatement.

En inhalation humide

6 gouttes mélangées à l'eau (la posologie peut varier selon l'huile essentielle).

Contre-indications
L'inhalation est déconseillée aux asthmatiques, surtout pendant une crise.

MON AVIS
Le mieux est de faire son inhalation humide le soir car il ne faut pas sortir juste après, ni s'exposer au froid ou à la pollution (intérieure ou extérieure). À cause de la chaleur de l'eau, les muqueuses dilatées sont perméables à n'importe quel microbe, et en plus l'air froid peut les irriter.
L'inhalation sera d'autant plus efficace que vous aurez au préalable lavé et renforcé vos muqueuses et vos sinus avec des pulvérisations d'eau de mer.

Inhalation sèche

C'est la version « moderne » des inhalations. Elle consiste simplement à imprégner un mouchoir avec quelques gouttes d'huile essentielle et le respirer à fond, ce plusieurs fois dans la journée.

L'inhalation sera d'autant plus efficace que vous aurez au préalable préparé vos muqueuses et vos sinus avec des pulvérisations d'eau de mer.

En inhalation sèche

2 ou 3 gouttes pures sur le mouchoir.

L'application sur les poignets à respirer

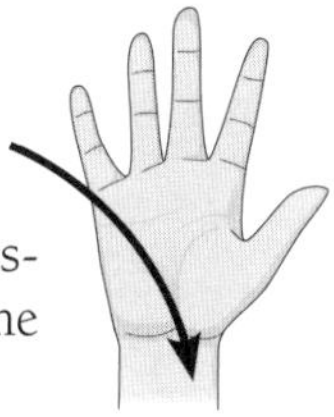

Vous trouverez très fréquemment ce mode d'utilisation au fil des pages. Il correspond à un soin express « antistress » ou en tout cas est une réponse à un problème de nature psychologique – choc, fringale, crise de nerfs…

On conjugue la voie respiratoire (les molécules montent directement au cerveau) et générale (les huiles essentielles pénètrent aussi très rapidement dans la circulation sanguine car les poignets sont richement vascularisés, et les vaisseaux à fleur de peau).

AVANTAGES ET INCONVÉNIENTS DE RESPIRER LES HUILES ESSENTIELLES (VOIE OLFACTIVE)	
Les avantages	Les inconvénients
• On dégage les voies respiratoires • On assainit l'air des lieux clos • On désodorise sainement • On parfume agréablement • On peut « calmer » ou « vivifier » facilement une chambre ou un foyer tout entier	• Certaines huiles essentielles sont irritantes pour les voies respiratoires : thym à thymol, sarriette des montagnes, girofle, cannelle, origan compact. Il faut utiliser celles-ci autrement. • Selon le modèle de diffuseur, on doit employer une certaine quantité d'huile essentielle et une diffusion peut finalement coûter assez cher. Tout dépend de votre diffuseur et des huiles essentielles choisies.

2. LES VOIES INTERNES

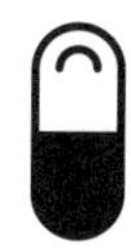

La consommation par voie orale (gouttes à avaler, gélules, sirops…)

La voie orale est principalement utilisée pour traiter des infections internes, des troubles circulatoires ou métaboliques. En fonction des situations, on peut soit avaler ses huiles essentielles, véhiculées par un support, soit les poser sur ou sous la langue. Dans le premier cas, le but est qu'elles atteignent le système digestif, dans le second, qu'elles traversent le plus vite possible les papilles de la langue et passent rapidement dans la circulation sanguine.

La voie orale est surtout employée dans les cas suivants : infections digestive, respiratoire, gynécologique ou urinaire.

Le support conseillé est soit un comprimé neutre, soit du miel, soit une solution au disper (le disper est un excipient qui permet de solubiliser les huiles essentielles dans l'eau). Tous ont leurs avantages.

- **Le comprimé neutre** est facile d'utilisation, il absorbe les HE et on le croque.
- **Le miel,** lui, permet un passage très rapide dans les petits capillaires sanguins si posé sous la langue et on peut le verser dans une infusion pour un passage dans les voies digestives.

- En dernier recours, si vous n'avez rien d'autre sous la main, et lorsque l'huile essentielle convient, c'est-à-dire lorsqu'elle est tirée de plantes condimentaires (cumin, coriandre, cannelle, menthe…), vous pouvez utiliser un petit peu d'**huile végétale** d'assaisonnement (olive, colza).

Évitez le sucre qui, s'il peut convenir lors d'une prise ponctuelle, est plutôt déconseillé, surtout aux diabétiques, si l'on doit renouveler les prises. Il arrive qu'on recommande 6 prises par jour : 6 sucres, cela fait beaucoup ! Préférez le comprimé neutre (pharmacie), sur lequel vous pourrez poser 1 goutte, puis 1 autre dès absorption.

On peut aussi demander au pharmacien de préparer des gélules aux huiles essentielles. C'est une bonne solution pour les réfractaires au goût. De plus, les gélules pourront subir un traitement spécial qui les rendra résistantes aux sucs gastriques : les principes actifs ne seront libérés que dans l'intestin. C'est donc une forme préférable si l'on doit soigner ce dernier, les organes génitaux ou si la muqueuse de l'estomac ne doit pas être en contact avec les huiles essentielles (irritations, brûlures). Demandez alors des gélules gastrorésistantes.

Dans les cas d'infections ORL de la partie supérieure du visage (sinusite, nez bouché), il est conseillé de poser directement l'huile essentielle pure **sur** la langue. Effets décongestionnant et anti-inflammatoire immédiats garantis !

Si l'infection ORL se situe dans la partie inférieure du visage (angine, pharyngite), l'huile essentielle sera posée **sous** la langue pour un maximum d'effet anti-infectieux et antidouleur.

À avaler

Sauf recommandation spécifique, 2 gouttes 3 fois par jour, pendant 3 jours minimum, directement ou sur un support.
Les gélules, sirops et autres préparations sont à faire réaliser en officine : le dosage dépend du trouble à traiter et de l'organisme (âge, etc.).

MON AVIS
Soyez parcimonieux sur le nombre de gouttes employé et choisissez la meilleure forme de support. D'une manière générale, il faut être prudent lorsqu'on avale des huiles essentielles : certaines, efficaces donc recommandées, peuvent irriter le système digestif si l'on ne s'entoure pas de précautions élémentaires. Respectez à la lettre les conseils de ce livre : nombre de gouttes, supports, etc.

Attention : Les huiles essentielles de jasmin, myrrhe, benjoin, encens, pin, sapin, genévrier commun ou santal de Calédonie ne doivent être avalées que sur indication médicale.

Certaines préparations ne peuvent être réalisées que par un pharmacien d'officine. Soit parce que l'une des huiles essentielles ne peut être délivrée telle quelle, même en officine (certaines, comme la sauge officinale, ne sont pas en vente « libre ») ; soit parce que la préparation elle-même requiert du matériel spécifique (moules à suppositoires ou à ovules, matière première pour un sirop...). Ne transformez pas ces formules en « bricolage maison » : si nous vous invitons à les commander en pharmacie, il y a une raison !

AVANTAGES ET INCONVÉNIENTS DES DIFFÉRENTS MOYENS D'ADMINISTRATION EN INTERNE

	Les avantages	Les inconvénients
Pures sous ou sur la langue	Facile, pratique, discret, on ne se pose pas de question. Action très rapide. Quasi instantanée !	Certaines HE sont agressives pour les muqueuses (bouche, langue, système digestif). Le goût très fort des HE déplaît à certains. Ce mode d'administration est déconseillé pour les enfants.
Mélangées à de l'huile végétale	Goût moins marqué que « pures sous la langue ». Contact plus doux.	L'action des HE est ralentie.
Posées sur un sucre, sur du miel	Une vraie gourmandise (basilic, menthe...).	Attention au sucre (calories, caries !). Ne convient pas si vous êtes diabétique et/ou si vous devez en prendre jusqu'à 6 ou 8 fois dans la journée, ou juste avant le coucher.
Posées sur un comprimé neutre	Pas de surdosage possible, le comprimé n'absorbe que 2 gouttes d'HE. Pas de sucre.	Attention avec des HE très agressives (origan compact, thym à thymol, giroflier, sarriette des montagnes, ajowan), ne sucez pas le comprimé.
Préparation liquide à l'officine (sirop, solution...)	Les dosages sont ultra-précis et peuvent varier énormément selon les besoins. Le produit est stable. Les excipients sont choisis en fonction du problème (sirop antitoux, apaisant pour la gorge, etc.). Convient bien aux petits.	Toutes les pharmacies ne réalisent pas ces préparations.
Préparation à l'officine ou à domicile (gélules)	Les dosages sont ultra-précis et peuvent varier énormément selon les besoins. Pas trop de goût d'huile essentielle dans la bouche (appréciable en cas de multiprises dans la journée).	Toutes les pharmacies ne proposent pas ces préparations. Vous pouvez désormais cependant faire vous-même vos gélules à la maison (voir p. 164).

AVANTAGES ET INCONVÉNIENTS DES DIFFÉRENTS MOYENS D'ADMINISTRATION EN INTERNE

	Les avantages	Les inconvénients
Spécialités en capsules molles	Dosages très précis. Pas de goût d'huile essentielle dans la bouche. N'importe quelle pharmacie peut commander ces capsules. L'HE est encapsulée avec une HV alimentaire, son agressivité éventuelle disparaît.	On ne peut pas adapter les dosages selon les cas. Nombre très limité d'huiles essentielles encapsulées. Date limite de consommation à vérifier (moins longue que des huiles essentielles « toutes simples »).

LISTE OFFICIELLE (2007) DES HUILES ESSENTIELLES DONT LA VENTE AU PUBLIC EST RÉSERVÉE AUX PHARMACIENS :

- grande absinthe *(Artemisia absinthium)*
- petite absinthe *(Artemisia pontica)*
- armoise commune *(Artemisia vulgaris)*
- armoise blanche *(Artemisia herba alba)*
- armoise arborescente *(Artemisia arborescens)*
- hysope *(Hyssopus officinalis)*
- thuya du Canada ou cèdre blanc *(Thuya occidentalis)* et cèdre de Corée *(Thuya koraenensis)* dit « cèdre feuille »
- sauge officinale *(Salvia officinalis)*
- tanaisie *(Tanacetum vulgare)*
- thuya *(Thuya plicata)*
- sabine *(Juniperus sabina)*
- rue *(Ruta graveolens)*
- chénopode vermifuge *(Chenopodium ambrosioides)*
- moutarde jonciforme *(Brassica juncea)*

La voie rectale : les suppositoires

Les suppositoires sont incontestablement la façon la plus rapide et efficace de soigner un trouble respiratoire. C'est la forme d'utilisation la plus simple et la plus appropriée pour lutter contre bronchites, angines, laryngites, etc. Même si, a priori, vous ne voyez pas le rapport, il existe !

Cette forme d'administration est particulièrement recommandée chez les enfants (mais chez les adultes également). Les formules « toux grasse », « toux sèche », « otite », « angine »,

« bronchiolite », « fièvre », donnent des résultats spectaculaires et rapides. Les suppositoires, de taille adaptée, sont très bien tolérés par les enfants.

Très utiles aussi pour les problèmes masculins (inflammation de la prostate) ou si la voie digestive est à éviter (vomissements, foie fatigué...).

La voie vaginale : les ovules

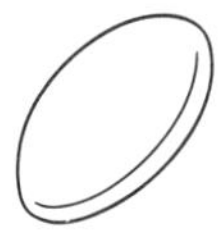

Les ovules gynécologiques sont, comme leur nom l'indique, employés pour des infections ou des mycoses gynécologiques. Ils sont irremplaçables dans certains cas, absolument nécessaires pour un contact interne prolongé entre la muqueuse et les huiles essentielles.

AVANTAGES ET INCONVÉNIENTS DES SUPPOSITOIRES ET DES OVULES		
	Les avantages	Les inconvénients
Les suppositoires	Hyper-efficaces, grande rapidité d'action. Ils délivrent leurs huiles essentielles directement dans la circulation sanguine, sans passer par le tube digestif ni le foie : l'activité est presque immédiate et préserve l'estomac de tout risque d'irritation.	Il faut rester allongé 15 à 20 minutes après l'introduction.
Les ovules	Pratiques, doux, ils sont faciles à utiliser.	Comme n'importe quel ovule, aux huiles essentielles ou non, la prise est plus facile au coucher (résidus dans les sous-vêtements après administration le matin).

3. LA VOIE CUTANÉE

À appliquer directement sur la peau (application simple, avec ou sans massage)

Voie royale d'administration dans la plupart des cas, elle est extrêmement efficace et parfaitement tolérée. Les huiles essentielles pénètrent à la fois très vite pour aller soulager l'organe sur le site d'application (qu'il s'agisse de l'oreille en cas d'otite ou de l'estomac en cas de gastrite, par exemple) et de façon prolongée, ce qui rallonge leur activité dans le temps. Jusqu'à 2 heures après l'application l'haleine exhale encore l'odeur de l'huile essentielle ! La peau n'est pas qu'une simple enveloppe corporelle, loin de là. C'est même le plus grand, le plus gigantesque, le plus lourd de tous nos organes. Elle excelle dans le rejet (transpiration) autant que dans l'assimilation ; madame est très sélective vis-à-vis de ce qu'elle laisse « entrer » ou non !

LES BONNES DILUTIONS MAXIMALES							
	Femme enceinte	- de 1 an	1 à 4 ans	5 à 6 ans	7 à 12 ans	13 à 65 ans	+ de 65 ans
Massage (dans 5 ml d'HV)	2 gouttes	1 goutte	2 gouttes	5 gouttes	8 gouttes	10 gouttes	8 gouttes
Bain (dans 5 ml de base)	2 gouttes	2 gouttes	3 gouttes	6 gouttes	10 gouttes	15 gouttes	10 gouttes
Lotion et crème (50 ml)	5 gouttes	3 gouttes	5 gouttes	10 gouttes	20 gouttes	25 gouttes	20 gouttes
Shampooing et gel douche (100 ml)	8 gouttes	2 gouttes	3 gouttes	6 gouttes	10 gouttes	15 gouttes	10 gouttes
Compresses humides	5 gouttes	3 gouttes	3 gouttes	6 gouttes	5 gouttes	5 gouttes	5 gouttes

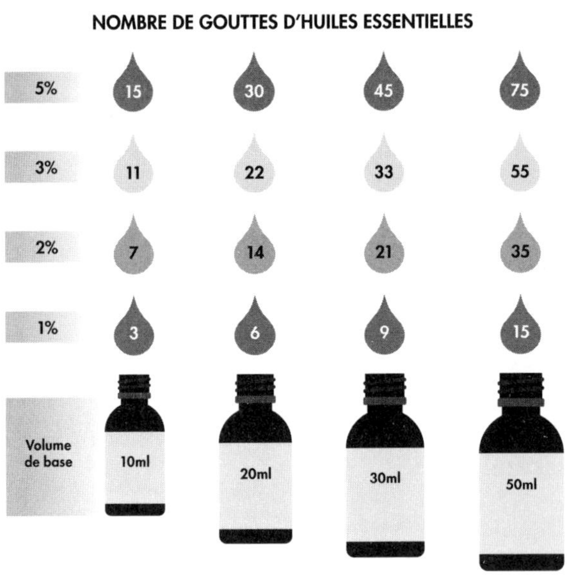

CONCENTRATION DE LA SYNERGIE*

Rappel : nous considérons que 1 ml correspond environ à 35 gouttes.

---

* Les nombres sont arrondis au chiffre inférieur.

La voie cutanée est surtout employée dans les cas suivants

- Courbatures, arthrose (massages locaux).
- Mal de tête (sur les tempes et le front).
- Sinusite, rhume, bronchite, otite (onctions sur le nez, sur la poitrine, autour des oreilles).
- Troubles digestifs (sur le ventre).
- Anxiété, stress (sur le plexus solaire).
- Circulation veineuse (jambes lourdes, cellulite…).
- Problèmes dermatologiques (acné, brûlure, cicatrice, peau relâchée, eczéma, psoriasis…).
- Massage ou automassage énergétique (application sur les points d'acupression ou sur les points énergétiques situés le long des méridiens énergétiques, en médecine chinoise).

7 bonnes raisons d'appliquer des huiles essentielles sur la peau

1. C'est la « voie royale » d'utilisation de bien des huiles essentielles : efficace, rapide et sans danger.
2. Elle permet de traiter sans emprunter la voie digestive, ce qui évite toute irritation ou réaction du système digestif.
3. Déposées sur le thorax, à proximité, elles libèrent immédiatement les organes respiratoires.
4. En cas « d'urgence », c'est la façon la plus rapide de se traiter : en passant par le pli du coude ou les poignets.
5. En stimulant les zones adéquates de réflexologie, on peut rétablir certains équilibres « en profondeur », et traiter des organes très éloignés du site d'application.
6. Au passage, on respire aussi les principes actifs. Peu utile lorsqu'on désinfecte un bouton, mais très important pour traiter des troubles nerveux.
7. La peau est truffée de muscles, lesquels, s'ils ne sont pas très « costauds », sont en revanche fort nombreux. Leur sollicitation provoque une formidable réaction globale de l'ensemble du corps : la circulation sanguine est modifiée, la production de chaleur aussi, les échanges cellulaires s'accélèrent…

Pour les « urgences »

Appliquez **3 à 5 gouttes** d'huile essentielle pure sur le pli du coude et/ou la face antérieure des poignets (on frictionne alors avec l'autre poignet). La pénétration dans le sang est ultra-rapide : en 1 minute, une grande partie des principes actifs parvient au cœur et est renvoyée instantanément dans tout l'organisme. L'effet est immédiat et spectaculaire, par exemple en cas d'encombrement ou d'infection respiratoire (asthme, bronchite…). C'est le même principe si on applique sous la voûte plantaire, mais comme la peau y est plus épaisse, la pénétration est un peu plus lente. En revanche, sur le coup de pied, la finesse cutanée accélère les choses !

Contre-indications
N'appliquez pas les huiles essentielles suivantes si vous vous exposez au soleil, elles sont dites « photosensibilisantes » c'est-à-dire qu'elles peuvent provoquer des taches sur la peau sous l'action des rayons solaires (attention en été !) : angélique, citron, bergamote, mandarine, orange, pamplemousse, verveine.

MON AVIS
Les huiles essentielles pénètrent facilement dans la peau, surtout sans huile végétale de support (cette dernière empêche l'irritation mais ralentit l'absorption des principes actifs). Les massages énergétiques, un peu particuliers, permettent d'utiliser moins d'huile essentielle* : on n'en applique qu'une ou deux gouttes pures sur le point de réflexologie.

En compresses

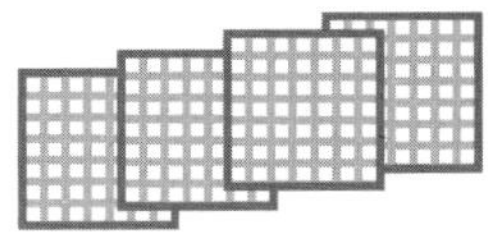

La compresse est indiquée si l'on souhaite prolonger le contact de l'huile essentielle avec la peau.

Par exemple, lors d'une entorse ou d'un mal de tête violent. Au sens strict du terme, une compresse (du latin *compressa* : « chose pliée et serrée ») est une pièce de gaze hydrophile tissée, repliée plusieurs fois sur elle-même, en carré généralement, que l'on pose comme « petit matériel médical » sur une région malade. Imbibée d'antiseptique, elle sert classiquement à nettoyer/assécher une plaie et/ou à la recouvrir pour la protéger, tel un pansement. Mais rien n'empêche de l'imprégner d'une huile essentielle possédant un autre type d'action !

Les compresses sont surtout employées dans les cas suivants

- Entorse.
- Mal de tête/migraine.

CHAUD/FROID

La peau est un organe extrêmement réceptif, réactif, irrigué : dans chaque centimètre carré de tissu cutané, on dénombre au minimum 3 millions de cellules, 3 vaisseaux sanguins, 12 nerfs ! Selon l'effet recherché, on peut soit attirer du sang vers la surface de la peau (compresses chaudes), soit au contraire le repousser vers les organes plus profonds (compresses froides).

→

* Lire *Ma bible de la réflexologie et de l'acupression aux huiles essentielles*, Leduc.s Éditions.

Il faut toujours avoir des compresses chez soi, c'est très pratique ! En effet, ce matériel ne laisse pas de « petits fils » dans la plaie, ne « peluche » pas et s'avère donc 100 % adapté à l'usage qu'on souhaite en faire. Elles ne se périment jamais, donc acheter 1 paquet de compresses d'une taille courante, type 10 x 10 cm est un réflexe de base pour la pharmacie familiale. Vous les utiliserez bien un jour ou l'autre.

Compresses fraîches

Faites couler de l'eau du robinet fraîche (20 °C) sur un tissu doux ou une compresse de gaze. Essorez de façon à ce que ça ne dégouline pas. Ajoutez ensuite votre ou vos huiles essentielles puis appliquez.

Quand utiliser des compresses fraîches ? En cas d'inflammation et de douleurs inflammatoires, gonflements, douleur intense (le froid anesthésie), brûlure, urticaire, piqûre d'insecte ou herpès…

Remarque :
Il est possible de réaliser des compresses glacées (presque 0 °C), mais attention au choc !

Compresses chaudes

Passez un tissu doux ou une compresse de gaze sous l'eau chaude du robinet, essorez puis imprégnez de l'huile essentielle (ou du mélange) indiquée et appliquez. Entourez d'une pellicule adhésive, type « pansement », pour que la compresse ne coule pas + d'une serviette chaude + d'une couverture pour maintenir au chaud. Idéal lorsqu'on garde le lit.

Quand utiliser des compresses chaudes ? Pour lever une douleur de type « contracture », pour assouplir, bien sûr pour réchauffer (les doigts, les orteils). Utile en cas de douleurs de règles ou musculaires, névralgie…

Remarque :
Les compresses dites « chaudes » peuvent être tièdes, à la température du corps, ou enfin au maximum à 45 °C (voire, dans des cas très exceptionnels, presque brûlantes). En pratique courante, on utilise de l'eau du robinet afin d'éviter toute brûlure.

10 bonnes raisons de préparer des compresses

La compresse est semblable à une seconde peau : épousant la nôtre, elle lui impose des modifications, ne serait-ce que pour s'adapter à la température soudaine sur un endroit plus ou moins limité. Il se passe alors une cascade de réactions en chaîne impliquant bien d'autres acteurs que notre revêtement cutané !

Les compresses…

1. Obligent le corps à réagir.
2. Modifient sa température (plus la compresse est imbibée d'eau, plus l'écart de température est grand).
3. Favorisent le passage des huiles essentielles dans la peau.
4. Permettent de traiter de grandes surfaces sans trop d'huiles essentielles.
5. Sont antidouleur.
6. Assouplissent, détendent (si chaudes).
7. Tonifient, réveillent (si froides).
8. Calment les inflammations, les gonflements.
9. Sont faciles à préparer et à appliquer.
10. Permettent de prolonger le soin tout en faisant autre chose.

En compresses

3 gouttes pures sur la compresse et appliquez directement. C'est la compresse la plus simple en cas de brûlure, urticaire, piqûre d'insecte ou herpès.

Ou

5 à 6 gouttes d'huile essentielle pour 100 ml d'eau chaude (elle favorise leur pénétration), ou froide si inflammation. Trempez la compresse dans ce mélange et appliquez sur la zone concernée, comme indiqué page précédente.

En massages

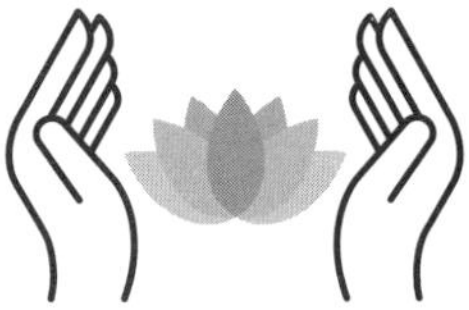

On retrouve les mêmes avantages que ceux de l'application (voir p. 61), mais en plus, le massage détend et favorise la circulation du sang, donc la diffusion des HE. Enfants comme adultes apprécient généralement beaucoup ce moment de douceur et de communication non verbale. On peut également pratiquer l'automassage (mains, pieds, jambes, poitrine…). Rassurez-vous, il ne s'agit pas là de massages « techniques », même si votre kinésithérapeute peut, lui, vous prodiguer un drainage lymphatique ou un massage profond des muscles avec des huiles essentielles. Vous n'aurez besoin d'aucun apprentissage pour mettre en œuvre les massages recommandés dans ce livre.

Les massages sont surtout employés dans les cas suivants

- Troubles de la circulation, cellulite.
- Douleurs et/ou fatigue musculaires.
- Troubles nerveux importants.
- Massage ou automassage énergétique (voir p. 64).

10 bonnes raisons pour masser ou se faire masser

Le mot massage vient de « masah », qui signifie « caresse ». Première bonne nouvelle. Mais ce véritable soin du corps est bien plus qu'un moment agréable !

Le massage :

1. favorise le développement des bébés
2. prévient et apaise la douleur
3. est antistress, limite les angoisses
4. libère les tensions, les contractures, les « nœuds »
5. facilite la circulation, draine les déchets fabriqués par le corps (sport, régime…)
6. détend et renforce les muscles, assouplit les articulations
7. augmente l'oxygénation du sang, donc l'approvisionnement de chacune de nos cellules
8. ralentit le rythme cardiaque
9. assouplit la peau
10. amplifie la réponse immunitaire et aide à retrouver l'équilibre hormonal.

En massages

Généralement 4 (enfants) à 6 gouttes (adultes) mélangées dans 2 cuillères à café d'huile végétale.

Appliquez sur le « plexus », pourquoi ?

Le mot « plexus » vient du latin *plectere* : entrelacer, tresser. C'est une zone corporelle dans laquelle s'enchevêtrent une multitude de nerfs et de vaisseaux sanguins. Ce qui explique pourquoi nous vous conseillons fréquemment dans ce livre des applications sur l'un ou l'autre plexus, souvent le « solaire » : les huiles essentielles passent très vite dans le sang et apaisent « les nerfs » correspondants. Le corps humain comprend de nombreux plexus :

- l'aortique abdominal, qui donne des ramifications aux viscères abdominaux (estomac, foie, une partie du côlon, reins) ;

- le brachial (nerfs des épaules et des membres supérieurs) ;
- le cardiaque, qui fournit au cœur les neurofibres dites « parasympathiques » ralentissant son rythme ;
- le cervical (innerve essentiellement le cou) ;
- le honteux (autour de l'anus) ;
- le lombaire (innerve la paroi abdominale, les organes génitaux externes et les membres inférieurs) ;
- l'œsophagien, qui régule son travail (péristaltisme) ;
- le pulmonaire, situé au niveau des poumons bien sûr ;
- le sacré (dans le bas du dos, au niveau des lombaires, destiné aux membres inférieurs – nerf sciatique – organes génitaux externes et viscères du bassin) ;
- le solaire (nerveux, végétatif, situé derrière l'estomac, il innerve les viscères de l'abdomen) ;
- etc.

15 huiles essentielles pour massages relaxants

1. Camomille allemande
2. Camomille romaine
3. Encens
4. Géranium rosat
5. Jasmin
6. Lavande officinale
7. Mandarine
8. Marjolaine des jardins
9. Nard de l'Himalaya
10. Néroli
11. Patchouli
12. Rose de Damas
13. Santal de Calédonie
14. Verveine
15. Ylang-ylang

MON AVIS
Certaines huiles essentielles peuvent irriter la peau ou provoquer une réaction allergique, même si elles sont mélangées à une huile végétale. Soyez prudent avec celles de cannelle, laurier, pin, menthe poivrée, origan de Grèce, origan compact, basilic, girofle, sarriette des montagnes. Mieux vaut ne pas les utiliser du tout en application cutanée. Le choix est suffisamment large pour trouver des formules très antiseptiques et non caustiques. Quant à la cannelle, on ne l'utilise jamais sur la peau, ou alors tellement diluée !
Attention : ne pas s'exposer au soleil dans les heures qui suivent.

À appliquer sur les muqueuses

Nombre de petits vaisseaux sanguins se bousculent dans les muqueuses, c'est pourquoi elles sont rouges (lèvres), et c'est aussi pourquoi elles saignent facilement. Ce « carrefour » sanguin permet d'accélérer le passage dans la circulation du sang et donc de soulager très rapidement.

L'application sur les muqueuses doit être réalisée avec beaucoup de précautions. Elle est surtout employée dans les cas suivants

- Aphte.
- Gingivite.
- Douleur dentaire.
- Démangeaison (zones génitales).
- Problème gynécologique.
- Hémorroïde, fissure anale.

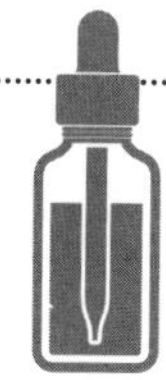

Nombre de gouttes

Selon le trouble. Ce peut être **1 goutte** pure (aphte) ou deux gouttes diluées dans 10 gouttes d'huile végétale (hémorroïdes).

MON AVIS

De toutes les applications cutanées, celle sur les muqueuses entraîne la pénétration de l'HE la plus rapide, d'où l'intérêt des suppositoires ou des ovules préparés par le pharmacien. Attention à surtout ne pas appliquer n'importe quelle HE en n'importe quelle quantité. On la dilue fortement.

Dans le bain/sous la douche

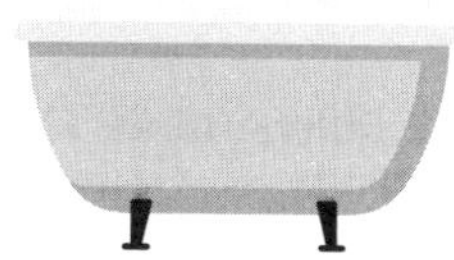

C'est fou comme se plonger pendant une bonne poignée de minutes dans un bain aux huiles essentielles suffit parfois pour voir les choses autrement. Et pour se débarrasser de microbes indésirables ! Les Japonais considèrent le bain comme un indispensable geste d'hygiène, autant du corps que de l'esprit : ils se douchent d'abord (pour ne pas patauger dans la saleté) et plongent ensuite dans la baignoire. C'est le principe même de la balnéothérapie.

Le bain est surtout employé dans les cas suivants

- Infection respiratoire.
- Rhume, grippe.
- Troubles généraux et nerveux.
- Fatigue ou au contraire surexcitation.
- Douleurs diverses, articulaires ou musculaires.
- Surpoids.
- Jambes lourdes.

Mode d'emploi

Le bain général

- Préparez la salle de bains : éclairage doux, température plus chaude que le reste de la maison (21 °C minimum), endroit propre, agréable. Munissez-vous éventuellement d'un « coussin de baignoire » (gonflable) pour vous installer confortablement.
- Faites couler l'eau, dans l'idéal entre 35 et 37 °C : vous devez vous sentir très bien dans votre bain, donc un peu plus, un peu moins, c'est vous qui voyez. Ou conformez-vous aux précisions accompagnant chaque trouble, par exemple, les bains de mains ou de pieds sont souvent plus frais.
- Attendez que l'eau soit coulée pour y verser vos huiles essentielles mélangées à une base pour bain. Brassez un peu.
- Après le bain, séchez-vous sans vous rincer ni vous laver afin de profiter pleinement de ce soin aromatique.

Le bain de pieds

Il suffit de tremper vos pieds durant 15 à 20 minutes dans de l'eau chaude additionnée de quelques gouttes d'huiles essentielles diluées dans une base pour bain. Idéal contre les coups de froid « attrapés » dans la journée, il peut empêcher un rhume voire une grippe de s'installer. À condition de recouvrir les deux pieds d'eau chaude, jusqu'aux chevilles, dès avant les premiers symptômes : vous avez eu froid ? Vite, un bain de pieds ! Rajoutez de l'eau chaude dès que votre bain refroidit et laissez-vous aller au bien-être.

Le bain de mains

Il est recommandé en cas de dermatose, de rhumatismes ou de mauvaise circulation dans les extrémités. Même principe, même processus que pour les bains de pieds.

La douche bien-être

Plutôt que d'acheter des gels douche si faiblement dosés en huiles essentielles que vous êtes assuré de n'en retirer aucun bienfait, pourquoi ne pas en ajouter vous-même quelques gouttes dans votre « dose » de gel douche classique ? Vous pourrez ainsi choisir une huile essentielle plutôt relaxante ou tonifiante selon vos besoins et l'heure de la journée. Certes, nous sommes plus dans le bien-être que dans la thérapie, mais un petit plaisir au quotidien, c'est bon pour le moral, donc la santé !

8 bonnes raisons de prendre un bain ou une douche aromatiques

1. C'est un moment exclusivement à vous, n'en profitez pas pour réfléchir, travailler, répondre aux enfants, laissez-vous juste totalement aller. Lâchez prise. Une pure parenthèse de bonheur !
2. On peut faire réagir la peau en jouant avec les différentes températures.
3. La chaleur facilite la pénétration des principes actifs, via la peau, les muqueuses et le système respiratoire. Une vraie inhalation !

4. Le froid, ou le « plus frais » en tout cas, stimule la circulation du sang.
5. Le bain favorise la relaxation, donc le sommeil et se prendra le soir, ou revitalise selon l'huile essentielle choisie et se préparera le matin ou avant une sortie suite à une journée harassante.
6. Il permet de recouvrir intégralement la peau d'huile essentielle, et – à condition de ne pas se rincer ensuite – de continuer à profiter des bienfaits de l'aromathérapie, bien emmitouflé dans son peignoir.
7. Dans l'eau on est enveloppé, comme dans un cocon : toutes les tensions disparaissent, les muscles se détendent.
8. Vous pouvez mélanger plusieurs huiles essentielles, c'est même conseillé pour une action synergique. La synergie est ce que l'on pourrait traduire par « l'union fait la force ». Mais ne dépassez pas 3 huiles essentielles dans un premier temps, surtout si vous êtes débutant en aromathérapie. Vous risqueriez de marier des parfums – et des molécules – qui ne s'entendent pas trop ensemble…

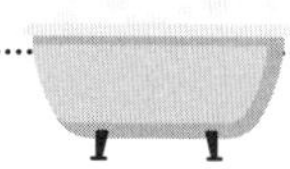

Bain général

10 à 15 gouttes mélangées à 1 cuillère à soupe de base pour bain, d'huile végétale, d'huile de ricin ou de lait si vous n'avez que cela.

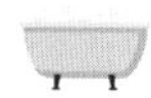

Bains mains, pieds

4 gouttes pour les enfants, 6 pour les adultes, mélangées à une cuillère à café de base pour bain, d'huile végétale ou de lait, pour une bassine (ou un bidet) d'eau.

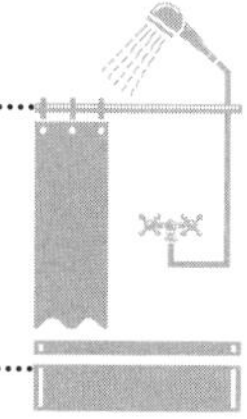

Douche bien-être

2 gouttes dans une main pleine (une dose) de gel douche.

8 huiles essentielles pour douches ou bains relaxants

1. Camomille romaine
2. Encens
3. Géranium rosat
4. Lavande officinale
5. Mandarine
6. Marjolaine des jardins
7. Nard de l'Himalaya
8. Petit grain bigarade

6 huiles essentielles pour bains ou douches énergisants

1. Citron
2. Pamplemousse
3. Pin
4. Romarin à cinéole
5. Sarriette des montagnes
6. Thym à linalol

Contre-indications

Attention aux bains trop chauds qui, non seulement sont fortement déconseillés en cas de troubles circulatoires, mais en outre font grimper la température corporelle et risquent d'empêcher le sommeil. Si vous devez prendre un bain bien chaud, tenez compte de l'heure !

MON AVIS

Patientez de préférence 2 heures après un repas pour prendre votre bain.

AVANTAGES ET INCONVÉNIENTS DU PASSAGE PAR LA PEAU		
	Les avantages	Les inconvénients
En direct (massage, application, compresse)	Voie royale d'utilisation des HE. Action à la fois locale (bouton) et générale (respiration, digestion, stress) car les HE passent très vite dans la circulation. Permet de traiter en interne sans avoir besoin d'avaler d'HE (il suffit de poser quelques gouttes sur la peau à l'endroit de l'organe malade, par exemple foie, ovaires, et de les faire pénétrer en massant légèrement). Le contact peau à peau est très apaisant : cette voie d'administration est particulièrement recommandée pour les bébés et les enfants.	Attention aux huiles essentielles irritantes ! Certaines HE ne doivent pas être utilisées avant une exposition solaire (risque de taches sur la peau). D'autres peuvent être allergisantes. Grande prudence en cas d'application sur les muqueuses. Ne jamais mettre d'HE près des yeux, encore moins dedans !
En bain	Un pur moment de bonheur ! Les HE passent à la fois par la peau et par la voie respiratoire : c'est un soin très complet.	Dosage parfois délicat (on a tendance à en mettre trop). Support : base neutre pour bain obligatoire (les huiles végétales sont peu agréables, le lait aussi, un produit spécial est vraiment préférable). Attention aux huiles essentielles irritantes pour la peau / le système respiratoire !

LES 79 HUILES ESSENTIELLES MAJEURES

Vous allez partir à la découverte des huiles essentielles les plus courantes et, surtout, les plus utiles. Nous avons pris le parti d'écarter délibérément celles qui sont introuvables, car même si elles sont extrêmement efficaces, cela ne nous sert guère si on ne peut s'en procurer !

L'étude de certaines huiles essentielles est très détaillée : ce sont celles que vous retrouverez le plus fréquemment dans ce livre. Non que les autres soient moins recommandées, loin de là, mais leurs propriétés étant plus ciblées, vous ne les rencontrerez que dans certaines affections bien précises, pas en pratique « courante ».

Pour chaque fiche d'huile essentielle, nous avons mentionné les principaux constituants biochimiques. En général, il y en a 2, 3, ou 4. Ils sont classés par familles (terpènes, phénols, alcools…) et il est bien entendu que chaque huile essentielle en renferme de très, très nombreux autres.

1. ARBRE À THÉ (TEA TREE)

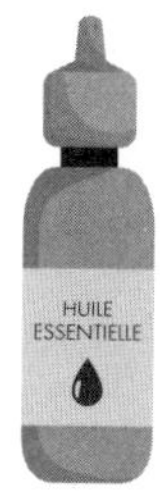

Melaleuca alternifolia

Principaux constituants biochimiques
Monoterpénols : terpinène-1-ol-4.
Monoterpènes : pinènes, terpinènes, paracymène…
Oxydes terpéniques : 1-8 cinéole

Organe distillé
Feuilles

SES SPÉCIALITÉS

- Toutes les affections bactériennes et virales.
- Tous les parasites et les champignons (mycoses)
  … quelle que soit leur localisation

À PROPOS DE L'ARBRE À THÉ

Les aborigènes australiens utilisent les feuilles de ce végétal depuis des millénaires, principalement sous forme de cataplasme pour soigner leurs problèmes de peau et leurs blessures. Mais chez nous, c'est surtout par le biais des gels douche, huiles de bains, savons, shampooings et autres produits cosmétiques que l'on a découvert le parfum enivrant de l'arbre à thé. C'est que, extrêmement antiseptique, sa présence, même en faible quantité, garantit une efficacité assainissante telle qu'il est employé également dans bon nombre de produits ménagers. Aucun microbe ne lui résiste. Son efficacité antiseptique est si clairement établie que dans les années 1940, il était réservé en priorité aux soldats blessés. Les hommes chargés de récolter ses feuilles étaient alors dispensés de service militaire ! L'arbre à thé, souvent appelé par son nom latin *Melaleuca alternifolia* ou anglophone *Tea tree*, est l'un des piliers de l'aromathérapie pratique familiale.

UN PEU DE BOTANIQUE

Arbuste de 3 à 4 mètres de haut au feuillage épineux, l'arbre à thé fournit des petites feuilles linéaires et des épis de fleurs en forme de panaches blancs. À l'état sauvage, il adore les zones marécageuses, mais il est désormais cultivé en grande quantité. Rien ne vous empêche d'acheter un sachet de graines (à peine 5 €) et d'essayer d'en faire pousser un chez vous, en serre froide ou tempérée. Cependant, armez-vous de patience si vous voulez « récolter » vos huiles essentielles !

CARACTÉRISTIQUES DE L'HUILE ESSENTIELLE D'ARBRE À THÉ

Limpide, très mobile et liquide, elle est incolore ou légèrement teintée en jaune pâle.
Son parfum frais évoque la résine, le camphre. C'est une odeur « médicale ». Bien que puissant, il est agréable, donc exploité en parfumerie. Il faut 100 kg de feuilles d'arbre à thé pour obtenir 1 à 2 litres d'huile essentielle.

SES PROPRIÉTÉS

- Elle est anti-infectieuse polyvalente, c'est une essence antibactérienne majeure dite « à large spectre » – c'est-à-dire active contre un grand nombre de microbes, de virus, de parasites, de champignons. Elle est même efficace contre les staphylocoques et autres colibacilles, réputés très difficiles à éradiquer.
- Antiseptique, elle désinfecte totalement les blessures.
- C'est un antiviral et un antiacarien puissant.
- Antiparasitaire, elle lutte remarquablement contre les parasitoses de la peau et de l'intestin (ascaris, lamblias...).
- Antifongique, elle s'attaque aux champignons responsables des célèbres mycoses (vaginale, intestinale ou cutanée).
- Elle renforce les défenses immunitaires (augmente les immunoglobulines).
- Antifatigue, elle stimule et donne de l'énergie, physique et mentale.
- C'est une huile essentielle à ne pas oublier en vacances : elle soulage les piqûres d'insectes, les brûlures et les coups de soleil.
- Radioprotectrice, elle protège la peau contre le soleil et les traitements anticancer à base de rayons (radiothérapie).
- C'est un remarquable décongestionnant veineux (phlébotonique) et lymphatique.
- Tonifiant cardiaque, elle renforce le cœur et ses ventricules.
- Elle possède un effet hyperthermisant : elle augmente la température corporelle, autrement dit, elle « donne chaud » !
- Elle participe à l'hygiène buccale (quelques gouttes sur la brosse à dents) et favorise même le blanchiment des dents !

CONTRE-INDICATIONS

Aucune.

MISE AU POINT

L'arbre à thé n'a rien à voir avec le thé que l'on boit, issu d'un tout autre arbre, le théier camellia !

2. BASILIC EXOTIQUE

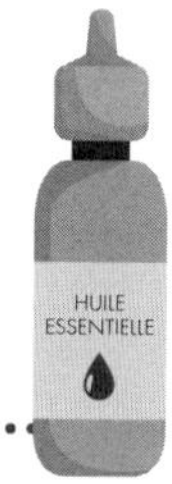

Ocimum basilicum

Principaux constituants biochimiques

Phénol méthyl-éther : chavicol, méthyl-éther.

Organe distillé

Sommités fleuries

SES PROPRIÉTÉS

- Elle est antidouleur (douleurs des règles) et anti-inflammatoire.
- Elle apaise les troubles digestifs : nausées de la femme enceinte, ballonnements, constipation.
- Elle est neurorégulatrice.
- C'est un antispasmodique puissant (utile notamment pour les spasmophiles).
- Elle est recommandée en cas de convalescence.
- Elle stimule le système nerveux (baby blues après l'accouchement).
- Elle est décongestionnante veineuse et prostatique.

CONTRE-INDICATIONS

Ne pas utiliser pure sur la peau : diluez à 20 % environ.

3. BERGAMOTE

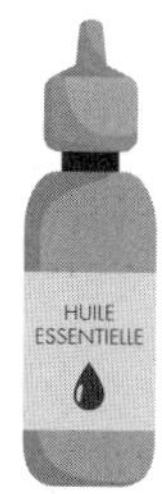

Citrus aurantium ssp bergamia

Principaux constituants biochimiques

Ester terpénique : acétate de linalyle.
Monoterpènes : limonène.
Alcools terpéniques : linalol, géraniol, nérol.
Coumarines et furocoumarines.

Organe pressé

Zestes

SES PROPRIÉTÉS

- Elle active le bronzage.
- C'est un tonique sexuel et digestif.
- Elle tend les tissus (antivergetures) et régénère la peau.
- Elle est anti-taches cutanées (vitiligo).
- Elle lutte contre l'excès de gras (peau, cheveux).

- Elle est antiseptique et purifiante.
- Elle est relaxante et facilite le sommeil chez l'enfant.

CONTRE-INDICATIONS

N'appliquez pas cette huile essentielle avant une exposition solaire, elle est extrêmement photosensibilisante. Une exception : vous pouvez en mélanger quelques gouttes intimement à une huile végétale, elle vous aidera dans ce cas à bronzer plus vite.

MON AVIS

Faites très attention à la voie cutanée. Préférez les voies respiratoire et orale.

4. BOIS DE HÔ

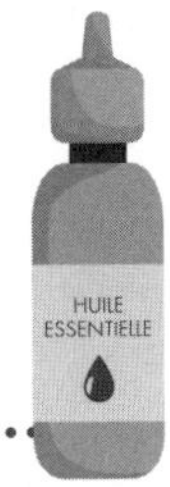

Cinnamomum camphora CT linalol

Principaux constituants biochimiques

Monoterpénols : linalol.

Organe distillé

Bois

SES PROPRIÉTÉS

- Elle traite tout ce qui relève de la peau, de l'eczéma à l'acné en passant par les vergetures, les rides, les coupures, la peau « chiffonnée »...
- C'est l'huile essentielle idéale pour tous les soins cutanés au quotidien, surtout anti-âge.
- Elle soutient le système immunitaire, notamment contre les troubles ORL (respiratoires) chez les bébés.
- Elle est antidéprime.
- Elle calme l'anxiété, l'angoisse.
- Elle favorise la libido.

MON AVIS

Les voies cutanée, orale ou rectale donnent des résultats remarquables. C'est une très belle huile essentielle, agréable d'odeur et tellement facile à utiliser, même chez les tout-petits. Il n'y a pas de camphre dans cette huile essentielle, contrairement à ce que son nom latin laisserait supposer. Donc, aucun risque ! Faites le test du pli du coude avant la première application sur la peau de l'enfant ; une allergie est possible compte tenu de la forte teneur en linalol de cette huile essentielle.

5. BOIS DE SIAM

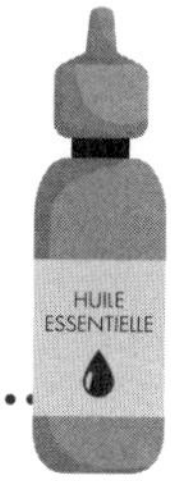

Fokienia hodginsii

Principaux constituants biochimiques
Sesquiterpénols : fokiénol, (E)-nérolidol.

Organe distillé
Bois

SES PROPRIÉTÉS

- Elle est hyper-aphrodisiaque (réservée aux hommes).
- Elle décongestionne la prostate.

CONTRE-INDICATIONS

Les femmes ne doivent pas utiliser cette huile essentielle.

MON AVIS

Faites-vous conseiller par votre médecin aromathérapeute pour les doses, car cette huile essentielle « mime » les hormones mâles ; à utiliser avec précaution, donc.

6. CAMOMILLE ALLEMANDE (MATRICAIRE)

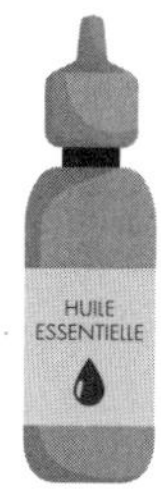

Matricaria recutita

Principaux constituants biochimiques
Oxydes sesquiterpéniques : oxyde d'α-bisabolol B, oxyde d'α-bisabolol A.
Sesquiterpènes : chamazulène.

Organe distillé
Fleurs

SES PROPRIÉTÉS

- C'est un puissant anti-inflammatoire.
- Elle est décongestive contre les douleurs de règles.
- Elle est très anti-allergique.
- Elle est cicatrisante.

7. CAMOMILLE ROMAINE (CAMOMILLE NOBLE)

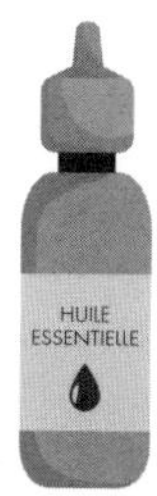

Chamaemelum nobile ou *Anthemis nobilis*

Principaux constituants biochimiques
Esters aliphatiques : angélate d'isobutyle, angélate d'isoamyle.
Cétone terpénique : pinocarvone.
Alcools terpéniques.

Organe distillé
Fleurs

SES SPÉCIALITÉS

- Les troubles nerveux (agitation, anxiété, stress extrême, chocs nerveux).
- Les démangeaisons (toutes origines, toutes localisations).
- Les allergies (peau et système respiratoire).
- Les douleurs (migraines, dents).
- Les parasites intestinaux.
- La préparation aux interventions chirurgicales.

À PROPOS DE LA CAMOMILLE ROMAINE

Elle possède une particularité tout à fait étrange : elle apprécie beaucoup… qu'on lui marche dessus ! En effet, elle adore pousser non pas le long des chemins mais bien au milieu, là où elle est certaine de se faire écraser par de grosses chaussures de randonnée ! Heureusement, elle fleurit aussi dans des coins plus tranquilles, bien à l'abri du passage des hommes en troupeaux.

En tout cas, la camomille (toutes variétés confondues) est l'une des plantes les plus vendues sur la planète. Ses propriétés sont très recherchées. Nos amis allemands lui vouent un véritable culte, et parlent d'elle comme de la plante *Alles zutraut* (« capable de tout »). Ce qui ne gâche rien : elle bénéficie d'une très bonne sûreté d'emploi puisqu'elle est classée parmi les végétaux qui ne présentent aucun danger. On pense généralement plus à elle pour les tisanes que pour l'huile essentielle. C'est un tort, comme vous allez le découvrir dans les pages suivantes.

Comme l'hélichryse italienne (issue de la même famille), la fleur de camomille romaine possède un degré de sophistication extrême. C'est une fleur parfaite composée de multiples fleurs ! Son huile essentielle coûte cher en raison de son faible rendement.

UN PEU DE BOTANIQUE

C'est une plante vivace qui mesure 10 à 25 cm. Ses terres d'élection sont les sols salés, légers et sablonneux de l'Ouest de l'Europe, particulièrement en France, Belgique et Espagne, même si on la trouve également en Égypte et au Maroc. Elle apprécie la lumière, fuit l'ombre et l'humidité. Bien qu'elle pousse partout, sous tous les climats, toutes les latitudes, tous les continents, elle préfère les sols pauvres, les régions sèches, voire arides. Elle est très cultivée en Anjou (on l'appelait même anciennement « la camomille d'Anjou »). Ses feuilles, persistantes, de couleur vert blanchâtre, sont disposées en rosettes plumeuses. Elles sont très finement découpées. Les fleurs se présentent sous forme de capitules composés, blancs et jaunes au centre.

CARACTÉRISTIQUES DE L'HUILE ESSENTIELLE DE CAMOMILLE

Extraite des fleurs par un entraînement à la vapeur d'eau, l'huile essentielle de camomille romaine est fluide, jaune pâle ou légèrement bleue. Son parfum est exceptionnel et exaltant. Son odeur et sa saveur sont rafraîchissantes, douces, fruitées.

100 kg de fleurs ne fournissent que 400 à 900 ml d'huile essentielle. Même pas 1 litre. Et certaines années, 1 tonne de camomille ne donne que… 10 ml d'essence. On ignore pourquoi, mais c'est comme ça. Alors certes, elle est onéreuse. Mais une seule trace d'huile essentielle de camomille permet d'obtenir des résultats impressionnants.

SES PROPRIÉTÉS

- Elle est extraordinairement efficace pour apaiser le système nerveux dit « périphérique » (ou autonome). Elle détend, dénoue, calme les spasmes organiques provoqués par une contrariété. C'est l'huile essentielle antispasmodique physique et psychique par excellence.
- Elle calme le système nerveux central : c'est un sédatif doux, parfait pour les enfants, et tonique en même temps.
- Elle combat l'irritabilité, l'insomnie, la fièvre.
- Excellente antidouleur, elle est recommandée en cas de migraine, de névralgie faciale, de troubles de la dentition (chez le bébé et le jeune enfant), de problèmes digestifs.
- Elle est anti-inflammatoire, voilà encore une bonne raison de l'utiliser comme antidouleur.
- Elle ouvre l'appétit, aide à digérer, facilite l'évacuation de la bile et lutte contre les gaz intestinaux.
- Elle est préanesthésiante (prépare à l'anesthésie) et cicatrisante (après l'intervention).
- Antispasmodique très puissante, elle est recommandée contre les douleurs hépatobiliaires spasmodiques particulièrement pénibles.
- Elle apaise les démangeaisons.
- Elle est antiallergie et soigne l'asthme.
- Elle est antiparasitaire, vermifuge (contre les vers : oxyures, ascaris, lamblias, ankylostomes) et antifongique (contre les champignons : candida, aspergillus).
- L'impact de la camomille est extraordinaire sur le plan neuropsychique. Elle est indispensable en cas d'hypersensibilité émotionnelle, de spasmes, de névralgies et pour aider à supporter un choc affectif.
- Elle est exceptionnelle pour calmer les irritations de la peau.
- Elle régule le système nerveux (baby blues après l'accouchement).
- Elle calme les crises de nerfs.
- Elle prépare à l'accouchement et aide le jour de l'accouchement.
- Elle est antinausées.

CONTRE-INDICATIONS

Aucune.

MON AVIS

- Ne la confondez pas avec la camomille allemande (matricaire) ni avec la camomille marocaine (orménie mixte).
- La camomille est employée depuis longtemps sous forme d'hydrolat (voir p. 157) pour le lavage des yeux en cas d'irritations du globe oculaire. C'est dire si elle est douce !
- C'est une huile essentielle très sûre, que l'on peut appliquer pure sur la peau (diluée sur les muqueuses) et utiliser sans crainte par voie interne en quantités minimes. Elle convient parfaitement aux enfants.
- On n'utilise pas cette huile pour une diffusion atmosphérique car elle coûte cher et que son parfum deviendrait entêtant.

8. CANNELLE DE CEYLAN

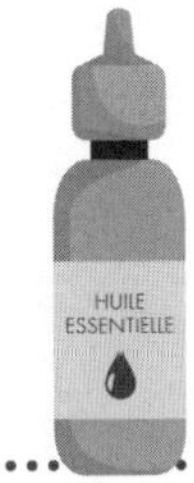

Cinnamomum zeylanicum ou *Cinnamomum verum*

Principaux constituants biochimiques
Aldéhydes : cinnamaldéhyde.
Phénol : eugénol.

Organe distillé
Écorce

SES PROPRIÉTÉS

- C'est l'Attila des huiles essentielles : elle tue 99,99 % des microbes, même ceux résistant aux antibiotiques ! Elle s'occupe magistralement de toutes les infections (respiratoires, intestinales, gynécologiques, urinaires...). Elle présente également de remarquables aptitudes **antiseptiques**, **antivirales** et **antibactériennes**.
- Anti-infectieuse très puissante, la cannelle est aussi stimulante générale, notamment parce qu'elle donne un coup de fouet aux glandes corticosurrénales. Son action antiseptique intestinale est telle qu'elle est considérée comme l'antidiarrhéique par excellence.
- D'une manière générale, elle améliore la respiration. Elle convient parfaitement dans les cas de bronchite asthmatiforme (sifflante), de rhume et de grippe, de coup de froid. Il faut toujours penser à elle lors d'un refroidissement et de n'importe lequel des petits maux de l'hiver. En suppositoire, il lui faut seulement 10 minutes pour parvenir aux poumons afin d'y exercer son travail !
- Antiparasitaire, elle est précieuse pour se débarrasser des vers « classiques », mais aussi de tous types de parasites attrapés lors de séjours à l'étranger.
- Antifatigue, stimulante, elle donne un bon coup de fouet... même à la libido !
- Elle est également coupe-faim.

CONTRE-INDICATIONS

Elle est interdite chez l'enfant de moins de 7 ans, et à utiliser seulement si besoin express et sur conseil d'un professionnel pendant la grossesse et l'allaitement.

MON AVIS

N'appliquez jamais cette huile pure sur la peau, elle est très dermocaustique. À l'extrême rigueur très diluée, et sur une petite surface cutanée, mais de toute façon c'est en interne (voie orale) qu'elle est surtout efficace.
Si vous en prenez contre des affections chroniques, arrêtez pendant 1 semaine toutes les 3 semaines, et alternez avec d'autres huiles essentielles plus « douces ».

9. CAROTTE CULTIVÉE

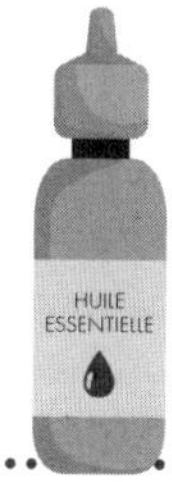

Daucus carota

Principaux constituants biochimiques
Alcools sesquiterpéniques : carotol.
Sesquiterpènes.

Organe distillé
Graines

SES PROPRIÉTÉS

- Elle raffermit la peau.
- Elle éclaircit le teint.
- Elle draine le foie et les reins.
- Elle régénère la cellule hépatique (utile en cas d'hépatite virale ou de cirrhose par exemple).
- Elle peut faire grimper la tension (efficace en cas d'hypotension)… mais baisser le cholestérol !

CONTRE-INDICATIONS

Attention si vous êtes hypertendu.

MON AVIS
Elle excelle dans tous les cas de foie fatigué.

10. CÈDRE DE L'ATLAS

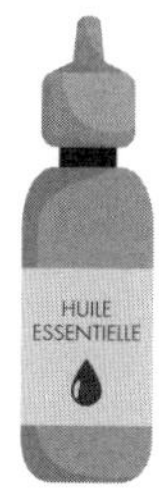

Cedrus atlantica

Principaux constituants biochimiques
Sesquiterpènes : β-himachalène, α-himachalène.
Sesquiterpénol : atlantol.
Cétones sesquiterpéniques : atlantones.

Organe distillé
Bois

SES PROPRIÉTÉS

- Elle aide au déstockage des graisses.
- Elle facilite le drainage.
- C'est un anticellulite majeur.
- Elle est anti-cheveux gras.
- Elle est anti-taches de vieillesse sur la peau.

CONTRE-INDICATIONS

Toute voie d'utilisation autre que cutanée est déconseillée. À employer en massage seulement. Cette huile est interdite pendant toute la grossesse et chez le bébé.

MON AVIS
Un incontournable des formules « anticellulite ».

11. CÉLERI CULTIVÉ

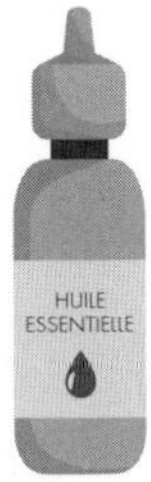

Apium graveolens

Principaux constituants biochimiques
Monoterpènes : limonène.
Sesquiterpènes : β-sélinène, α-sélinène.
Phtalides : butyl-phtalide, dihydroligustilide.

Organe distillé
Graines

SES PROPRIÉTÉS

- Elle lutte contre la mauvaise haleine.
- Elle ouvre l'appétit.
- Elle aide à digérer, accélère les digestions lentes.
- Elle draine le foie et les reins.
- Elle est tonique physique et psychique, et sédative en même temps.
- Elle est anaphrodisiaque (calme les ardeurs sexuelles).
- Elle est anti-taches de vieillesse sur la peau.

CONTRE-INDICATIONS

- Évitez toute application avant une exposition solaire : cette huile essentielle est très photosensibilisante.
- L'HE de céleri cultivé obtenue à partir de la plante entière non grainée est interdite chez les femmes enceintes pendant toute la grossesse ainsi que chez l'enfant de moins de 6 ans.

12. CISTE LADANIFÈRE

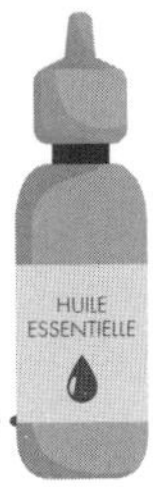

Cistus ladaniferus

Principaux constituants biochimiques
Monoterpènes : α-pinène.

Organe distillé
Rameaux feuillés

SES PROPRIÉTÉS

- Comme elle stoppe les hémorragies (hémostatique), elle est indiquée dès qu'il y a un saignement anormal : épistaxis – saignement de nez –, plaie qui n'arrive pas à cicatriser, règles très abondantes, hémorroïdes qui saignent, etc.
- Antivirale, elle est utile en cas de rougeole, de varicelle, de grippe, de rhume…
- Elle aide à réguler l'immunité, soit en la soutenant (mais d'autres huiles essentielles sont plus indiquées pour cela), soit en tempérant sa puissance, notamment en cas de maladies auto-immunes de l'appareil locomoteur : certains rhumatismes inflammatoires, polyarthrite rhumatoïde, sclérose en plaque, etc.
- C'est un antivergetures et un antirides très efficaces.
- Elle est cicatrisante.
- Elle participe à l'équilibre du système nerveux.

CONTRE-INDICATIONS

Cette huile essentielle risque d'interagir avec un traitement anticoagulant. Demandez conseil à un médecin ou un pharmacien spécialisé en aromathérapie avant de l'utiliser.

MON AVIS

Elle est très intéressante dans les crises hémorroïdaires quand il y a saignement.

13. CITRON

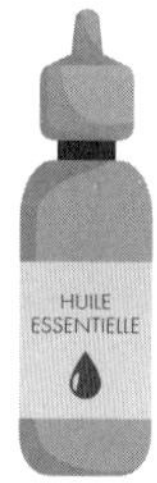

Citrus limonum

Principaux constituants biochimiques

Monoterpènes : limonène.
Sesquiterpènes.
Aldéhydes.
Furocoumarines.

Organe pressé

Zestes

SES PROPRIÉTÉS

- Elle « nettoie » le foie et aide à purifier le système digestif.
- Elle facilite le drainage et la digestion.
- Elle calme les nausées de la femme enceinte.
- Elle aide au déstockage des graisses.
- Elle lutte contre la rétention hydrolipidique (anticellulite).
- Elle est diurétique.
- Elle est antiseptique, notamment par voie olfactive, et participe à l'assainissement des locaux – bureau ou maison.
- Elle renforce les vaisseaux sanguins, et se révèle donc utile contre les insuffisances veineuses (rétention d'eau, cellulite…).
- Elle favorise la circulation (fluidifiante sanguine).
- Elle est anticouperose.
- C'est un bon régulateur nerveux.
- Elle est active contre l'athérosclérose.
- Elle donne un teint plus frais/lumineux/éclatant.

CONTRE-INDICATIONS

N'appliquez pas cette huile essentielle pure sur la peau (sauf exceptionnellement et sur une petite surface) car elle peut être agressive. Et en aucun cas avant une exposition solaire : elle est photosensibilisante, ce qui risquerait de laisser des taches indélébiles !

MON AVIS

En revanche, appliquée localement et « à couvert », elle aide à éliminer certaines taches de rousseur.

14. CITRONNELLE DE CEYLAN

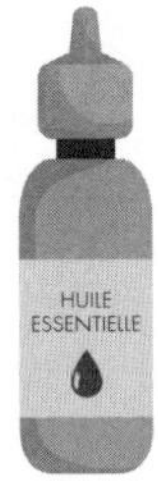

Cymbopogon nardus

Principaux constituants biochimiques

Alcools terp. : géraniol.
Aldéhydes.
Esters.
Phénols méthyl-éthers.

Organe distillé

Parties aériennes

SES PROPRIÉTÉS

- C'est un excellent répulsif antimoustique. En revanche, sa rémanence est dite « médiocre » c'est-à-dire qu'il faut en remettre régulièrement sur sa peau ou ses habits, ou ne pas cesser de la diffuser, si l'on veut qu'elle soit efficace dans le temps.
- Comme elle est anti-inflammatoire, c'est également l'huile essentielle de « l'après-moustique » : 1 bouton = 1 goutte de citronnelle !
- Elle assainit l'air ambiant de ses microbes (virus, bactéries) et de sa pollution (tabac, odeurs).
- Calme les douleurs pelviennes et les rhumatismes.

MON AVIS

C'est l'huile essentielle antimoustique par excellence. Elle sera encore plus efficace associée à d'autres HE répulsives (géranium, lavande aspic, eucalyptus citronné).

15. CUMIN

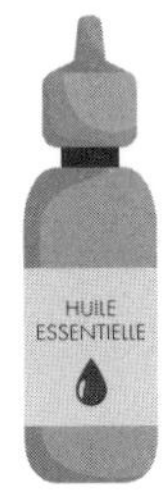

Cuminum cyminum

Principaux constituants biochimiques

Aldéhydes aromatiques : cuminaldéhyde.
Monoterpènes.
Aldéhydes terpéniques.

Organe distillé

Graines

SES PROPRIÉTÉS

- Elle est hyperefficace contre tous les troubles digestifs, surtout avec inconfort et douleurs (colite, renvois, aérophagie…) et ouvre l'appétit.
- Elle est anticonstipation.
- Elle est utile contre l'asthme ou la respiration sifflante « comme de l'asthme ».

CONTRE-INDICATIONS

C'est une huile essentielle très intéressante, mais à utiliser uniquement ponctuellement (seul un spécialiste en aromathérapie peut prescrire un usage prolongé). En usage externe, l'appliquer à petites doses et bien diluée.

MON AVIS
Comme nombre d'huiles essentielles digestives (basilic, estragon), celle-ci peut être utilisée dans les plats mélangée à l'huile d'olive de la salade, par exemple.

16. CYPRÈS DE PROVENCE (CYPRÈS TOUJOURS VERT)

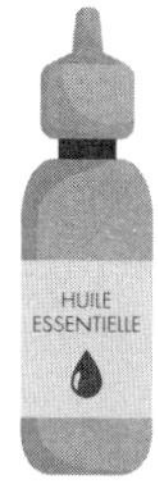

Cupressus sempervirens

Principaux constituants biochimiques
Monoterpènes : α-pinène, delta-3-carène.
Sesquiterpénols : cédrol.

Organe distillé
Rameaux feuillés

SES PROPRIÉTÉS

- C'est le meilleur antitussif contre les toux sèches. Il est indispensable en cas de toux « qui traîne », de coqueluche, etc., et en cas d'aphonie.
- C'est la réponse à toutes les congestions, quelle que soit leur localisation : petit bassin (lors du syndrome prémenstruel ou des règles), prostate, veineuse ou lymphatique, urinaire.
- Antiœdème des membres inférieurs, anticellulite.
- Favorise la circulation en général (anticouperose, antihémorroïdes), active la circulation veineuse (anti-jambes lourdes).
- Elle aide au déstockage des graisses.
- Elle facilite le drainage.
- Elle est œstrogen-like (se comporte « comme nos œstrogènes »).
- Elle lutte contre la transpiration excessive.

CONTRE-INDICATIONS

Cette huile essentielle est interdite pendant toute la grossesse et l'allaitement.
Elle est déconseillée également en cas de fibrome hormonodépendant et en cas de mastose (seins gonflés, tendus, douloureux).

MON AVIS
Ne confondez pas ce cyprès de Provence avec le cyprès bleu, très toxique.

17. ENCENS (OLIBAN)

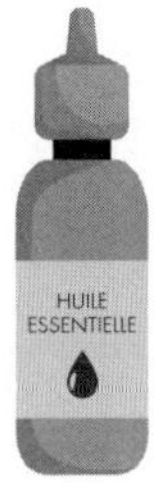

Boswellia carterii, Olibanum

Principaux constituants biochimiques
Monoterpènes : α-pinène, sabinène, limonène, β-pinène, myrcène.
Sesquiterpènes

Organe distillé
Gomme oléorésineuse

SES PROPRIÉTÉS

- Elle est antidéprime, antidépression.
- Elle calme l'angoisse.
- Elle soutient l'immunité.
- C'est un bon « support » pour trouver le calme, méditer.
- Elle est cicatrisante (physique et psychique).

MON AVIS
Une huile essentielle à respirer, bien sûr. C'est par voie olfactive qu'elle est efficace, vous vous en doutiez !

18. ÉPINETTE NOIRE

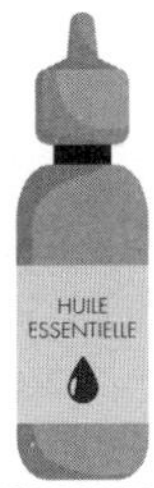

Picea mariana (ou nigra)

Principaux constituants biochimiques
Esters terpéniques : acétate de bornyle.
Monoterpènes : camphènes.

Organe distillé
Aiguille

SES PROPRIÉTÉS

- Cortison-like.
- Elle lutte contre la fatigue profonde.
- Elle a un rôle antiépuisement, anti-coup de pompe.
- Elle est très anti-inflammatoire.

MON AVIS ET CONTRE-INDICATION
Attention, cette huile essentielle stimule les glandes surrénales, d'où son rôle anti-coup de pompe et anti-inflammatoire. Elle « mime » la cortisone. Elle est également employée en cas d'hyperthyroïdie, mais si vous souffrez d'une hypothyroïdie, elle n'est donc pas pour vous !

19. ESTRAGON

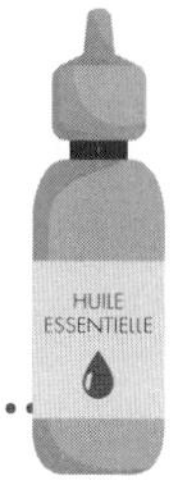

Artemisia dracunculus

Principaux constituants biochimiques
Phénols méthyl-éthers : méthyl-chavicol.

Organe distillé
Parties aériennes fleuries

SES SPÉCIALITÉS

- Allergies respiratoires (rhume des foins...).
- Problèmes digestifs et gynécologiques.
- Douleurs rhumatologiques.
- Névrites, sciatique.
- Spasmophilie.
- Hoquet.

À PROPOS DE L'ESTRAGON

On racontait jadis qu'en enfermant des graines de lin dans un oignon, on obtenait de l'estragon... Inutile de dire que personne n'a jamais réussi à réaliser cet exploit. N'empêche, l'estragon a toujours été l'objet de mythes divers et variés, allant de l'ingrédient magique pour attirer les faveurs de l'Autre (il s'agissait d'enduire ses propres parties génitales d'estragon et d'attendre que l'objet aimé se jette dans les bras de l'apprenti sorcier) au remède miracle contre les morsures de serpents. Son drôle de nom (dracunculus) signifie « petit dragon », déformé au fil du temps et au hasard de la géographie. À l'origine, cette plante des steppes de l'Asie centrale était bien identifiée comme de l'herbe aux dragons. Que de légendes ! Plus sérieusement, on sait que les médecins arabes l'utilisèrent dès l'an 1000 pour ses véritables propriétés : antispasmodiques et digestives.

UN PEU DE BOTANIQUE

À vrai dire, il ne fait pas bien peur et ne ressemble en rien aux dragons qu'il est censé évoquer... L'estragon est une plante vivace, buissonnante, haute d'un petit mètre. Il fleurit en mai et juin dans les régions chaudes. Ses tiges raides et dressées supportent des feuilles, lisses, allongées, à l'odeur forte et un peu aigre.

CARACTÉRISTIQUES DE L'HUILE ESSENTIELLE D'ESTRAGON

On extrait l'huile essentielle des parties aériennes de l'herbe fleurie, par entraînement à la vapeur d'eau. Le liquide obtenu est limpide et très mobile, incolore ou tirant sur le jaune, jaune-vert. Son odeur, c'est celle de l'estragon, vous la connaissez !
Pour obtenir 1 kg d'huile essentielle d'estragon, il faut 110 kg d'herbes en fleurs.

SES PROPRIÉTÉS

- C'est un remarquable antispasmodique neuromusculaire. Elle est très prisée pour dénouer les tensions, calmer l'anxiété et ses symptômes, notamment la spasmophilie. Elle peut aussi apaiser les douleurs amplifiées par le stress.
- C'est un excellent antiallergique (son activité passe par le foie). Elle agit sur l'ensemble des réactions allergiques, surtout les symptômes respiratoires.

- Elle ouvre l'appétit, facilite la digestion dans l'estomac, s'oppose à la fermentation (ballonnements et éructations) et aide à expulser les gaz intestinaux. C'est l'huile essentielle du hoquet.
- Elle stimule l'activité du foie et de la digestion.
- Elle possède des propriétés mentales tonifiantes et aide à positiver.
- Son activité antidouleur passe, entre autres, par des propriétés anti-inflammatoires. Et comme elle lève également les spasmes, elle est par conséquent très utilisée contre les rhumatismes. Pensez-y aussi pour prévenir les douleurs lors d'activités physiques à risque (ex. : déménagement) ou pour les massages sportifs.
- L'huile essentielle d'estragon possède un très bon taux de pénétration à travers la peau, passe très facilement dans la voie sanguine pour rejoindre la masse musculaire profonde et la synovie (dans les articulations) où elle joue un rôle fortement antispasmodique. Elle lutte contre les contractions et les crampes musculaires (efficace contre les douleurs de règles).
- Antispasmodique (nerveuse et musculaire) puissante, elle est l'huile essentielle amie des spasmophiles.

CONTRE-INDICATIONS

Aucune aux doses très faibles nécessaires.

MON AVIS

- Les voies cutanée, perlinguale (sous la langue) et orale (à avaler) sont les plus appropriées.
- Si vous en avez régulièrement besoin, pourquoi ne pas préparer une huile d'assaisonnement à utiliser au quotidien dans votre cuisine ? 500 ml d'huile d'olive + 500 ml d'huile de colza + 40 gouttes d'HE d'estragon = un parfait ingrédient diététique antistress, anti-douleurs spasmodiques et… délicieux !
- On peut éventuellement la remplacer par le basilic, aux propriétés et indications très proches. Mais en usage externe ce dernier peut être plus allergisant. Faites un test sur une petite zone cutanée pour vérifier que vous le tolérez bien.

20. EUCALYPTUS À BRACTÉES MULTIPLES (À CRYPTONE)

Eucalyptus polybractea

Principaux constituants biochimiques

Cétones : cryptone.

Monoterpènes : para-cymène.

Aldéhydes : phellandral, cuminal.

Organe distillé

Feuilles

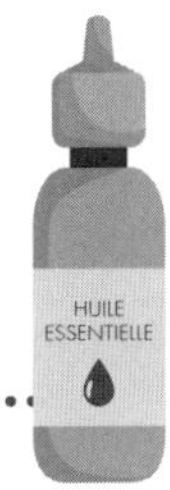

SES PROPRIÉTÉS

- Elle est exceptionnelle contre les affections gynécologiques et urinaires virales, y compris les condylomes – verrues génitales – , les papillomavirus et les troubles de l'utérus, les cystites, les urétrites.

- Elle est très efficace également contre les infections respiratoires (bronchites et pneumonies surtout) : elle permet la fluidification et l'expulsion des glaires.
- Elle lutte contre diverses maladies tropicales : fièvres du paludisme, dysenteries, kystes amibiens, amibiases.

CONTRE-INDICATIONS

Ne pas utiliser chez la femme enceinte pendant toute la grossesse et chez l'enfant de moins de 6 ans.

MON AVIS

Une huile essentielle très ciblée.

21. EUCALYPTUS CITRONNÉ

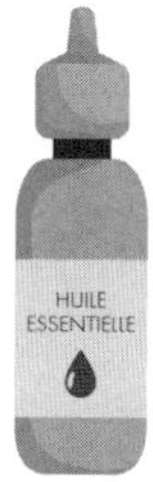

Eucalyptus citriodora

Principaux constituants biochimiques

Aldéhydes terpéniques : citronellal.
Alcools terpéniques : citronellol.
Esters.

Organe distillé

Feuilles

SES PROPRIÉTÉS

- Elle est antichampignon.
- Elle est antimoustique (répulsif idéal).
- C'est un exceptionnel anti-inflammatoire, d'autant qu'elle est remarquablement antidouleur, antispasmodique et apaisante pour la peau. Pensez à elle contre :
  - douleurs articulaires et musculaires (arthrite, bursite, tendinite, sciatique) ;
  - troubles cutanés (démangeaisons, zona, mycoses, pied d'athlète) ;
  - infections gynécologiques (vaginite…) et urinaires (cystite).

MON AVIS

Superbe huile essentielle, y compris pour les enfants. La voie cutanée est la plus appropriée.

22. EUCALYPTUS GLOBULEUX

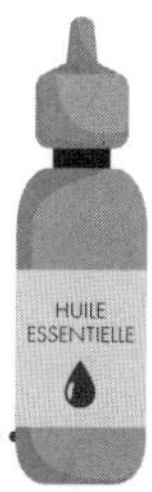

Eucalyptus globulus

Principaux constituants biochimiques

Oxyde terpénique : 1-8 cinéole.
Monoterpènes

Organe distillé

Feuilles

SES PROPRIÉTÉS

- C'est la plus efficace en cas d'infection pulmonaire, les toux grasses, les bronchites, bronchites asthmatiformes, bronchopneumonies.

CONTRE-INDICATIONS

Réservez-la aux adultes et aux grands enfants. Elle n'est pas recommandée aux plus jeunes. Les asthmatiques doivent éviter de la respirer en crise.

MON AVIS

Privilégiez cette variété d'eucalyptus en cas d'infection ORL basse (bronches).

23. EUCALYPTUS MENTHOLÉ

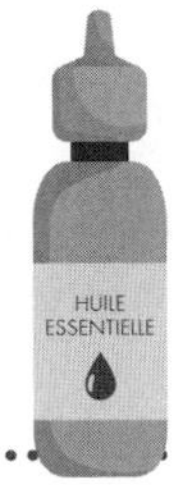

Eucalyptus dives

Principaux constituants biochimiques

Cétones : pipéritone.
Monoterpènes.

Organe distillé

Rameaux feuillus

SES PROPRIÉTÉS

- Elle a un rôle anti-pertes blanches.
- Elle est efficace en cas de vaginite.
- Elle est active, comme la précédente, en cas de bronchites, mais elle est plus délicate à utiliser.

CONTRE-INDICATIONS

Attention ! Cette huile essentielle contient une cétone neurotoxique et abortive. Ne l'utilisez pas si vous êtes enceinte !

De même, ne l'employez pas non plus chez le bébé ou le jeune enfant, croyant bien faire en remplaçant une autre variété d'eucalyptus (radié, par exemple), par celle-ci.

MON AVIS

Réservée aux adultes !

24. EUCALYPTUS RADIÉ

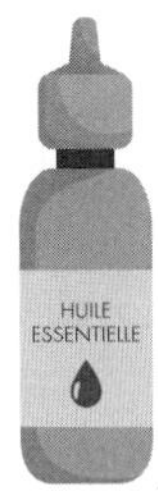

Eucalyptus radiata

Principaux constituants biochimiques

Oxydes terpéniques : 1-8 cinéole.
Monoterpénols : α-terpineol.
Monoterpènes : pinènes.

Organe distillé

Feuilles

SES SPÉCIALITÉS

- Les épidémies virales.
- Les maladies de l'hiver (grippe, rhume, rhino-pharyngite, bronchite, sinusite).

À PROPOS DE L'EUCALYPTUS RADIÉ

Les aborigènes d'Australie utilisent les feuilles fraîches d'eucalyptus pour panser leurs plaies. La sève en accélère la cicatrisation et la guérison. Quant aux koalas, ils en raffolent, mais pour d'autres raisons : ils mangent exclusivement des feuilles d'eucalyptus !
Il existe de nombreuses espèces d'eucalyptus, qui donnent autant d'huiles essentielles, dont chacune possède ses propriétés. Un eucalyptus peut donc en cacher un autre ! C'est pourquoi il est très important de préciser le chémotype (ici : radié).

UN PEU DE BOTANIQUE

L'eucalyptus radié est un petit ou un grand arbrisseau, mais il n'a en tout cas rien de comparable avec l'immense eucalyptus globulus, le classique, celui qui embaume le Sud de la France de son parfum caractéristique. Son tronc est gris bleu, ses feuilles juvéniles sont arrondies puis deviennent lancéolées (en forme de fer de lance) lorsqu'elles sont adultes. Originaires d'Australie et d'Afrique du Sud, les eucalyptus se sont cependant parfaitement acclimatés à la douceur de la plupart des pays méditerranéens (France, Espagne, Italie) et de l'Amérique du Nord et du Sud. La variété radiata apprécie particulièrement les sols drainés des hauteurs subtropicales.

CARACTÉRISTIQUES DE L'HUILE ESSENTIELLE D'EUCALYPTUS RADIÉ

Extraite des feuilles par un entraînement à la vapeur d'eau, l'huile essentielle d'eucalyptus radié est mobile, jaune pâle voire incolore, dotée d'une odeur fine, fraîche, très agréable et caractéristique. Elle n'irrite pas la peau et est même considérée comme particulièrement douce pour l'épiderme. Son innocuité est exceptionnelle, c'est-à-dire qu'elle fait partie des quelques huiles essentielles ne présentant absolument aucun risque toxique. Et en plus, de tous les eucalyptus (globulus, citriodora, etc.) c'est la variété la plus agréable à respirer ! Dernière bonne nouvelle, son fort rendement rend son coût très accessible : 100 kg de feuilles fournissent jusqu'à 2,5 litres d'huile essentielle.

SES PROPRIÉTÉS

- Elle favorise le confort et l'hygiène des voies respiratoires, des bronches, de la gorge et du nez.
- Elle aide à évacuer les sécrétions en les fluidifiant (expectorant et mucolytique).
- Elle empêche le nez de couler (anticatarrhe).
- Elle est antivirale.
- Elle stimule l'immunité – donc tout indiquée pour prévenir la grippe.
- C'est un excellent antibactérien, anti-infectieux et antiseptique des voies respiratoires et urinaires.
- Elle calme la toux.
- C'est un remarquable décongestionnant respiratoire des muqueuses et des sinus, elle facilite le confort respiratoire.
- Elle est anti-inflammatoire, cicatrisante.
- Elle chasse les insectes.
- Elle lutte contre la vaginite.
- Elle est antifatigue (physique et mentale).
- Elle a une action antifrilosité.

CONTRE-INDICATIONS

Pas de contre-indication pour cette huile essentielle toujours très bien tolérée mais, par précaution extrême, les femmes enceintes doivent tout de même l'éviter pendant le premier trimestre.

MON AVIS

Cette huile essentielle est dénuée de toxicité, c'est une remarquable variété d'eucalyptus, la plus facile à utiliser, même chez les tout-petits. Nous la préférons à l'eucalyptus globulus, interdite au bébé. Elle est très sûre d'emploi et n'agresse pas la peau. Cependant, pour les bébés, il faut la diluer à 50 % avec de l'huile végétale (1 goutte d'huile essentielle pour 1 goutte d'amande douce) avant de l'appliquer. Les voies respiratoire, cutanée, rectale et orale sont appropriées.

25. FENOUIL DOUX

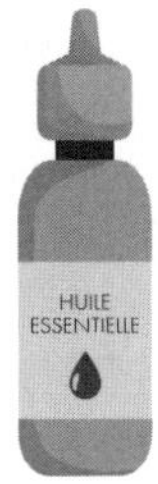

Foeniculum vulgare var. dulce

Principaux constituants biochimiques

Phénols méthyl-éthers : anéthol.
Furocoumarines.
Monoterpènes.

Organe distillé

Herbe fleurie

SES PROPRIÉTÉS

- Elle est remarquable pour tous les troubles ayant trait à la digestion, de l'anorexie à la colite, en passant par les lenteurs digestives, les gaz et les nausées.
- Elle est utile contre les problèmes « féminins » (absence de règles, règles irrégulières, syndrome de la préménopause et de la ménopause) en raison de ses propriétés « œstrogen-like » (comme nos œstrogènes).
- C'est un exceptionnel galactogène (elle favorise la montée de lait chez les jeunes mamans).
- Elle est très efficace contre les douleurs de l'appareil locomoteur (lumbago, douleurs musculaires spasmodiques et même rhumatismes).
- Elle calme la toux dès qu'il y a « spasme ».
- Elle est antidouleur et anti-inflammatoire.

CONTRE-INDICATIONS

- L'huile essentielle de fenouil est interdite aux femmes enceintes pendant toute la grossesse.
- Elle est également formellement contre-indiquée en cas de cancer hormonal (sein, utérus...).
- Elle freine l'activité de la thyroïde et est donc déconseillée aux hypothyroïdiens.
- Utilisez-la temporairement (tout usage prolongé doit faire l'objet d'un suivi médical).

MON AVIS

La voie orale est la plus appropriée.

26. GAULTHÉRIE COUCHÉE (WINTERGREEN)

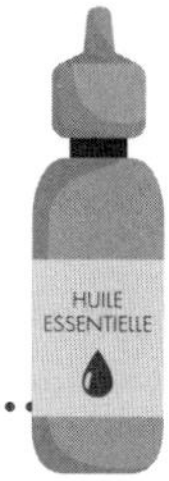

Gaultheria procumbens

Principaux constituants biochimiques
Ester aromatique : salicylate de méthyle (99 % !).

Organe distillé
Feuilles

SES SPÉCIALITÉS

- Toutes les douleurs inflammatoires : articulaires, musculaires, tendineuses.

À PROPOS DE LA GAULTHÉRIE

Les Indiens connaissaient déjà les propriétés antidouleur et antifièvre de cette plante. Quant aux Inuits du Canada, ils l'emploient eux aussi traditionnellement, surtout sous forme de tisane, pour apaiser les migraines et les inflammations douloureuses de toutes origines. Le « thé du Canada », toujours en circulation aujourd'hui, n'est d'ailleurs rien d'autre qu'une décoction de feuilles de gaulthérie que l'on boit ou que l'on emploie sous forme de gargarismes contre le mal de gorge.
Et probablement avez-vous déjà senti son odeur, qui domine dans un grand nombre de produits de massage et d'onguents pour sportifs. Cependant « l'aspirine naturelle » de cette plante est aussi fort prisée par le monde dermatologique et cosmétique en raison de son rôle exfoliant à une concentration précise. Mais c'est une autre histoire…

UN PEU DE BOTANIQUE

Originaire du Canada (la meilleure) ou de Chine, la gaulthérie est un sous-arbrisseau rampant de 15 cm de haut. Elle pousse dans les régions humides et froides du Canada du Nord, dans les bois et marais acides et sablonneux ou encore dans les forêts.
Ses feuilles aromatiques aux pétioles rouges (la queue qui relie la feuille à la tige) sont finement dentelées, persistantes, groupées à l'extrémité des tiges raides. Les fleurs arborent des tons de blanc à rose pâle. En forme de petites cloches, elles sont solitaires et situées à la base des feuilles. Les fruits sont de fausses baies rouge écarlate, dégageant un fort arôme durant tout l'hiver.

CARACTÉRISTIQUES DE L'HUILE ESSENTIELLE DE GAULTHÉRIE COUCHÉE

Extraite des feuilles par distillation au moyen d'un entraînement à la vapeur d'eau, l'huile essentielle de gaulthérie est très fluide, incolore ou jaunâtre. Son odeur caractéristique est chaude, très aromatique, pas forcément prisée. 100 kg de fleurs fournissent 1,5 à 2 litres d'huile essentielle. Le rendement est donc très bon, ce qui explique le prix peu élevé de cette huile essentielle.

SES PROPRIÉTÉS

- Elle est anti-inflammatoire.
- Elle apaise les douleurs et est antispasmodique.
- Elle chauffe localement le muscle.
- Elle est antirhumatismale.

- Elle dilate les vaisseaux sanguins et permet une meilleure circulation au niveau du cœur et de la tête.
- Elle stimule la cellule hépatique, protège le foie et l'aide à régénérer ses cellules.
- Elle fait baisser la fièvre.
- Elle fait baisser la pression artérielle.

CONTRE-INDICATIONS

Elle peut être contre-indiquée en cas de traitement hypocoagulant.

MON AVIS

- Fournissez-vous toujours chez un professionnel de confiance car les fraudes par ajout de salicylate de méthyle de synthèse (« chimique » et non « naturel ») ne sont pas si rares. Méfiance !
- C'est l'une des rares huiles essentielles qui ne présentent aucun intérêt par voie olfactive. Inutile de compter sur elle dans un diffuseur, donc ! Les voies cutanée et orale sont les plus appropriées.
- Appliquée pure sur la peau, elle peut éventuellement irriter les peaux sensibles en raison de son action révulsive (qui produit un afflux de sang), vasodilatatrice (qui dilate les petits vaisseaux sous la peau) et échauffante. Le plus souvent, mieux vaut donc la diluer à 25 % (soit 2 gouttes de gaulthérie couchée pour 8 gouttes d'huile végétale) dans une huile végétale adoucissante (calendula), anti-inflammatoire (millepertuis) ou antalgique (arnica). Sur de toutes petites surfaces de peau, elle peut être appliquée pure deux ou trois fois.

27. GENÉVRIER COMMUN

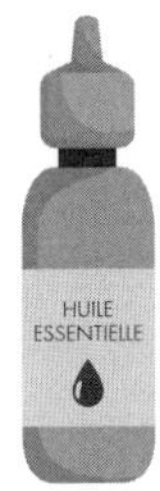

Juniperus communis

Principaux constituants biochimiques

Monoterpènes : α-pinène, myrcène, sabinène.
Sesquiterpènes.
Esters.

Organe distillé

Baies

SES PROPRIÉTÉS

- Elle cumule les propriétés antidouleurs et anti-inflammatoires, ce qui la rend indispensable pour les rhumatismes avec inflammation (l'arthrite et tous les maux de l'appareil locomoteur se terminant par « ite » = inflammation), comme polyarthrite ou névrite.
- Elle soulage en cas de crise de goutte.
- Elle est diurétique et facilite le drainage, elle a sa place dans les traitements anticellulite, rétention d'eau et œdèmes.
- C'est un décongestionnant du petit bassin.
- Elle favorise la circulation, phlébotonique.

- C'est un décongestionnant veineux.
- Elle est antivarices et antihémorroïdes.

CONTRE-INDICATIONS

Cette huile essentielle, interdite pendant le premier trimestre de la grossesse et l'allaitement, est également déconseillée par voie orale en cas de maladie rénale.

MON AVIS
La voie cutanée est la plus appropriée.

28. GÉRANIUM ROSAT

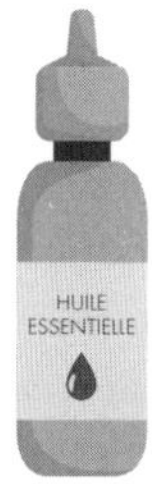

Pelargonium asperum

Principaux constituants biochimiques
Monoterpénols : citronellol, géraniol.
Esters terpéniques : formiate de citronellyle, formiate de géranyle.

Organe distillé
Feuilles

SES PROPRIÉTÉS

- L'hypoglycémie et ses symptômes (fringales, coups de pompe…). Vous avez peut-être du mal à réguler votre taux de sucre sanguin. L'huile essentielle de géranium peut vous aider. Et, donc, indirectement, vous donner un petit coup de pouce pour contrôler votre poids.
- Elle est très appréciée car c'est un remarquable équilibrant hormonal et nerveux. Comme elle aide à réguler le métabolisme du sucre, donc la glycémie, les diabétiques la connaissent bien.
- Elle obtient aussi de très bons résultats en cas de troubles cutanés, notamment les mycoses et l'impétigo.
- Elle est antivergetures et entre souvent dans les formules anticellulite.
- C'est un hémostatique puissant (qui arrête les saignements et les hémorragies, par exemple en cas de règles très abondantes ou de gencives qui saignent).
- Elle peut servir de traitement d'appoint en cas de saignement excessif (hémorragie).
- Elle est anti-peau grasse, antiacné.
- Elle lutte contre la chute de cheveux.
- C'est un bon anti-âge cutané (antirides).
- Elle est utile contre les taches de vieillesse.
- Elle favorise la fermeté des tissus, de la peau.
- Elle embellit le teint.
- C'est un bon tonique utérin, elle favorise l'accouchement.

MON AVIS
Les voies cutanée et orale sont les plus appropriées.
Attention ! Cette huile essentielle ne soigne pas le diabète : elle ne remplace en aucun cas votre traitement habituel si vous êtes diabétique. N'arrêtez ou ne modifiez jamais de vous-même les posologies de vos « antidiabète », les conséquences pourraient être graves.

29. GINGEMBRE

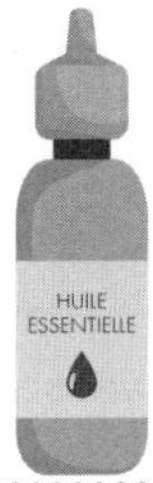

Zingiber officinale

Principaux constituants biochimiques
Sesquiterpènes : zingibérène.
Monoterpènes.

Organe distillé
Racines, rhizome

SES PROPRIÉTÉS

- Elle soulage toutes les nausées, y compris celles post-opératoires, du mal des transports et de la femme enceinte.
- Elle est anti-fatigue physique et redonne du tonus.
- C'est un anti-fatigue mentale, nerveuse, digestive, sexuelle…
- Aphrodisiaque, elle lutte contre l'impuissance.
- Elle freine la chute des cheveux (tonique capillaire).
- Elle est utile pour apaiser les douleurs de l'appareil locomoteur (rhumatismes, souffrance musculaire).
- Elle lutte efficacement contre la constipation.

MON AVIS
Elle est particulièrement intéressante dans les cas de constipation et d'impuissance.

30. GIROFLE (CLOU DE GIROFLE)

Syzygium aromaticum

Principaux constituants biochimiques
Phénols : eugénol.
Esters : acétate d'eugényle.
Sesquiterpènes.

Organe distillé
Boutons floraux, clous de girofle

SES PROPRIÉTÉS

- Elle calme toutes les douleurs dentaires (abcès, carie, aphte, suite d'extraction…).
- Elle est anesthésiante.
- Ses formidables capacités antiseptiques et antibactériennes lui permettent de traiter des infections diverses, qu'elles soient intestinales, urinaires, respiratoires ou buccales.

- Accessoirement, elle aide aussi à digérer, mais d'autres huiles essentielles sont plus indiquées pour cela !
- Elle est aussi antifatigue, elle régule la thyroïde.
- C'est un bon neurotonique (stimulant nerveux).
- Elle a un pouvoir coupe-faim.
- Stimulante physique, elle est précieuse le jour de l'accouchement.
- Soulage les névralgies.
- Très antiparasitaire (gale).

CONTRE-INDICATIONS

Cette huile essentielle ne doit pas être utilisée pendant plus d'une semaine.
Elle est contre-indiquée chez les femmes enceintes – pendant toute la grossesse – chez les mamans qui allaitent et chez les enfants de moins de 6 ans.

MON AVIS
Les voies externe et orale sont les plus appropriées.

31. HÉLICHRYSE ITALIENNE (IMMORTELLE)

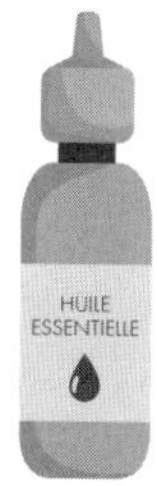

Helichrysum italicum

Principaux constituants biochimiques
Esters terpéniques : acétate de néryle.
Cétones : italidiones.

Organe distillé
Sommités fleuries

SES SPÉCIALITÉS

- Les bleus, les chocs.
- Tous les troubles de la circulation sanguine.
- Les douleurs inflammatoires.
- Le cholestérol.

À PROPOS DE L'HÉLICHRYSE ITALIENNE

L'immortelle rend-elle immortelle ? Hélas, vous connaissez déjà la réponse. N'empêche : ses bouquets, surtout séchés, se conservent exceptionnellement longtemps, d'où son nom. Mais retenons plutôt son appellation raisonnable d'hélichryse, suggérée par ses belles fleurs jaunes (en grec *helios* = soleil, *chrysos* = or). Cette plante, haute en couleur, participe à l'odeur caractéristique du maquis corse, que Napoléon affirmait humer avant même d'avoir posé le pied sur cette terre. Malheureusement pour elle (donc pour nous), c'est une huile très convoitée et si elle n'est pas vraiment en voie de disparition, ses sites de prédilection sont de plus en plus incendiés (accidents, constructions immobilières) ou pillés par certains parfumeurs. Il faut dire que son odeur est particulièrement recherchée !

UN PEU DE BOTANIQUE

Peu exigeante, cette plante typiquement méditerranéenne haute de 50 cm maximum pousse sur n'importe quel terrain aride ou sablonneux. Son seul souci : capter du soleil. Ses feuilles se présentent sous forme de curieuses aiguilles très fines, molles, argentées. Ses fleurs jaunes ne se fanent pas et présentent un degré de sophistication suprême. Comme la camomille (de la même famille des Composées), elles sont faites de multiples fleurs.
Il existe de nombreuses variétés, mais seules celles qui poussent dans le Sud de la France et la Corse fournissent une huile essentielle intéressante.

CARACTÉRISTIQUES DE L'HUILE ESSENTIELLE D'HÉLICHRYSE

La sommité fleurie est la partie utilisée. Elle fournit une huile essentielle d'une belle palette de couleurs allant du jaune au vert olive, superbe, rare donc chère, précieuse, exceptionnelle. Son odeur est épicée et chaude. On ne se lasse pas des superlatifs dans son cas ! C'est que tout simplement, l'essayer c'est l'adopter tant son efficacité est rapide et surprenante. Elle est indispensable dans une trousse à pharmacie car elle fait des miracles. L'investissement en vaut donc la peine, même si le prix est élevé.
Normalement, 1 tonne de sommités fleuries fournit 1 litre d'huile essentielle. Mais certaines années, 1 tonne n'en donne que 10 millilitres, bien qu'on en ignore la raison.

SES PROPRIÉTÉS

- C'est un antihématome (bleus) exceptionnel, le plus puissant actuellement connu.
- Elle possède une remarquable action antiphlébite, fibrinolytique (elle détruit les caillots sanguins) et tonique de la circulation artérielle.
- Elle est antispasmodique, antidouleur et anti-inflammatoire.
- Cicatrisante cutanée, antivergetures, elle lutte également contre la sclérose et la congestion des tissus.
- Mucolytique, elle est anticatharre (nez qui coule) et expectorante (elle aide à tousser et à évacuer les glaires).
- Elle stimule le foie et le pancréas.
- Elle fait baisser le taux de cholestérol et diminuer la pression artérielle.
- Elle est utile contre les prostatites congestives.
- Elle possède des propriétés psychoaffectives facilitant le « lâcher-prise ».
- Elle est utile pour le déstockage des graisses.

CONTRE-INDICATIONS

- Cette huile essentielle ne doit être utilisée pendant toute la grossesse qu'accidentellement, sur une petite surface et en quantité très faible.
- Il n'existe aucune contre-indication avec les anticoagulants car l'hélichryse n'est pas un fluidifiant sanguin. Elle dissout le caillot par action enzymatique, tout comme l'acide hyaluronique. On peut donc tout à fait l'utiliser en plus des anticoagulants, c'est même recommandé !

MON AVIS

- Elle est plus efficace pure. Les voies cutanée et orale sont les plus appropriées.
- Nous traitons ici de l'**hélichryse italienne**, variété serotinum à acétate de néryle. Ne confondez pas avec l'hélichryse en provenance de Yougoslavie ou des Balkans (Helichrysum angustifolium), ni avec celle importée de Madagascar (Helichrysum bracteiferum – gymnocephalum). Ces deux huiles essentielles n'ont rien à voir avec la nôtre.

32. HYSOPE OFFICINALE COUCHÉE (DÉCOMBANTE)

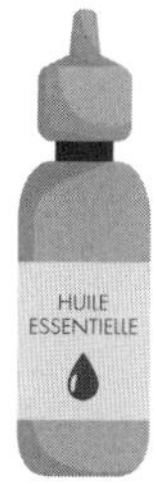

Hyssopus officinalis decumbens

Principaux constituants biochimiques
Oxydes : trans-linalol oxyde.
Monoterpènes.
Sesquiterpènes.

Organe distillé
Parties aériennes

SES PROPRIÉTÉS

- Puissante viricide (qui tue les virus), l'hysope est aussi un bon expectorant et un fluidifiant des sécrétions.
- Cette huile est indispensable en cas d'asthme non allergique, de bronchiolite du nourrisson, de bronchite asthmatiforme.

CONTRE-INDICATIONS

- Il n'existe aucune contre-indication pour la *decumbens*. Mais elle coûte cher...
- Ne la confondez par avec l'autre hysope, *hyssopus officinalis ssp officinalis*, neurotoxique (toxique pour le système nerveux) et abortive (qui provoque l'avortement).

MON AVIS

Les voies cutanée et rectale sont les plus appropriées. La meilleure forme d'administration est le suppositoire où l'hysope est associée à l'inule odorante et à l'eucalyptus radié pour une action spectaculaire.

33. INULE ODORANTE

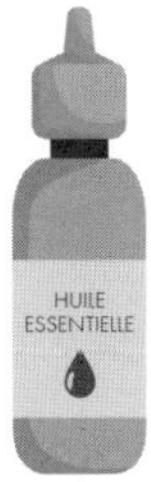

Inula graveolens
À ne pas confondre avec Inula helenium (aunée) (neurotoxique)

Principaux constituants biochimiques
Esters terpéniques : acétate de bornyle.
Monoterpénols.

Organe distillé
Sommités fleuries

SES PROPRIÉTÉS

- Il faut l'utiliser dès qu'il y a une surproduction de mucus : nez qui coule, glaires…
- Elle est remarquable contre toutes les affections ORL : otite séreuse, laryngite, trachéite, emphysème, bronchiolite du nourrisson.
- Elle est très efficace contre les pertes blanches, vaginites, cystites.
- Elle régularise le rythme cardiaque et la tension artérielle.

MON AVIS

- Les voies cutanée et rectale sont les plus appropriées. Comme l'huile essentielle précédente (hysope), l'inule sera administrée de préférence en suppositoire, associée à l'hysope couchée et à l'eucalyptus radié.
- Elle coûte cher mais dans sa catégorie, elle est vraiment imbattable.
- À utiliser en faibles quantités : une trop grosse dose pourrait provoquer un « choc à l'inule ».

34. KHELLA

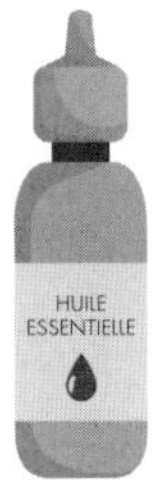

Amni visnaga

Principaux constituants biochimiques
Esters terpéniques : acétate de bornyle.
Monoterpénols : bornéol.
Furocoumarines.

Organe distillé
Semences

SES PROPRIÉTÉS

- L'huile essentielle de khella est un spasmolytique très puissant.
- Elle dilate les bronches et figure donc en première place en cas d'asthme.
- Elle est indispensable contre les coliques néphrétiques.

MON AVIS

La voie rectale est la plus appropriée.

35. LAURIER NOBLE (LAURIER-SAUCE)

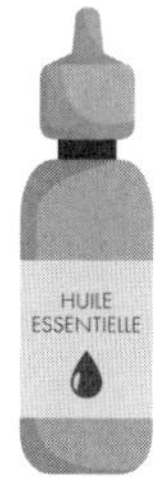

Laurus nobilis

Principaux constituants biochimiques

Oxydes terpéniques : 1-8 cinéole.
Monoterpénols : linalol, terpinène--ol, a-terpinéol.
Lactones : costunolide.
Monoterpènes.
Sesquiterpènes.
Esters.

Organe distillé

Feuilles

SES SPÉCIALITÉS

- Les virus, bactéries, champignons.
- La grippe.
- Les douleurs.
- Les problèmes de peau et de bouche.
- Les rhumatismes.

À PROPOS DU LAURIER NOBLE

Le laurier ne manque ni de culture ni de références pour prétendre occuper une place de premier plan dans ce palmarès. Cette plante couronnait la tête des vainqueurs grecs de l'Antiquité, c'est dire si elle est tenue en haute estime depuis bien longtemps ! La célébrissime couronne de lauriers ornant fièrement l'auguste crâne de César a renforcé son image de force et de succès. Mais bien avant, le laurier accompagnait déjà le bel Apollon, dieu du soleil et des arts, de la beauté et de la guérison. Puis il n'a plus quitté son fils Esculape, dieu de la médecine. Même aujourd'hui, laurier et distinctions ne font qu'un, puisque la racine même du mot « baccalauréat » est *bacca lauri* (baies de laurier). Et, pour terminer avec les rapprochements, *lauri* (laurier) possède la même racine que ***laurus*** (louanges). Le message est clair, non ?

Mais revenons à des préoccupations plus terre à terre. Pour une fois, voici une huile essentielle 100 % de chez nous, tout sauf exotique. Typiquement européen, son parfum domine celui des célèbres bouquets garnis depuis si longtemps que l'histoire du laurier se confond avec celle de la gastronomie.

Dans son *Grand Dictionnaire de Cuisine* publié au XIXe siècle, Alexandre Dumas nous rappelle qu'« on ne se sert à la cuisine que du laurier franc, ou d'Apollon, dont on fait un fréquent usage. On en met dans tous les bouquets garnis, assaisonnement obligé de tous les ragoûts ; mais on doit l'employer avec modération, et sec de préférence, afin que la saveur en soit moins forte et qu'il ait moins d'âcreté ». Nous voilà prévenus. En tout cas, sa trompeuse banalité ne doit pas nous faire oublier ses propriétés tout à fait étonnantes.

UN PEU DE BOTANIQUE

Le laurier noble est un arbre dont l'écorce gris foncé est lisse. Ses origines sont bien ancrées dans le bassin méditerranéen : France, Corse, Maroc et Moyen-Orient sont ses terres. On en trouve aussi en Slovénie, dans les Balkans. Ses feuilles, vert foncé, brillantes sur le dessus et plus pâles dessous, sont coriaces et persistantes. Ses fleurs, de couleur jaune-vert, se présentent en grappes qui se transforment en baies vertes d'abord, puis noires lorsqu'elles sont à maturité. Une de ses particularités : tous ses organes produisent des huiles essentielles, ce qui rend le laurier-sauce carrément imputrescible ! Tous les cuisiniers savent que l'on peut conserver plusieurs mois voire années des feuilles de laurier intactes dont la saveur, immuable, parfumera les ragoûts comme si elles venaient d'être récoltées.

CARACTÉRISTIQUES DE L'HUILE ESSENTIELLE DE LAURIER NOBLE

On extrait l'huile essentielle des rameaux feuillés grâce à la distillation par entraînement à la vapeur d'eau. Le produit obtenu est mobile, liquide, de couleur jaune pâle ou plus soutenue. Son parfum, vous le connaissez déjà, il est très aromatique.
Il faut 100 kg de feuilles de laurier noble pour obtenir 150 ml d'huile essentielle.

SES PROPRIÉTÉS

- Antibactérienne remarquable, elle s'attaque aux bactéries les plus agressives : staphylocoques, streptocoques, gonocoques, klebsiella...
- Puissant viricide, elle élimine les virus.
- Excellente antichampignon, c'est un superbe fongicide, efficace notamment contre les divers candidas (y compris le *Candida albicans*, responsable de la plupart de nos mycoses).
- Dans la sphère respiratoire, elle aide à évacuer les mucosités, facilite la toux et empêche le nez de couler.
- Puissante antidouleur, elle agit efficacement contre les névralgies.
- Bonne anti-infectieuse cutanée, elle est également cicatrisante.
- C'est un bon antihématome (anti-bleus), quoique moins active que l'hélichryse.
- Elle dilate les coronaires (vaisseaux sanguins assurant l'irrigation du muscle cardiaque).
- Elle est antisclérosante et antinécrosante : elle fait tout pour que les tissus « vivent », restent souples.
- Elle active la circulation lymphatique.
- Sur le plan digestif, elle empêche la décomposition et la fermentation, responsables de ballonnements.
- Elle stimule l'immunité.
- Elle aide à équilibrer les systèmes nerveux sympathique et parasympathique.
- Neurotonique, elle tonifie les facultés mentales, stimule le cerveau, elle est donc psychoactive.

CONTRE-INDICATIONS ET MISES EN GARDE

- Elle nécessite quelques précautions d'emploi : elle ne s'utilise qu'à de faibles doses. En raison, d'une part, de sa grande puissance (même de très petites quantités sont efficaces) et d'autre part, des effets narcotiques qu'un surdosage peut provoquer.
- Cette huile essentielle peut être allergisante en usage externe chez certaines personnes sensibles, surtout celles présentant un terrain allergique. Commencez toujours par un essai en la diluant systématiquement dans de l'huile végétale et en l'employant exclusivement en courte durée, sur une petite surface. Ce test préliminaire déterminera si votre peau la supporte ou non.

MON AVIS

- L'huile essentielle de laurier ressemble à celle de l'arbre à thé mais en plus antivirale, donc encore plus intéressante en cas de grippe, par exemple. Elle est également plus efficace contre les mycoses et les problèmes de bouche.
- Dans la grande famille des lauriers, ne confondez pas le laurier noble avec le laurier-cerise ou le laurier-rose, plantes ornementales carrément toxiques, et dont on n'extrait aucune huile essentielle ! La plupart des autres (laurier-benjoin, indien, de Californie...), employés comme condiments, sont très peu connus en France.

36. LAVANDE ASPIC

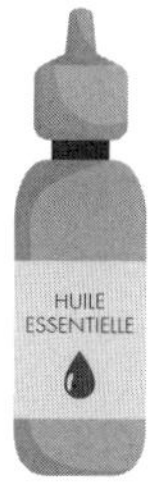

Lavandula spica : Lavandula latifolia cineolifera

Principaux constituants biochimiques

Oxydes terpéniques : 1-8 cinéole.
Monoterpénols : linalol, α-terpinéol.
Monoterpènes.
Cétones : camphre.

Organe distillé

Sommités fleuries

SES SPÉCIALITÉS

- Brûlures, même sévères.
- Morsures d'animaux venimeux (serpents).
- Piqûres d'animaux (guêpes, méduses, scorpions).

À PROPOS DE LA LAVANDE ASPIC

Commençons par deux bonnes nouvelles :
1. D'abord, fermez les yeux, écoutez le doux bruit du vent léger qui se faufile entre les vieilles pierres et court sur ces champs de lavande, à perte de vue, ponctué du chant encore paresseux des grillons en tout début de soirée. Vous êtes en Provence. C'était la première bonne nouvelle.
2. Deuxième signe de bon augure : dans le langage symbolique des fleurs, la lavande symbolise la chance.
Cependant, ce préambule sympathique n'explique pas à lui seul notre attachement à cette huile essentielle, dont les fragrances mettent tout de suite de bonne humeur ! C'est surtout pour ses propriétés antipiqûre et antibrûlure tout à fait extraordinaires qu'elle figure dans cet ouvrage.

UN PEU DE BOTANIQUE

C'est un arbuste aérien et diffus qui ne dépasse pas le mètre. Orné de fleurs violet pâle situées en épis au sommet de longues tiges, il fleurit fin août, donc tardivement. C'est la dernière récolte de toutes les espèces de lavandes, ses fleurs en profitent pour se gorger de soleil.
La lavande aspic pousse dans le Sud de la France mais elle est encore bien plus répandue en Espagne, au Portugal et en Afrique du Nord. Elle apprécie les sols sauvages et calcaires,

typiques des garrigues du Sud de l'Europe. Madame est une frileuse : on la trouve franchement plus au sud que ses cousines les autres lavandes. Elle craint le froid, la délicate ! En revanche, la mer ne lui fait pas peur. Elle adore la surplomber et ne s'en éloigne jamais vraiment : on ne la croise guère au-delà de 80 mètres d'altitude. On l'a baptisée « aspic », comme le serpent dont elle soigne les morsures… et qui, lui aussi, hante les garrigues ensoleillées. La lavande aspic pousse en abondance en France à l'état sauvage. On la cultive donc peu, d'autant que son odeur est un peu moins recherchée, car moins fine, que celle des autres lavandes. Elle sent peut-être un peu moins bon, et ne retient pour cette raison pas l'attention des parfumeurs, mais elle fait le bonheur des spécialistes en aromathérapie qui reconnaissent en elle d'irremplaçables propriétés pour les « urgences du quotidien » ! D'un point de vue santé, c'est la plus « intéressante » de toutes les lavandes.

CARACTÉRISTIQUES DE L'HUILE ESSENTIELLE DE LAVANDE ASPIC

Extraite des fleurs par un entraînement à la vapeur d'eau, l'huile essentielle de lavande aspic est fluide, presque incolore, avec des tons tirant vers le jaune clair. Elle exhale une odeur mêlant fraîcheur, camphre et herbe. C'est une huile essentielle exceptionnelle.
Il faut 100 kg de lavande aspic pour obtenir 700 ml d'huile essentielle. Le rendement est inférieur à celui des autres lavandes.

SES PROPRIÉTÉS

- C'est une somptueuse huile essentielle antitoxique, antivenin.
- C'est un cicatrisant exceptionnel. À utiliser en première urgence si ça brûle.
- Elle possède de très bonnes propriétés antidouleur, notamment si on l'applique sur la peau. Bon à savoir en cas de névralgie dentaire, migraine, névrite ou même zona.
- Excellente fongicide (antichampignon), elle s'attaque au *Candida albicans*. Pensez-y si vous souffrez de mycose, qu'elle soit dermatologique, gynécologique ou digestive.
- Elle facilite la toux et assèche le nez qui coule. D'une manière plus générale, elle est utile contre les maladies ORL : otite, sinusite, bronchite, perte de la voix, trachéite, rhinite, laryngite et surtout toux quinteuse.
- Elle tue les virus. Superbe contre l'entérocolite virale (digestive) !
- Elle stimule l'immunité.
- Elle est moyennement antibactérienne, mais reste néanmoins appréciable ; elle combat tout de même des microbes tels que le staphylocoque doré ou le colibacille !
- Elle possède des propriétés cardiotoniques (elle stimule le cœur).
- Elle est incontournable pour soigner la plupart des problèmes dermatologiques : de l'acné au psoriasis en passant par les escarres, l'herpès, les crevasses, les plaies, mycoses (y compris le pied d'athlète) et, bien entendu, les brûlures, elle rend d'immenses services dès que la peau est lésée, agressée, piquée ou mordue (tous animaux y compris araignées, puces, vives, abeilles…).
- Elle est indiquée en cas de douleurs articulaires et/ou musculaires (arthrose, crampes, arthrite rhumatoïde…).
- Elle redonne du tonus lorsqu'on se sent dépressif, déprimé ou simplement fatigué nerveusement.
- Elle aide à lutter contre la rigidité mentale, le manque de tolérance.

CONTRE-INDICATIONS

- Tout dépend de son origine géographique et donc de sa composition biochimique : choisir la française.
- L'huile essentielle de lavande aspic peut devenir allergisante à la longue, ou si la peau est hypersensible.

MON AVIS

- Les voies cutanée et olfactive sont les plus appropriées.
- L'huile essentielle de lavande aspic française est incontestablement de bien meilleure qualité que celles d'Espagne, du Portugal ou du Maroc car elle ne contient que 10 % maximum de camphre (un principe actif pouvant poser problème) contre jusqu'à 50 % pour les autres. D'où, encore une fois, l'extrême intérêt du chémotype, de l'origine géographique…

37. LAVANDE OFFICINALE (LAVANDE VRAIE)

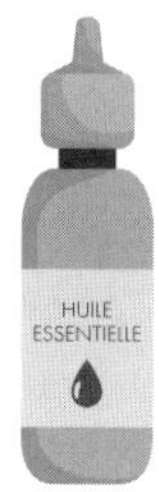

Lavandula officinalis ou angustifolia ou vera

Principaux constituants biochimiques
Monoterpénols : linalol.
Esters : acétate de linalyle.

Organe distillé
Sommités fleuries

SES SPÉCIALITÉS

- Troubles d'origine nerveuse (insomnie, nervosité, migraine, vertiges…).
- Affections de la peau (plaie, ulcère, brûlure, irritation…).
- Douleurs musculaires (crampe, contracture…).
- Problèmes cardiaques (palpitations, hypertension, troubles du rythme…).
- Mauvaise circulation (œdème, phlébite, artérite…).

À PROPOS DE LA LAVANDE OFFICINALE

Elle déploie ses charmes dans les champs de lavande infinis, immenses étendues peinturlurées en « bleu lavande », tirant sur le violet. Elle représente à elle seule la Provence, le soleil, la douceur de vivre. Inutile de refaire son apologie : vous le savez, notre lavande est tout simplement parfaite. Dans le Sud, on l'aime tant qu'on en mangerait… ce dont on ne se prive d'ailleurs pas : on la croque et on la boit. Elle promène sa touche bien à elle dans les crèmes brûlées, les sirops, les biscuits. Une vraie passion…
Son odeur la prédestinait à un usage cosmétique et, de fait, elle a toujours été utilisée dans les produits de beauté. C'est également encore aujourd'hui « l'or bleu » provençal tant recherché par les plus grands parfumeurs. Et la voilà même promue « trésor touristique » puisque les Routes de la Lavande fleurissent entre Ventoux et Luberon, Drôme provençale et Haut-Vaucluse, Baronnies et Verdon, le long desquelles elle agite ses longues tiges bleutées pour le plus grand plaisir des sens. Mais au-delà de son abord aimable, elle n'en est pas

moins redoutable avec certains des pires ennemis de l'homme. En solution à 5 %, elle est capable de tuer le virus d'Eberth (responsable de la typhoïde), le staphylocoque, le bacille de Loeffler (responsable de la diphtérie). Autrefois, thermes romains et grecs étaient parfumés et désinfectés à la lavande. Qui tire d'ailleurs son nom de cette étymologie : lavande vient de *lavare* = laver. C'est vrai qu'elle nettoie tout, corps et âme !

UN PEU DE BOTANIQUE

C'est un sous-arbrisseau de 20 à 70 cm de haut poussant en petites touffes espacées dans les collines et les basses montagnes du bassin méditerranéen. La lavande aime l'air, l'espace, la lumière et la chaleur. Mais vous le saviez déjà ! On la rencontre sur les pentes sèches, caillouteuses, chaudes et ensoleillées du pourtour méditerranéen. Et les randonneurs la croisent même jusqu'à 1 000 voire 1 300 mètres d'altitude, sur les versants ensoleillés des Alpes. C'est celle-ci, revendiquant sa présence sur les sommets montagneux, la tête dans les nuages, qui est la plus délicate, la plus parfaite : on la qualifie de « fine ».
Ses feuilles gris vert, spatulées, étroites, fines et duveteuses poussent sous la forme de rameaux florifères violets. Les fleurs s'épanouissent en juillet et août, au sommet d'une espèce de chandelier à 7 branches. Elles sont regroupées en épis ovales, pointus. Les fruits se regroupent sous la forme de 4 fruits secs.

CARACTÉRISTIQUES DE L'HUILE ESSENTIELLE DE LAVANDE OFFICINALE

Extraite des feuilles par distillation au moyen d'un entraînement à la vapeur d'eau, l'huile essentielle de lavande officinale est très mobile, jaune très pâle voire incolore. Son odeur et sa saveur sont spécifiques, légères et d'une grande finesse.
100 kg de fleurs fournissent 500 à 850 ml d'huile essentielle. Le rendement est correct, mais inférieur à celui du lavandin. Elle est donc un peu plus chère.
La lavande est l'une des huiles essentielles les plus connues et les plus employées. C'est légitime !

SES PROPRIÉTÉS

- Sédative, elle régule le système nerveux. Elle calme l'excitabilité. Elle apaise les nerfs et détend les muscles. En jargon médical, on dit qu'elle possède une activité « spasmolytique au niveau central ».
- Elle est anti-inflammatoire et lutte contre tous les types de spasmes quelle que soit leur origine.
- C'est un remarquable antidouleur, elle décontracture les muscles…
- … et un bon anesthésique local. En art dentaire, on l'associe avec profit à l'huile essentielle de girofle.
- Cicatrisante puissante, elle régénère la peau de façon spectaculaire.
- Elle est antidépressive.
- Elle est antiseptique et antibactérienne (elle détruit même le staphylocoque doré). Elle désinfecte en profondeur et active la cicatrisation de manière remarquable.
- C'est un bon antiseptique pulmonaire qui, en outre, modifie les sécrétions bronchiques afin de faciliter leur expectoration.

- Elle facilite la digestion en augmentant la sécrétion gastrique (estomac) et la motricité intestinale (progression des aliments dans le tube digestif).
- Elle stimule l'élimination par les urines (diurétique) et la sueur (sudorifique).
- Bon tonique général, elle soutient le cœur et le « calme ». Elle fait baisser la pression artérielle.
- Légèrement anticoagulante, elle a tendance à fluidifier le sang, facilitant la circulation.
- Elle est antimigraine.
- Elle détruit les vers intestinaux (vermifuge) et les parasites.
- Elle aide à normaliser les règles – notamment elle accélère leur apparition (emménagogue).
- Elle éloigne les insectes. Elle est antivenin. Elle est antimite. Impossible de passer sous silence cette utilisation traditionnelle. Versez 4 gouttes de lavande sur un bloc de bois et placez-le dans les armoires à vêtements. Le linge prendra une bonne odeur de lavande et vous n'aurez pas de mites !

CONTRE-INDICATIONS

Aucune.

MON AVIS

- Si vous n'achetez qu'une huile essentielle, c'est celle-ci. C'est le porte-drapeau de l'aromathérapie française, la panacée. « Bonne à tout », elle est indispensable dans toute pharmacie familiale. En plus de son efficacité remarquable, elle est très bien tolérée et ne coûte pas cher !
- En cas d'usage prolongé, elle peut finir par dessécher l'épiderme. Mieux vaut alors la diluer dans de l'huile végétale. Cependant, non toxique, elle est remarquablement bien tolérée, même chez les bébés et les très jeunes enfants. Elle peut être utilisée pure, sans crainte, sur la peau (la voie d'utilisation la plus efficace) ou par voie orale (à avaler) et, bien sûr, en diffusion atmosphérique. Elle présente une parfaite innocuité.

38. LAVANDIN (LAVANDIN SUPER)

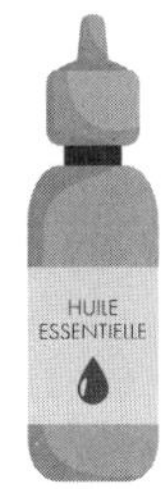

Lavandula burnatii

Principaux constituants biochimiques

Esters terpéniques : acétate de linalyle.
Monoterpénols : linalol.
Cétones : camphre.

Organe distillé

Sommités fleuries

SES PROPRIÉTÉS

- Elle favorise un sommeil naturel et réparateur, évite les réveils nocturnes.
- Elle est très efficace contre les contractures et les crampes musculaires.

- Elle est cicatrisante et antidémangeaisons, à essayer dans les problèmes de peau en général (si vous n'avez pas d'huile essentielle plus spécialisée).
- Elle lutte contre les bouffées de chaleur.
- C'est un bon antidouleur (mal de tête, migraines).
- Elle est hypotensive et cardiotonique.

MON AVIS

Les voies olfactive et cutanée sont les plus appropriées. C'est diffusée et pour ses vertus antistress qu'elle donne le meilleur d'elle-même.

39. LÉDON DU GROENLAND

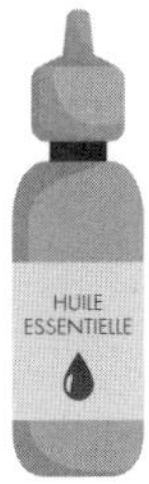

Ledum groenlandicum

Principaux constituants biochimiques

Monoterpènes : sabinène, α-pinène, β-pinène, gamma-terpinène.
Alcools monoterpéniques : terpinèn-ol.
Aldéhydes terpéniques : myrténal.
Esters terpéniques : acétate de bornyle.
Sesquiterpènes : α-sélinène.
Alcools sesquiterpéniques : lédol.
Cétones : germacrone.

Organe distillé

Rameau feuillé

SES PROPRIÉTÉS

- Elle lutte contre l'hépatite virale.
- Elle calme les congestions et intoxications hépatiques.
- Elle est anticirrhose.
- Elle est efficace contre les problèmes de prostate chez les seniors surtout (congestion, adénome).
- C'est un antistress majeur : utile en cas de stress très intense.
- Elle est efficace contre l'irritabilité.
- Elle favorise le sommeil (anti-insomnie).
- Elle lève les spasmes du plexus solaire.
- Elle est intéressante dans les néphrites toxémiques ou microbiennes et la gravelle.

CONTRE-INDICATIONS

Le lédon du Groenland est interdit aux femmes enceintes pendant toute la grossesse, ainsi qu'aux enfants de moins de 6 ans.

MON AVIS

- Les voies orale et cutanée sont les plus appropriées.
- Cette huile essentielle tout à fait extraordinaire aurait mérité bien davantage de place dans ce livre. Mais en raison de son coût vraiment élevé, nous n'avons pas développé. Cependant, son potentiel exceptionnel et sa composition absolument unique la rendent précieuse dès lors que vous avez un trouble grave du foie ou des reins, ou que vous êtes en convalescence suite à une maladie hépatique. De même si vous êtes vraiment submergé par un stress vraiment intense. Dans ce cas, si vous le pouvez, vraiment, ne réfléchissez pas : c'est elle qu'il vous faut.

40. LEMONGRASS

Cymbopogon flexuosus

Principaux constituants biochimiques

Aldéhydes terpéniques : citral, géranial, néral.
Alcools mono- et sesquiterpéniques.

Organe distillé

Parties aériennes

SES PROPRIÉTÉS

- Elle est efficace pour le déstockage des graisses et est anticellulite.
- Elle est antivergetures.
- C'est un bon anti-inflammatoire.
- Elle est sédative, calmante nerveuse.
- Elle est vasodilatatrice, utile dans l'artérite.

CONTRE-INDICATIONS

Attention, elle peut être irritante en usage externe : si vous devez l'utiliser de cette façon, diluez-la au maximum à 10 % dans une huile végétale (1 goutte d'HE pour 10 gouttes d'HV).

MON AVIS

La voie orale est la plus appropriée.

41. LENTISQUE PISTACHIER (MASTIC, TÉRÉBINTHE)

Pistacia lentiscus

Principaux constituants biochimiques

Monoterpènes : myrcène, α-pinène, sabinène.
Sesquiterpènes.

Organe distillé

Rameaux feuillés

SES SPÉCIALITÉS

- Les congestions (veineuse, lymphatique, prostatique et sinusale).
- Les varices, varicosités, hémorroïdes.
- Les jambes lourdes.
- Les bourdonnements d'oreille.

À PROPOS DU LENTISQUE PISTACHIER

Lorsqu'on incise l'écorce du lentisque, la résine qui s'écoule s'appelle le mastic (d'où son surnom d'« arbre au mastic »), peut-être en avez-vous entendu parler ? C'est actuellement un traitement de choix en cas d'ulcère de l'estomac. Mais on utilise aussi ses propriétés de « colle » en dentisterie. Dans l'Antiquité, la gomme obtenue par le mastic était employée comme... chewing-gum !

La graine ressemble à notre pistache bien connue, mais elle est trop petite pour être consommée.

UN PEU DE BOTANIQUE

C'est un arbrisseau rameux et tordu, à l'écorce brunâtre ou rougeâtre, haut d'environ 1 mètre. Ses feuilles glabres (lisses), lancéolées (comme des fers de lance) sont groupées par 8.

Le lentisque pistachier pousse sur des sols légers et sablonneux proches des plages de Méditerranée. On le croise donc surtout en Sardaigne, en Provence, au Maroc, mais il peut s'aventurer jusqu'aux Canaries et arpenter les côtes d'Asie et d'Afrique.

CARACTÉRISTIQUES DE L'HUILE ESSENTIELLE DE LENTISQUE PISTACHIER

Extraite des rameaux feuillés par un entraînement à la vapeur d'eau, l'huile essentielle de lentisque est fluide ou légèrement visqueuse, de couleur brun-verdâtre. Son odeur balsamique caractéristique, pénétrante et rémanente, ne plaît pas à tous. Elle coûte cher parce que les rendements sont faibles : 100 kg de lentisque ne fournissent que 15 à 25 ml d'huile essentielle.

SES PROPRIÉTÉS

- C'est un décongestionnant veineux, lymphatique et prostatique inégalable.
- Désinfiltrante, elle est indiquée dans tous les troubles où l'on « gonfle ».
- Phlébotonique, elle favorise la circulation dite « de retour » (du bas en haut, vers le cœur).
- C'est un antispasmodique.
- Lorsqu'on la respire, elle facilite la réalisation de nos ambitions et permet d'acquérir une certaine puissance, un peu comme le laurier.
- C'est un bon tonique digestif.

CONTRE-INDICATIONS

- Pure en application sur la peau.

MON AVIS

- Les voies cutanée et rectale sont les plus appropriées.
- Les terpènes, principaux éléments actifs de l'huile essentielle de lentisque, sont malheureusement souvent irritants pour la peau si on l'applique pure. Veillez à toujours la diluer dans 50 % d'huile végétale. Même ainsi, il faut se restreindre à des applications localisées et limitées dans le temps. Si, malgré tout, une irritation survient, apaisez-la à l'aide d'huile végétale de calendula.

42. LITSÉE CITRONNÉE

Litsea citrata

Principaux constituants biochimiques
Aldéhydes terpéniques : géranial, néral.
Monoterpènes.
Alcools terpéniques.

Organe distillé
Fruits

SES PROPRIÉTÉS

- Elle est antidépressive (précieuse contre le baby blues de l'après-accouchement).
- Elle est antistress et favorise le sommeil.
- Tonique digestive, eupeptique.
- Elle aide au déstockage des graisses.
- Elle est anti-inflammatoire.
- À essayer contre la maladie de Dupuytren (affection de la main qui évolue inexorablement vers une flexion des 4e et 5e doigts, voire une fermeture totale de la main).

CONTRE-INDICATIONS

Évitez cette huile essentielle en application si vous avez la peau très sensible, ou en tout cas diluez-la au maximum dans de l'huile végétale.

MON AVIS

Les voies orale et olfactive sont les plus appropriées.

43. LIVÈCHE (ACHE DES MONTAGNES)

Levisticum officinale

Principaux constituants biochimiques
Phtalides : butylidène-phtalides, ligustilides.

Organe distillé
Racine et rhizome

SES PROPRIÉTÉS

- Elle a une merveilleuse action antitoxique hépatique.
- Elle est antipsoriasique.
- Elle est efficace contre tous les problèmes cutanés liés à un foie surchargé (petits boutons, teint brouillé…).

MON AVIS

- La voie orale est la plus appropriée.
- Utilisez cette huile essentielle chaque fois qu'il y a besoin de libérer les émonctoires, d'aider le foie dans sa fonction de détoxication. En cas de problèmes de peau, notamment, très souvent consécutifs à des difficultés digestives ou de « surcharge ».

44. MANDARINE

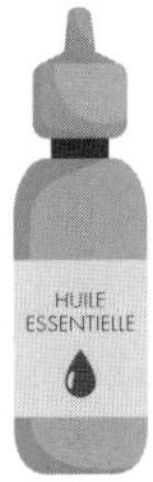

Citrus reticulata

Principaux constituants biochimiques
Monoterpènes : limonène.
Monoterpénols : linalol.
Furocoumarines.

Organe exprimé
Zestes

SES PROPRIÉTÉS

- Elle favorise un sommeil naturel et réparateur.
- Elle a un pouvoir anti-irritabilité et lutte contre l'angoisse.
- Elle est calmante, relaxante.
- Elle est antivergetures.
- La mandarine est indiquée pour la convalescence, surtout des enfants. Son huile essentielle, la même qui pique les yeux et poisse les doigts lorsqu'on épluche une mandarine, est toute douce et constitue un remarquable remontant.
- Antistress pour les grands, elle calme l'anxiété et ne fait qu'une bouchée de l'insomnie des tout-petits… Eh oui, c'est une essence parfaite pour les bébés, aussi !

MON AVIS

- Les voies olfactive et orale sont les plus appropriées.
- La mandarine est excellente en diffusion atmosphérique, pour favoriser une ambiance détendue.
- Vous trouverez des flacons d'HE de mandarine verte, jaune ou rouge. C'est la même mandarine (le même fruit), mais à des degrés différents de maturité. Les trois possèdent des propriétés comparables.
- Attention au risque de taches sur la peau si exposition au soleil après application.

45. MARJOLAINE (MARJOLAINE DES JARDINS, MARJOLAINE À COQUILLES)

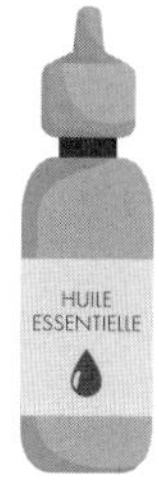

Origanum majorana

Principaux constituants biochimiques

Monoterpénols : terpinène-1-ol-4.
Monoterpènes.
Esters.

Organe distillé

Sommités fleuries

SES SPÉCIALITÉS

- Toutes les maladies d'origine nerveuse : « blocages », douleurs au plexus, troubles digestifs, sécheresse des muqueuses et des yeux, palpitations...

À PROPOS DE LA MARJOLAINE

Si l'on en croit la légende, c'est la déesse Aphrodite qui, spécialisée dans les choses de l'Amour, a parfumé cette plante en touchant simplement ses feuilles. La marjolaine a marqué de son empreinte odorante les grandes pages de l'Histoire puisqu'elle était déjà cultivée dans l'Égypte des Pharaons. Mais du temps des Romains et des Grecs, elle couronnait aussi la tête des jeunes mariés, à qui elle était supposée porter bonheur et favoriser la conception. Ces Anciens lui attribuaient cependant déjà des vertus parfaitement reconnues aujourd'hui : les douleurs articulaires et musculaires étaient traitées à la marjolaine. Mais rendons à César... ce sont bien les Romains qui mirent le doigt sur sa prestation la plus spectaculaire : le soulagement des maux d'estomac.

UN PEU DE BOTANIQUE

Originaire d'Afrique du Nord et d'Égypte, la marjolaine pousse dans le bassin méditerranéen, principalement en France, en Espagne et en Hongrie. Ce sous-arbrisseau vivace de 50 à 60 cm de hauteur apprécie les sols légers et chauds, les jardins (d'où son second petit nom) pierreux ainsi que les sols drainés tels que les coteaux. Dès que l'on froisse ses feuilles ovales, opposées, duveteuses, de couleur gris-vert à vert foncé, elles dégagent un arôme puissant, sucré, épicé, très agréable. Ses petites fleurs, dans les tons blancs à mauves, s'épanouissent en juillet. Groupées en inflorescences compactes, veloutées, elles sont presque cachées parmi les feuilles. Les bractées, feuilles à la base desquelles se développeront les fleurs, sont en forme de coquilles florales, d'où son nom le plus commun. Ses fruits sont des akènes scindés en 4 parties, c'est-à-dire que leur graine n'est pas soudée au péricarpe.

CARACTÉRISTIQUES DE L'HUILE ESSENTIELLE DE MARJOLAINE

Extraite des fleurs par un entraînement à la vapeur d'eau, l'huile essentielle de marjolaine est fluide et mobile, pâle ou jaunâtre voire légèrement ambrée. Son odeur est très douce, chaude, apaisante, fine et délicate. Sa saveur est légèrement épicée.

100 kg de fleurs fournissent environ 300 ml d'huile essentielle.

Ne confondez pas avec la marjolaine d'Espagne qui est en réalité un thym (Thymus mastichina), irritant pour la peau et dont les propriétés n'ont strictement aucun rapport.

SES PROPRIÉTÉS

- Elle soulage les troubles nerveux et leurs répercussions sur le corps. Voici une liste non exhaustive des maux dont l'origine peut être nerveuse (troubles psychosomatiques), avec les sphères concernées :
  - Cardio-vasculaire : hypertension artérielle, accélération du rythme cardiaque (tachycardie).
  - Pulmonaire : difficultés respiratoires, asthme nerveux et même asthme allergique.
  - Digestive : ulcère, douleurs à l'estomac, colite. La marjolaine favorise de façon parfois spectaculaire la digestion stomacale.
  - Sexuelle : excitation excessive, obsession. La marjolaine est anaphrodisiaque.
  - Neuropsychique : anxiété, stress, sensation d'oppression, spasmophilie. À la fois neurotonique et tranquillisante, la marjolaine est un sympathicotonique puissant, c'est-à-dire qu'elle diminue la pression artérielle et dilate les vaisseaux sanguins.
  - Douleurs : douleurs rhumatismales, névralgies. La marjolaine est antidouleur et antispasmodique.
- Elle calme les symptômes liés à la spasmophilie.
- Elle favorise un sommeil naturel et réparateur.
- Elle lutte contre l'irritabilité.
- Elle est sédative.
- Elle est efficace contre les troubles de l'humeur (préménopause).
- Utile en cas d'hyperthyroïdie.
- Elle lutte contre les infections respiratoires.
- C'est un anti-infectieux général, une puissante huile essentielle antibactérienne et antifongique (antichampignon). Elle est efficace contre :
  - le staphylocoque doré, responsable de multiples infections telles que l'anthrax ou les furoncles ;
  - le pneumocoque, à l'origine de maladies pulmonaires telles que la pneumonie ;
  - le colibacille, impliqué dans certaines maladies digestives et urinaires.

CONTRE-INDICATIONS

Pas de contre-indication pour cette huile essentielle mais, appliquée pure, elle peut éventuellement irriter les peaux sensibles. Dans ce cas, mieux vaut la diluer à 50 % dans une huile végétale.

MON AVIS

- On peut parfois confondre origan et marjolaine, mais les cuisiniers, eux, ne s'y trompent pas. Ces deux plantes ont beau être proches, le parfum du premier tient à sa teneur en thymol (thym), dont la marjolaine est totalement dépourvue.
- Avec l'origan, la sarriette, le romarin et le thym, la marjolaine entre dans la composition de base des Herbes de Provence, auxquelles on est naturellement libres d'ajouter toute autre herbe assortie, pourquoi pas la lavande…
- Plutôt que de placer le sempiternel sachet de lavande dans votre armoire à linge pour en parfumer les draps et les vêtements, essayez une branche de marjolaine.

- Les voies orale, sublinguale (sous la langue) et cutanée sont les plus appropriées. La voie endonasale (1 goutte sur une mèche de coton que l'on maintient en place dans la narine) est recommandée pour certaines indications (palpitations, hypertension artérielle, blocage du plexus).

46. MÉLISSE

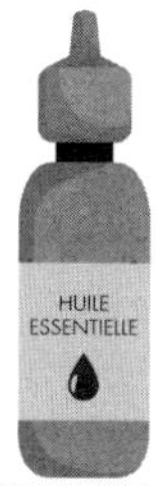

Melissa officinalis

Principaux constituants biochimiques

Aldéhydes terpéniques : géranial, néral.
Sesquiterpènes : β-caryophyllène.

Organe distillé

Herbe non fleurie

SES PROPRIÉTÉS

- Elle est intéressante en cas d'hypertension artérielle et dans les troubles de l'humeur.
- Elle a un rôle anti-insomnie.
- Elle lutte efficacement contre les crampes digestives.

MON AVIS

1 goutte dans 1 cuillère à café de miel, au coucher, facilite grandement l'endormissement. N'oubliez pas de vous brosser les dents juste après, pour ne pas vous endormir avec le sucre du miel dans la bouche !

47. MENTHE BERGAMOTE

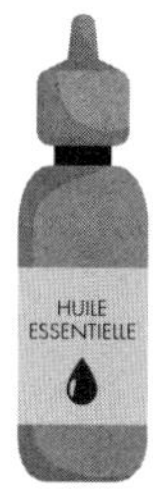

Mentha citrata

Principaux constituants biochimiques

Monoterpénols : linalol.
Oxydes terpéniques.
Esters.

Organe distillé

Herbes

SES PROPRIÉTÉS

- C'est un stimulant glandulaire.
- Elle a une action œstrogen-like (elle « mime » nos propres œstrogènes) : régulation ovarienne, antispasmodique, anti-inflammatoire, antidouleur, tonique du système lymphatique.
- Elle est utile contre l'asthénie sexuelle masculine (impuissance, baisse de libido).

MON AVIS

La voie orale est la plus appropriée.

48. MENTHE POIVRÉE

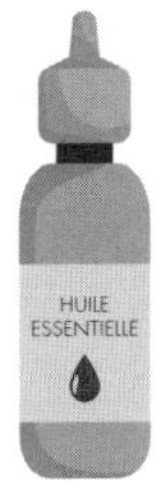

Mentha piperita

Principaux constituants biochimiques
Monoterpénols : menthol.
Monoterpénones : menthone.
Monoterpènes.
Sesquiterpènes.
Oxydes terpéniques.

Organe distillé
Parties aériennes

SES SPÉCIALITÉS

- Chocs.
- Douleurs, névralgies.
- Troubles digestifs.
- Mauvaise haleine.
- Fatigue.
- Prurits : démangeaisons.

À PROPOS DE LA MENTHE POIVRÉE

L'histoire de la menthe est aussi riche que celle des Hommes. Cette plante bien verte et très odorante hantait déjà les tombeaux égyptiens mille ans avant J.-C. et on retrouve sa trace dans le plus vieux texte médical du monde, l'*Ebers Papyrus*, où il est écrit que « la menthe est un calmant pour l'estomac ». Mais tous les thérapeutes du monde font appel à ses propriétés digestives : Âyurveda (médecine indienne), médecine chinoise, Grecs et Romains… même Sainte Hildegarde de Bingen, célèbre herboriste du Moyen Âge, recommande la menthe contre la mauvaise digestion et la goutte.

Elle est aujourd'hui très largement utilisée dans les industries alimentaire, cosmétique et pharmaceutique. Et les restaurants qui proposent un petit bonbon à la menthe en fin de repas (souvent avec l'addition…) ne font que pérenniser une tradition ancestrale qui consistait à sucer un brin de menthe pour favoriser la digestion. Voilà pourquoi elle tient une place privilégiée en cuisine, même si on utilise plutôt des feuilles entières que de l'huile essentielle. Son usage culinaire est varié puisqu'elle entre dans la composition de pâtisseries, bonbons, entremets, flans, boissons, liqueurs… ainsi que dans certaines préparations salées à base de viande (elle se marie bien avec le veau et l'agneau), de salade ou de fromage de chèvre. Mais la menthe est surtout servie en infusion après le dîner. On croit alors souvent, à tort, qu'elle aide à dormir, alors qu'elle favorise en fait la digestion du repas. Et le thé à la menthe est sans aucun doute l'une des boissons les plus célèbres !

UN PEU DE BOTANIQUE

Vous avez forcément déjà vu un bouquet de menthe, ne serait-ce qu'au marché, chez votre primeur. C'est une plante de 70 à 90 cm de haut dont les feuilles sont aiguës, lancéolées, pointues, dentelées et ovales.

Elle est cultivée un peu partout dans le monde mais on retrouve surtout la variété « menthe poivrée » dans les zones tempérées. Il est intéressant de noter que la quantité et la qualité de l'huile essentielle obtenue diffèrent fortement en fonction des sols. Les États-Unis sont les premiers producteurs de la planète, suivis par la Russie, la Chine et l'Angleterre. La France est l'un des pays qui en produit le moins… mais c'est la meilleure du monde ! C'est que la menthe a besoin d'un certain nombre de paramètres pour s'épanouir à son aise. Sol humide et riche, lumière, exposition au soleil : ses exigences sont peu nombreuses mais impératives.

CARACTÉRISTIQUES DE L'HUILE ESSENTIELLE

Son odeur fraîche, agréable, très forte, est caractéristique du menthol. Sa saveur est brûlante, poivrée, piquante, puissante, très rafraîchissante. Elle laisse derrière elle une sensation de fraîcheur et, même, d'anesthésie. Extraite des sommités fleuries, elle offre une bonne « rentabilité », parce que la plante en renferme naturellement beaucoup. C'est pourquoi elle est si peu chère. 100 kg de menthe fournissent 2 litres d'huile essentielle.
Cette plante est l'une des rares à concentrer 100 % de ses propriétés dans son huile essentielle.

SES PROPRIÉTÉS

- Elle décongestionne le foie, stimule son activité, aide à reconstituer les cellules hépatiques.
- Elle draine les organes d'élimination (foie, reins, intestins) pour détoxifier l'organisme.
- Elle est cholagogue et cholérétique, c'est-à-dire qu'elle active la sécrétion et la chasse des sels biliaires.
- Elle stimule le pancréas.
- Elle lutte contre les vomissements.
- Elle est anti-« maux d'estomac ».
- Elle aide à digérer.
- Elle est antispasmodique (douleurs à l'estomac et au côlon).
- Elle ouvre l'appétit.
- Elle est anti-infectieuse et antibactérienne. Antiseptique général, surtout intestinal, c'est un puissant bactéricide.
- Elle décongestionne le nez.
- Elle lutte aussi contre la congestion de la prostate.
- C'est un bon anti-inflammatoire urinaire et intestinal.
- C'est un puissant antidouleur : son effet réfrigérant intense la rend indispensable en application locale après un choc. Elle est analgésique ET anesthésiante (c'est-à-dire qu'elle supprime ou atténue la sensibilité à la douleur et ce par divers moyens, notamment par vasoconstriction) et antalgique (qui calme la douleur).
- Elle calme très efficacement les démangeaisons.
- Elle tue les virus et empêche de les attraper. Elle est donc viricide et antivirale.
- Elle élimine les vers.
- Elle lutte contre les champignons.
- Elle est apaisante, rafraîchissante ou… réchauffante, selon les besoins.
- Elle aide à réguler le rythme cardiaque en s'opposant aux palpitations. Mais c'est aussi un tonique cardiaque notoire : elle est hypertensive et vasoconstrictrice.
- Elle fait baisser la fièvre.
- Elle éloigne les moustiques.

- C'est un bon stimulant général, nerveux et sexuel. C'est même un léger aphrodisiaque qui favorise la force virile.
- À faibles doses, elle aide à se « dépasser » face à certaines incompréhensions vis-à-vis des événements, pas toujours cohérents, de l'existence. Mais attention ! À doses élevées, la menthe est carrément stupéfiante.
- Elle participe à la régulation ovarienne et aide à faire venir les règles.
- Régulatrice hormonale (par son action « hormon-like » : qui « mime » nos hormones), elle favorise les règles.
- Elle empêche la montée de lait chez les femmes venant d'accoucher ou souhaitant cesser d'allaiter.
- Elle désengorge les seins (allaitement), facilite l'arrêt de la lactation.
- Elle est antidouleur (douleurs des règles, maux de tête, migraines), anesthésiante.
- Elle accélère la réapparition des règles (après accouchement/allaitement).
- Elle est antifatigue.
- Tonique nerveuse (redonne de l'énergie), elle est utile en cas de baby blues (déprime après l'accouchement).
- Elle améliore les performances sportives.
- Elle accélère le déstockage des graisses.
- Elle lutte contre la transpiration excessive.

CONTRE-INDICATIONS ET MISES EN GARDE

- Toxique pour les bébés, même en usage externe.
- Contre-indiquée chez les femmes enceintes pendant les 9 mois de grossesse, ainsi qu'aux jeunes mamans allaitantes.
- Peut être également toxique pour les personnes âgées.
- Peut irriter localement la peau (on dit qu'elle est dermocaustique).
- Provoque une grande sensation de froid (même diluée), qui peut mener jusqu'à l'hypothermie en cas d'utilisation excessive !
- Si, par mégarde, de l'huile essentielle de menthe pénètre dans l'œil (ce qui est fortement déconseillé, donc lavez-vous bien les mains après une application), rincez l'œil immédiatement, non avec de l'eau mais avec de l'huile végétale. C'est pourquoi il faut toujours avoir un flacon d'huile d'amande douce dans sa trousse, en plus des huiles essentielles.

MON AVIS

- L'huile essentielle de menthe est LA réponse aromatique à la douleur. Elle s'emploie comme contrecoup immédiat dans les traumatismes sans plaies et sur les zones d'étendue limitée.
- C'est un vrai médicament d'urgence qui doit se trouver dans la pharmacie familiale des premiers secours. Appliquez sur-le-champ, dès le choc physique (ou nerveux) : la douleur est stoppée nette. Le bleu consécutif à l'agression sera très réduit, voire inexistant. L'effet est ultra-rapide et durable, n'induit pas de réaction inflammatoire ni de retour à la douleur plus intense (classique avec un anesthésique local comme la xylocaïne).

- Prise à fortes doses par voie orale, elle peut empêcher de dormir. En revanche, à petite dose, à raison d'1 goutte sous la langue ou sur un sucre toutes les heures, elle renforce la vigilance pendant la conduite.
- Les voies orale et cutanée sont les plus appropriées.

49. MYRRHE AMÈRE

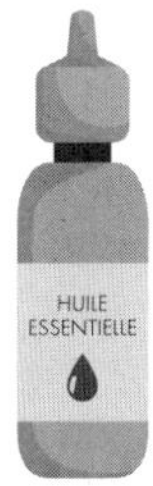

Commiphora molmol

Principaux constituants biochimiques
Sesquiterpènes : élémènes.
Cétones.
Aldéhydes.

Organe distillé
Gomme oléorésineuse séchée « larmes »

SES PROPRIÉTÉS

- Elle est anaphrodisiaque (calme la libido exacerbée).
- Elle est anti-inflammatoire et cicatrisante.

MON AVIS

- La voie cutanée est la plus appropriée.
- Cette huile essentielle est très intéressante dans les ulcères, les plaies, les escarres, tout cas où elle accélère très sensiblement la cicatrisation.

50. MYRTE VERT

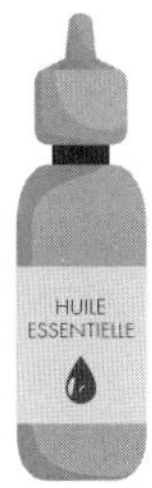

Myrtus communis cineoliferum

Principaux constituants biochimiques
Oxydes terpéniques : 1-8 cinéole.
Monoterpènes.
Sesquiterpènes.
Esters.
Lactones.

Organe distillé
Feuilles

SES PROPRIÉTÉS

- Elle calme la toux spasmodique (fumeur).
- Elle lutte contre la bronchite.
- Elle est antivergetures.
- C'est un bon tonique cutané.
- Elle lutte contre le psoriasis.

- Elle favorise le sommeil.
- Elle est utile en cas d'hypothyroïdie.
- Comptez sur elle pour **assainir l'air ambiant** : c'est un très bon antiseptique atmosphérique.
- Faites appel à elle pour prévenir les infections respiratoires (nez et/ou poumons « pris »), elle vous rendra de grands services dans ce domaine.
- Particulièrement expectorante, elle possède le rare avantage d'être très antiseptique tout en étant dénuée de toxicité : même les enfants et les personnes affaiblies ou âgées peuvent y recourir, notamment en cas de bronchite, sinusite, otite, toux, rhume (surtout si le nez coule abondamment) et asthme.

MON AVIS

- Les voies aérienne (diffusion atmosphérique), rectale et cutanée sont les plus appropriées.
- Encore une huile essentielle onéreuse mais qui n'a pas son pareil pour diminuer la production de mucus, donc bien utile lors des « débordements » (asthme, bronchite, excès de mucus dans les poumons, etc.).

51. NARD DE L'HIMALAYA (NARD JATAMANSI)

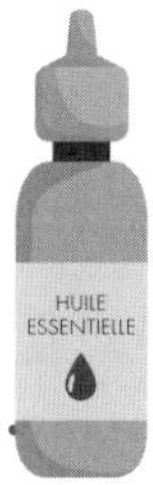

Nardostachys jatamansi

Principaux constituants biochimiques
Sesquiterpènes : β-gurjunènecalarène et dérivés.

Organe distillé
Rhizomes racines

SES PROPRIÉTÉS

- Elle a un grand pouvoir calmant de la respiration et des battements cardiaques (en cas de choc émotionnel).
- Elle est bonne pour la peau, à essayer notamment en cas de psoriasis.
- Elle stimule la pousse des cheveux.

MON AVIS

On la rencontre assez rarement mais elle est admirable pour tous ceux qui ont tendance à la tachycardie en cas d'émotions fortes.

52. NÉROLI (FLEURS D'ORANGER, NÉROLI BIGARADE)

Citrus ssp aurantium aurantium (fleurs)

Principaux constituants biochimiques

Monoterpénols : linalol, α-terpineol, nérol, géraniol.
Esters terpéniques : acétates de linalyle, néryle, géranyle.
Sesquiterpénols : (E)-nérolidol.
Terpènes.

Organe distillé

Fleurs

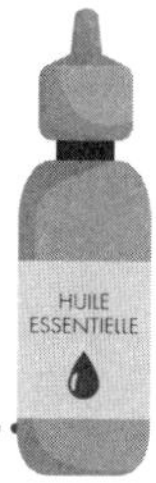

SES PROPRIÉTÉS

- Elle est anti-crise de nerfs.
- Elle est rééquilibrante nerveuse.
- Elle lutte contre la dépression nerveuse.

MON AVIS

C'est la meilleure huile essentielle pour les nerfs. Elle coûte très cher mais une seule goutte sous la langue (ou juste le flacon ouvert à respirer) suffit à calmer instantanément.

53. NIAOULI

Melaleuca quinquenervia

Principaux constituants biochimiques

Oxydes terpéniques : 1-8 cinéole.
Monoterpénols : α-terpinéol, linalol.
Sesquiterpénols : viridiflorol.

Organe distillé

Feuilles

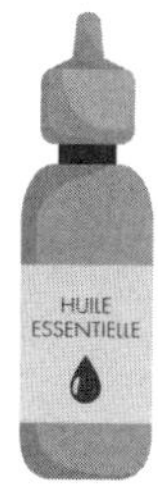

SES PROPRIÉTÉS

- Elle est utile pour les bronches encombrées.
- Elle est efficace pour les affections cutanées importantes (y compris herpès, varicelle, zona).
- Elle protège la peau contre les rayons (traitements radio contre le cancer).
- Elle améliore la résistance de la peau et des muqueuses.
- Elle favorise l'immunité.
- Elle est antivirale (herpès labial et génital, condylomes), anti-infectieuse, antifongique.
- Pensez aussi à elle pour faire baisser la fièvre, classique compagne de la grippe, la sinusite, la laryngite, la bronchite, du rhume parfois, et même de la coqueluche. On l'inhale ou on l'applique sur la peau en onction pure sans aucun risque.
- Elle est utile contre certains fibromes.
- Elle est décongestionnante veineuse (varices, hémorroïdes).
- Elle est œstrogen-like (comme nos œstrogènes).
- C'est un bon antivergetures et tonique cutané.

CONTRE-INDICATIONS

Cette huile essentielle est à utiliser avec prudence pendant la grossesse et l'allaitement. Mieux vaut éviter de l'utiliser chez l'enfant de moins de 3 ans.

MON AVIS

Les voies respiratoire, cutanée, orale et rectale sont toutes appropriées. On l'applique en onction pure s'il s'agit d'une petite surface à traiter (herpès cutané...) et diluée si la surface à traiter est plus importante (jambe...).

54. ORANGE DOUCE

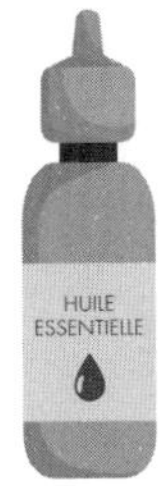

Citrus sinensis

Principaux constituants biochimiques

Monoterpènes : limonène.
Alcools.
Aldéhydes.
Furocoumarines.

Organe exprimé

Zestes

SES PROPRIÉTÉS

- Elle calme et induit le sommeil.
- Elle désinfecte l'air ambiant (contre les microbes).
- Elle aide à digérer (on peut l'utiliser directement dans les plats ou desserts pour cela).

CONTRE-INDICATIONS

Aucune.

MON AVIS

- Les voies respiratoire et orale sont les plus appropriées. Attention, en application cutanée, cette essence peut provoquer des allergies.
- Comme les autres essences d'agrumes, celle d'orange est photosensibilisante : elle peut faire des taches sur la peau si vous vous exposez au soleil après application. Mais comme on l'utilise plutôt par voie respiratoire ou orale, le problème ne se pose que très rarement.
- C'est un peu l'inverse d'autres huiles essentielles : malgré ses capacités qui n'ont rien d'exceptionnel, elle est assez courante car elle ne coûte pas cher. Pourquoi s'en priver ?

55. ORIGAN COMPACT

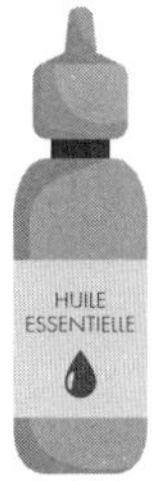

Origanum compactum

Principaux constituants biochimiques
Phénols : carvacrol, thymol.
Monoterpènes : pinènes.
Monoterpénols : linalol.

Organe distillé
Sommités fleuries

SES SPÉCIALITÉS

- Infections bactériennes, virales, parasitaires.
- Problèmes ORL (voies respiratoires).
- Infection des systèmes urinaire et digestif.
- Immunité faible.
- Maladies tropicales.

À PROPOS DE L'ORIGAN

Son nom signifie « parure des montagnes » (du grec *oros* : montagne, et *ganos* : joie). C'est vrai qu'il embellit les versants bien secs des coteaux. Fut un temps, l'origan servait à aromatiser la bière ! Mais beaucoup plus sérieusement, on parle aujourd'hui de l'origan comme de l'antibiotique naturel de demain.

Non seulement cette huile essentielle est extrêmement efficace mais en plus elle ne provoque pas de résistance chez les bactéries. Or, problème majeur de santé publique, les microbes résistent de plus en plus souvent aux médicaments antibiotiques classiquement prescrits. En outre, l'origan ne détruit par la flore intestinale (contrairement encore aux antibiotiques classiques, bien connus pour provoquer des mycoses et autres désordres digestifs). Mieux, elle favorise au contraire l'intégrité de l'intestin, garante d'une bonne immunité ! C'est pourquoi les spécialistes d'aromathérapie parlent « d'eubiotique » plutôt que « d'antibiotique ». Effectivement, étymologiquement les « antibiotiques » (= anti-vie) tuent toute vie sur leur passage. Les eubiotiques, eux, ne détruisent que les germes nocifs tout en protégeant les « gentilles bactéries », celles qui veillent sur notre santé.

UN PEU DE BOTANIQUE

C'est une plante de 30 à 80 cm de haut dont les feuilles vert foncé, ovales et pointues ont un goût piquant. Elle pousse au Maroc et dans le Sud de la France. C'est de la sommité fleurie que l'on extrait l'huile essentielle. Ses fleurs se présentent en inflorescences (groupes de fleurs) compactes, odorantes, d'un joli rose pourpre.

On l'appelle aussi parfois « origan à inflorescences compactes ».

L'origan compact (Origanum compactum) est la variété sauvage de la marjolaine (Origanum majorana). Et ça change tout ! Si l'origan possède une forte odeur de « thym » en raison de sa haute teneur en thymol et en carvacrol, ce n'est pas le cas de la marjolaine. En plus, leurs terres originelles sont bien différentes puisque la marjolaine nous vient plutôt d'Asie, alors que l'origan est résolument méditerranéen. Il est donc impossible de les confondre.

CARACTÉRISTIQUES DE L'HUILE ESSENTIELLE

L'huile essentielle d'origan, extraite des sommités fleuries, est fluide, un petit peu visqueuse, d'une couleur orangée à brun clair. Son odeur rappelle celle du thym et de l'herbe fraîche. En raison de ses propriétés antibactériennes majeures, elle est indispensable dans l'armoire à pharmacie familiale.
Le rendement est plutôt faible : 100 kg de fleurs d'origan ne fournissent que 100 ml d'huile essentielle.

SES PROPRIÉTÉS

- C'est une huile essentielle magistrale pour son action antibactérienne : c'est la plus puissante des huiles testées en aromatogramme, c'est-à-dire que c'est la plus antiseptique de toutes.
- Elle représente une solution de choix pour lutter contre les infections nosocomiales (contractées à l'hôpital) que les médecins ne parviennent pas à traiter, justement en raison des résistances bactériennes.
- C'est une huile essentielle anti-infectieuse très puissante, ainsi qu'antibactérienne majeure dite « à large spectre » c'est-à-dire active sur de très nombreux germes. On l'emploie avec succès contre les maladies respiratoires, intestinales, urinaires, génitales...
- Très antivirale (elle empêche d'attraper les virus), elle est aussi viricide (elle les tue) et immunostimulante. Elle est donc intéressante en cas d'herpès, de zona, de grippe, et même de mononucléose ou de sida.
- Elle stimule l'immunité.
- Fortement fongicide, elle lutte contre les mycoses.
- Elle possède des propriétés antiparasitaires exceptionnelles.
- Elle facilite la digestion et évite les gaz, ce qui aide à retrouver un ventre plat.
- Tonique général, c'est un excellent stimulant physique, mental et sexuel.

CONTRE-INDICATIONS

- L'huile essentielle d'origan est extraordinairement efficace mais elle n'est pas dénuée de toxicité. Elle est déconseillée chez l'enfant de moins de 15 ans, chez la femme enceinte pendant toute la grossesse ainsi que chez la jeune maman allaitante.
- Elle est réservée aux maladies préoccupantes – il ne faut pas l'utiliser pour les « bobos » du quotidien.
- Respectez la posologie ! En particulier, ne dépassez pas les doses ni la durée du traitement indiqué – 3 semaines d'affilée maximum.
- N'appliquez jamais d'origan pur sur la peau. Évitez aussi l'origan sur de grandes zones cutanées, car même mélangé à de l'huile végétale, il irrite la peau. Dilué et sur de petites surfaces, c'est le mot d'ordre.
- Compte tenu de sa composition très particulière, il est préférable d'utiliser des préparations réalisées par votre pharmacien. Vous trouverez donc cette huile essentielle largement mentionnée dans les pages qui suivent, mais principalement à prendre sous forme de gélules, suppositoires ou capsules à commander à l'officine.

MON AVIS

- Les voies orale et rectale sont les plus appropriées.
- L'origan que l'on utilise en cuisine est appelé « origan vulgaire » ou « origan de Grèce » : il diffère de notre origan compact. Ce qui ne l'empêche pas de parfumer admirablement les viandes, volailles et pizzas, à condition de l'ajouter en fin de cuisson pour ne pas altérer ses délicats arômes.
- Il est considéré comme apte à favoriser la digestion mais, comme il est généralement associé à de l'huile, notamment pour assaisonner la pizza, il n'est pas toujours facile de vérifier cette propriété !

56. PALMAROSA

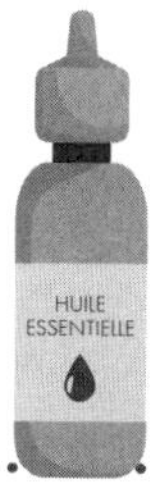

Cymbopogon martinii (variété Motia)

Principaux constituants biochimiques

Alcools monoterpéniques : géraniol.
Esters terpéniques.

Organe distillé

Parties aériennes

SES PROPRIÉTÉS

- Elle remplace haut la main n'importe quel déodorant, même le plus « puissant » : son activité dure largement toute la journée, y compris en plein été. Elle tempère la transpiration mais surtout s'oppose à tout développement de mauvaises odeurs. Et en plus elle ne laisse aucune trace sur les vêtements.
- Elle est antibactérienne, ce qui explique notamment son action « anti-mauvaises odeurs » (ces dernières sont le fait d'un développement bactérien, elles ne sont pas dues directement à la transpiration naturellement inodore).
- Elle est irremplaçable pour tous les problèmes de peau, quels qu'ils soient (acné, eczéma, dartres, escarres, engelures...).
- Elle renferme des composants extrêmement antimycosiques, et traite aussi bien les mycoses de la peau que des organes génitaux ou des intestins.
- Elle lutte efficacement contre les pellicules.
- Elle est antidouleur.
- Elle stimule l'utérus.
- Elle stimule le système nerveux (tonifiante).
- Elle facilite l'accouchement.

CONTRE-INDICATIONS

Cette huile essentielle est interdite pendant les 3 premiers mois de la grossesse ainsi que chez les jeunes mamans qui allaitent.

MON AVIS

- Les voies orale, cutanée, vaginale et rectale sont toutes appropriées.
- Essayez-la en déodorant (voir p. 516), vous serez ébahi du résultat !

57. PAMPLEMOUSSE

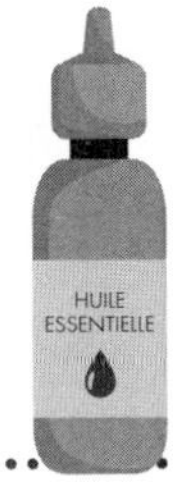

Citrus paradisii

Principaux constituants biochimiques
Monoterpènes : limonène.
Furocoumarines.

Organe pressé
Zeste

SES PROPRIÉTÉS

- C'est un bon désinfectant aérien des pièces, des locaux, des bureaux.
- Elle raffermit la peau (visage, corps, cuisses, bras…).
- Elle est bonne pour le système digestif, surtout quand il y a eu excès.

CONTRE-INDICATIONS

- Ne l'appliquez pas sur la peau avant une exposition solaire : comme toutes les essences d'agrumes, celle de pamplemousse est photosensibilisante.

MON AVIS
Les essences d'agrumes sont plus fragiles que les huiles essentielles. Achetez votre pamplemousse en petites quantités.

58. PÉTASITE

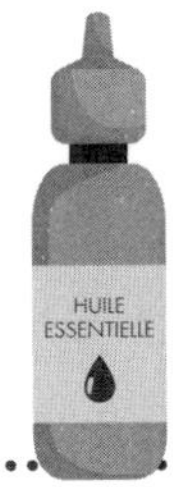

Petasites officinalis

Principaux constituants biochimiques
Esters : acétates et angélates de pétasyle et d'isopétasyle.
Lactones sesquiterp. : érémophilanolides, furanophilanolides.

Organe distillé
Racine

SES PROPRIÉTÉS

Tout comme celle du pin de Patagonie dont elle renforce l'efficacité (voir plus bas) elle est un exceptionnel antiasthme. Que les crises soient d'origine nerveuse, allergique ou déclenchées par une infection (bronchite, par exemple), cette essence calme les spasmes des bronches et apaise les patients, petits et grands… Les enfants la tolèrent parfaitement.

MON AVIS
C'est une très bonne huile essentielle contre l'asthme, mais elle est très difficile à trouver. Raison pour laquelle vous ne la croiserez pas dans les formules de ce livre.

59. PETIT GRAIN BIGARADE/BIGARADIER (ORANGER AMER)

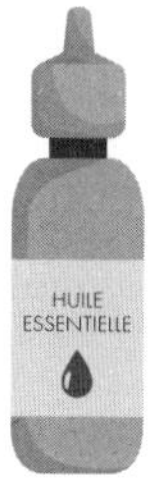

Citrus aurantium ssp amara (feuille)

Principaux constituants biochimiques
Monoterpènes.
Monoterpénols : linalol.
Esters : acétate de linalyle.

Organe distillé
Feuilles fraîches et petits rameaux

SES PROPRIÉTÉS

- Elle est très puissante pour équilibrer le système nerveux : elle calme, apaise tout en redonnant l'énergie pour « aller de l'avant » si besoin.
- Elle est antidépressive, antispasmodique nerveuse.
- Elle traite également les symptômes psychologiques du déséquilibre : déprime, « ras-le-bol », anxiété, troubles du sommeil mais aussi psychoses, obsessions en tous genres (y compris sexuelle).
- Elle prend en charge les symptômes corporels liés au stress : palpitations, arythmies, spasmes douloureux, « mal au ventre », brûlures d'estomac, traduction articulaire du stress, asthme nerveux, difficultés respiratoires, excès d'acidité, poussées d'acné…
- Elle favorise un sommeil naturel et réparateur.
- Elle est calmante et relaxante.
- C'est un bon anticellulite.
- Elle est raffermissante cutanée.

CONTRE-INDICATIONS

Aucune.

MON AVIS
Les voies respiratoire, cutanée et orale sont les plus appropriées.

60. PIN DE PATAGONIE (PIN LARICHIO, PIN PONDEROSA)

Pinus ponderosa

Principaux constituants biochimiques
Monoterpènes : β-pinène, delta-carène.
Phénols méthyl-éthers : méthyl-chavicol.

Organe distillé
Aiguilles

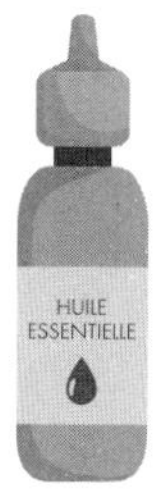

SES PROPRIÉTÉS

- Superbe antispasmodique, le pin de Patagonie est un incontournable de toutes les formules contre l'asthme quelles que soient ses manifestations : signes classiques, bronchite asthmatiforme, asthmes allergique et nerveux… Ses propriétés sont proches de celles de la pétasite, dont il renforce l'action.
- Parfaitement tolérée, elle est tout particulièrement recommandée pour les enfants.
- Elle est régulatrice du tonus nerveux.

61. PIN SYLVESTRE

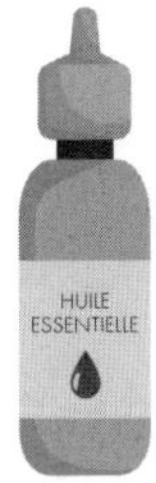

Pinus sylvestris

Principaux constituants biochimiques
Monoterpènes : pinènes, limonène.
Alcools.
Esters.

Organe distillé
Aiguilles

SES SPÉCIALITÉS

- Infections respiratoires.
- Toux.
- Fatigue (surtout si liée aux maladies de l'hiver).

SES PROPRIÉTÉS

- C'est un partenaire de choix pour traiter les bronchites, laryngites et autres sinusites.
- Elle fait transpirer.
- Ses molécules « cortison-like » (comme la cortisone) la rendent tonifiant et revigorant.
- C'est un bon tonique sexuel.
- Elle lutte efficacement contre la fatigue nerveuse et physique.
- Elle est efficace contre l'hypotension.

CONTRE-INDICATIONS

- Cette huile essentielle est contre-indiquée aux enfants de moins de 6 ans.

62. RAVENSARE AROMATIQUE

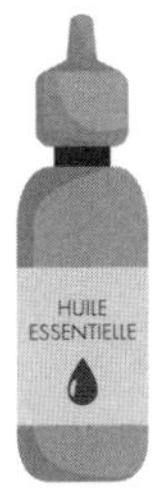

Ravensare aromatica

Principaux constituants biochimiques
Monoterpènes : limonène, sabinène.
Monoterpénols : linalol.
Phénols terpéniques : méthyl-eugénol.

Organe distillé
Feuilles

SES PROPRIÉTÉS

- Elle est anti-inflammatoire.

MON AVIS

L'huile essentielle de ravensare ne présente aucun véritable intérêt. Nous la mentionnons dans ce livre dans cet unique but : vous mettre en garde. Ne la confondez pas avec celle de Ravintsara (ci-dessous), incomparablement plus efficace contre les virus ! Les spécialistes les plus éminents en aromathérapie ont longtemps cru qu'il s'agissait de la même huile essentielle, en raison de leurs noms très ressemblants. Non, non et non !

63. RAVINTSARA

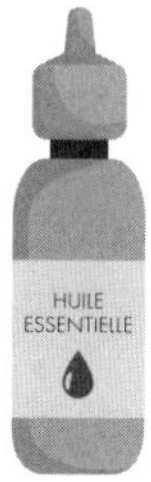

Cinnamomum camphora cineoliferum

Principaux constituants biochimiques
Oxydes terpéniques : 1-8 cinéole et pas de camphre malgré son nom latin.
Alcools terpéniques : terpinéol.
Terpènes : pinènes.

Organe distillé
Feuilles

SES SPÉCIALITÉS

- Épidémies ORL (angine, grippe, grippe aviaire…).
- Immunité faible.
- Fatigue nerveuse et psychique.

À PROPOS DU RAVINTSARA

Originaire de Madagascar, son nom signifie en malgache « feuille bonne à tout » ou « arbre aux bonnes feuilles » (*ravina* : feuille, *tsara* : bonne). Tous les Malgaches s'en servent pour soigner une multitude de maux et… pour parfumer le rhum !
Pour les habitants de l'île, c'est une sorte de panacée contre les souffrances du corps et de l'esprit, un de ces célèbres « arbres-médecine », et c'est un aromate. En Occident, elle suscite beaucoup d'espoir en raison de son potentiel antiviral exceptionnel. À l'heure où l'on craint des épidémies de grippe, grippe aviaire et autres maladies à virus mutants, le ravintsara est l'huile essentielle de la situation. Son activité antivirale est telle qu'aucun virus ne peut lui résister, surtout si on lui associe l'eucalyptus radié ou le laurier. Et en plus elle est remarquablement bien tolérée.
Véritable « perle » de l'aromathérapie, elle représente l'avenir pour le traitement des populations traquées par les virus, c'est-à-dire nous tous ! En effet, ces derniers sont de plus en plus résistants aux traitements antiviraux (exactement comme les bactéries résistent aux antibiotiques) et ce problème très préoccupant ira, hélas, croissant.

UN PEU DE BOTANIQUE

Aussi bien sauvage que cultivé, l'arbre touffu mesure 5 à 8 mètres et peut même atteindre 15 mètres. Il apprécie les zones humides et ensoleillées telles que les forêts tropicales d'Amérique et d'Asie. Les fleurs sont verdâtres et comptent 3 pétales. L'écorce est rougeâtre et le fruit caractéristique : la baie est divisée en 6 quartiers contenant chacun une graine. Les feuilles, sombres, ovales, larges, persistantes, coriaces, glabres, sont brillantes sur la face supérieure.

CARACTÉRISTIQUES DE L'HUILE ESSENTIELLE

Extraite des feuilles par entraînement à la vapeur d'eau, l'huile essentielle dégage un parfum frais, doux et « camphré », caractéristique. Elle est incolore ou jaune très clair.
100 kg de feuilles fournissent 800 ml d'huile essentielle. C'est une huile plus qu'essentielle dans la pharmacie naturelle de base.

SES PROPRIÉTÉS

- Antivirale exceptionnelle, surtout pour les voies respiratoires (système ORL : bronches, poumons...), elle est remarquable contre l'herpès, d'autant qu'elle accélère la cicatrisation locale, et contre le zona, même ophtalmique.
- Anti-infectieuse remarquable avec une belle activité antibiotique, elle évite les risques de surinfection lorsqu'on a attrapé une maladie virale.
- Elle renforce l'immunité de façon exceptionnelle en stimulant les glandes surrénales, organes essentiels de la réponse immunitaire.
- Elle lutte contre l'écoulement nasal et facilite la toux.
- Particulièrement neurotonique, elle est énergisante mais non excitante. Elle aide à retrouver l'équilibre nerveux, stimule le psychisme, lutte contre la dépression.
- Elle est antidouleur et antispasmodique.
- Amie de la silhouette, elle favorise le drainage lymphatique et s'oppose à la rétention d'eau et de graisses.
- C'est un bon décontractant musculaire.

CONTRE-INDICATIONS

Il n'y a aucune contre-indication pour cette huile essentielle.

MON AVIS

- Les voies respiratoire, orale, rectale et cutanée sont toutes appropriées.
- L'huile essentielle de ravintsara est remarquable par son efficacité, son innocuité (elle n'est absolument pas toxique et peut être employée par tous, même chez le tout jeune bébé âgé d'une semaine), sa tolérance cutanée (elle n'irrite pas la peau).
- C'est la plus belle antivirale et aussi la plus sûre : c'est l'huile essentielle des épidémies pour toute la famille, du plus jeune au plus âgé.
- L'huile essentielle de saro (voir p. 134) peut parfaitement remplacer celle de ravintsara : elle est tout aussi efficace et atoxique et elle possède les mêmes propriétés.
- En Belgique, un thérapeute l'utilise dans le cadre de traitements contre les cas graves (mononucléose, sida...). Il n'hésite pas à prescrire 3 applications pures par jour de 30 ml pendant 1 semaine, directement sur la peau, suivies d'une onction à l'huile végétale. Il obtient d'excellents résultats chez les patients atteints de déficience immunitaire. C'est un soin aromatique de choc !
- Attention ! Ravensare et ravintsara ont été longtemps confondus à cause d'une mauvaise traduction du nom malgache, y compris par de très remarquables aromathérapeutes, dont les livres traitent la première... tandis que les soins conseillés correspondent à la seconde ! Or, l'une et l'autre n'ont pas la même composition. Ne confondez donc pas avec le *Ravensare aromatica*, aux vertus anti-inflammatoires et anti-infectieuses, ni avec le *Ravensare anisata*, aux propriétés hormon-like (qui miment nos hormones).

64. ROMARIN À CAMPHRE

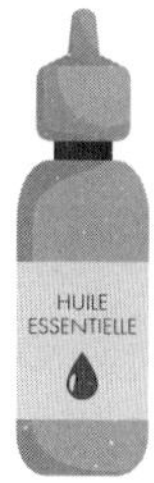

Rosmarinus officinalis camphoriferum

Principaux constituants biochimiques

Monoterpénones cétones : camphre.
Oxyde terpénique : cinéole.
Terpènes : camphène, pinène.
Alcools.
Esters.

Organe distillé

Sommités fleuries

SES PROPRIÉTÉS

- C'est un équilibrant hormonal.
- Elle lutte contre les digestions lentes
- Elle est bénéfique pour les règles (en retard, en avance, insuffisantes…) et soulage les douleurs menstruelles.
- Son usage traditionnel pour faciliter la digestion n'est pas usurpé : elle aide à détoxiquer le foie.
- C'est un antidouleur, diurétique et excellent décongestionnant veineux, ce qui explique entre autres sa capacité à apaiser les douleurs menstruelles, mais aussi à relancer la circulation en cas de jambes lourdes, de rétention d'eau ou de cellulite.
- Ses propriétés analgésiques la rendent précieuse contre toutes les souffrances musculaires ou rhumatismales.
- Elle est anti-baby blues (contre la déprime après accouchement).
- C'est un bon régulateur nerveux.
- Elle aide au déstockage des graisses.
- Elle est cicatrisante.
- Elle est antiparasitaire.
- C'est un répulsif des parasites et des insectes.

CONTRE-INDICATIONS

- Cette huile essentielle est formellement contre-indiquée pendant toute la grossesse.
- Elle est également interdite pendant l'allaitement, et ne doit pas être administrée aux enfants de moins de 6 ans ni aux épileptiques.
- Elle est interdite en cas de cancer hormonal (sein, utérus…).

MON AVIS

- À faible dose, elle a un effet tonifiant tandis qu'à forte dose, elle est calmante !
- Les voies cutanée et orale sont les plus appropriées.

65. ROMARIN À CINÉOLE

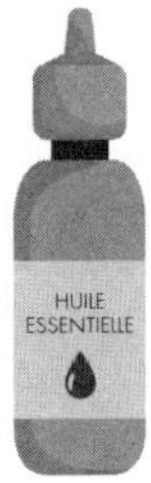

Rosmarinus officinalis cineoliferum

Principaux constituants biochimiques

Oxyde terpénique : 1-8 cinéole.
Terpènes.
Alcools.

Organe distillé

Sommités fleuries

SES PROPRIÉTÉS

- Toutes les infections respiratoires (avant, pendant, après).

MON AVIS

- Les voies respiratoire et cutanée sont les plus appropriées.
- C'est l'une des rares huiles essentielles que l'on peut appeler à la rescousse avant, pendant et après une maladie ORL. Avant, elle assainit l'air ambiant, prévenant la propagation d'une épidémie. Pendant, elle prête main-forte aux poumons – sans être aussi antibiotique que l'origan, par exemple, elle stimule les voies respiratoires, notamment pulmonaires : elle est donc indiquée en cas d'asthme comme de bronchite, mais aussi de toux (y compris coquelucheuse) et même de rhume afin d'éviter qu'il ne « descende » sur les bronches. Après, elle remet sur pied et donne un coup de fouet aux esprits et aux corps engourdis : puissant stimulant, c'est l'essence de la convalescence !

66. ROMARIN À VERBÉNONE

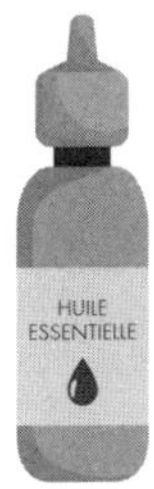

Rosmarinus officinalis verbenoniferum

Principaux constituants biochimiques

Cétones : verbénone 15 à 35 % + camphre.
Oxydes : 1-8 cinéole.
Terpènes.
Esters.
Alcools.

Organe distillé

Sommités fleuries

SES PROPRIÉTÉS

- Elle est mucolytique, décongestionne poumons et bronches.
- C'est une huile essentielle rééquilibrante endocrinienne et nerveuse, une double propriété utile notamment en cas de dépression.
- Elle est détoxicante hépatique et antivirale, ce qui la rend salutaire en cas de cirrhose, d'hépatite.

CONTRE-INDICATIONS

Sans conseil médical, cette huile essentielle devrait être utilisée seulement à doses modérées. Elle est contre-indiquée chez les femmes enceintes et allaitantes ainsi que chez les bébés.

MON AVIS
Elle est remarquable en olfactothérapie (= à respirer) dans les situations psychologiques conflictuelles.

67. ROSE DE DAMAS

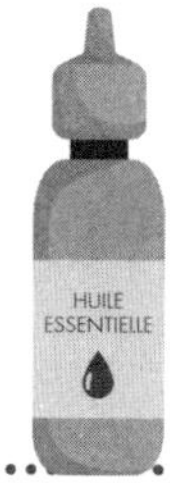

Rosa damascena

Principaux constituants biochimiques
Monoterpénols : citronellol, géraniol.
Esters.

Organe distillé
Pétales

SES PROPRIÉTÉS

- Pour le plaisir !
- Elle lutte contre la frigidité et l'impuissance.
- Elle aide à passer les caps délicats, hormonaux, intimes dans la vie d'une femme.

CONTRE-INDICATIONS

Aucune aux doses physiologiques.

MON AVIS
Les voies olfactive et cutanée sont les plus appropriées.

68. SANTAL BLANC

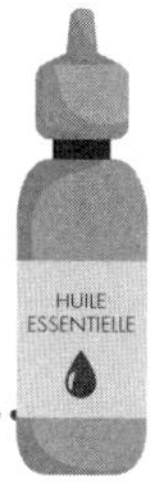

Santalum album

Principaux constituants biochimiques
Sesquiterpénols : (Z)-α-santalol, (Z)-β-santalol.

Organe distillé
Bois

SES PROPRIÉTÉS

- Antiseptique pulmonaire, génitale, urinaire.
- Elle décongestionne le petit bassin (utile en cas de cystite).
- Elle lutte efficacement contre l'irritabilité.
- Elle raffermit les tissus, régénère la peau.

- C'est une bonne tonique aphrodisiaque.
- Tonique cardiaque.

CONTRE-INDICATIONS

Aucune aux doses indiquées.

MON AVIS

Les voies cutanée, orale et rectale sont les plus appropriées, la voie olfactive aussi, pour le plaisir !

69. SAPIN BAUMIER

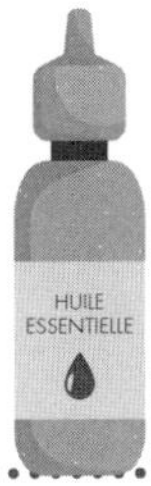

Abies balsamea

Principaux constituants biochimiques

Monoterpènes : β-pinène + sabinène.
Esters terpéniques : acétate de bornyle.

Organe distillé

Aiguilles

SES PROPRIÉTÉS

- Elle est efficace contre le rhume et le nez qui coule.
- Elle lutte contre les bronchites.
- Elle est utile contre les rhumatismes et les douleurs articulaires dues à l'âge.
- C'est un bon anti-fatigue physique et nerveuse.

CONTRE-INDICATIONS

Cette huile est interdite chez les femmes enceintes ou allaitantes ainsi que chez les bébés.

MON AVIS

En dehors de sa capacité phénoménale à bloquer tout rhume en « cours de formation », ses propriétés ne sont pas exceptionnelles, mais elle sent si bon ! Elle rappelle nos grands-parents et leurs bonbons des Vosges sucés l'hiver quand ils toussaient.

70. SARO (MANDRAVASAROTRA)

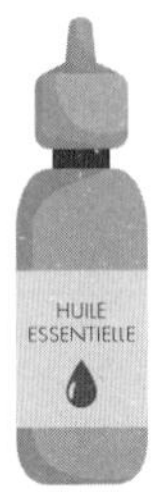

Cinnamosma fragrans

Principaux constituants biochimiques

Oxydes terpéniques.
Monoterpènes.
Alcools (terpinène-4-ol, linalol).

Organe distillé

Feuilles

SES PROPRIÉTÉS

- Antivirale +++.
- Soutient l'immunité.
- Aide à tousser (expectorante).
- Le saro est particulièrement utile contre les maladies virales de l'hiver (rhume, grippe, angine…) et en prévention de leurs complications bactériennes (bronchites…).

CONTRE-INDICATIONS

Aucune aux doses conseillées.

MON AVIS

- Toutes les voies d'administration sont possibles, efficaces et sûres.
- Utilisez cette huile essentielle comme le ravintsara, avec laquelle elle est interchangeable (voir p. 129).

71. SARRIETTE DES MONTAGNES

Satureja montana

Principaux constituants biochimiques

Phénols : carvacrol, thymol, eugénol.

Terpènes.

Organe distillé

Sommités fleuries

SES PROPRIÉTÉS

- Anti-infectieuse majeure, elle lutte efficacement contre les affections respiratoires, mais aussi gynécologiques et intestinales (notamment tropicales, que l'on attrape en voyage).
- Elle est anticystite, urétrite et inflammation de la prostate.
- Elle est anticandidose.
- Elle est utile contre la fatigue – physique et nerveuse – et l'hypotension.

CONTRE-INDICATIONS

Elle est réservée aux adultes et grands enfants, comme toutes les HE riches en phénols.

MON AVIS

Les voies orale et rectale sont les plus appropriées.

72. SAUGE OFFICINALE

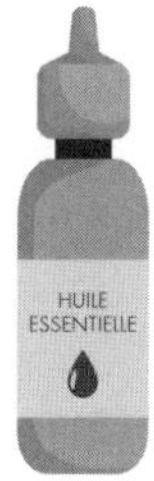

Salvia officinalis

Principaux constituants biochimiques

(la composition varie beaucoup en cours de cycle végétatif)

Terpènes.

Monoterpénols.

Sesquiterpénols (viridifloral)

Cétone : tuyone 12 à 33 %.

Organe distillé

Sommités fleuries

SES PROPRIÉTÉS

- Elle est lipolytique et anticellulitique.
- Elle est antivirale, antibactérienne, antifongique.
- C'est une bonne détoxicante hépatique.
- Elle est aphrodisiaque.
- Elle est œstrogen-like, emménagogue.

CONTRE-INDICATION

Elle est interdite chez la femme enceinte (elle est abortive) et chez le jeune enfant (risque de neurotoxicité en dessous d'un certain âge).

MON AVIS

Elle est intéressante, particulièrement au moment de la ménopause, dans les problèmes de sécheresse vaginale et d'inappétence sexuelle (libido faible), ainsi que pour lutter contre les bouffées de chaleur. Mais elle est à employer uniquement sur conseil médical.

73. SAUGE SCLARÉE

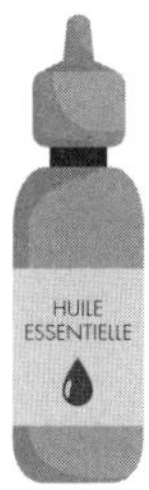

Salvia sclarea

Principaux constituants biochimiques

Esters terpéniques : acétate de linalyle.

Monoterpénols : linalol.

Une multitude d'autres constituants en plus ou moins faible quantité.

Organe distillé

Sommités fleuries

SES PROPRIÉTÉS

- Elle régularise et/ou déclenche les règles (en cas d'aménorrhées).
- Elle lutte contre les douleurs de règles.
- Elle est œstrogen-like (se comporte comme nos œstrogènes).
- C'est un bon utérotonique (tonique de l'utérus), elle est précieuse pour préparer l'accouchement.
- Elle est utile contre les bouffées de chaleur.

- Elle lutte contre la sécheresse vaginale.
- Elle est aphrodisiaque, tonique sexuelle.
- Elle aide au déstockage des graisses.
- Elle est anticellulite.
- Elle est efficace contre la transpiration excessive.
- Elle est cicatrisante.

CONTRE-INDICATION

Vous aurez peut-être un petit peu de mal à trouver un flacon de sauge dans une pharmacie non spécialisée en aromathérapie. Contrairement à ce que l'on pourra vous répondre parfois, cette huile essentielle ne présente pas de danger si on utilise bien cette **sauge sclarée** et non pas la **sauge officinale,** très intéressante mais délicate à manier (à utiliser exclusivement sur délivrance d'une préparation en pharmacie, et sur conseil médical). Les posologies préconisées dans ce livre tiennent évidemment compte du maniement un peu délicat de cette essence. N'ayez aucune inquiétude. Néanmoins, évitez-la en cas de mastose et de cancérose.

MON AVIS
La voie orale est la plus appropriée.

74. TANAISIE ANNUELLE

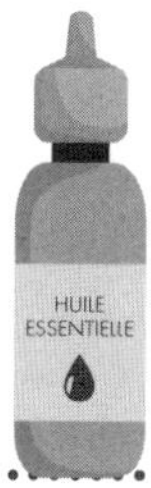

Tanacetum annuum

Principaux constituants biochimiques
Sesquiterpènes : chamazulène.
Monoterpènes : limonène.

Organe distillé
Feuilles

SES PROPRIÉTÉS

- C'est un remarquable anti-inflammatoire et antihistaminique (antiallergique, antiprurigineux).
- Elle est indispensable à tous les asthmatiques.
- Et en cas de dermite irritative ou allergique.

75. THYM À LINALOL

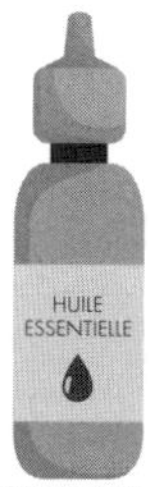

Thymus vulgaris linaloliferum

Principaux constituants biochimiques
Monoterpénols : linalol.
Esters terpéniques.

Organe distillé
Sommités fleuries

SES SPÉCIALITÉS

- Infections et mycoses buccales, vaginales, urinaires. Autres problèmes de peau infectieux ou viraux (verrues, psoriasis).
- Vers (ténia, oxyures, ascaris…).
- Infections « difficiles ».

SES PROPRIÉTÉS

- Très antibactérienne et antiseptique, elle est recommandée dans tous les cas de maladies respiratoires.
- Fabuleuse contre tous les troubles intestinaux de type infectieux, parasitaire ou mycosique (candidose intestinale, gastro-entérite, parasitose).
- Efficace contre les troubles gynécologiques et urinaires, notamment accompagnés de candidose génitale.

76. THYM À THUJANOL

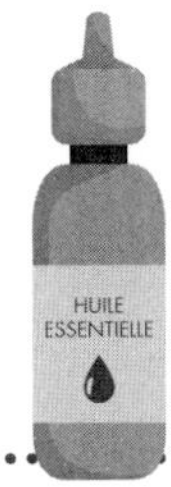

Thymus vulgaris thujanoliferum

Principaux constituants biochimiques
Monoterpénols : thujanol.
Monoterpènes.

Organe distillé
Sommités fleuries

SES SPÉCIALITÉS

- Maladies virales « difficiles ».
- Toutes les infections, de la plus petite enfance à l'âge adulte.
- Angine (2 jours maximum pour s'en débarrasser !).
- Troubles du foie (tous types).

À PROPOS DU THYM À THUJANOL

Si nous vivions à l'époque du Moyen Âge, nul doute que nous sacrifierions à la coutume de déguster des infusions de thym… pour parler aux fées. À moins que le but non avoué fût plutôt de chasser les mauvaises odeurs. Quant à Sainte Hildegarde de Bingen, elle tenait le thym pour une panacée. Quoi qu'il en soit, voici une plante qui ne manque pas d'histoire. C'est l'une des plus employées en thérapeutique, et depuis les temps les plus reculés ! Rien que ses racines égyptiennes et grecques nous font voyager. Les premières, *tham*, évoquent un végétal odoriférant pour embaumer les morts ; les secondes, *thymós*, *thýein* (« fumée » et « esprit ») sont encore plus mystérieuses. Les médecins égyptiens, étrusques, grecs et romains l'utilisaient en tout cas déjà dans les temps anciens pour embaumer leurs morts, parfumer l'eau des thermes ou assainir l'atmosphère.
Mais aujourd'hui, la connaissance technique permet d'aller bien plus loin dans la précision. Le thym à thujanol est originaire du Sud de la France, en Provence. Et même de la Drôme pour être tout à fait exact. La notion de chémotype est ici particulièrement essentielle. Rappelons que le chémotype indique la composition chimique de chaque sous-espèce d'huile

essentielle. Nous parlons ici du thym à thujanol aux propriétés anti-infectieuses importantes avec en plus une action stimulante et régénératrice des cellules du foie, le tout pour une sûreté d'emploi extraordinaire, même chez les tout-petits. Ne confondez pas avec le thym à thymol ni avec le thym à linalol.

UN PEU DE BOTANIQUE

Cette plante vivace, buissonnante, se présente comme un sous-arbrisseau touffu et ramassé. Elle pousse sur les sols pierreux, dans la garrigue pauvre, au soleil et à la chaleur. Sa tige ligneuse et tortueuse supporte de toutes petites feuilles vertes roulées sur les bords, cotonneuses dessous, ainsi que de non moins petites fleurs, blanc rosé, épanouies de mai à octobre. Un portrait de famille typiquement méditerranéen ! Le thym apprécie particulièrement l'altitude assez élevée puisqu'on le rencontre entre 600 et 1 200 mètres.

CARACTÉRISTIQUES DE L'HUILE ESSENTIELLE

Extraite des fleurs par un entraînement à la vapeur d'eau, l'huile essentielle de thym à thujanol est fluide et mobile, jaune très pâle à transparente. Son odeur est chaude et herbacée, sa saveur épicée et puissante.

100 kg de fleurs ne fournissent que 100 à 150 ml d'huile essentielle. Les rendements obtenus sont donc particulièrement faibles, et en plus la matière végétale disponible est plutôt rare. Cette essence est donc chère.

C'est une huile essentielle extraordinaire par sa puissance d'action, sa bonne tolérance et les particularités liées à son profil chimique. Très complète, elle est à « usage multiple » et ne présente ni toxicité pour l'organisme ni agressivité pour la peau. Elle peut donc être utilisée par voie interne, y compris chez le bébé (à partir de 5 à 6 semaines).

SES PROPRIÉTÉS

- Antibactérienne majeure, elle empêche le développement des bactéries et les tue (bactéricide) le cas échéant.
- Même chose pour les virus : elle est antivirale, c'est-à-dire qu'elle empêche d'attraper des virus, mais s'il le faut, elle est parfaitement capable de les détruire (viricide). Pensez à elle en cas d'herpès (buccal ou génital) et de condylomes.
- Intéressante contre toutes les affections bactériennes et virales. Elle est remarquable notamment dans toutes les infections respiratoires : rhino-pharyngite, angine, bronchite, sinusite (superbe activité), otite, rhinite, grippe.
- Elle stimule l'immunité et protège particulièrement les appareils respiratoire, génito-urinaire (cystite, vulvite, vaginite, salpingite, urétrite, prostatite) et digestif.
- Elle est utile dans tous les cas d'infection buccale (stomatite, gingivite, amygdalite, aphte).
- Elle est efficace contre les mycoses (peau, ongle, gynéco).
- Stimulante physique et psychique, c'est un bon tonique général.
- Elle régénère superbement les cellules du foie. Indispensable donc en cas de cirrhose ou d'hépatite virale.
- Elle active la circulation du sang, réchauffe, tonifie les vaisseaux capillaires. Pensez-y en cas d'extrémités froides, de syndrome de Raynaud.

- Excellente neurotonique, c'est une rééquilibrante nerveuse.
- Elle est antifatigue, antidéprime.
- Elle est anti-baby blues.

CONTRE-INDICATION

Aucune aux doses indiquées.

MON AVIS

- Les voies orale et rectale sont les plus appropriées.
- Cette huile essentielle devrait figurer dans la trousse familiale de tout utilisateur averti : elle peut servir de traitement de base dans la plupart des cas. Songez qu'en cas d'angine, 2 gouttes sur 1 petit sucre, 3 fois par jour, à laisser fondre en bouche suffisent à vous guérir !
- Ce thym-là, c'est la farigoule ! Celle sans laquelle une marinade ne mérite pas son nom. Avec ses petits amis la sarriette, le laurier, le girofle, le poivre, l'ail et l'échalote, le thym enchante nos plats et nous plonge d'un coup de dent au cœur de la magie provençale.
- Certains de nos clients ont pris l'habitude de diffuser chez eux, tout l'hiver, de l'huile essentielle de thym. Ils ne tombent malades qu'exceptionnellement et attribuent en partie cette bonne santé à ce « bon geste » préventif. L'un d'entre eux a proposé de faire de même au bureau. Ses collègues n'étaient pas hostiles, d'autant que cette essence sent très bon ! D'octobre à avril, il flotte désormais dans son entreprise une discrète odeur permanente de thym, très douce.

77. THYM À THYMOL

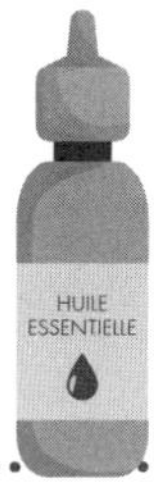

Thymus vulgaris thymoliferum

Principaux constituants biochimiques

Phénols : thymol et carvacrol.
Terpènes.

Organe distillé

Sommités fleuries

SES PROPRIÉTÉS

- C'est une huile essentielle anti-infectieuse majeure au spectre d'action inégalable. On peut l'employer dans toutes les maladies infectieuses (respiratoires, urinaires, gynécologiques, cutanées...).
- C'est un bon tonique général.

CONTRE-INDICATIONS

Les enfants, les femmes enceintes ou allaitantes, les bébés... en fait cette huile essentielle est exclusivement réservée aux adultes et doit être employée avec discernement, uniquement pour des situations particulières et critiques.

MON AVIS
C'est une huile essentielle d'une efficacité hors pair, au même titre que l'origan compact, la sarriette ou la cannelle, mais celles-ci sont réservées aux adultes et aux cas urgents ou difficiles.

78. VERVEINE CITRONNÉE

Lippia citriodora

Principaux constituants biochimiques
Aldéhydes terpéniques : géranial, néral.
Sesquiterpènes.
Monoterpènes.
Monoterpénols.
Sesquiterpénols.
Esters.

Organe distillé
Feuilles

SES PROPRIÉTÉS

- Elle est antidépressive, anti-angoisse, anti-anxiété.
- Elle facilite grandement le sommeil.
- C'est un puissant anti-inflammatoire (maladie de Crohn, colite, inflammations de l'appareil locomoteur, asthme, etc.).
- Elle est efficace contre divers troubles endocriniens (prescription obligatoire).

79. YLANG-YLANG

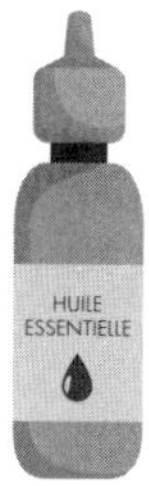

Cananga odorata

Principaux constituants biochimiques
Alcools : linalol, géraniol.
Phénols méthyl-éthers : p. crésol.
Esters : acétate de géranyle, acétate de benzyle.
Sesquiterpènes : farnésène.

Organe distillé
Fleurs

SES PROPRIÉTÉS

- Elle est anti-fatigue générale (sexuelle, physique, mentale, psychologique).
- C'est un superbe antalgique pour les douleurs profondes, lancinantes, et pour les douleurs en fin de vie.
- C'est une très bonne régulatrice cardiaque : tachycardie, HTA, extrasystoles…

- Elle honore sa réputation d'aphrodisiaque, et peut être utilisée en massages par tous les couples désireux de pimenter leur vie sexuelle, ou de lui insuffler une nouvelle énergie. Pour les femmes (frigidité) comme pour les hommes (impuissance) !
- À raison d'une goutte dans sa dose normale de shampooing, elle prend soin des cheveux et ralentit leur chute, ou même l'empêche si le problème est lié à la pollution ou au stress.
- Elle est antivergetures.
- Elle peut aider contre les attaques de panique.

CONTRE-INDICATION

Cette huile essentielle est contre-indiquée pendant le premier trimestre de la grossesse ainsi que chez les mamans qui allaitent.

MON AVIS

Les voies olfactive et cutanée sont les plus appropriées. Pensez à toujours bien la diluer avant toute application !

LES 28 MEILLEURES HUILES VÉGÉTALES (ET AUTRES SUPPORTS POUR BIEN PROFITER DES HUILES ESSENTIELLES)

Quelques huiles essentielles peuvent être appliquées pures sur la peau, sur un bouton par exemple. Mais dès que les applications se répètent, qu'elles concernent de larges étendues cutanées et/ou que vous avez une peau très sensible ou irritable, diluer vos huiles essentielles dans une huile végétale est indispensable.

LES 28 HUILES VÉGÉTALES MAJEURES

Théoriquement, n'importe quelle huile végétale fait l'affaire, même celle d'arachide ou d'olive ! Cependant, outre une question de confort (odeur, texture...), les propriétés de cette huile de support doivent systématiquement être prises en compte. Par exemple, l'huile d'arnica, bien connue pour ses capacités antidouleur, complétera à merveille l'action des huiles essentielles anticourbatures, tandis que celle de calophylle sera tout indiquée dans une formule circulatoire.

Pour le plaisir ou pour un simple geste beauté, rien ne vous empêche de les utiliser « nature », sans huile essentielle, simplement pour leurs propriétés propres. D'autant que là, vous ne risquez absolument rien, même si vous êtes enceinte !

LE ✚ SIMPLE

Si vous cherchez une huile végétale polyvalente, choisissez parmi les deux suivantes, ultradouces et onctueuses :

- l'huile d'amande douce pour les enfants ;
- l'huile de macadamia pour les adultes.

MON AVIS

- N'utilisez jamais d'huile minérale (ex : paraffine) : elle interdit le passage des huiles essentielles à travers la peau.
- Achetez si possible des petits flacons d'huile végétale : la plupart d'entre elles sont très fragiles et se conservent mal. Une fois ouverte, le mieux est de garder la bouteille au réfrigérateur, à l'abri de l'air, de la chaleur et de la lumière, les trois ennemis jurés des huiles végétales.
- Certaines huiles végétales « de support » peuvent ainsi être utilisées, comme les huiles alimentaires, par exemple dans la salade (vinaigrette). C'est le cas des huiles d'onagre, d'argan… Vous profiterez ainsi encore plus pleinement de leurs propriétés bénéfiques, nutritionnelles cette fois.

1. ABRICOT *Prunus armeniaca*

SES PROPRIÉTÉS

- Elle est antirides.
- Elle est anti-âge pour la peau.
- Elle est bonne pour le teint (discret effet « autobronzant »).
- C'est une excellente huile de bronzage.

EN PRATIQUE

- Elle est extraite du noyau, mais reste cependant jaune/orangée comme le fruit !
- Son odeur est douce, légèrement épicée.
- C'est une bonne huile de massage.
- Elle ne laisse pas de film gras car elle pénètre très bien dans la peau.

ELLE SE MARIE TOUT PARTICULIÈREMENT AVEC L'HE DE :

- Néroli.

2. AMANDE DOUCE *Prunus amygdalus*

SES PROPRIÉTÉS

- Elle a des vertus adoucissantes, calmantes.
- Elle est idéale pour les bébés et pour les seins crevassés des mamans !
- Elle est hydratante et apaisante.
- Elle est antidémangeaisons.

EN PRATIQUE

- C'est une base de massage parfaite.
- Convient à tous les types de peau, à toutes les situations, à tous les âges (les tout-petits surtout).
- Elle peut servir de soin d'appoint pour les mains abîmées.
- Son odeur est très discrète, voire neutre. Bien pour passer inaperçu, si vous avez une ou plusieurs applications à faire dans la journée, au bureau… !

ELLE SE MARIE TOUT PARTICULIÈREMENT AVEC LES HE DE :

- Bois de Hô, lavande officinale.

3. ARGAN *Argania spinosa*

SES PROPRIÉTÉS

- Réparatrice et régénératrice, elle prévient le vieillissement de la peau (pollution, soleil…).
- Elle a une action anti-âge.
- Elle a un fort pouvoir antioxydant.
- Elle protège du climat (sécheresse, vent, fortes chaleurs, grands froids).

EN PRATIQUE

- C'est surtout une huile de beauté.
- Très fine, facilement absorbée par la peau.
- Si vous en trouvez, préférez l'huile d'argan « désodorisée », à moins que vous appréciiez le parfum très typé de l'argan (mais tout dépend du fabricant : certaines marques non désodorisées ont une odeur très douce).

ELLE SE MARIE TOUT PARTICULIÈREMENT AVEC LES HE DE :

- Bois de Hô, cèdre, néroli.

4. ARNICA *Arnica montana*

SES PROPRIÉTÉS

- Elle lutte contre les douleurs musculaires et tendineuses.
- Elle est efficace contre les bleus, les chocs, les hématomes (à condition qu'il n'y ait pas de plaie).
- Elle est bonne pour la circulation du sang, donc en cas de jambes lourdes, varices, etc.
- Elle aide à redonner « bonne mine » (si la pâleur est liée à un afflux de sang trop faible).

EN PRATIQUE

- L'huile reine du massage dès que l'on a mal (coups, œdèmes, bleus…).
- Attention : il ne faut PAS l'avaler. On l'utilise exclusivement en externe, et sur peau saine.

ELLE SE MARIE TOUT PARTICULIÈREMENT AVEC LES HE DE :

- Hélichryse italienne, romarin à camphre, eucalyptus citronné.

5. AVOCAT *Persea gratissima*

SES PROPRIÉTÉS

- Ultra-nourrissante, c'est un vrai rêve pour les peaux sèches.
- Elle est antirides.
- Elle est antivergetures.
- Elle est bonne pour les cheveux (surtout secs et abîmés).
- Extrêmement bien tolérée, elle peut même être utilisée en contour des yeux (mais sans huiles essentielles !).
- Elle renferme tout un panel de vitamines (A, D, E…), en assez grande quantité.

EN PRATIQUE

- Elle peut servir de soin d'appoint en cas de coup de soleil.
- Évitez-la si vous avez déjà la peau grasse.

ELLE SE MARIE TOUT PARTICULIÈREMENT AVEC L'HE DE :

- Géranium.

6. BOURRACHE *Borago officinalis*

SES PROPRIÉTÉS

- Elle est régénératrice cutanée.
- Elle est indiquée lorsqu'on cherche à rendre sa peau plus souple, plus élastique et plus tonique.
- Elle est utile contre les douleurs prémenstruelles et les mastoses (douleurs du sein) car c'est un régulateur hormonal.
- C'est un vrai soin régénérant, anti-âge, recommandé aux femmes en préménopause ou ménopausées.

EN PRATIQUE

- À réserver aux « petites surfaces ».
- Vous la trouverez en flacon c'est le plus pratique pour les massages, ou sous forme de petites capsules qu'il suffit alors de percer et de vider (on peut aussi les avaler).
- Elle est couleur jaune pâle.
- Cette huile végétale coûte un peu cher mais elle est très « ciblée » (irremplaçable).

ELLE SE MARIE TOUT PARTICULIÈREMENT AVEC L'HE DE :

- Sauge.

7. CALENDULA *Calendula officinalis*

SES PROPRIÉTÉS

- Elle est apaisante, nourrissante et anti-inflammatoire.
- Elle est recommandée aux peaux sensibles, couperosées, irritées.
- Légèrement antiseptique et anti-inflammatoire, elle aide à reconstituer l'épiderme agressé.

EN PRATIQUE

- À choisir si la peau ou les muqueuses sont irritées ou enflammées.
- Elle s'utilise exclusivement en usage externe.
- Ce n'est pas le bon choix si la surface à traiter est étendue. Mieux vaut alors changer d'huile ou la « couper » avec une autre huile végétale.

ELLE SE MARIE TOUT PARTICULIÈREMENT AVEC LES HE DE :

- Hélichryse italienne, lavande officinale.

8. CALOPHYLLE *Calophyllum inophylum*

SES PROPRIÉTÉS

- Dans le monde des huiles végétales, elle est un peu « à part » : elle est très aromatique et c'est un soin à elle seule grâce à ses puissants actifs.
- C'est LE produit de support pour favoriser la circulation et fluidifier le sang, vraiment indispensable pour traiter les varices, hémorroïdes, phlébites superficielles, couperose et autres « accidents circulatoires ».
- C'est un bon choix pour traiter les jambes lourdes ou faire un drainage lymphatique.
- Elle décongestionne le bas-ventre.
- Elle est antiseptique et anti-inflammatoire.

- Elle est utile en cas de chute, de fatigue.
- Elle s'utilise chez la femme sportive.

EN PRATIQUE

- Huile assez colorée (jaune voire verte), elle est souvent conseillée par les aromathérapeutes. Son odeur est chaude, « alimentaire », elle rappelle celle du paprika ou du curry.
- C'est l'une des rares huiles végétales que l'on peut recommander en cas de plaie ou de peau « lésée », donc sur les boutons, les coupures, etc.

ELLE SE MARIE TOUT PARTICULIÈREMENT AVEC LES HE DE :

Cyprès de Provence, lentisque pistachier, niaouli, palmarosa.

9. CARTHAME *Carthamus tinctorius*

SES PROPRIÉTÉS

- Elle est recommandée pour tout traitement aux huiles essentielles par voie orale visant à traiter les troubles biliaires et à abaisser le taux de cholestérol.

EN PRATIQUE

- En raison de sa haute teneur en « bons gras », l'huile de carthame devrait figurer en bonne place dans votre cuisine si vous avez des problèmes de cholestérol, tendance à faire des calculs biliaires ou de la constipation.
- Elle n'est pas du tout employée en usage externe.

ELLE SE MARIE TOUT PARTICULIÈREMENT AVEC LES HE DE :

Citron, livèche.

10. CHANVRE *Cannabis sativa*

SES PROPRIÉTÉS

- C'est l'une des meilleures huiles antidesséchement car elle nourrit vraiment en profondeur et empêche la déshydratation.
- Elle est idéale pour retrouver des cheveux beaux, soyeux et volumineux.
- En interne, on peut l'employer pour véhiculer les huiles essentielles qui stimulent l'immunité, contre le stress ou les maladies dégénératives.

EN PRATIQUE

- C'est l'huile végétale la plus équilibrée en différents acides gras (oméga 3, 6, 9, acides gras palmitique, stéarique) : sa composition est parfaite. Elle apporte en outre des vitamines importantes pour la santé de la peau, et qui la rendent à la fois formidable en usage externe mais aussi en support pour usage interne (à avaler).
- C'est peut-être l'huile qui pénètre le mieux et qui laisse derrière elle la peau la plus sèche. Elle est par conséquent très prisée pour les massages. En revanche attention à sa couleur : elle est très foncée, presque brune (en tout cas vert émeraude vraiment sombre).
- Sa légère odeur d'herbe, de foin, laisse une impression de « frais » très appréciable.
- En France, on ne la trouve pas très facilement, bien qu'elle ne présente évidemment aucun aspect toxique. En outre, elle coûte cher. Dommage !

ELLE SE MARIE TOUT PARTICULIÈREMENT AVEC LES HE DE :

Thym, romarin.

11. COCO *Cocos nucifera*

SES PROPRIÉTÉS

- Son odeur remporte tous les suffrages !
- En dehors de son exceptionnelle affinité avec le cheveu, qu'elle renforce et fait briller, elle n'a cependant pas de grande spécificité.
- C'est une huile agréable pour le soin du corps, d'autant qu'elle parfume la peau sans laisser de film gras.

EN PRATIQUE

- Elle sent « les vacances » !
- Si la température est trop fraîche (moins de 20 °C !), elle peut figer. Rien de grave, ses propriétés et son odeur n'en pâtissent pas, et il suffit de la réchauffer au soleil ou au bain-marie pour lui redonner sa forme huileuse.

ELLE SE MARIE TOUT PARTICULIÈREMENT AVEC LES HE DE :

- Bergamote, vanille, ylang-ylang.

12. COLZA *Brassica napus oleifera*

SES PROPRIÉTÉS

- Peu usitée en usage externe, elle mérite malgré tout mention ici pour son utilité comme support interne : elle est recommandée pour tous les traitements aux huiles essentielles par voie orale visant à traiter les troubles cardiaques, surtout dégénératifs.

EN PRATIQUE

- En raison de sa haute teneur en oméga 3, l'huile de colza est désormais recommandée par l'ensemble de la communauté scientifique internationale pour protéger le cœur. À consommer en alternance avec l'huile de noix et en association avec l'huile d'olive.
- Elle n'est pas du tout employée en usage externe.

ELLE SE MARIE TOUT PARTICULIÈREMENT AVEC LES HE DE :

- Ail, citron, estragon.

13. COTON *Gossypium*

SES PROPRIÉTÉS

- Elle est anti-âge, nourrissante et émolliente.

EN PRATIQUE

- Elle n'a rien de vraiment extraordinaire mais elle est très à la mode, alors…
- Peu fragile, vous pouvez la conserver longtemps.

ELLE SE MARIE TOUT PARTICULIÈREMENT AVEC LES HE DE :

- Rose de Damas, basilic exotique, géranium.

14. GERME DE BLÉ *Triticum vulgare*

SES PROPRIÉTÉS

- Elle est nourrissante, adoucissante, assouplissante, revitalisante.
- Elle est utile pour les soins de beauté (peau, ongles).

- Elle est antivergetures.
- C'est un antirides vraiment puissant.

EN PRATIQUE

- Elle est peu pratique en externe car épaisse et très colorée (jaune foncé/brune), mais extrêmement nourrissante.
- En raison de sa fragilité, prenez les précautions qui s'imposent pour la conservation : pas d'humidité, pas de chaleur, pas de lumière.

ELLE SE MARIE TOUT PARTICULIÈREMENT AVEC L'ESSENCE DE :

- Citron.

15. JOJOBA *Simmondsia chinensis*

SES PROPRIÉTÉS

- Elle est antiacné.
- C'est un bon anti-âge cutané.
- Elle convient aux peaux grasses et mixtes.
- Elle est indiquée en cas de cheveux gras ou cassants.

EN PRATIQUE

- Très liquide et peu fragile, deux atouts importants !

ELLE SE MARIE TOUT PARTICULIÈREMENT AVEC L'HE DE :

- Rose de Damas.

16. MACADAMIA *Macadamia intergrifolia*

SES PROPRIÉTÉS

- Dans son genre, un peu comme celle de calophylle, l'huile de macadamia est un phénomène. Ses propriétés adoucissantes et hydratantes tiennent à sa très haute teneur en acide palmitoléique, un « bon gras » précieux et rare.
- Elle est très fluide et extrêmement pénétrante. Elle ne laisse aucune sensation de gras après application. Elle est particulièrement adaptée aux troubles circulatoires et lymphatiques.
- Elle est exceptionnellement restructurante et adoucissante (en raison de sa composition rare).
- Elle est idéale pour les peaux fragiles.
- Elle est conseillée en cas de vergetures, gerçures, crevasses, cicatrices.

EN PRATIQUE

- C'est une base de massage parfaite, plutôt adaptée aux peaux adultes étant donné ses propriétés circulatoires, nourrissantes et protectrices.
- Assez épaisse, de couleur jaune soutenu à vert, elle reste cependant discrètement parfumée : son odeur évoque celle de la noix.
- Elle ne laisse pas de sensation de gras.

ELLE SE MARIE TOUT PARTICULIÈREMENT AVEC LES HE DE :

- Lavande officinale, hélichryse italienne.

17. MILLEPERTUIS *Hypericum perforatum*

SES PROPRIÉTÉS

- Elle calme les brûlures (coup de soleil compris) et régénère la peau.
- Elle est cicatrisante.
- Décongestionnante, anti-inflammatoire, elle est aussi antalgique. Pensez-y pour les massages antidouleurs (dos, cou, syndrome prémenstruel…).
- On connaît les traditionnelles vertus antidéprime du millepertuis. L'huile ne fait pas exception à la règle, même si elle ne traite pas le problème à elle seule, ce peut être un bon choix pour les massages visant à rétablir l'humeur, que le trouble soit isolé ou rattaché à une situation identifiée (ménopause ou règles par exemple).

EN PRATIQUE

- Attention ! Elle est réputée photosensibilisante : il ne faut donc pas l'appliquer avant une exposition solaire mais toujours après.
- Sa couleur est foncée (rouge très sombre) et son odeur assez prononcée, proche de celle de l'huile d'olive.
- Pensez à elle lorsqu'il y a plaie + douleur (par exemple escarre) et/ou inflammation.

ELLE SE MARIE TOUT PARTICULIÈREMENT AVEC LES HE DE :

- Lavande aspic, gaulthérie couchée.

18. MONOÏ *Cocos nucifera et gardenia tahitensis*

SES PROPRIÉTÉS

- Le monoï est un macérat de fleurs de tiaré dans l'huile de coco. Il est traditionnellement employé pour nourrir, raffermir et lisser la peau. Ou pour rendre les cheveux plus forts, brillants, pleins de volume.

EN PRATIQUE

- Ses caractéristiques sont comparables à celles de l'huile de coco, il sent d'ailleurs lui aussi « les vacances » ! Et lui aussi fige à 20 °C…

IL SE MARIE TOUT PARTICULIÈREMENT AVEC LES HE DE :

- Vanille, ylang-ylang, rose de Damas.

19. NOISETTE *Corylus avellana*

SES PROPRIÉTÉS

- Ultra-pénétrante, c'est une « huile de base » très agréable et parfaite pour des soins d'agrément, notamment pour les peaux grasses et mixtes, ce qui est plutôt rare !
- Elle facilite le drainage (circulation veineuse).
- Elle est idéale pour les peaux rougissantes.

EN PRATIQUE

- Elle est très jaune et un peu épaisse, mais plus fluide que l'amande douce.
- Elle est employée en usage interne (à avaler) ou en massage.
- Elle ne laisse pas de traces de gras.

ELLE SE MARIE TOUT PARTICULIÈREMENT AVEC LES HE DE :

- Hélichryse italienne, citron.

20. NOIX *Juglans regia*

SES PROPRIÉTÉS

- Bien qu'elle ne soit pas usitée par voie externe, elle mérite largement mention ici pour son utilité comme support interne. Elle est recommandée pour tous les traitements aux huiles essentielles par voie orale visant à protéger le cœur et abaisser le taux de cholestérol.
- Elle est antianémie.
- Elle est fortement recommandée pour protéger le cerveau du vieillissement.

EN PRATIQUE

- En raison de sa haute teneur en « bons gras », l'huile de noix devrait figurer en bonne place dans votre cuisine si vous souhaitez protéger votre cœur ou vos neurones. À consommer en alternance avec celle de colza.
- Elle n'est pas du tout employée en usage externe.

ELLE SE MARIE TOUT PARTICULIÈREMENT AVEC L'HE DE :

- Seule, dans la salade !

21. OLIVE *Olea europea*

SES PROPRIÉTÉS

- Elle est essentiellement utilisée pour absorber les huiles essentielles par voie orale.
- Mais en externe, elle est bonne pour les cheveux, les mains, les ongles et adoucissante pour la peau (peu employée).

EN PRATIQUE

- C'est l'huile reine en cuisine ! Pour l'usage externe, elle fait à l'extérieur ce que les cellules voient à l'intérieur : très antioxydante et fort riche en polyphénols, c'est un anti-âge connu et reconnu.
- Attention, en application, son parfum prononcé peut rapidement faire penser à la sauce salade… réservez-la aux surfaces de faible taille.

ELLE SE MARIE TOUT PARTICULIÈREMENT AVEC L'ESSENCE DE :

- Citron.

22. ONAGRE *Œnothera biennis*

SES PROPRIÉTÉS

- Superbe huile anti-âge, antirides, elle est revitalisante.
- Elle adoucit et régénère.
- En raison de sa composition très spécifique, elle est recommandée aux femmes qui ont des soucis hormonaux, ou après 40 ans (rides, préménopause, ménopause).
- Ses propriétés sont comparables à celles de l'huile de bourrache.

EN PRATIQUE

- Elle est à réserver aux « petites surfaces ».
- Vous la trouverez en flacon c'est le plus pratique pour les massages, ou sous forme de petites capsules qu'il suffit de percer et de vider (on peut aussi les avaler pour un traitement interne).

- Elle est couleur jaune d'or.
- Cette huile végétale coûte un peu cher mais elle est très « ciblée » (irremplaçable).

ELLE SE MARIE TOUT PARTICULIÈREMENT AVEC L'HE DE :

- Sauge.

23. PÂQUERETTE (BELLIS) *Bellis perennis*

SES PROPRIÉTÉS

- Traditionnellement utilisée depuis des centaines d'années comme tenseur du buste, donc pour la beauté des seins : elle galbe, raffermit, retend.
- Elle renforce également la tonicité des vaisseaux sanguins, donc s'avère utile pour la circulation (artérielle et veineuse).

EN PRATIQUE

- Si vous vous lancez dans un vaste programme « anti-âge » et soignez votre décolleté, vous ne devriez pas passer à côté…

ELLE SE MARIE TOUT PARTICULIÈREMENT AVEC LES HE DE :

- Cyprès de Provence, hélichryse italienne, lentisque pistachier.

24. PÉPINS DE COURGE *Cucurbita pepo*

SES PROPRIÉTÉS

- Peu usitée en usage externe, elle mérite largement mention ici pour son utilité comme support interne : elle est recommandée par voie orale pour sa très haute tolérance digestive.
- C'est l'huile végétale indispensable pour lutter contre les problèmes de prostate (prostatite, adénome…).
- Elle est anticarie et est recommandée pour tous les problèmes buccaux (aphtes, plaies, et même les fissures des lèvres).
- Ses propriétés antiparasitaires sont très connues et non usurpées.

EN PRATIQUE

- En raison de sa haute teneur en « bons gras », l'huile de pépins de courge devrait figurer en bonne place dans votre cuisine si vous avez des troubles de la prostate, quels qu'ils soient.
- Elle convient cependant également bien aux enfants (d'autant que sa richesse nutritive favorise leur croissance), tout particulièrement à ceux sujets aux « vers » (ascaris). Une consommation régulière, dans la salade, aide à se débarrasser des parasites et à prévenir leur retour.
- Elle n'est pas du tout employée en usage externe.

ELLE SE MARIE TOUT PARTICULIÈREMENT AVEC L'HE DE :

- Elle s'utilise surtout seule, par voie interne.

25. PÉPINS DE RAISIN *Vitis vinifera*

SES PROPRIÉTÉS

- Ultrariche en polyphénols, qui ont fait toute la réputation santé du raisin et du vin, c'est l'une des meilleures huiles anti-âge, pour la peau comme pour les cheveux.

EN PRATIQUE

- Elle ne sent pas le vin… ni le raisin d'ailleurs ! Son odeur est très discrète et sa texture très appréciée pour les massages.

ELLE SE MARIE TOUT PARTICULIÈREMENT AVEC LES HE DE :

- Bois de Hô, lavande officinale, cyprès de Provence, hélichryse italienne.

26. RICIN *Ricinus communis*

SES PROPRIÉTÉS

- C'est « l'huile du poil » ! Elle renforce les cils, les sourcils, les cheveux, qu'elle fait pousser plus forts, plus épais, plus longs, plus brillants.
- On peut l'utiliser pour nourrir les mains.

EN PRATIQUE

- Quasi inodore et incolore, sa texture visqueuse lui interdit cependant l'application sur de grandes surfaces.
- Par voie interne, elle est laxative.

ELLE SE MARIE TOUT PARTICULIÈREMENT AVEC LES HE DE :

- Thym, romarin.

27. ROSE MUSQUÉE *Rosa rubiginosa / Rosa mosqueta*

SES PROPRIÉTÉS

- Cicatrisante, c'est l'huile végétale « miracle » pour faire une belle cicatrice, fine et invisible.
- Bonne pour la circulation du sang.
- À choisir en priorité en cas de problèmes de peau « insolubles » (dartre, eczéma, peau lésée…).
- Exceptionnellement riche en composants anti-âge, elle est indiquée contre le vieillissement prématuré, les rides.

EN PRATIQUE

- Huile rare et chère, mais remarquable et irremplaçable.
- Elle est très agréable d'emploi, sent bon le « frais ». En revanche, sa couleur foncée (parfois carrément rouge) la rend assez peu discrète, et sa texture très visqueuse la cantonne aux applications circonscrites.

ELLE SE MARIE TOUT PARTICULIÈREMENT AVEC L'HE DE :

- Hélichryse italienne.

28. SÉSAME *Sesamum indicum*

SES PROPRIÉTÉS

- Anti-UV, elle possède un véritable « filtre solaire » intégré.
- Elle est utile contre la pollution, les rayons solaires, et pour régénérer la peau.
- C'est un bon choix si vous desquamez (pertes anormales de cellules cutanées).

EN PRATIQUE

- Très fluide, de couleur très claire, elle est très agréable au toucher. Mais elle sent le sésame, vous êtes prévenu… !
- ***Attention aux allergies !*** L'huile végétale de sésame est potentiellement allergisante, surtout chez une personne allergique au sésame. Rarement raffinée, elle renferme donc des protéines de sésame : même si ce ne sont que des traces, ces protéines peuvent suffire à déclencher une réaction chez les enfants, ados ou adultes prédisposés.

ELLE SE MARIE TOUT PARTICULIÈREMENT AVEC L'ESSENCE DE :

- Bergamote.

LES AUTRES SUPPORTS POUR LES HUILES ESSENTIELLES

La base pour bain

Comme son nom l'indique, il s'agit d'un produit spécialement conçu pour que les huiles essentielles se mêlent intimement à l'eau du bain. Elle est recommandée, surtout si vous prenez souvent des bains ! Elle ne laisse pas de film gras sur la peau, contrairement aux huiles végétales parfois conseillées pour ce type d'utilisation. Chaque fournisseur d'huiles essentielles en propose une. Vous y mettrez environ 30 gouttes d'HE par cuillère à soupe, et le tout versé dans le bain chaud prêt.

Le disper

Ajouté aux huiles essentielles, il permet de les rendre solubles dans l'eau afin de les prendre par voie orale. Il s'utilise à raison de 2 à 3 gouttes d'HE dans 20 à 30 gouttes de disper. On dilue ensuite ce mélange dans ½ verre d'eau. Et on en boit 2 à 3 fois par jour.
C'est une alternative aux comprimés neutres, sucre, huile végétale et miel proposés tout au long de ce livre. Si vous choisissez le disper, vérifiez bien, au préalable, que vous appréciez la saveur des huiles essentielles !

Le gel pour huile essentielle

Il est utilisé en officine pour les préparations topiques en application cutanée.

Le lait

Il peut remplacer exceptionnellement la base pour bain, mais l'émulsion se fait vraiment moins bien. Ne parlons pas du lait en poudre, parfois conseillé : votre bain sera bien peu accueillant avec ses grumeaux en surface !

Le transcutol

C'est un support pour applications sur la peau. Son usage est réservé à l'officine. Il permet aux huiles essentielles de traverser la barrière cutanée plus vite et mieux qu'avec une huile végétale.
C'est une alternative aux huiles végétales habituellement conseillées dans ce livre. En pratique quotidienne, nous vous recommandons l'usage de ces dernières en raison de leurs propres qualités thérapeutiques (le transcutol est « neutre »).

Le talc

Le pharmacien l'utilise à une concentration de 2 à 3 %, pour réaliser des préparations aux huiles essentielles à visée cutanée (problèmes d'échauffement, de macération, de démangeaisons). Il permet un saupoudrage de la peau sans la toucher, lorsqu'elle est très irritée, par exemple.

L'eau (dans le diffuseur)

On l'a dit : huiles essentielles et eau ne se mélangent pas. Cependant, les diffuseurs à ultrasons fonctionnent de cette manière : ils diffusent les huiles essentielles tout en humidifiant la pièce grâce à un léger brouillard. Ça marche très bien, c'est très agréable ! C'est un peu le même principe avec un humidificateur : la vapeur d'eau qui s'en échappe entraîne l'huile essentielle déposée dans une cupule toute proche.
Par ailleurs, une préparation « minute » dans un flacon que l'on secoue très fort peut « fonctionner » aussi, si on l'emploie immédiatement (ne pas laisser le temps aux HE de se séparer de l'eau).

Le comprimé neutre

C'est un comprimé de levure sur lequel on dépose 1 ou 2 gouttes d'huile essentielle au moment de le croquer ou plutôt de le laisser fondre en bouche. Vous le croiserez régulièrement dans les formules de ce livre, car il est recommandé dès lors que vous devez prendre régulièrement des huiles essentielles par voie interne. Il permet, en effet, une parfaite assimilation et évite de recourir plusieurs fois par jour à une petite cuillère de miel, un sucre ou de l'huile d'olive, supports courants mais peu recommandés aux personnes diabétiques ou à celles qui font attention à leur poids.

LES HYDROLATS

Il est temps de faire connaissance avec ces produits issus de l'aromathérapie et pourtant nettement moins connus. D'abord, quelques précisions sur leur fabrication : après distillation d'une plante, on obtient d'un côté l'huile essentielle proprement dite, et de l'autre la vapeur d'eau qui, en refroidissant, redevient de l'eau. Elle est chargée d'un tout petit peu d'huile essentielle, environ 1 à 2 %. C'est l'hydrolat, ou l'hydrosol : hydro (eau) sol (solution). Comme ce dernier est beaucoup moins concentré en molécules actives que l'huile essentielle, on l'a longtemps considéré comme simple « co-produit ». Erreur ! Il n'existe pas d'hydrolat d'agrumes (citron…) puisque ces végétaux ne sont pas distillés : on exprime leur huile essentielle par pression, donc sans eau.

Une action tout en douceur et en profondeur

L'hydrolat est donc constitué quasi exclusivement d'eau (distillée, c'est-à-dire 100 % pure, sans bactérie, bien sûr, mais aussi sans minéraux) et d'une infime quantité d'huile essentielle. Son parfum est souvent proche de celui de l'huile essentielle, en plus ténu bien sûr, mais peut parfois surprendre tant il est différent. Son nom complet est d'ailleurs « hydrolat aromatique ». Étant donné que sa composition n'a rien à voir avec son « équivalent » en huile essentielle, les hydrolats sont employés de tout autre manière. Ils s'utilisent en cure, ils n'ont pas d'action puissante, par exemple ils ne sont pas anti-infectieux, la propriété majeure des huiles essentielles. Ils sont recommandés dès que la délicatesse est recherchée, ce qui est le cas pour les bains d'yeux ou les soins de la peau. Ce sont, par ailleurs, des produits idéaux pour quiconque souhaite profiter de cosmétiques 100 % naturels : ils sont parfaits comme sprays, recommandés pour la tonicité cutanée du visage et du corps, incontournables pour la préparation de masques faciaux, de compresses de beauté, comme eaux parfumées pour le corps, lotions nettoyantes, ingrédients de base pour des « cosmétiques maison », en « spa » pour les pieds, dans l'eau du bain, pour parfumer les pièces (mais plus subtilement qu'avec les huiles essentielles).
En thérapeutique, ils sont parfaits pour toutes les pathologies qui nécessitent un drainage : jambes lourdes, sang épais, foie congestionné, problèmes cutanés… Pour détoxifier le foie, par exemple, et soutenir ainsi l'immunité, on conseille des cures de romarin/menthe/aneth avant l'hiver et au printemps. Les molécules aromatiques dynamisent l'eau et le tout forme une synergie particulièrement efficace pour un excellent drainage aqueux. En effet, l'eau distillée, vierge de minéraux, passe directement dans le sang (aucun intermédiaire digestif) et se charge de toutes les toxines pour une élimination en règle. Un vrai nettoyage de printemps… à l'automne si on veut !

Fragilité, qualité, disponibilité…

En raison de leur fragilité, on ne trouve pas systématiquement l'hydrolat correspondant à chaque huile essentielle. En général, il faut le commander en pharmacie, dont les stocks sont très limités – c'est presque un produit frais ! Certains hydrolats encore plus fragiles que les autres, comme ceux de mélisse ou de thym à thujanol, ne peuvent carrément pas être commercialisés. Par ailleurs, il faut aussi prendre en compte un problème financier : l'hydrolat coûte bien moins cher que l'huile essentielle. Pour les plantes distillées au bout du monde, par exemple en Nouvelle-Zélande, le transport coûterait 3 fois plus cher que l'hydrolat lui-même, aboutissant à un produit hors de prix. En plus, un simple voyage en avion peut suffire pour laisser se développer une colonie bactérienne dans l'hydrolat, ce qui le rendrait totalement impropre à toute utilisation. Résultat, la qualité des hydrolats disponibles sur le marché est très disparate, comme pour les huiles essentielles d'ailleurs ! D'abord, vous devez retrouver sur l'étiquette les mêmes précisions : nom en latin, provenance, signes de qualité, etc. « Hydrolat de lavande » ça ne suffit pas ! Quelle lavande ? Pour faire quoi ? Ensuite, méfiance : on dit qu'un hydrolat renferme entre 2 et 3 % d'huile essentielle. Mais parfois, c'est 5 %, et parfois… 0,5 % ! En effet, un hydrolat obtenu en début de distillation (dans le premier ¼ d'heure, ce qui correspond à environ 8 litres d'eau) est nettement plus chargé qu'en fin de distillation, lorsque la plante n'a plus rien à « donner ». Alors, comme d'habitude, n'achetez pas n'importe quoi, n'importe où !

Le ✚

Les hydrolats, bien moins concentrés que les huiles essentielles, sont bien plus faciles à utiliser en automédication : aucun risque de se faire mal, idéal pour les enfants ou les personnes fragiles.

Faites confiance à vos sens

Les hydrolats sont fragiles. Une fois ouvert, vous devez impérativement conserver votre flacon au frais et l'utiliser dans les 6 mois environ (parfois moins). Sinon, les quelques rares molécules antimicrobes qu'il renferme sont littéralement dévorées par les microbes et autres parasites : forcément, dans cette eau dénuée de tout apport nutritif, les bactéries ne peuvent se nourrir que de ces traces organiques, et ne s'en privent pas ! Pour savoir si votre flacon est « contaminé » ou pas, le test de l'odeur est assez fiable. Votre hydrolat ne sent plus rien ? Les microbes ont dévoré les traces d'huiles essentielles, vous pouvez le jeter. Il dégage un parfum un peu acide, aigre, qui rappelle le vinaigre ? Là encore, cela signifie que les microbes l'ont modifié : poubelle ! Au contraire il sent très bon ? L'hydrolat n'a pas « bougé » : vous pouvez le conserver encore. Autre test : celui de la vue. Il arrive qu'il se forme très rapidement des filaments opalescents dans le liquide. Si vous les voyez, il est trop tard : poubelle ! Le liquide doit rester parfaitement limpide et transparent.

Posologies habituelles

Les hydrolats, constitués à 98 % d'eau sont largement employés, sur de longues périodes et aussi souvent qu'on le souhaite, sans aucun risque, purs ou dilués selon les cas. On utilise principalement les hydrolats :

- ***Par voie orale :*** 1 cuillère à café dans un verre d'eau pour les enfants, 1 cuillère à soupe dans un verre d'eau pour les adultes, prise à renouveler 2 à 3 fois par jour pendant 1 mois environ. Pour les cures minceur : 5 cuillères à soupe dans 1,5 litre d'eau, à boire dans la journée, pendant 3 semaines.
- ***En compresses :*** sur des yeux fatigués ou pour se démaquiller, par exemple.
- ***En instillations nasales :*** quelques gouttes dans le nez.
- ***En bains d'yeux ou de bouche.***

HYDROLATS = EAUX FLORALES ?

C'est un grand débat ! Dans l'usage courant, on considère que oui, même si le procédé d'obtention est différent. Par exemple, l'eau de bleuet est une eau florale. Le bleuet ne contient pas suffisamment de molécules aromatiques pour qu'on puisse en extraire d'huile essentielle. Il n'existe donc pas d'hydrolat de bleuet au sens strict du terme. Il est cependant possible de trouver des hydrolats reconstitués : ce sont des mélanges d'huile essentielle + 1 émulsifiant + de l'eau. Cette particularité n'est pas toujours mentionnée, et c'est dommage...

À chaque hydrolat ses propriétés

On les utilise souvent en mélange, pour renforcer encore leur efficacité. Mais rien n'empêche d'essayer un ou deux « unitaires » pour tester leur potentiel. Parmi les hydrolats les plus courants, essayez ceux de...

- **Aneth.** *Dyspepsie (renvois)* : en boisson.
- **Bleuet (eau florale).** *Yeux fatigués* : en compresse.
- **Camomille romaine.** *Yeux fatigués, peau irritée* : en application, surtout sous forme de compresses; patientez quelques minutes, retirez les cotons : ces derniers sont tout chauds, ils ont littéralement « absorbé » l'œdème ! *Calmante* : en boisson.
- **Cannelle.** *Léger antiseptique, en cas de problèmes intestinaux et de diarrhées :* en boisson.

- **Ciste.** *Hémorragie, congestion hémorroïdaire :* en boisson.
- **Eucalyptus.** *Pour mieux respirer :* en boisson et en bain.
- **Fleur d'oranger (eau florale).** *Apaisant, pour les peaux qui ne supportent que la douceur :* en application.
- **Hélichryse.** *Contusion, mauvaise circulation* : en application.
- **Hysope officinale.** *Fluidifiant bronchique :* en boisson.
- **Inule.** *Fluidifiant bronchique :* en boisson.
- **Laurier noble.** *Antiseptique :* en application, bain de bouche, etc.
- **Lavande.** *Calmant, tonique après-rasage :* en application.
- **Lentisque pistachier.** *Puissant décongestionnant circulatoire (contre jambes lourdes, varices, hémorroïdes...) :* en application ; *inflammations buccales :* en bain de bouche.
- **Menthe.** *Digestive :* en boisson.
- **Millepertuis.** *Brûlures cutanées :* en application.
- **Myrte vert.** *Tonique, anti-peau grasse :* en application.
- **Pin sylvestre.** *Désinfectant pulmonaire :* en boisson.
- **Romarin.** *Drainage du foie :* en boisson.
- **Rose.** *Pour se démaquiller, antirougeurs, antiallergies :* en application.
- **Sarriette.** *Dynamisant :* en boisson et friction.
- **Sauge.** *Régularise les cycles menstruels, apaise les symptômes de la ménopause :* en boisson.
- **Thyms à géraniol, à linalol, à thymol.** *Tonifiants respiratoires :* en boisson.
- **Verveine.** *Calmant, antidéprime :* en boisson.

Hydrolats, mode d'emploi en 10 points

1. Achetez exclusivement des hydrolats de bonne qualité (ni impureté, ni eau ajoutée, ni pesticides ou autres polluants).
2. Lorsqu'un fabricant extrait de l'hydrolat, il ne s'agit pas de récupérer la fraction « rejetée par l'huile essentielle », mais d'utiliser une matière première différente pour un emploi différent. Pour être suffisamment concentré en molécules actives et odorantes (le parfum doit être assez « puissant »), un bon hydrolat correspond aux 8 premiers litres de distillation. Les suivants ne sont plus intéressants... et pourtant proposés parfois par des revendeurs peu scrupuleux.
3. Comme toujours, la qualité se paie. Un hydrolat ridiculement bon marché (moins de 6 € les 200 ml) ne peut PAS être de bonne qualité, il a forcément été dilué ou est faiblement concentré, ou non filtré donc impur, etc. Vous pensiez faire une affaire, et finalement c'est loin d'être le cas !
4. Manipulez vos hydrolats avec précaution. Ne laissez pas traîner le flacon n'importe comment au milieu de votre sac à main. Évitez de toucher les hydrolats avec les mains : versez-les d'abord sur un tissu ou du coton. Refermez soigneusement le flacon le plus rapidement possible après utilisation.

→

5. Les quantités préconisées pour les soins n'ont rien à voir avec celles des huiles essentielles. Les hydrolats sont plus proches de l'eau : on les emploie largement et aussi souvent qu'on le souhaite, sans aucun risque.
6. Conservez vos hydrolats au réfrigérateur : la plupart se gardent plusieurs mois, à condition de respecter une hygiène rigoureuse.
7. Achetez vos hydrolats en petites quantités. Prévoyez pour le mois à venir, mais pas au-delà. Mieux vaut renouveler l'achat d'un hydrolat « frais » que de prendre des risques avec un flacon un peu ancien.
8. Ne pensez pas trouver dans l'hydrolat une huile essentielle « atténuée ». Son odeur, par exemple, n'a aucun rapport avec celle de l'huile essentielle. La première expérience olfactive est toujours étonnante ! La fragrance est généralement un peu âcre, sourde, évoque davantage la terre : le tout est très agréable, mais bien différent du parfum capiteux des huiles essentielles. Ne reposez pas le flacon parce que son parfum ne vous semble pas « normal » !
9. L'hydrolat répond parfaitement à la définition de la main d'acier dans un gant de velours. Hyperdoux, hyperfragile (notamment à la chaleur, à la lumière et à la pollution), il est aussi... hyperefficace. Il élargit le rayon d'action de l'aromathérapie.
10. On utilise généralement les hydrolats purs, leur grande douceur le permettant. Mais pour des gestes quotidiens de bien-être, par exemple si l'on souhaite faire appel tous les jours à un hydrolat pour rafraîchir et assainir sa peau, il est conseillé de le diluer dans de l'eau de source. 50 % d'hydrolat, 50 % d'eau de source. Voilà un produit cosmétique parfait, très économique et 100 % naturel, votre peau en redemandera !

Les 3 hydrolats les plus courants

1. L'HYDROLAT DE BLEUET

Centaurea cyanus

Vous l'appliquerez probablement sur vos yeux. Veillez à une qualité microbienne irréprochable, ne conservez pas votre flacon entamé trop longtemps.

PROPRIÉTÉS SANTÉ MAJEURES

- Apaise les yeux irrités, gonflés. Idéal en compresses imbibées, le soir, après une journée de travail sur ordinateur.

PROPRIÉTÉS COSMÉTIQUES MAJEURES

- Il redonne un petit coup de « frais » au teint, resserre les pores de la peau, tonifie le tissu cutané en général. Il calme aussi les coups de soleil et apaise les peaux réactives.

ET AUSSI

- L'hydrolat de bleuet ne se « mange » pas, mais peut se respirer. Il calme alors les esprits irrités... et irritables. Mais sa fonction première et traditionnelle reste vraiment l'apaisement des yeux.

2. L'HYDROLAT DE FLEUR D'ORANGER

Citrus aurantium flower

Vous connaissez probablement les desserts à l'eau de fleur d'oranger. Mais saviez-vous que cet hydrolat possédait d'autres propriétés que celles de parfumer la cuisine ?

PROPRIÉTÉS SANTÉ MAJEURES

- Antifatigue (surtout mentale), antistress, il calme, apaise, aide les enfants (et les grands) à s'endormir.

PROPRIÉTÉS COSMÉTIQUES MAJEURES

- Excellent régénérant, il convient particulièrement aux peaux délicates qui ne supportent que la douceur. C'est aussi un bon rafraîchissant pour celles qui n'apprécient pas trop les notes « vivifiantes » type romarin.

ET AUSSI

- Vous la connaissez dans les salades d'orange marocaines et le riz au lait « à la fleur d'oranger », mais pourquoi ne pas l'essayer dans une infusion de tilleul ou un lait chaud, le soir, avec un peu de miel ? Une cuillère à café directement dans l'infusion, un peu de miel pour sucrer le tout... un délice !

3. L'HYDROLAT DE ROSE DE DAMAS

Rosa damascena

Extrait des pétales de roses, cet hydrolat est aussi précieux que l'huile essentielle de rose de Damas. Il coûte un peu cher, mais est irremplaçable pour les soins de la peau.

PROPRIÉTÉS SANTÉ MAJEURES

- Il est apaisant, indiqué dans toutes les manifestations émotionnelles négatives (agressivité, colère, dépression, abattement...).

PROPRIÉTÉS COSMÉTIQUES MAJEURES

- Antirougeurs, antiallergie, antirides, il favorise la régénération cutanée et l'hydratation en profondeur.

ET AUSSI

- Comme l'eau de rose « classique », celle de Damas peut être utilisée en cuisine, pour parfumer une salade de fruits, par exemple. Une à deux cuillères à café suffisent amplement pour un saladier.

Seconde partie

L'aromathérapie pour se soigner de A à Z au quotidien

PRÉCISIONS PRATIQUES

- **Les conseils de ce livre s'adressent aux adultes et adolescents, sauf cas précisés.** Pour plus d'informations concernant les enfants, consultez *Soigner ses enfants avec les huiles essentielles* (Leduc.s Éditions).
- Pour plus de commodité, nous convenons de parler de « l'arbre à thé » ou de « la mandarine » plutôt que de « l'huile essentielle d'arbre à thé » ou « l'essence de mandarine » afin d'éviter les lourdeurs. Mais c'est bien d'huile essentielle dont il est question à chaque fois.
- Les huiles essentielles employées en formules ou réflexes aroma à utiliser sur la peau ou à respirer ou à mettre dans le bain sont en français. En revanche, celles qui entrent dans une préparation aroma destinée à la voie interne (à avaler, en ovules, suppositoires…) sont à la fois en français et en latin, afin d'éviter tout risque de confusion et donc, tout incident.

Pour chaque pathologie, vous trouverez :

La formule réflexe

Le plus simple !

La formule complète

- Si nécessaire
- Si la formule réflexe ne suffit pas
- Si la souffrance est importante

À faire préparer en pharmacie

Ces formules sont à commander en officine, soit parce qu'elles nécessitent du matériel spécialisé (gélules, suppositoires…), soit parce que certaines huiles essentielles de leur composition ne sont pas disponibles en vente libre (voir liste p. 60).

- Les suppositoires
- Les sirops
- Les gélules

Vous pouvez préparer vous-même vos gélules

C'est une option désormais possible puisque l'on trouve des géluliers « grand public » sur le marché. Cependant, attention : l'opération reste très artisanale. Nous vous recommandons toujours de les faire préparer par un professionnel à l'officine.

Le matériel

- Un gélulier
- Des gélules
- Une petite balance
- Un mortier
- Un pilon

Comment faire

- Les formules de ce livre vous sont proposées en poids par ingrédient et par gélule. Pour l'ensemble de votre préparation, vous multipliez ces quantités par le nombre de gélules à fabriquer. Si vous devez avaler 2 gélules 3 fois par jour pendant 5 jours, multipliez par 30 pour réaliser vos 30 gélules.
- Vous versez dans le mortier l'ensemble des ingrédients. Vous triturez bien jusqu'à obtention d'une poudre bien homogène. Vous remplissez vos gélules en tassant si besoin. Vous refermez les gélules.

Équivalences approximatives dans les dosages

- 1 goutte d'HE = 20 mg
- 35 gouttes d'HE = environ 1 ml.
- 1 vraie cuillère à café d'HV = 5 ml.
- 1 vraie cuillère à soupe d'HV = 3 cuillères à café = environ 15 ml.
- 1 ml à diffuser 1 heure le matin et 1 heure le soir : cette quantité convient pour l'utilisation d'un diffuseur « à sec » (soucoupe sur une source de chaleur douce). Dans un diffuseur humide, à ultrasons (on en trouve à moins de 50 €), quelques gouttes du mélange suffisent.

Particularités

- **Bébé** : 3 mois à 30 mois
- **Enfant** : 30 mois à 14 ans

Temps de traitement

- Lorsqu'il n'est pas précisé, il s'entend « jusqu'à amélioration ou cessation totale des symptômes ».

Vocabulaire

- **HA** : hydrolat (beaucoup plus faiblement dosé qu'une huile essentielle).
- **HE** : huile essentielle.
- **Ess.** : essence
- **HV** : huile végétale.
- **EL** : extrait lipidique.
- **EG** : extraits glycérinés
- **Base pour bain :** produit à acheter en pharmacie ou en boutique spécialisée (indispensable pour les bains aux huiles essentielles !).
- **Disper** : produit neutre dans lequel on mélange les huiles essentielles afin de les solubiliser dans l'eau (tisane, solution buvable).
- **Qsp** : quantité suffisante pour (cela signifie : « jusqu'à remplir le flacon »).

aa : à parties égales

Accessoires indispensables

- Si vous devez préparer un mélange en flacon, achetez impérativement un flacon en verre opaque (foncé si possible), muni d'un compte-gouttes.
- Pour les formules « À diffuser » : nous vous recommandons vivement d'acheter un diffuseur d'huiles essentielles. Ceux qui humidifient (brume) et diffusent à froid, recueillent nos faveurs. Mais les autres sont également efficaces. Évitez impérativement les appareils qui chauffent trop, type brûle-parfum, totalement inadaptés aux soins.
- Si vous préparez vous-même vos gélules, voir le matériel nécessaire, p. 164.

ABCÈS BUCCAL (OU DENTAIRE)

La bouche est un grand passage qui nous relie à l'extérieur. Dans ce sas de Babel, les rencontres ne sont pas toujours amicales, et les bactéries ne demandent qu'une chose : pulluler. Dès qu'il y a moyen de s'infiltrer dans une cavité, une blessure, une carie, elles se ruent sur l'aubaine. Pour elles, c'est le rêve : il fait chaud, c'est humide et sombre, et on mange à sa faim… parfois toute la journée ! Donc dans les gencives, dans les dents, entre les deux… : les inflammations seraient permanentes si notre milieu interne ne veillait au grain. Quand malgré tout une affection démarre, ça fait très mal parce que dans la bouche, c'est un véritable festival de terminaisons nerveuses qui nous aident à détecter le chaud, le froid, le piquant, la texture de la brandade de morue…

Comme son nom l'indique, l'abcès dentaire est un amas de pus situé tout près de la racine dentaire. Il s'installe généralement suite à une mauvaise hygiène voire à une carie, mais un choc ou un accident peuvent aussi favoriser le développement bactérien. La douleur est souvent vive car l'espace dans lequel il évolue est très réduit et truffé de nerfs récepteurs. Aïe ! Il obéit aux mêmes lois que l'abcès cutané (voir page suivante) mais la réponse en aromathérapie est légèrement différente : on ajoute à l'arbre à thé, anti-infectieux, le girofle (ou clou de girofle), puissamment antiseptique et anesthésiant dentaire. C'est une huile essentielle exceptionnelle pour traiter toutes les affections buccales.

LE RÉFLEXE

À APPLIQUER

Versez 1 goutte de **girofle** sur un Coton-Tige ou sur le bout du doigt et badigeonnez la gencive au niveau de la douleur, 3 à 5 fois par jour, pendant 2 à 3 jours.

À APPLIQUER

ENFANT

Mélangez 1 goutte d'**arbre à thé** et 2 gouttes d'EL de **millepertuis**. Badigeonnez la gencive à l'aide d'un Coton-Tige ou du bout du doigt au niveau de la douleur 3 fois par jour, pendant 2 à 3 jours.

LA FORMULE COMPLÈTE

À APPLIQUER

ENFANT

Dans une soucoupe, mélangez :

- **HE girofle 1 goutte**
- **HE laurier noble 1 goutte**
- **HE lavande aspic 1 goutte**
- **EL millepertuis 3 gouttes**

▷ Badigeonnez localement du bout du doigt la gencive 3 fois par jour, pendant 2 à 3 jours.

+

EN RINÇAGE

▷ Diluez 1 goutte de **girofle** dans ½ verre d'eau tiède et rincez-vous la bouche avec après chaque repas (ne pas avaler !).

À AVALER

▷ Pour accélérer la guérison, vous pouvez avaler 2 oléocapsules d'**origan compact** dosées à 50 mg, 3 fois par jour pendant 5 jours.

NOS CONSEILS EN +

- Une hygiène correcte protège efficacement, mais la brosse à dents ne met pas à l'abri de tous les maux. La règle d'or : dès qu'une douleur apparaît, il faut agir. Si elle ne cède pas très vite avec les huiles essentielles, consultez.
- Plus que jamais, observez une hygiène dentaire rigoureuse. Normalement, il faut se brosser les dents matin et soir. Ce seul geste biquotidien prévient les problèmes.
- Le fil dentaire est un bon complément pour l'hygiène des zones non accessibles au brossage, à condition de ne pas « faire saigner ». Ou encore le jet Waterpik, qui garde ses inconditionnels.
- Évitez les aliments qui vous font souffrir et les écarts de température trop importants.
- Le froid soulage. Mais n'appliquez pas de glace directement sur la zone douloureuse, il faut toujours l'envelopper au préalable dans une poche en plastique puis dans un linge ou un gant de toilette.
- Évitez de pencher la tête vers le bas ou même de rester allongé : la pression sanguine aggrave la douleur.
- Le tabac et l'alcool en excès favorisent les abcès dentaires.
- Ne négligez pas votre santé dentaire. Les répercussions peuvent être dramatiques : une mauvaise hygiène dentaire peut même mener à des accidents cardiaques.

ABCÈS CUTANÉ

Un abcès est un amas de pus qui repousse petit à petit les tissus sains sur les côtés. Les exemples types de l'abcès sont le furoncle (sur la fesse), le panaris (près de l'ongle) ou l'anthrax (amas de furoncles). Il peut être situé à n'importe quel endroit du corps. Plus les bactéries se développent (en général, streptocoques ou staphylocoques), plus il augmente de volume. Il provoque une douleur pulsatile, c'est-à-dire avec sensations de battements.

Le double objectif est de le vider et d'assainir la zone. On distingue classiquement les abcès « chauds » (avec inflammation, donc rougeur, gonflement et chaleur au toucher) des bien plus rares abcès « froids » (sans signes inflammatoires). Vous aurez surtout affaire aux premiers !

LE RÉFLEXE

À APPLIQUER

1 goutte pure d'**arbre à thé** sur l'abcès 3 à 5 fois par jour, pendant 3 jours. Massez avec douceur toute la zone douloureuse.

LA FORMULE COMPLÈTE

À APPLIQUER

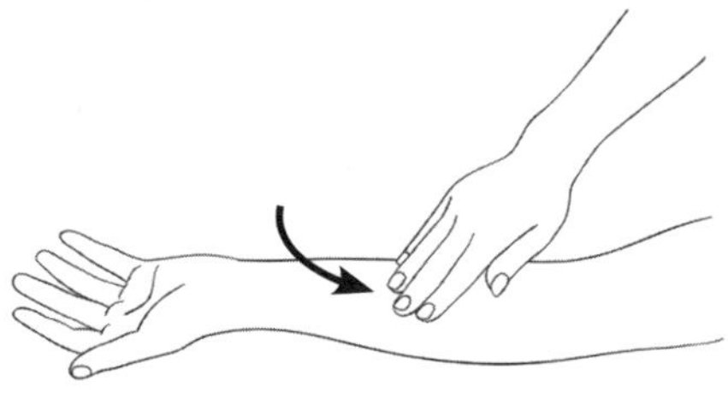

Mélangez :

- **HE arbre à thé 1 goutte**
- **HE laurier noble 1 goutte**
- **HE lavande aspic 1 goutte**
- **HE girofle 1 goutte**
- **EL calendula 3 gouttes**

▷ Appliquez sur l'abcès 3 à 5 fois par jour, pendant 3 jours.

À FAIRE PRÉPARER EN PHARMACIE

À AVALER

Si vous avez plusieurs abcès ou que votre abcès est récidivant, ajoutez aux applications ci-dessus la prise orale d'huiles essentielles afin d'épurer le sang, de tuer les bactéries responsables et de drainer les émonctoires (organes chargés de l'élimination de leurs toxines). Demandez à votre pharmacien de préparer les gélules suivantes* :

HE cinnamomum verum (cannelle de Ceylan éc.)	20 mg
HE origanum compactum (origan compact)	20 mg
Ess. citrus limonum (citron)	20 mg
Excipient	qsp 1 gélule n° 30

▷ Avalez 2 gélules matin et soir aux repas, pendant 8 jours.

NOS CONSEILS EN +

- Nous parlons ici d'abcès courants et non d'abcès profonds qui nécessitent d'office une consultation médicale. Même chose si l'abcès ne « mûrit » pas rapidement, ou s'accompagne de signes généraux inquiétants : fièvre, grosse fatigue, frissons.
- Adopter une bonne hygiène, c'est éviter la majorité des abcès. Méfiez-vous notamment des petites peaux que l'on arrache négligemment sur le côté de l'ongle ou les boutons

* Ou à préparer vous-même (voir p. 164).

que l'on tripote avec des doigts douteux. Dès qu'il y a une brèche dans la peau, les bactéries peuvent y proliférer. En revanche, un excès d'hygiène n'est pas souhaitable : la peau est équipée pour « s'autosoigner » dans une certaine mesure. En se lavant trop fréquemment, on la dessèche et on élimine sa protection acide naturelle.

- Une consommation excessive d'alcool favorise la survenue d'abcès.
- Pour revenir aux boutons, si vraiment vous cherchez à les percer, faites-le correctement. Si vous voyez que ça ne donne rien, laissez tomber : vous risquez de faire pénétrer les bactéries très profondément dans votre organisme !
- Si vous avez un abcès au sein (1 % des mamans qui allaitent en souffrent), cette formule n'est pas pour vous : en dehors de celles expressément conseillées, vous ne devez pas utiliser d'huile essentielle pendant l'allaitement.
- Si vous avez plusieurs abcès sur le corps ou qu'ils reviennent régulièrement, votre immunité est sans doute affaiblie. Il convient de le signaler au médecin, car cet état peut trahir une maladie plus générale, comme un diabète par exemple. Chez les patients cancéreux ou atteints du VIH, les abcès ne sont pas rares.

ACARIENS

Les acariens sont de minuscules araignées invisibles à l'œil nu. Elles se nourrissent de nos squames, c'est-à-dire des minuscules petits morceaux de peau que nous perdons chaque jour… et chaque nuit. C'est pourquoi le lit est une véritable aubaine pour ces micro-insectes, qui n'hésitent pas à s'y reproduire. Ils ne sont pas spécialement dangereux – heureusement, car ils « accompagnent » l'homme depuis toujours – mais trop nombreux, ils provoquent des allergies, favorisent l'asthme et les difficultés respiratoires. Passer l'aspirateur à fond, régulièrement, suffit normalement à en éliminer suffisamment. Mais recourir aux huiles essentielles fortement acaricides c'est encore mieux ! Et comme en outre elles sont antiseptiques, assainissantes et antipollution, c'est le meilleur moyen de respirer un air propre et sain. Mode d'emploi : aérez à fond la pièce. Faites le ménage en grand, notamment passez l'aspirateur partout. Vaporisez vos huiles essentielles sur toutes les surfaces « à acariens ». Après un temps d'action, aspirez de nouveau à fond (un acarien mort est aussi allergisant que vivant). C'est fini !

LA FORMULE COMPLÈTE

À VAPORISER

Mélangez dans un flacon vaporisateur de 200 ml :

- **HE pin sylvestre 2 ml**
- **Ess. citron 2 ml**

- **Ess. thym à thymol 2 ml**
- **HE lavande officinale 2 ml**
- **HE girofle 2 ml**
- **HE citronnelle de Java 2 ml**
- **HE arbre à thé 2 ml**
- **HE genévrier commun 2 ml**
- **HE cannelle de Chine 2 ml**
- **HE eucalyptus globulus 2 ml**
- **Alcool à 70° qsp 200 ml (soit 180 ml)**

▷ Passez l'aspirateur à fond, partout. Vaporisez au moins 6 pulvérisations dans toute la pièce. Fermez toutes les portes et fenêtres. Laissez agir 1 heure puis repassez l'aspirateur partout. Renouvelez 1 fois par mois.

NOS CONSEILS EN +

- A-É-REZ ! En permanence si possible. 2 000 à 10 000 acariens grouillent par gramme de poussière, soit 400 sous chacun de nos pas, surtout dans la chambre. Ils squattent également les peluches, tentures murales, vêtements laissés en tas par terre. Moins vous ouvrez la fenêtre, plus ils sont contents.
- Ne laissez pas vos vêtements en tas par terre, sur des étagères, ni dans un meuble ouvert.
- En cas d'allergie respiratoire, débarrassez-vous définitivement des coussins, peluches et autres tissus divers inutiles.
- De même, passez l'aspirateur tous les 2 ou 3 jours (grand maximum toutes les semaines) à haute puissance, y compris sur les matelas et canapés.
- Évitez les tentures murales.
- Ne focalisez pas trop sur la moquette, réputée « nid à acariens » : sa culpabilité n'est pas si évidente. Le tabac et une hygiène domestique insuffisante comptent nettement plus que la présence de moquette… Et surtout, les acariens vivent dans le lit : pour 1 acarien dans la moquette, combien de millions juste sous votre nez, nichés dans l'oreiller ou la couette !
- Évitez les pièces surchauffées, entre 20 et 30 °C. Les acariens adorent ça, alors qu'ils détestent l'air et le frais – raison pour laquelle il y en a beaucoup moins en montagne.
- Faites un test pour mesurer votre « taux d'acariens » (en pharmacie) pièce par pièce. Le mode d'emploi est simple : on prend un peu de poussière aspirée, on la teste. Plus la couleur est foncée (rouge), plus il y a d'acariens. Plus elle est claire (jaune), mieux ça vaut ! À refaire tous les 3 ou 6 mois.

ACCOUCHEMENT (PRÉPARATION)

L'accouchement… un grand moment ! Afin qu'il se passe au mieux, pourquoi ne pas faire appel aux huiles essentielles pour faciliter les choses ?

Vous êtes à une semaine du jour J ? La sauge sclarée favorise le déclenchement du travail, c'est pourquoi elle est utile mais doit être employée dans un laps de temps précis. Et surtout, si vous êtes anxieuse ou angoissée à l'idée d'accoucher, ne faites pas l'impasse sur la camomille romaine, extraordinairement apaisante.

C'est pour aujourd'hui, ou pour demain ? La sauge sclarée continue son action, mais on lui ajoute du palmarosa (une superbe huile essentielle qui stimule l'utérus et facilite l'accouchement) et du géranium, antidouleur, qui lui aussi aide au « travail ». Tout va bien se passer.

LE RÉFLEXE

À AVALER — JOUR J –7

Versez 1 goutte de **sauge sclarée** sur ½ cuillère à café de miel plongée dans une tasse de thé (vert si possible). Buvez-en une tasse deux fois par jour (ou laissez fondre en bouche 1 sucre à la sauge 2 fois par jour). **Et ce uniquement pendant la dernière semaine de grossesse. Il est INTERDIT de l'utiliser durant les 8 premiers mois de la grossesse**. Ce thé de sauge sclarée soulage les douleurs de l'accouchement et le facilite.

À APPLIQUER ET À RESPIRER — JOUR J –1

Appliquez 1 goutte de **camomille romaine** sur la face interne des poignets et 1 autre sur le plexus solaire. Ou encore respirez-la directement à même le flacon ouvert 2 à 3 fois dans la journée.

LA FORMULE COMPLÈTE — JOUR J –5 À JOUR J

À APPLIQUER

Dans un flacon de verre coloré de 15 ml, mélangez :

- **HE sauge sclarée 10 gouttes**
- **HE palmarosa 10 gouttes**
- **HE lavande officinale 10 gouttes**
- **HE camomille romaine 5 gouttes**
- **HV amande douce qsp 15 ml**

▷ Pour aider à la relaxation, demandez à votre compagnon un massage appuyé avec quelques gouttes du mélange dans le bas du dos, mais aussi à tout autre endroit susceptible de vous soulager (chaque femme est différente), évitez seulement la région du ventre. Appliquez-en aussi sur la face interne des poignets et le plexus solaire.

JOUR J

▷ Pendant l'accouchement, dès le début du travail, demandez à votre partenaire (ou éventuellement à la sage-femme) exactement les mêmes massages qu'à la maison, avec quelques gouttes de cette formule toutes les ½ heures jusqu'à la délivrance et là, vous pouvez appliquer la formule sur le ventre avec la plus grande douceur.

NOTRE CONSEIL EN +

- Un accouchement se prépare sur tous les plans. Physique (9 mois d'hygiène de vie irréprochable conseillée, et aussi respiration, préparation musculaire…), mental (relaxation pour maîtriser émotions et douleurs), matériel (choix de la maternité, trajet maison-hôpital/clinique, etc.).

Il y a presque autant d'accouchements que de femmes… Certains durent de longues heures, d'autres sont très rapides, certains sont douloureux, d'autres à peine, la très grande majorité se passent très bien, d'autres moins. En tout cas, sachez que dans 95 % des cas, tout se déroule le mieux du monde.

⚠ **Attention !** Les conseils de cette page sont efficaces et sans aucun danger, ni pour la maman ni pour le futur bébé. Ne remplacez pas une huile essentielle par une autre. Aucune automédication pendant la grossesse. Reportez-vous à nos mises en garde p. 40 à 42.

ACNÉ

L'acné c'est LA hantise des ados, le calvaire de certains jeunes adultes, le tyran tout-puissant qui peut faire annuler une soirée ou gâcher une journée dès le réveil. Tout ça à cause d'un bouton mal placé… que personne ne remarque sauf vous. Rien de plus efficace que les huiles essentielles, qui réalisent l'exploit d'être formidablement antiseptiques et assainissantes, cicatrisantes, apaisantes et régulatrices hormonales, le tout sans agresser ni dessécher la peau. Imbattables !

Si vous avez un bouton par-ci par-là

LE RÉFLEXE

À APPLIQUER

Appliquez 1 goutte pure d'**arbre à thé** sur chaque bouton matin et soir après la toilette.

Si vous avez en permanence quelques boutons

LES FORMULES COMPLÈTES

À APPLIQUER

Mélangez dans un flacon en verre coloré (foncé) de 150 ml, à parties égales :

- **HA lavande officinale**
- **HA camomille romaine**
- **HA romarin à verbénone**
- **HA sauge officinale**

▷ Après lavage avec un savon neutre ou légèrement acide, tamponnez la peau avec cette formule, à l'aide d'une compresse stérile ou d'un coton, matin et soir.

⚠ Attention ! Il s'agit d'hydrolats (HA) et non d'huiles essentielles (HE) !

Puis

À APPLIQUER

Mélangez dans un flacon en verre coloré (foncé) de 10 ml :

- **HE arbre à thé 2,5 ml**
- **HE lavande aspic 2,5 ml**
- **HE girofle 2,5 ml**
- **HE laurier noble 2,5 ml**

▷ Appliquez 1 goutte pure de ce mélange sur chaque bouton, matin et soir, après l'hydrolat.

Si vous avez un problème important d'acné, sur le visage et dans le dos

Vous devez vous astreindre à tous les soins décrits plus haut (le réflexe + les formules complètes) et ajouter ces deux suivants :

À FAIRE PRÉPARER EN PHARMACIE

À APPLIQUER (MASQUE)

Demandez au pharmacien de préparer le masque suivant :

HE melaleuca alternifolia (arbre à thé)	1 ml
HE lavandula spica (lavande aspic)	1 ml
HE rosmarinus officinalis verbenoniferum (romarin à verbénone)	1 ml
Ess. citrus limonum (citron)	1 ml
HV argan	3 ml
Argile verte	20 g

HA lavande officinale qsp	30 g
Gel neutre pour HE	qsp 100 g

▷ 2 fois par semaine, étalez ce masque sur la peau atteinte (visage, dos). Laissez agir 10 minutes. Rincez à l'eau au moyen de compresses ou d'une éponge bien propre.

Remarque : conservez le masque dans un pot bien fermé au réfrigérateur – il se gardera 3 mois. Lorsque vous l'utilisez, prélevez-en une partie avec une cuillère ou une spatule en plastique, pas avec les doigts !

+

À AVALER

Demandez au pharmacien de préparer les gélules suivantes* :

HE levisticum officinale rac. (livèche)	20 mg
HE cinnamomum verum (cannelle de Ceylan écorce)	20 mg
Ess. citrus limonum zeste (citron)	20 mg
Excipient	qsp 1 gélule n° 60

▷ Avalez 1 gélule le matin et 1 le soir pendant 1 mois. La formule favorise l'élimination des toxines hépatiques (foie).

Ou

À AVALER

Avalez 1 oléocapsule d'**origan compact** matin et soir, 20 jours par mois pendant 3 mois.

NOS CONSEILS EN +

- Avalez 2 capsules d'huile d'onagre (ou de bourrache) au petit-déjeuner + 2 capsules d'huile de poisson au dîner, chaque jour jusqu'à amélioration.
- L'hygiène locale doit être irréprochable mais douce. Lotion démaquillante, gel ou eau micellaire, savon doux, gel moussant ou pain dermatologique, peu importe du moment qu'ils sont non comédogènes, donc formulés pour les peaux grasses dites « à problèmes ». Inutile de récurer votre peau avec des applications d'alcool à 90° ou des séances savonnages intensives ! Cela provoquerait l'inverse du but recherché.
- Méfiez-vous du soleil c'est un faux ami. À court terme, il semble camoufler les boutons mais attention aux retours de vacances…
- Évitez de presser, de gratter, de triturer… surtout si vos doigts sont douteux. Vous n'allez réussir qu'à aggraver votre cas.
- Gardez en tête que les hormones ne sont pas 100 % responsables : la preuve, tous les ados n'en souffrent pas, alors que tous vivent le même chamboulement hormonal !

* Ou à préparer vous-même (voir p. 164).

- Les traitements les plus efficaces contre l'acné sont internes (plantes, huiles essentielles, minéraux...). Ce n'est donc pas qu'une simple affaire de « surface »... Pensez notamment à des cures de bardane + ortie, super-efficaces.

ACNÉ ROSACÉE

À partir d'un certain âge, hommes et femmes constatent, affolés, une recrudescence de leur acné « juvénile ». Il s'agit de rosacée, maladie dermatologique inflammatoire avec facteur circulatoire. L'origine des boutons, plaques et rougeurs des yeux, est donc bien différente de celle connue à l'adolescence. La rosacée accompagne souvent la couperose (voir p. 280).

Certains peuvent aussi se plaindre de peau grasse, parfois à cause de perturbations hormonales. Heureusement, les plantes drainent et purifient de l'intérieur tandis que les huiles essentielles absorbées ou appliquées désinfectent et assainissent la peau. Ces réminiscences cutanées adolescentes ne seront bientôt plus qu'un mauvais souvenir.

LE RÉFLEXE

À APPLIQUER

Appliquez 1 goutte d'**arbre à thé** pure, point par point, matin et soir.

LES FORMULES COMPLÈTES

À APPLIQUER

Dans une soucoupe, mélangez :

- **HE arbre à thé 1 goutte**
- **HE palmarosa 1 goutte**
- **HE ciste ladanifère 1 goutte**
- **HE camomille romaine 1 goutte**
- **HV onagre ¼ de cuillère à café**

▷ Appliquez sur les zones atteintes, en massant doucement.

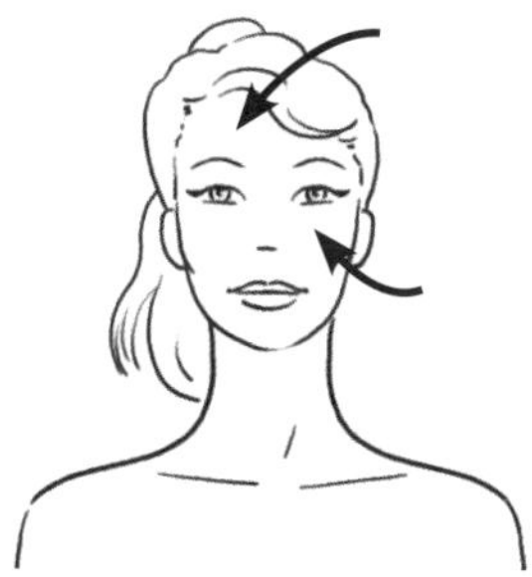

EN MASQUE PURIFIANT

- **HE géranium rosat 1 goutte**
- **HE camomille romaine 2 gouttes**
- **HE lavande officinale 2 gouttes**
- **Pâte à l'argile blanche 30 grammes**
- **HA de rose en quantité suffisante pour l'obtention d'une pâte épaisse.**

▷ Dans un mortier, confectionnez une pâte avec tous les ingrédients que vous mélangez bien au pilon. Appliquez en couche épaisse sur le visage et laissez poser 10 minutes, une fois par semaine. Rincez à l'eau tiède, essuyez doucement.

NOS CONSEILS EN +

- Parmi les crèmes du commerce, vous pouvez essayer celle à la vitamine A acide, à condition qu'elle ne vous irrite pas, et d'en appliquer peu. Attention, certaines sont agressives (parfois temporairement) mais les autres ont souvent un pourcentage de vitamine A insuffisant. N'utilisez pas ces produits au printemps ni en été (soleil), et appliquez une protection solaire chaque jour.
- Ayez une hygiène quotidienne simple. Pour le nettoyage le soir, une eau micellaire ou un pain sans savon, de l'eau tiède puis fraîche, et c'est tout. Évitez les produits compliqués.
- Les conseils de base pour une belle peau en bonne santé s'appliquent aussi (et surtout) à vous :
  - évitez le tabac, les atmosphères enfumées ou polluées ;
  - privilégiez les poissons gras, les légumes frais, les fruits et limitez voire éliminez les produits laitiers, les sodas, les gâteaux, le pain, les viennoiseries ;
  - marchez beaucoup, prenez l'air ;
  - faites du sport, transpirez : tout ce qui accélère la circulation et ouvre les pores de la peau est bénéfique ;
  - cessez d'appliquer des produits chimiques sur votre peau. Il y en a dans tous les produits cosmétiques, du gel douche aux crèmes et pommades en tout genre. Ne multipliez pas les additifs, n'aggravez pas les choses.

ACOUPHÈNES (BOURDONNEMENTS DANS LES OREILLES)

Ce fond sonore constitué de bourdonnements, tintements, chuintements et autres sifflements gâche la vie de plus de 15 % de la population, soit 5 millions de personnes en France ! Leur lot ? Troubles du sommeil, nervosité, incapacité à se concentrer, voire vraie dépression pour la majorité des patients. Dans certains cas, un traumatisme clair est à l'origine de cette véritable calamité, comme, par exemple, un concert de rock à 2 millions de décibels, l'utilisation répétée de Coton-Tige, une otite, la maladie de Paget, le syndrome de Ménière, une lésion ou un bouchon de cérumen. Mais bien souvent, nul ne connaît la véritable cause de ce bourdonnement plus ou moins handicapant. Les causes de déclenchement les plus courantes : le bruit au travail, dans l'environnement, pendant les loisirs. Plus on y est exposé longtemps, plus le bruit est élevé, plus on risque de souffrir de bourdonnements d'oreille. Un problème plus général (troubles vasculaires, athérosclérose) peut également être suspecté. De même que certains médicaments pris au long cours : antibiotiques de la famille des streptomycines, aspirine, anti-inflammatoires non stéroïdiens, pilule, diurétiques, chimiothérapie. Les articulations maxillaires enfin peuvent être en cause.

LE RÉFLEXE

À APPLIQUER

Appliquez 2 gouttes d'**hélichryse italienne** en massage autour de l'oreille, 3 fois par jour jusqu'à amélioration sensible.

LES FORMULES COMPLÈTES

À APPLIQUER

Mélangez dans une petite soucoupe :

- **HE hélichryse italienne 1 goutte**
- **HE ylang-ylang 1 goutte**
- **HE gaulthérie couchée 1 goutte**
- **HE lentisque pistachier 1 goutte**
- **HE cyprès de Provence 1 goutte**
- **HE estragon 1 goutte**
- **HV amande douce 5 gouttes**

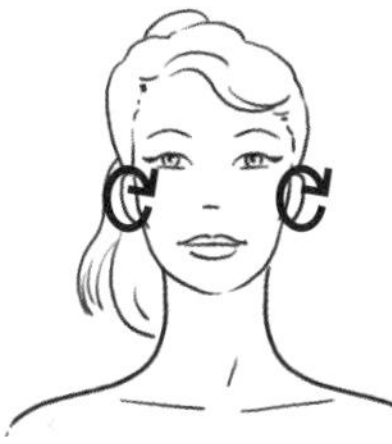

▷ Appliquez en massage autour de l'oreille 3 fois par jour jusqu'à amélioration sensible.

Si l'amélioration est insuffisante

À APPLIQUER

Mélangez :

- **HE cajeput 1 goutte**
- **Ess. citron 1 goutte**

▷ Mettez de l'eau tiède sur une mèche de coton. Versez les huiles essentielles sur le coton humide et déposez-le dans le pavillon de l'oreille. Retirez-le lorsqu'il est devenu froid. Renouvelez 1 ou 2 fois dans la journée.

À FAIRE PRÉPARER EN PHARMACIE (PHYTOTHÉRAPIE)

À AVALER
Demandez au pharmacien de préparer les gélules suivantes* :

ES ginkgo biloba	150 mg
ES petite pervenche	150 mg
Excipient	qsp 1 gélule n° 30

▷ Avalez 3 gélules par jour pendant 10 jours ou 20 jours si besoin. En l'absence d'effets au bout de 20 jours, consultez.

NOS CONSEILS EN +

- En prévention, prenez soin de vos oreilles et adoptez des mesures dès qu'elles sont soumises (ou qu'elles risquent de l'être) à un « stress » (soirée dans une discothèque, concert, etc.).
- Consultez en cas d'incident ou de traumatisme de l'oreille (douleur après un voyage en avion, une plongée sous-marine…).
- Protégez vos tympans du bruit intense (concert, machines) et/ou prolongé (aéroport à proximité…) : éloignez-vous, portez des bouchons de cire, enfin faites quelque chose.
- Traitez une éventuelle hypertension artérielle.
- Ne fumez pas.
- Mangez régulièrement de l'ail et de l'oignon, de l'huile d'olive et de colza, du poisson afin d'améliorer votre circulation du sang. Évitez certaines graisses qui, au contraire, la ralentissent (beurre, viande grasse, produits industriels préparés, desserts laitiers).
- Consommez moins de sel.
- Attention à l'abus d'alcool et de café.
- Tous les patients le disent : ce ne sont pas les médicaments qui les aident à vivre avec les acouphènes, c'est la sophrologie, la relaxation, la « mise à distance » du problème.
- Envisagez un traitement par ostéopathie crânienne : certaines personnes ont rapporté une très nette amélioration.

* Ou à préparer vous-même (voir p. 164).

AÉROPHAGIE

Vous avez des gaz, le ventre comme un ballon, l'estomac dilaté, vous rotez, et/ou vous desserrez votre ceinture en fin ou en milieu de repas, sous peine d'imploser ? Vous faites de « l'aérophagie ». Les gaz qui ont tendance à « remonter » prennent naissance dans votre estomac. Ceux qui cherchent à « descendre » sont fabriqués par les bactéries de votre intestin. Dans la majorité des cas, ce sont des glucides (légumes secs, chou…) qui, en fermentant, les produisent. Très courantes également, les intolérances alimentaires : on supporte mal un aliment, qui peut parfois « passer » en petite quantité mais pas du tout en grande platée (pâtes ou pain à cause du gluten ou aliments à base de produits laitiers). Le stress et le tabac sont aussi responsables de bien des ballonnements, car ils empêchent de digérer correctement. Bien sûr le fait d'avaler de l'air, en parlant ou en mâchant du chewing-gum, n'arrange rien ; il faudra bien qu'il ressorte à un moment ou un autre. Et puis il y a les sucs gastriques paresseux, les estomacs moins acides des seniors (une notion méconnue et pourtant courante – voir « Digestion lente »), etc.

LE RÉFLEXE

À AVALER

Versez 1 goutte d'**estragon** sur un comprimé neutre (ou, éventuellement, un petit sucre) et laissez fondre en bouche 1 à 3 fois par jour, pendant 3 à 4 jours.

LES FORMULES COMPLÈTES

À APPLIQUER

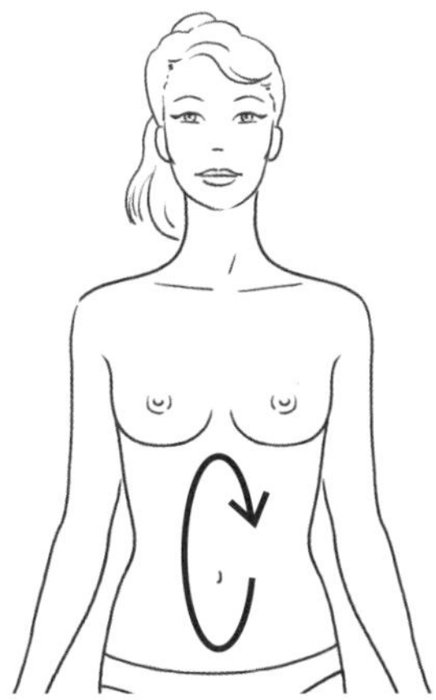

Dans une soucoupe, mélangez :

- **HE estragon 1 goutte**
- **HE cumin 1 goutte**
- **HE menthe poivrée 1 goutte**
- **EL millepertuis 3 gouttes**

▷ Massez lentement le ventre et la région de l'estomac après les repas principaux pendant 1 semaine.

+/ou

À AVALER

Mélangez :

- **HE basilic exotique 1 goutte**
- **HE menthe poivrée 1 goutte**

▷ Versez ces 2 gouttes sur une petite boule de mie de pain, avant chaque repas.

NOS CONSEILS EN +

- Faites cuire suffisamment tous les produits à base de céréales (pâtes, gâteaux, pain, crêpes, riz...).
- Jetez la première eau de cuisson ou l'eau de trempage des aliments « à risque ». Ce « truc » est particulièrement connu pour les choux.
- Surveillez votre consommation de crudités, de légumes secs (haricots notamment), de choux, d'oignons, de châtaignes, de bananes et autres aliments riches en Fodmaps (voir p. 304).
- Mâchez longuement avant d'avaler.
- N'insistez pas : si vous digérez mal certains aliments, il y a peu de chances pour que ça s'arrange. Notamment le blé et les produits laitiers (gluten, lactose).
- Fuyez les aliments que personne ne peut digérer : préparations industrielles bourrées de gras et d'additifs, tous les produits comportant des faux sucres (polyols).
- Mangez calmement, surtout pas à toute vitesse, dans le stress, debout.
- N'aspirez pas d'air en ingérant une boisson trop chaude (soupe, thé – slurp !) et surtout ne mâchez pas de chewing-gum à longueur de journée. Non seulement vous aspirez des gaz, mais en plus, sous l'impulsion de la salive, l'estomac sécrète des sucs gastriques pour une digestion inutile puisque vous n'avalez rien.
- Fuyez les aliments indigestes qui, en se dégradant lentement, entraînent une fermentation (légumes secs surtout cuits insuffisamment, plats gras...) : les fameux Fodmaps !
- Lorsque vous faites cuire des légumes secs ou des céréales complètes, ajoutez une poignée d'algues (kombu) à l'eau de cuisson. C'est radical pour faciliter leur digestibilité.

AGITATION (ENFANTS)

ENFANT

Vous rêvez d'une grasse matinée, il est déjà debout. Vous ne savez pas comment le calmer, il vous trouve mou. D'une forme olympique dès l'aube, il croque la vie (et tout ce qui se trouve sur la table) avec grand appétit. C'est sympathique, mais épuisant. D'autant que, revers de la médaille, il peut aussi être grognon, capricieux, mal dormir (et vous aussi, donc), faire parfois preuve d'agressivité ou simplement de turbulence. Rien de grave : c'est la définition même d'un enfant ! En revanche, quand trop, c'est trop, qu'on est à la limite de l'hyperactivité, il faut calmer les esprits échauffés et retrouver un peu de sérénité. Ne serait-ce que pour éviter une catastrophe à chaque instant...

LE RÉFLEXE

À RESPIRER

Au moment où « rien ne va plus », faites-lui respirer directement le flacon ouvert de **camomille romaine**. À renouveler autant de fois que nécessaire (normalement, une seule suffit).

LES FORMULES COMPLÈTES

(tous ces protocoles peuvent être utilisés ensemble ou séparément, selon les besoins)

En cas de difficulté à le coucher et/ou à le faire s'endormir

À DIFFUSER

Versez dans le diffuseur :

- **HE petit grain bigarade 5 gouttes**
- **Ess. mandarine 5 gouttes**
- **HE lavande officinale 5 gouttes**

▷ Diffusez dans la chambre d'enfant pendant l'heure qui précède le moment du coucher.

Et/ou

En cas d'agitation dans la journée

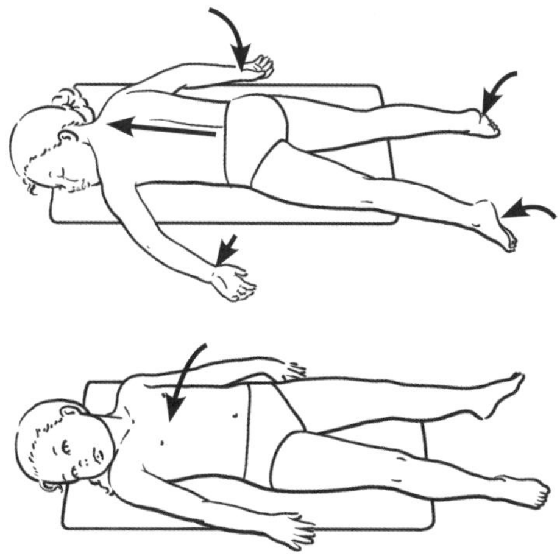

À APPLIQUER

Mélangez :

- **HE marjolaine des jardins 1 goutte**
- **Ess. orange douce 1 goutte**
- **HE lavande officinale 1 goutte**
- **HV amande douce 3 gouttes**

▷ Appliquez-lui en massage sur la face interne des poignets, le plexus solaire, la voûte plantaire et le long de la colonne vertébrale, 2 à 3 fois par jour + le soir au coucher.

Et/ou

EN BAIN

Mélangez :

- **Ess. orange douce 5 gouttes**
- **HE lavande officinale 5 gouttes**
- **Base pour bain 1 cuillère à café**

▷ Lorsque le bain chaud est coulé (38 °C maxi), versez-y votre mélange aromatique et dispersez avec la main. Laissez l'enfant se calmer dans l'eau, avec un peu de musique douce si possible pendant 15 à 20 minutes.

NOS CONSEILS EN +

- Il existe diverses spécialités aroma à base d'huiles essentielles pour les enfants : des bains, des sprays sommeil à vaporiser aux 4 coins de l'oreiller au dernier moment et dans la chambre (2 pressions, pas plus), des baumes « dodo » pour les bébés turbulents, etc. Toutes les pistes sont à explorer, la plupart de ces produits sont très efficaces.
- Vérifiez qu'aucun problème médical ou d'hygiène de vie ne le gêne : une intolérance alimentaire (avec gêne digestive permanente), des troubles ORL (nez, oreilles), une chambre surchauffée, trop de bruit ambiant, un environnement pollué, un manque de régularité (horaires de coucher différents chaque soir par exemple) peuvent le perturber.
- Posez des limites claires à certaines choses, et ne faiblissez jamais. Demandez au reste de la famille d'avoir exactement le même discours, sinon les choses vont se compliquer...
- Prenez en compte l'environnement affectif : y a-t-il un problème à la maison ? Avec les frères et sœurs ? Entre parents ? Ou bien à l'école, avec des camarades ou les professeurs ?
- Surtout ne rajoutez pas de hurlements aux siens, ne montez pas en puissance dans la négociation. On n'est pas là pour discutailler : vous ordonnez, il obéit. C'est le principe même de l'autorité naturelle, qui s'impose en évidence et non à coups de ululements ni de punitions (parfois nécessaires, hélas). Ce n'est pas de la tyrannie mais, au contraire, quelque chose de très rassurant pour lui : une limite, vous êtes quelqu'un de fort en qui il peut avoir confiance.
- Soyez vous-même au-dessus de toute critique comportementale. Il ne s'agit pas d'être parfait, mais de montrer l'exemple. Calme, structuré, avec des repères précis : on mange à table à telle heure, pas devant la télé, on fait ses devoirs (pour les plus grands), on prend son bain, on se couche à telle heure, on fait une sieste obligatoire, le tout sans discussion.
- Responsabilisez-le : confiez-lui la table à mettre, une petite course à faire, quelque chose à porter. Remerciez-le et félicitez-le quand il a mené une mission à bien. En revanche, ne le tentez pas en l'emmenant dans des endroits qui, à tous les coups, vont déclencher une crise. Si le rayon « jouets » des grands magasins se solde à chaque fois par des courses-poursuites dans les allées ou par des spasmes du sanglot, espacez les visites.
- Intéressez-vous à lui, à ses soucis, à ses petits bonheurs. Soyez à l'écoute. Mais faites-lui comprendre qu'il n'est pas seul au monde – surtout s'il a des frères et sœurs.

ALCOOLISME

On est considéré comme alcoolique à partir du moment où l'on est dépendant à l'alcool (on ne peut pas s'en passer, sinon on souffre physiquement et mentalement), et qu'on a besoin d'augmenter les doses pour en ressentir les effets. L'alcool, extraordinairement néfaste pour la santé en cas de consommation excessive, est responsable d'une véritable hécatombe. Il tue chaque année 49 000 personnes en France. Il est ainsi responsable de 22 % des décès des 15-34 ans, 18 % de ceux des 35-64 ans, et 7 % des seniors de plus de 65 ans. Il tue 5 % des femmes et 13 % des hommes, ce qui est absolument gigantesque*. Tueur en série, il provoque 15 000 morts par cancers, 12 000 par maladies cardiaques, sans parler des 8 000 morts par cirrhoses (destruction du foie) ainsi que des accidents et des suicides. Ni des troubles mentaux et autres comportements violents liés à l'alcool. Allez, on s'arrête là. À moins que… un petit dernier pour la route ? L'ivresse est coupable de près d'1 accident routier mortel sur 3, de 83 % des passagers tués et 1 jeune de « 18-24 ans » décède presque chaque jour d'un accident de la route à cause de l'alcool. On comprend pourquoi les autorités ont tendance à la tolérance zéro en matière d'alcoolémie (taux de sucre sanguin). Et pour ceux qui craindraient plus pour leur papier rose que pour leur vie, la Sécurité Routière rappelle que « pour perdre 6 points sur son permis, il suffit de deux verres d'alcool et d'un véhicule ». 5 millions de Français ont des « problèmes » avec l'alcool, dont 2 millions sont réellement dépendants. Si besoin, faites-vous aider par un médecin pour arrêter, c'est vital.

LA FORMULE COMPLÈTE

À RESPIRER

Dans un flacon de verre coloré de 5 ml, mélangez :

- **HE angélique (racines) 20 gouttes**
- **HE genévrier commun (baies) 20 gouttes**
- **HE anis étoilé (badiane) 20 gouttes**
- **HE laurier noble 20 gouttes**
- **HE romarin à verbénone 20 gouttes**

▷ Posez 2 gouttes au milieu du front, ainsi que sur la face interne des poignets, que vous respirerez aussi souvent que nécessaire dans la journée ou la nuit (aucune limitation). Vous constaterez que vous en aurez de moins en moins besoin, au fur et à mesure que l'envie de boire s'estompera.

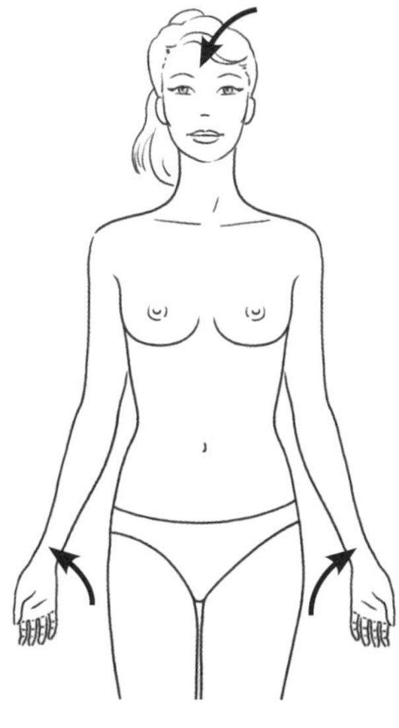

+

* Selon une étude du service de biostatistique et d'épidémiologie de l'Institut Gustave-Roussy de Villejuif, publiée dans l'*European Journal of Public Health*.

À AVALER
Posez 1 goutte du mélange sur ou sous la langue, 3 à 5 fois par jour.

NOS CONSEILS EN +

- L'alcool en petite quantité peut avoir des avantages : il semble désormais bien établi qu'1 à 2 verres de vin rouge par jour participent à la prévention des maladies cardio-vasculaires ainsi que du diabète de type 2. Mais la marge de manœuvre est faible puisqu'à partir de 3 verres, les effets de l'alcool sur la santé sont nettement moins souriants, et deviennent catastrophiques pour ceux qui lèvent davantage le coude. Soyez raisonnable.
- Lorsque le foie dégrade l'alcool, il fabrique de l'acétaldéhyde, un composé extrêmement toxique responsable de la gueule de bois les lendemains de fête… et d'une agression majeure de l'organisme. Protégez votre foie.
- On a longtemps cru que la mauvaise santé des alcooliques était en grande partie due à un déséquilibre alimentaire. Il apparaît désormais que l'oxydation liée à l'alcoolisme est encore plus néfaste que la malnutrition. Mais ces deux problèmes sont bien entendu liés. Faites-vous aider par un nutritionniste, et prenez les mesures nutritionnelles qui s'imposent (une supplémentation alimentaire adaptée est vivement recommandée).

La France détient le triste record du monde de la consommation d'alcool avec une augmentation de l'alcoolisme chez les jeunes et chez les femmes. En chiffres, cela nous donne 11 litres d'alcool pur par personne et par an (soit l'équivalent de 120 bouteilles de vin ou de 600 bouteilles de bière de 33 cl) en moyenne. Quand même…

ALLAITEMENT

PAS ASSEZ DE LAIT

Allaiter est aussi bénéfique au bébé (santé) qu'à la maman (perte de poids plus rapide). Le lait maternel est parfait, c'est le seul aliment complet au monde. Sourdes aux sirènes des laits maternisés, refusant la consommation « forcée » via les échantillons pour bébés offerts en maternité, les mamans qui décident d'allaiter affirment que ce n'est pas plus compliqué ni fatigant que de s'en remettre aux biberons. Et même moins ! Si vous avez décidé d'allaiter, posez vos questions aux professionnels des associations pour la promotion de l'allaitement maternel. Cependant, inutile de culpabiliser si vous ne désirez pas allaiter longtemps : que votre allaitement dure trois jours, trois semaines, trois mois ou plus, ce sera toujours bien.

Évidemment, pendant tout ce temps, vous n'utiliserez que les huiles essentielles autorisées en cas d'allaitement.

Les deux immenses avantages de l'huile essentielle de **fenouil doux** : elle augmente la production de lait maternel et empêche les coliques de Bébé.

LA FORMULE COMPLÈTE

À APPLIQUER

Dans un flacon en verre coloré de 10 ml, mélangez :

- **HE fenouil doux 20 gouttes**
- **HE basilic exotique 20 gouttes**
- **HV colza qsp 10 ml**

▷ Appliquez en massage 4 gouttes sur chaque sein 2 fois par jour. Respectez bien cette posologie : pas plus de gouttes, pas plus souvent, pas plus longtemps.

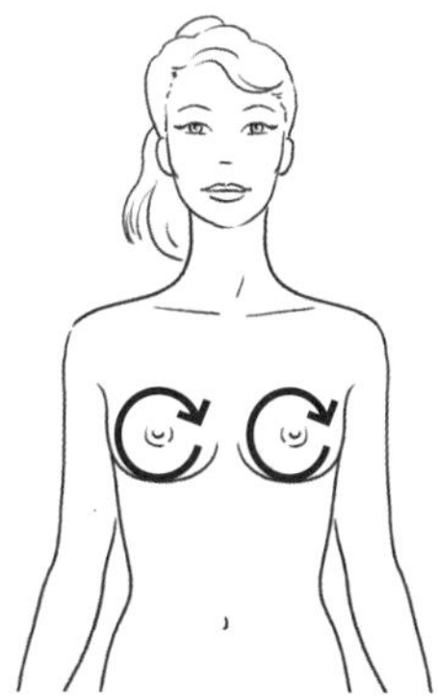

NOS CONSEILS EN +

- La bière sans alcool et le fenouil (légume) augmentent la production de lait.
- Méfiez-vous de l'ail, dont le goût passe dans le lait maternel, et qui ne plaît pas toujours aux bébés !
- Détendez-vous. Les vrais manques de lait sont rares. Souvent, il s'agit davantage de l'IMPRESSION de ne pas « donner assez » au bébé ! Soyez certaine que si votre enfant ne réclame rien après la tétée, c'est qu'il a mangé tout son saoul.
- Attention : la plupart des médicaments et des substances actives (y compris les huiles essentielles) passent dans le lait maternel. N'avalez pas n'importe quoi !

TROP DE LAIT

Ce cas de figure est un petit peu plus fréquent, bien que la production de lait de la maman s'adapte généralement miraculeusement bien aux besoins de son bébé. Sachez aussi que le « vrai » lait n'est sécrété qu'environ 4 jours après l'accouchement. Avant, il s'agit de colostrum, un liquide ultra-nutritif idéal pour l'enfant, notamment pour un bon démarrage de son immunité. D'où l'intérêt d'allaiter, ne serait-ce que quelques jours, si vous ne désirez pas poursuivre cette aventure plus avant.

LA FORMULE COMPLÈTE

À APPLIQUER
Dans une soucoupe, mélangez :

- **HE inule odorante 2 gouttes**
- **HE lentisque pistachier 2 gouttes**
- **EL millepertuis 5 gouttes**

▷ Appliquez sur chaque sein 3 fois par jour.

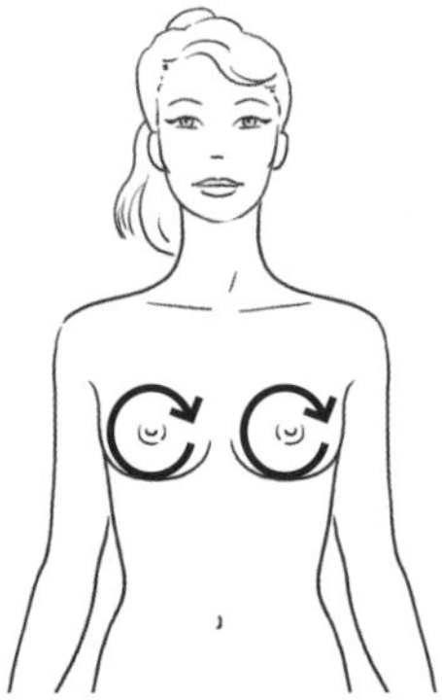

NOS CONSEILS EN +

- Le persil ralentit (voire aide à stopper) la production de lait.
- Il existe divers accessoires pour vous faciliter la vie, tels que les coussinets d'allaitement. Demandez conseil à votre pharmacien ou à votre médecin.

ARRÊTER

Vous souhaitez arrêter d'allaiter mais votre corps continue à produire du lait. Ces huiles essentielles désengorgent les seins et favorisent la réapparition des règles.

⚠ **Attention** : à partir du moment où vous prenez de l'huile essentielle de menthe poivrée, vous devez cesser totalement d'allaiter. Cette huile essentielle passe dans le lait maternel et ne convient pas au bébé.

LE RÉFLEXE

À AVALER
Versez 2 gouttes de **menthe poivrée** sur un ¼ de sucre de canne et laissez fondre directement sous la langue 3 à 4 fois par jour.

+

À APPLIQUER
4 gouttes de **menthe poivrée** sur chaque sein en massant doucement 4 fois par jour pendant 2 à 3 jours.

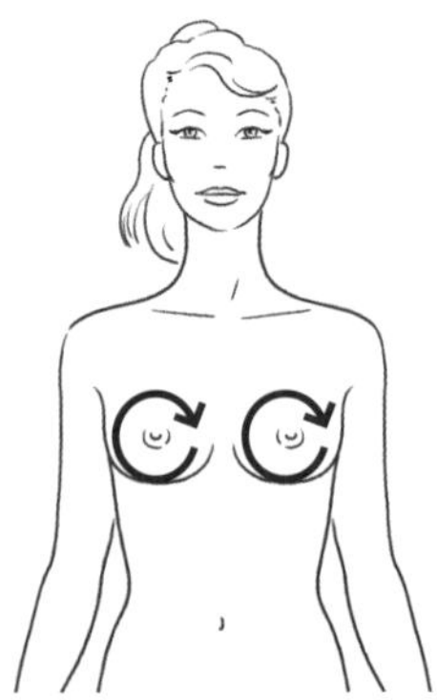

À FAIRE PRÉPARER EN PHARMACIE

À AVALER

Demandez à votre pharmacien de préparer les gélules suivantes* :

HE mentha piperita (menthe poivrée)	10 mg
HE pelargonium asperum (géranium rosat)	25 mg
HE mentha citrata (menthe bergamote)	10 mg
Excipient	qsp 1 gélule n° 30

▷ Avalez 3 gélules par jour jusqu'à tarissement complet.

NOS CONSEILS EN +

- Si vous souhaitez tarir la production de lait dans le but d'arrêter l'allaitement, procédez par paliers. Remplacez d'abord une tétée par un biberon, puis 2, puis 4, etc. Ainsi, vos seins adapteront eux aussi plus facilement leur production.
- Mangez du persil : il stoppe la production de lait !
- Ne culpabilisez pas si vous n'allaitez pas ou plus.

CREVASSES AU SEIN

Crevasses et fissures sont les ennemis jurés de l'allaitement. Dans la grande majorité des cas, elles surviennent parce que le bébé est mal positionné pendant les tétées. Elles viennent alors gêner l'allaitement car elles sont extrêmement douloureuses pendant la tétée. Elles peuvent s'accompagner de saignements. Il est impératif de les traiter dès les premiers symptômes, sinon elles peuvent évoluer en véritable infection (lymphangite du sein, abcès). Si les premiers signes apparaissent, comptez sur les huiles essentielles pour tout remettre en ordre. Mais pensez aussi à adopter les bons gestes pour ne pas aggraver les choses !

LE RÉFLEXE

À APPLIQUER

2 gouttes de **lavande officinale** diluées dans 5 gouttes d'EL de calendula sur chaque mamelon, après chaque tétée en massant doucement pendant 2 à 3 jours.

* Ou à préparer vous-même (voir p. 164).

LA FORMULE COMPLÈTE

À APPLIQUER

Dans un flacon en verre coloré de 5 ml, mélangez :

- **HE lavande officinale 10 gouttes**
- **HE ciste ladanifère 10 gouttes**
- **HE carotte 10 gouttes**
- **HE girofle 2 gouttes**
- **EL calendula 2 ml**
- **HV germe de blé qsp 5 ml**

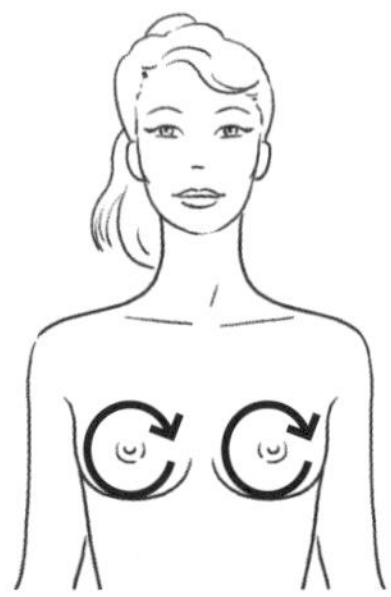

▷ Appliquez 1 à 2 gouttes sur chaque sein en massant doucement, après la tétée, autant de temps que nécessaire. L'huile végétale de germe de blé est cicatrisante, elle est idéale contre les gerçures. Aucune de ces huiles essentielles n'est toxique pour le bébé. Mais mieux vaut passer tout de même le bout de sein à l'alcool glycériné avant la tétée suivante.

NOS CONSEILS EN +

- Positionnez bébé de façon à ce qu'il prenne totalement l'aréole du sein en bouche (pas seulement le mamelon), lèvres grandes ouvertes. Par ailleurs, il ne doit pas « tirer » sur le sein, ce qui arrive forcément s'il est assis trop sur le côté. Sa tête, bien en face de la vôtre, ne tourne pas. Enfin, il est là pour téter et non pour jouer avec le bout de sein !
- Séchez impérativement le sein à chaque fin de tétée, l'objectif est d'éviter toute macération.
- Portez exclusivement des soutiens-gorge de bonne qualité et en coton.
- Évitez le savon sur les bouts des seins, car il les assèche. Les mamelons produisent une sorte d'huile antiseptique « autonettoyante » amplement suffisante et 100 % adaptée. Laissez-les faire !
- Préférez les vêtements et sous-vêtements qui « respirent », laissez circuler l'air, évitez toute macération, donc tout habit trop serré et/ou synthétique.

ALLERGIE (PEAU)

« Ce qu'il y a de plus profond en l'homme, c'est la peau », déclamait fort justement Valéry. En communication directe avec notre âme, elle fait fleurir à sa surface tous ses hoquets et soubresauts. C'est que la peau n'a rien à voir avec une simple enveloppe qui nous protégerait du froid, du chaud et de la pluie. C'est un organe hypersophistiqué, extrêmement sensible à l'environnement dans lequel elle baigne, tant à l'extérieur (air, vêtements, produits chimiques) qu'à l'intérieur (aliments, hormones...). Il n'est pas rare que les allergies se manifestent par son intermédiaire, car elle est truffée de petits vaisseaux sanguins : toute substance allergisante peut déclencher une inondation de médiateurs (substances produites par le corps, responsables des symptômes allergiques).

Lorsque la peau réagit, cela donne de simples plaques, de l'eczéma (à fleur de peau), de l'urticaire (dans le derme superficiel, mais déjà plus en profondeur) ou carrément un œdème de Quincke, enfoui dans les profondeurs du derme : là, c'est une urgence ! Sur cette page, nous traitons davantage les « réactions » cutanées simples. Pour les soins spécifiques – eczéma, urticaire – reportez-vous aux pages correspondantes.

LE RÉFLEXE

À APPLIQUER

Appliquez 2 gouttes pures de **camomille matricaire** sur la zone atteinte 2 à 3 fois par jour jusqu'à amélioration sensible.

LA FORMULE COMPLÈTE

À APPLIQUER

Dans une soucoupe, mélangez :

- **HE camomille matricaire 2 gouttes**
- **HE géranium rosat 2 gouttes**
- **HE lavande officinale 2 gouttes**
- **EL calendula 10 gouttes**

▷ Appliquez sur la zone atteinte, 2 à 3 fois par jour jusqu'à amélioration sensible.

+

En cas de terrain atopique et de manifestations allergiques fréquentes

À AVALER

1 goutte d'**estragon** diluée dans quelques gouttes d'HV d'olive 3 fois par jour pendant 10 jours, à renouveler plusieurs fois par an.

À FAIRE PRÉPARER EN PHARMACIE

À AVALER

Demandez à votre pharmacien de préparer les gélules suivantes* :

HE levisticum officinale (livèche rac.)	20 mg
HE daucus carota (carotte)	20 mg

* Ou à préparer vous-même (voir p. 164).

HE tanacetum annuum (tanaisie annuelle)	20 mg
Ess. citrus limonum (citron)	20 mg
Excipient	qsp 1 gélule n° 30

▷ Avalez 1 gélule matin et soir pendant 15 jours.

Remarque : *la peau est un émonctoire, cette formule va favoriser l'élimination de l'allergène et des toxines.*

NOS CONSEILS EN +

- Attention : toute huile essentielle elle-même est susceptible de provoquer une allergie, particulièrement lorsque le terrain est déjà réactif. Faites une petite touche d'essai avec 1 goutte de la ou des HE à appliquer, dans le pli interne du coude. Pas de réaction ? Vous pouvez y aller.
- Apprenez à reconnaître les situations à problème et à identifier le coupable.
- Certaines allergies alimentaires se manifestent par la voie cutanée. Pensez-y ! Si vous gonflez à chaque fois que vous mangez des fraises, il y a un problème.
- Rechargez votre flore intestinale par une cure de probiotiques adaptés au terrain allergique.
- Ne vous grattez pas. D'abord parce que ça va aller de pire en pire. Et vous le savez. En plus parce que vous risquez d'avoir des marques. Enfin parce que les microbes naturellement présents à la surface de la peau ne demandent qu'une minuscule lésion pour pénétrer et infecter la place. Le staphylocoque doré, par exemple.

ALLERGIE RESPIRATOIRE (ACARIENS, RHUME DES FOINS, BLATTES, POUSSIÈRE, RHINITE...)

Nez qui coule, yeux qui démangent, palais à l'avenant, concours d'éternuements en salves... les manifestations allergiques respiratoires feraient presque sourire si elles ne constituaient pas le lit d'un véritable calvaire pour ceux qui en souffrent. Car au-delà des troubles visibles, il y a le mauvais sommeil, la fatigue consécutive à l'insomnie et aussi à l'allergie, bref : pas drôle du tout. Que le responsable de base soit l'acarien (ces bestioles microscopiques qui partagent votre couche), les moisissures, les célébrissimes pollens, les poils d'animaux, la poussière ou toute substance chimique mal tolérée (parfum, déodorant, peinture, vernis...), les symptômes se ressemblent. À l'intérieur de votre système respiratoire, c'est branle-bas de combat. Songez que nous inhalons chaque jour 13 000 litres d'air : pur, c'est mieux que saturé d'allergènes.

Vous ne savez pas si c'est allergique ? Vérifiez que les 5 symptômes du PAREO sont bien tous présents. Si c'est le cas, c'est bien une rhinite allergique !
P comme prurit (les yeux et le nez démangent)
A comme anosmie (diminution ou perte totale de l'odorat)
R comme rhinorrhée (le nez coule)
E comme éternuements
O comme obstruction (le nez est bouché)

LE RÉFLEXE

À AVALER

Versez 2 gouttes d'**estragon** sur un comprimé neutre ou un petit sucre et laissez fondre en bouche 2 à 3 fois par jour.

Remarque : *ce traitement « réflexe » est particulièrement efficace en prévention.*

LES FORMULES COMPLÈTES

À APPLIQUER

Dans un flacon en verre coloré de 15 ml, mélangez :

- **HE estragon 5 gouttes**
- **HE niaouli 5 gouttes**
- **HE camomille romaine 5 gouttes**
- **HV calophylle 1 cuillère à soupe**

▷ Appliquez quelques gouttes de ce mélange sur les sinus, le thorax, le haut du dos, 2 à 3 fois par jour, pendant 3 à 6 jours.

▷ Massez avec douceur toute la zone congestionnée mais évitez au maximum de trop approcher des yeux.

À DIFFUSER

Dans un flacon de 10 ml, mélangez en quantités égales :

- **HE niaouli**
- **HE eucalyptus radié**
- **Ess. citron**

▷ Diffusez ce mélange dans les pièces à vivre (maison, bureau), 3 fois 20 minutes par jour, pendant la période sensible.

À FAIRE PRÉPARER EN PHARMACIE

EN GOUTTES NASALES

INTERDIT AUX BÉBÉS

Facultatives mais vivement recommandées si vous êtes très gêné pour respirer. Demandez à votre pharmacien de réaliser le mélange suivant dans un flacon compte-gouttes rond :

HE artemisia dracunculus (estragon)	1 ml
HE eucalyptus radiata (eucalyptus radié)	1 ml
HE chamaemelum nobile (camomille romaine)	0,5 ml
HV amande douce	Qsp 30 ml

▷ Versez 1 goutte dans chaque narine 4 fois par jour, pendant 5 jours ou + si nécessaire, après nettoyage des fosses nasales avec un spray d'eau de mer.

+

À AVALER

Dans un flacon en verre coloré de 2 ml, mélangez :

- **HE estragon 10, gouttes**
- **HE camomille romaine 10 gouttes**
- **HE géranium 10 gouttes**
- **HE lavande officinale 10 gouttes**

▷ Avalez 2 gouttes par jour avant la période à risque, puis 2 gouttes 3 fois par jour pendant les manifestations (sur un comprimé neutre). Poursuivez le traitement pendant 2 à 3 semaines. Cette formule traite le terrain et soulage sur le long terme. Elle est plébiscitée par les clients.

NOS CONSEILS EN +

- Passez l'aspirateur à fond au moins une fois par semaine, y compris sur le lit, le canapé, les tentures murales, les rideaux… Changez tout aussi souvent les draps, housses de couette et compagnie.
- Évitez au maximum la poussière chez vous. Rangez, aérez, nettoyez, ne laissez pas traîner des tas de choses partout.
- Dans la cuisine, idem : pas de miettes qui patientent ni de vaisselle sale qui s'empile et attire les blattes, grandes responsables méconnues d'allergies respiratoires !
- L'aération est primordiale et devrait être constante : un logement légèrement humide, et c'est l'explosion de moisissures, certes invisibles, mais fort gênantes.
- Aérez bien la maison, de préférence le matin (l'air de fin de journée est chargé de pollen !).
- Ne laissez pas traîner une affection ORL (grippe, rhume). Les virus jouent un rôle déclencheur dans la crise allergique en fragilisant la muqueuse bronchique.
- Protégez-vous autant que possible de la pollution : fumée de tabac, pollution de l'air, émanations de peintures et de laques… tous les toxiques sont aggravants.

- Attention aux animaux, vous pouvez déclencher une allergie même après des années de cohabitation harmonieuse. Dans ce cas, si hélas vous ne parvenez pas à endiguer le problème, vous serez peut-être amené à vous séparer de votre compagnon, sous peine de développer à la longue un asthme.
- Rechargez votre flore intestinale : cure de probiotiques.
- Faites une cure de quercétine antioxydant antihistaminique : 3 comprimés par jour puis 2 par jour pendant 10 jours puis 1 comprimé par jour.
- Supprimez tout lait de vache et laitages.
- L'esprit de Noël. Vous avez une allergie depuis que le sapin clignote chez vous ou au bureau ? C'est peut-être lui le coupable ! Non à cause de ses huiles essentielles mais… à cause des moisissures sur l'arbre.
- Voir aussi « Rhume des foins ».

LES ANIMAUX DONT IL FAUT SE MÉFIER…

- Chats (poils) : les animaux castrés sont moins allergisants.
- Chiens (poils – la longueur des poils n'a rien à voir avec la capacité allergisante du chien –, peau).
- Poissons (daphnies, nourriture desséchée).
- Rongeurs : lapin, hamster, souris, chinchilla (urine : lorsqu'elle sèche, ses composés allergisants deviennent volatils, on les inhale donc facilement).
- Oiseaux (plumes, excréments).
- Hérissons (pics = urticaire).
- Chevaux (poils, peau). Attention, cet animal peut poser de vrais problèmes, même sans contact direct. Si vous êtes allergique et que l'un de vos enfants fait de l'équitation, le simple fait qu'il rapporte ses affaires pour les nettoyer à la maison peut déclencher une crise importante. Et faites un (large) détour si vous croisez une pancarte « club hippique » !
- Bœufs, vaches (poils, peau).
- Allergies croisées possibles : chats/chiens/renards/souris/rats/hérissons/ratons laveurs.
- En général, les mâles sont plus allergisants que les femelles.

AMÉNORRHÉES (ABSENCE DE RÈGLES)

Un jour de retard, puis deux, puis cinq… et on commence à s'inquiéter. Surtout lorsqu'on est habituellement « réglée » comme du papier à musique. Parfois, un gros stress, une période particulièrement fatigante, une convalescence, un voyage ou tout autre élément perturbateur peuvent causer un retard. Autre hypothèse, il se peut que vos règles soient « paresseuses » si vous venez d'arrêter la pilule. Quoi qu'il arrive, elles peuvent se faire attendre, plusieurs semaines voire davantage. L'huile essentielle de sauge sclarée accélère leur retour.

LE RÉFLEXE

À APPLIQUER

Massez le bas-ventre avec 2 gouttes de **sauge sclarée** diluées dans 2 gouttes d'HV, 2 fois par jour, pendant 3 semaines puis arrêtez 8 jours et recommencez 2 fois par jour, 15 jours par mois, jusqu'à réapparition des règles.

+

À AVALER

Versez 2 gouttes de **sauge sclarée** pure sur un comprimé neutre que vous sucez 3 fois par jour, pendant 3 semaines, arrêtez 8 jours puis recommencez 2 fois par jour, 15 jours par mois, jusqu'à réapparition des règles.

LA FORMULE COMPLÈTE

À APPLIQUER

Dans une soucoupe, mélangez :

- **HE sauge sclarée 3 gouttes**
- **HE anis vert 2 gouttes**
- **HV onagre 5 gouttes**

▷ Massez le bas-ventre avec ce mélange, 2 fois par jour, pendant 3 semaines puis arrêtez 8 jours et recommencez 2 fois par jour, 15 jours par mois, jusqu'à réapparition des règles.

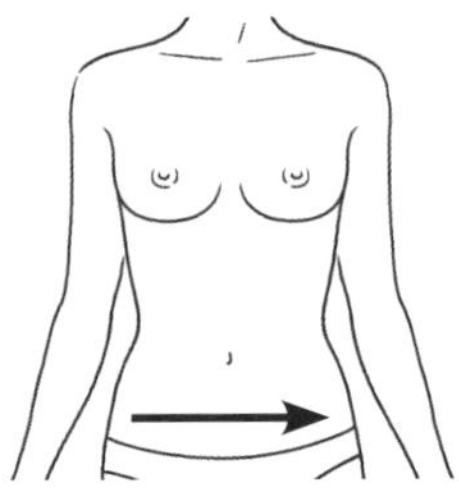

NOS CONSEILS EN +

- Bien sûr, la cause à laquelle on pense tout de suite, c'est une grossesse. Êtes-vous certaine de ne pas être enceinte ?
- Prenez 6 capsules d'huile d'onagre dosées à 500 mg par jour pendant 3 mois.
- Il est préférable de consulter si le cycle ne reprend pas rapidement normalement, surtout si vous constatez d'autres signes anormaux, comme des bouffées de chaleur, une fatigue inhabituelle, des maux de tête, de grandes variations de poids, une perte de cheveux ou de poils ou, au contraire, l'apparition de poils disgracieux, ou enfin des troubles visuels. Peut-être qu'une maladie hormonale se déclare, auquel cas un médecin gynécologue ou endocrinologue vous prescrira le traitement nécessaire après un bilan biologique

complet. Par ailleurs, d'autres facteurs peuvent être responsables d'une anomalie du cycle : maladie gynécologique (fibrome, endométriose), kyste de l'ovaire, salpingite, gros stress, fatigue importante... Une consultation médicale est donc indispensable.

- Mangez-vous suffisamment ? Les femmes au régime drastique (ou, pire, anorexiques) ont souvent des règles perturbées.

ANGINE

L'angine porte bien son nom, issu de *angere*, qui signifie « étrangler ». Voici un parfait résumé de la situation car avec cette inflammation aiguë du pharynx, tout devient difficile à avaler : aliments, air, liquide et même... mauvaises nouvelles. L'angine est due à des virus ou des bactéries qui se développent lors d'une brusque baisse de nos défenses (consécutive à la fatigue ou au stress). Rouge ou blanche (avec des points blancs), elle se soigne parfaitement bien en quelques jours avec les huiles essentielles.

Si l'angine débute, le traitement se fait par voies orale + locale.

Si elle est installée, associez les voies orale, locale et rectale.

LE RÉFLEXE

À AVALER

Versez 1 goutte de **thym à thujanol** ou 1 goutte de **niaouli** sur ½ sucre ou un comprimé neutre et laissez fondre sous la langue 4 à 6 fois par jour + appliquez 2 gouttes directement sur le cou, à l'endroit de la douleur.

LES FORMULES COMPLÈTES

À AVALER

Dans un flacon en verre coloré de 2 ml, mélangez :

- **HE thym à thujanol 10 gouttes**
- **HE niaouli 10 gouttes**
- **HE menthe poivrée 10 gouttes**
- **HE sarriette des montagnes 10 gouttes**

▷ Versez 2 gouttes de ce mélange sur ½ sucre ou un comprimé neutre et laissez fondre sous la langue 4 à 6 fois par jour.

+

EN GARGARISMES

Diluez 3 gouttes de cette formule dans un verre d'eau, ajoutez une pincée de gros sel et faites des gargarismes (bains de gorge) 3 à 4 fois par jour. N'avalez pas, recrachez !

+

À APPLIQUER

ENFANT BÉBÉ

Dans une soucoupe, mélangez :

- **HE thym à thujanol 1 goutte**
- **HE bois de Hô 1 goutte**
- **HE arbre à thé 1 goutte**
- **HV amande douce ½ cuillère à café**

▷ Massez le cou en insistant sur la région des amygdales 3 à 4 fois par jour.

À FAIRE PRÉPARER EN PHARMACIE

À AVALER

Demandez au pharmacien de préparer les gélules suivantes* :

HE thymus vulgaris thujanoliferum (thym à thujanol)	20 mg
HE origanum compactum (origan compact)	20 mg
HE melaleuca alternifolia (arbre à thé)	20 mg
HE syzygium aromaticum (girofle)	20 mg
Excipient	qsp 1 gélule n° 30

▷ Avalez 2 gélules au cours de chaque repas 3 fois par jour pendant 3 jours puis 1 seule 3 fois par jour pendant 3 jours.

EN SUPPOSITOIRES

ENFANT

Demandez au pharmacien de préparer les suppositoires suivants :

	Adulte	Enfant
HE thymus vulgaris thujanoliferum (thym à thujanol)	50 mg	20 mg
HE cinnamomum camphora cineoliferum (ravintsara)	70 mg	40 mg
HE melaleuca alternifolia (arbre à thé)	30 mg	15 mg
EL millepertuis	20 mg	20 mg

▷ Administrez 3 suppositoires par jour pendant 2 jours, puis 2 par jour pendant 3 jours. S'il y a une maladie pour laquelle les suppositoires sont incontournables, c'est bien l'angine.

* Ou à préparer vous-même (voir p. 164).

NOS CONSEILS EN +

- Certaines angines sont provoquées par des microbes (virus ou bactéries), d'autres par une irritation – par exemple si vous avez pris froid ou que votre voix a été soumise à rude épreuve (long discours, chant...).
- Méfiez-vous de la climatisation : en avion, au bureau, en grand magasin, c'est foulard obligatoire. Surtout si vous avez un « terrain » à angines.
- Ne vous laissez pas impressionner par les symptômes au point de prendre des antibiotiques. Sauf cas rare, on n'en a pas besoin
- Buvez beaucoup d'eau. Et mangez de la soupe : c'est ce qui « passera » le mieux.
- Apaisez la douleur à l'aide de compresses chaudes à appliquer localement. Et sortez toujours avec un foulard, une écharpe ou un pull à col roulé, bref : protégé.
- Ne bloquez pas la fièvre, efficace pour tuer les microbes. C'est la défense naturelle de l'organisme agressé par un mauvais germe. Mais elle doit rester dans des limites « raisonnables », surtout chez les enfants.
- Vous pouvez alterner les gargarismes aux huiles essentielles et ceux à l'aspirine. Faites fondre dans l'eau un comprimé effervescent et procédez de la même manière que décrit plus haut.

ANGOISSE

Nous avons tous déjà vécu un moment d'angoisse. C'est un sentiment parfaitement normal. Mais quand les crises de panique se répètent au point de perturber les relations avec l'entourage, elles trahissent généralement des troubles psychologiques plus importants. Pour éviter que l'angoisse ne se transforme en véritable crise de panique, de phobie voire d'hystérie, sachez la repérer et la bloquer. 20 % des femmes et 10 % des hommes seraient concernés par des crises d'angoisse plus ou moins importantes, c'est-à-dire qu'ils ou elles ne parviendraient plus à se maîtriser dans des situations pourtant banales (ascenseur, shopping, moyen de transport...). Il existe deux grands types de réactions lorsqu'on fait une crise d'angoisse : soit on se fige totalement et on est vraiment incapable de bouger, soit on s'agite à l'extrême, on ne supporte pas de rester en place – au sens premier du terme : il FAUT quitter IMMÉDIATEMENT l'avion, le bateau, le train dans lequel on se trouve. Pas toujours facile...

LE RÉFLEXE

À RESPIRER

Respirez directement un flacon ouvert de **camomille romaine** pendant 5 secondes pour lever l'angoisse. Calmement et profondément.

LES FORMULES COMPLÈTES

À DIFFUSER

Versez dans le diffuseur :

- **HE camomille romaine 2 gouttes**
- **HE bois de Hô 3 gouttes**
- **HE ylang-ylang 2 gouttes**
- **HE encens 3 gouttes**
- **HE myrrhe amère 3 gouttes**

▷ Diffusez pendant 20 minutes. Renouvelez si nécessaire jusqu'à 3 fois par jour.

À APPLIQUER

Dans une soucoupe, mélangez :

- **HE ravintsara 2 gouttes**
- **HE ylang-ylang 2 gouttes**
- **HE bois de Hô 2 gouttes**
- **HE basilic exotique 1 goutte**
- **HE néroli 1 goutte**
- **HV calophylle 5 gouttes**

▷ Appliquez en massage sur la voûte plantaire, le plexus solaire, l'intérieur des poignets, les tempes, la colonne vertébrale si possible. Massez légèrement et respirez profondément.

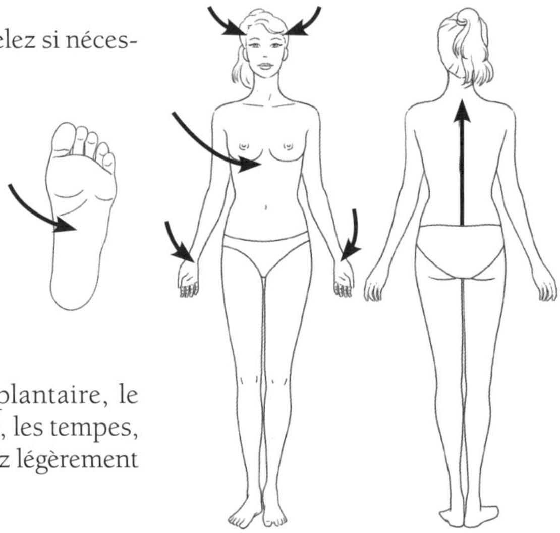

À FAIRE PRÉPARER EN PHARMACIE

En cas d'angoisses fréquentes

À AVALER

Demandez au pharmacien de préparer les gélules suivantes* :

HE cananga odorata (ylang-ylang)	10 mg
HE lippia citriodora (verveine citronnée)	10 mg
HE citrus reticulata (mandarine zeste)	20 mg
HE cinnamomum camphora cineoliferum (ravintsara)	20 mg
HE angelica archangelica (angélique)	20 mg
Excipient	qsp 1 gélule n° 30

▷ Avalez 1 gélule 3 fois par jour pendant 10 jours. Stoppez 8 jours et reprenez si besoin.

* Ou à préparer vous-même (voir p. 164).

NOTRE CONSEIL EN +

- Faites une cure de magnésium marin (préférable à toute autre forme de magnésium) à raison de 2 gélules le matin et 2 le soir.
- La méditation, la création (écriture, sculpture, dessin), le sport... sont d'excellents outils préventifs. Utilisez-les au maximum.

ANTIMOUSTIQUES

Bzzzzzzzzzzzzzzzzzzzzzzzzzzzzzz. Insupportable. Toute la soirée autour de vos chevilles, de vos bras, toute la nuit près de vos oreilles. Ce sont les femelles qui piquent, car elles ont besoin de sang pour pondre. Les piqûres sont douloureuses et peuvent se surinfecter si on les gratte trop. Ce qui démange, c'est la salive antiseptique que l'insecte bienveillant nous distille afin que nous n'attrapions pas d'infection. Madame est trop bonne !

Les moustiques, sujet star de l'été, font la une des conversations de bien des tablées. Surtout à la tombée de la nuit, en région chaude. Ce qu'il faut savoir de peu connu : chez nous, ce sont surtout les variétés **culex** qui nuisent ; ils ne sont pas bien méchants, mais extrêmement énervants et peuvent tout de même véhiculer la leishmaniose (une maladie qui se manifeste par de la fièvre, une pâleur et des lésions sur la peau) dans le sud de la France. Dans les pays tropicaux, ce sont les variétés **anophèles** et **aedès**, nettement plus dangereuses puisque transportant des maladies comme le paludisme, le chikungunya ou la dengue.

Les insectes sont attirés d'abord par le dioxyde de carbone (CO_2), un gaz que notre corps rejette naturellement, et juste après par la chaleur. Plus on accroît son métabolisme (digestion, sport), plus on rejette de CO_2 et plus la chaleur du corps augmente. La tentation est grande de s'en tenir à la sieste, à l'ombre... Mais saviez-vous que la menthe poivrée atténuait le relarguage de CO_2, et rafraîchissait le corps ? Voilà qui ouvre des horizons...

LE RÉFLEXE

À DIFFUSER

Diffusez de la **citronnelle de Java** dans l'air ambiant.

À APPLIQUER

Appliquez quelques gouttes de **citronnelle de Java** sur la peau découverte.

À VAPORISER

Vaporisez de la **citronnelle de Java** diluée dans de l'eau ou de l'alcool sur les nappes, les vêtements... Évitez tout contact avec les yeux et les lèvres.

LES FORMULES COMPLÈTES

À DIFFUSER

Dans un flacon en verre coloré de 10 ml, mélangez à parties égales :

- **HE citronnelle de Java**
- **HE cannelle de Ceylan**
- **HE eucalyptus citronné**
- **HE géranium rosat**
- **HE girofle**
- **HE menthe poivrée**

▷ Versez 10 gouttes du mélange dans le diffuseur en fin d'après-midi et laissez diffuser jusqu'à ce que tout soit évaporé. Au moment du coucher, posez-en également quelques gouttes sur l'oreiller.

À APPLIQUER

Dans un flacon en verre coloré de 10 ml, mélangez :

- **HE citronnelle de Java 10 gouttes**
- **HE eucalyptus citronné 10 gouttes**
- **HE géranium rosat 10 gouttes**
- **HE romarin à camphre 10 gouttes**
- **HV calophylle qsp 10 ml**

▷ Appliquez quelques gouttes sur les parties exposées du corps et renouvelez toutes les 4 heures (plus souvent s'il fait très chaud et que vous transpirez beaucoup).

NOS CONSEILS EN +

- Pour qu'un répulsif « marche », il faut en appliquer partout. Son action s'étend sur un rayon d'environ 4 cm. Si on en met sur le nez, ça ne protège pas la joue ! Ceci est autant valable pour la citronnelle que pour n'importe quel répulsif chimique. Donc, l'efficacité des bracelets antimoustiques est toute relative… En revanche, inutile d'en appliquer autour de la bouche : les moustiques ont horreur de l'haleine (même fraîche) !
- Évitez d'appliquer des répulsifs, quels qu'ils soient, sur les mains des tout-petits : ils portent souvent leurs doigts à la bouche.
- Comme la crème solaire, il faut répéter l'application toutes les 6 heures, et nettement plus souvent s'il fait très chaud et que vous transpirez. Hélas, comme pour la crème solaire, les études montrent qu'on en met généralement la moitié de la quantité nécessaire…
- Douchez-vous régulièrement : les moustiques aiment les odeurs fortes, notamment celle de la sueur.
- Portez des vêtements clairs.
- Limitez les zones exposées : couvrez le maximum de peau avec des pantalons longs, des chemises à manches longues, des chaussettes.

- Imprégnez les moustiquaires avec la citronnelle (ou, mieux, les formules complètes) si vous partez en zone de paludisme.
- Évitez le parfum, les gels-douches très odorants.
- N'allumez pas la lumière lorsque la fenêtre est ouverte.
- Les moustiques piquent surtout la nuit : réfléchissez bien avant d'aller prendre un bain de minuit.
- Protégez-vous tout particulièrement si votre peau est claire et fine.
- Lavez vos pieds. Les moustiques adorent les odeurs de fromage.
- Vaporisez aussi les chaussures et chaussettes : les aoûtats et les tiques viennent « du bas ». Il faut les neutraliser aussi !
- Trop tard ? Voir « Piqûres ».

ANTIPUCES POUR ANIMAUX

Tous les maîtres doivent, un jour ou l'autre, faire face à l'infestation par les puces. Leur compagnon à quatre pattes se gratte... et ramène des puces à la maison.

LA FORMULE COMPLÈTE

À APPLIQUER

Mélange préventif :

- **HE lavande officinale 5 gouttes**
- **HE géranium rosat 5 gouttes**

▷ Répartissez le tout sur le pelage en différents points et sur son collier, matin et soir, au moins 2 fois par semaine.

+

▷ Versez-en quelques gouttes dans sa niche, sur ses coussins, etc.

NOS CONSEILS EN +

- Les produits antipuces classiques ne sont pas dénués de toxicité, surtout pour les chats. Ils renferment des organophosphates, des carbamates, des organochlorés, etc., et sont aussi délétères pour la santé de l'animal et des hommes que pour l'environnement. Certains s'appliquent avec des gants, c'est dire !

- Un animal bien soigné, bien lavé (bain + peigne antipuces + lotion au vinaigre) et bien nourri est plus fort et se laisse moins envahir par les parasites. Un simple passage régulier à l'eau savonneuse évite déjà bien des ennuis.
- Le vinaigre (surtout de lavande) fait fuir les puces. Il peut servir de base pour un mélange aux huiles essentielles antipuces (arbre à thé, eucalyptus, géranium, lavande, menthe, neem, romarin).
- Traiter des animaux infestés de puces peut être une véritable gageure, surtout si vous en avez plusieurs à la maison (ils se passent les puces les uns les autres). Disons qu'il faut être patient… Il existe des cachets antipuces : ils empoisonnent le sang de l'animal, qui, à son tour, empoisonne les puces qui viennent lui en voler pour se nourrir. Cela peut être utile si vraiment vous avez tout tenté sans succès, mais vous imaginez facilement que ces cachets puissent être également passablement toxiques, et qu'en plus ils ne traitent pas l'environnement de l'animal – précisément là où vivent les puces. C'est une réponse, mais elle n'est pas idéale…

ANXIÉTÉ

L'anxiété, comme l'angoisse, correspond à un état de stress élevé qui s'apparente à la peur, mais une peur sans objet, sans réelle menace. Ce sentiment d'insécurité majeure touche 15 % d'entre nous au moins une fois dans notre vie. Il est donc 3 fois plus répandu que la dépression, dont on parle pourtant tellement plus ! Quand on est anxieux, on est effacé, timide, on ne se mêle pas aux autres (qui font peur), on ne s'épanouit pas. C'est un problème que l'on peut traîner depuis l'enfance et qui, malheureusement, risque de s'exacerber après l'adolescence pour s'installer définitivement à l'âge adulte. Obstacle majeur au bien-être, donc au bonheur, c'est une émotion qu'il faut vraiment essayer d'apprendre à canaliser.

LE RÉFLEXE

À AVALER ET À RESPIRER

Posez 1 goutte de **camomille romaine** directement sous la langue et respirez-en à même le flacon ouvert.

LA FORMULE COMPLÈTE

À APPLIQUER

Dans le creux de la main, mélangez :

- **HE camomille romaine 1 goutte**

- **HE néroli 1 goutte**
- **HE marjolaine des jardins 1 goutte**
- **HE ylang-ylang 1 goutte**

▷ Appliquez ce mélange 3 fois par jour sur la voûte plantaire et la face interne des poignets.

NOS CONSEILS EN +

- Faites une cure de magnésium marin (préférable à toute autre forme de magnésium) à raison de 2 gélules le matin et 2 le soir.
- En parallèle, suivez une cure de vitamines B et prenez des ampoules de lithium.
- L'anxiété est soluble dans l'action : courez, nagez, plongez, dessinez, lisez, faites de la couture, de la cuisine…

APHTE

La muqueuse buccale est très sensible. Et les aphtes, petites plaies à vif, dont l'irritation est avivée par le brossage ou le contact alimentaire, représentent tout ce qu'elle déteste. En général, les aphtes sont passagers. D'ailleurs si on ne les traitait pas, ils disparaîtraient d'eux-mêmes en une bonne semaine. Mais l'inconfort est si démesuré qu'on préfère généralement s'en débarrasser sur-le-champ !

LE RÉFLEXE

À AVALER

Appliquez 1 goutte de **laurier noble** directement sur l'aphte. Renouvelez 2 à 3 fois dans la journée si nécessaire.

LES FORMULES COMPLÈTES

À APPLIQUER

Dans une soucoupe, mélangez :

- **HE laurier noble 1 goutte**
- **HE girofle 1 goutte**
- **HE cajeput 1 goutte**
- **EL calendula 3 gouttes**

▷ Faites 3 à 4 applications par jour sur la ou les lésions, pendant 3 jours.

+

BAIN DE BOUCHE

Mélangez :

- **HE laurier noble 1 goutte**
- **HE girofle 1 goutte**
- **HE lavande aspic 1 goutte**
- **Disper 3 gouttes**

▷ Versez tous ces ingrédients dans ½ verre d'eau chaude et procédez à 1 bain de bouche 2 à 3 fois par jour pendant 3 jours.

NOS CONSEILS EN +

- Entre les doigts sales portés à la bouche, les fruits mangés sans être lavés, les traitements antibiotiques, les noix et le gruyère, l'ananas pas assez mûr… les raisons de faire des aphtes ne manquent pas. Évitez de cumuler !
- L'eau bicarbonatée apaise (½ cuillère à café dans ¼ de verre d'eau).
- Si les aphtes fleurissent régulièrement ou qu'ils sont franchement envahissants (aphtose), votre système immunitaire vous indique qu'il attend un renfort d'urgence de votre part. Consultez pour vérifier que votre état général est satisfaisant : c'est à la faveur de ce type de symptômes récurrents que l'on découvre des maladies telles qu'un diabète ou autre affection chronique.

ARTHRITE

On souffre d'arthrite lorsqu'une articulation est le siège d'une inflammation. L'arthrite peut être liée ou non à l'arthrose (voir page suivante). Elle peut être aiguë ou chronique. Une seule articulation est touchée ? C'est une monoarthrite. Plusieurs sont douloureuses ? C'est une polyarthrite. L'arthrite se caractérise généralement par des douleurs nocturnes capables de perturber le sommeil. Les huiles essentielles anti-inflammatoires et antidouleur sont très efficaces.

LE RÉFLEXE

À APPLIQUER

Appliquez quelques gouttes de **gaulthérie couchée** diluées dans autant d'HV sur le genou, le coude ou toute autre partie enflammée 3 à 4 fois par jour jusqu'à amélioration.

LES FORMULES COMPLÈTES

À APPLIQUER

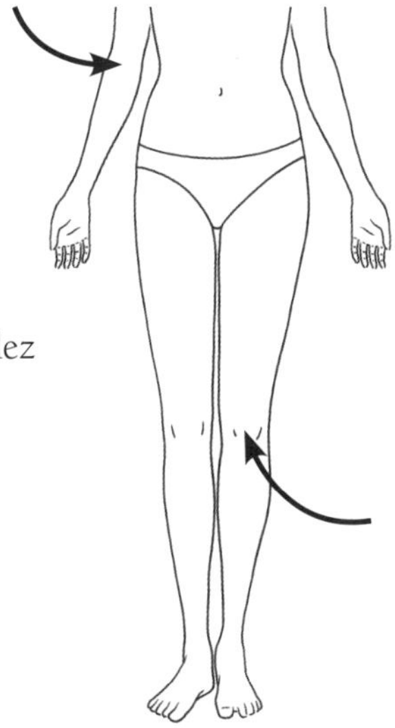

Dans un flacon en verre coloré de 10 ml, mélangez :

- **HE gaulthérie couchée 20 gouttes**
- **HE eucalyptus citronné 20 gouttes**
- **HE hélichryse italienne 20 gouttes**
- **HE laurier noble 20 gouttes**
- **HE menthe poivrée 20 gouttes**
- **EL millepertuis qsp 10 ml**

▷ Massez le ou les membres atteints pendant 1 minute. Renouvelez 3 à 4 fois par jour jusqu'à amélioration.

+

EN BAIN

Mélangez :

- **HE gaulthérie couchée 5 gouttes**
- **HE genévrier commun 5 gouttes**
- **HE térébenthine 5 gouttes**
- **HE lavandin super 5 gouttes**
- **Base pour bain 1 cuillère à café**

▷ Versez tous ces ingrédients dans un bain chaud (38,5 °C) et restez dans l'eau pendant 20 minutes. Renouvelez chaque jour jusqu'à amélioration.

À FAIRE PRÉPARER EN PHARMACIE

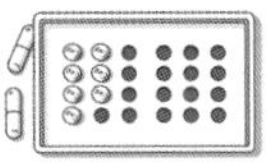

À AVALER

Demandez au pharmacien de préparer les gélules suivantes* :

HE ocimum basilicum (basilic exotique)	20 mg
HE mentha piperita (menthe poivrée)	20 mg
HE eucalyptus citriodora (eucalyptus citronné)	20 mg
HE juniperus communis (genévrier commun)	20 mg
Excipient	qsp 1 gélule n° 40

▷ Avalez 2 gélules par jour pendant 20 jours, au cours des repas avec un peu d'huile d'olive pour protéger la muqueuse digestive. Stoppez 7 jours et recommencez si besoin.

* Ou à préparer vous-même (voir p. 164).

NOS CONSEILS EN +

- Vous êtes trop gros ? Perdez du poids.
- Appliquez du chaud et/ou du froid sur les zones douloureuses et/ou engourdies.
- Adoptez une alimentation « anti-inflammatoire » de type régime crétois (beaucoup de fruits, de légumes, de poisson, d'huile d'olive). Au contraire, évitez les aliments « pro-inflammatoires », tels que les produits laitiers, la viande et les plats préparés.
- Mangez beaucoup, beaucoup de fruits et légumes (8 portions par jour). Mais allez-y doucement sur les céréales, surtout à base de blé, et surtout raffinées (pâtes, farine, semoule blanches, pain blanc).
- Pensez aux poissons gras, à l'huile de colza, aux noix, à la mâche : pas un jour sans aliments renfermant des oméga 3.
- Évitez de toujours faire les mêmes petits mouvements répétitifs. Alternez si possible.
- Conservez une activité physique douce (en dehors des crises), c'est le seul moyen de « refaire » du cartilage. La natation est idéale.
- Attention aux traitements classiques (antidouleur, aspirine, corticoïdes, anti-inflammatoires) qui « marchent » de moins en moins bien, et exposent à des effets secondaires parfois graves (ulcère à l'estomac). Les médicaments les plus couramment prescrits aggravent en plus la destruction du cartilage !
- Plus le statut en antioxydants est faible, plus le risque de développer une polyarthrite est élevé.

ARTHROSE

L'arthrose est la dégénérescence « normale » des articulations. Elle touche 30 % de la population et plus de 90 % des personnes âgées. Elle s'installe peu à peu, attaquant sournoisement le cartilage articulaire. Ce dernier, tissu élastique et lisse recouvrant l'extrémité des os pour les empêcher de frotter l'un contre l'autre, sèche et se désagrège. C'est alors le début d'un long parcours aspirine/paracétamol/anti-inflammatoires qui, s'ils peuvent soulager sur le moment, ne soignent pas, au contraire. Non seulement ils finissent par provoquer des effets secondaires parfois graves (ulcères, saignements gastriques, lésions du foie), mais encore ils empêchent la production naturelle de nouveau cartilage ! La solution n'est donc clairement pas là. Souvent, les personnes qui souffrent d'arthrose ont aussi une arthrite (alors que l'inverse n'est pas vrai).

Les 5 signes de l'arthrose

1. une ou plusieurs douleurs articulaires,
2. un endolorissement,
3. une mobilité réduite,
4. des craquements,
5. divers sites d'inflammation locale (arthrite).

LE RÉFLEXE

À APPLIQUER

Appliquez quelques gouttes de **gaulthérie couchée** sur le genou, le coude ou toute autre partie enflammée.

LES FORMULES COMPLÈTES

À APPLIQUER

Dans un flacon en verre coloré de 10 ml, mélangez :

- **HE gaulthérie couchée 20 gouttes**
- **HE eucalyptus citronné 20 gouttes**
- **HE romarin à camphre 20 gouttes**
- **HE laurier noble 20 gouttes**
- **HE menthe poivrée 20 gouttes**
- **EL millepertuis qsp 10 ml**

▷ Avec quelques gouttes de ce mélange, massez le ou les membres atteints pendant 1 minute. Renouvelez 3 à 5 fois par jour jusqu'à amélioration.

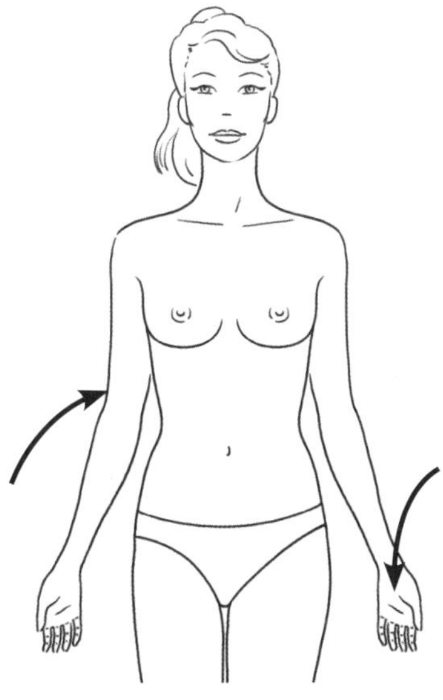

+

EN BAIN

Mélangez :

- **HE gaulthérie couchée 5 gouttes**
- **HE genévrier commun 5 gouttes**
- **HE térébenthine 5 gouttes**
- **HE lavandin super 5 gouttes**
- **Base pour bain 1 cuillère à café**

▷ Versez cette formule dans un bain chaud (38,5 °C) et restez dans l'eau pendant 20 minutes. Renouvelez chaque jour jusqu'à amélioration.

À FAIRE PRÉPARER EN PHARMACIE

À AVALER
Demandez au pharmacien de préparer les gélules suivantes* :

HE ocimum basilicum (basilic exotique)	20 mg
HE mentha piperita (menthe poivrée)	20 mg
HE eucalyptus citriodora (eucalyptus citronné)	20 mg
HE juniperus communis (genévrier commun)	20 mg
Excipient	qsp 1 gélule n° 40

▷ Avalez 2 gélules par jour pendant 20 jours. Stoppez 7 jours et reprenez si besoin.

NOS CONSEILS EN +

- En dehors des crises douloureuses, conserver une activité physique (quitte à en changer) est le seul moyen pour produire du cartilage.
- Pensez aux cures thermales, très efficaces.
- Consommez des acides gras oméga 3 dans votre assiette (poissons gras, huiles de colza, de noix), mais aussi en supplémentation pour atteindre un quota satisfaisant.
- Les cures de plantes antiarthrose (harpagophyton...) sont indispensables.
- Attention aux fromages, laits, viandes, graisses : les acides gras saturés qu'ils contiennent génèrent des molécules très pro-inflammatoires, fortement mises en cause dans les douleurs dont nous parlons. De plus ces aliments pris en trop grande quantité acidifient votre milieu. Il est tout à fait possible que certains aliments (œufs, produits laitiers ou tomates, par exemple) déclenchent des crises douloureuses. Évitez-les.
- Appliquez de la chaleur : genouillères, ceintures et sous-vêtements « chaleur douce » (en pharmacie) soulagent bien. En dernier recours, le sèche-cheveux en cas de crise douloureuse, si vous n'avez que ça sous la main.

ASTHME ALLERGIQUE

L'asthme est une maladie respiratoire dont les conséquences peuvent être graves ; aussi, est-il impératif de toujours conserver sur soi un inhalateur, au cas où. Cependant, la plupart des personnes asthmatiques peuvent espacer les crises, au point de n'en faire plus qu'une de

* Ou à préparer vous-même (voir p. 164).

temps à autre (à peine une par an !). Les plantes et les huiles essentielles aident à maîtriser son asthme et à améliorer sa respiration.

Qu'elle soit d'origine allergique ou non, la crise d'asthme relève du même mécanisme : à l'exposition d'un élément extérieur normalement anodin (pollen, froid, stress...), on commence à tousser sèchement, respirer devient de plus en plus difficile. Une inflammation des bronches gêne la respiration, et la contraction des muscles bronchiques peut aller jusqu'à la bloquer totalement. Vient s'ajouter au tableau une hypersécrétion de mucus, qui empêche l'air de se faufiler dans les voies respiratoires. D'où les sifflements caractéristiques de l'asthmatique.

Pendant une crise on respire très difficilement, on ne peut pas rester allongé, on transpire, le cœur s'accélère, on est en proie à une grande anxiété. Entre les crises, tout semble « normal », à ceci près que les bronches sont hypersensibles et peuvent, parfois, rendre la respiration difficile ou sifflante, provoquer une toux sèche et surtout procurer une sensation d'étau serré autour du thorax.

Les 4 signes de l'asthme

1. Je respire mal, de plus en plus mal.
2. J'ai l'impression d'étouffer, d'être oppressé.
3. Je tousse.
4. Ma respiration peut être sifflante.

Remarque : *évitez de respirer des huiles essentielles pendant une crise d'asthme.*

LE RÉFLEXE

À AVALER

Posez 1 goutte d'**estragon** sur ½ sucre tous les ¼ d'heure en cas de crise, laissez fondre en bouche. Renouvelez jusqu'à amélioration notable.

+

À APPLIQUER

Appliquez 2 gouttes d'**estragon** sur le plexus solaire, sur la gorge, et massez.

LES FORMULES COMPLÈTES

À APPLIQUER

Préparez l'huile de massage suivante dans un flacon de 10 ml :

- **HE estragon 20 gouttes**
- **HE camomille noble 20 gouttes**
- **HE tanaisie annuelle 20 gouttes**

- **HE khella 20 gouttes**
- **HV calophylle qsp 10 ml**

▷ En crise, appliquez 5 gouttes du mélange sur le plexus solaire, les bronches, le haut du dos, le long de la colonne vertébrale. Répétez tous les ¼ d'heure jusqu'à amélioration.

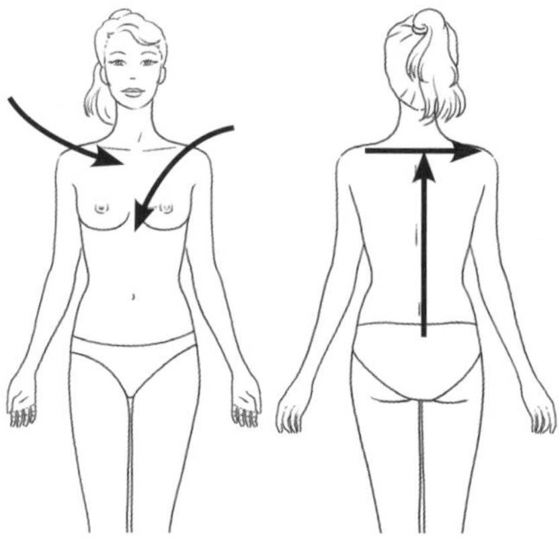

+

À AVALER

Avalez 2 gouttes d'**estragon**, 3 à 4 fois par jour.

+

À FAIRE PRÉPARER EN PHARMACIE

EN SUPPOSITOIRES

ENFANT

(C'est la meilleure solution, la plus spectaculairement efficace). Demandez au pharmacien de préparer les suppositoires suivants :

	Adulte	Enfant
HE artemisia dracunculus (estragon)	50 mg	20 mg
HE ammi visnaga (khella)	20 mg	10 mg
HE cananga odorata (ylang-ylang)	20 mg	10 mg
HE tanacetum annuum (tanaisie annuelle)	20 mg	20 mg
HE ledum Groenlandicum (lédon du Groenland)	20 mg	10 mg
EL millepertuis	20 mg	20 mg

▷ **En prévention** : 1 suppositoire le soir.
▷ **En crise** : 2 à 3 suppositoires par jour.

Traitement de fond

À AVALER

Demandez au pharmacien de préparer les gélules suivantes* :

HE levisticum officinale (livèche)	30 mg
Ess. citrus limonum (citron)	30 mg
Excipient	qsp 1 gélule n° 20

▷ Avalez 1 gélule matin et soir pour renforcer les défenses hépatiques, 10 jours par mois.

* Ou à préparer vous-même (voir p. 164).

NOS CONSEILS EN +

- Évitez ce qui déclenche les crises :
- Les allergènes : acariens, poussières, pollens, animaux (chiens, chats, chevaux, oiseaux, certains aliments…).
- La pollution atmosphérique (ville, trafic automobile), mais aussi professionnelle (magasin de bricolage, parfumerie…), domestique (feu de bois, peinture, vêtements de retour du pressing, contreplaqué…).
- Le tabagisme actif ou passif.
- Certains médicaments : aspirine, anti-inflammatoires.
- « Mauvaise météo » : brouillard et froid.
- Les infections respiratoires : rhume, bronchite, grippe. On ne peut pas toujours les éviter, mais on peut toujours les traiter correctement ! Les bronchites à répétition peuvent masquer un asthme.
- Les efforts physiques inadaptés s'il fait froid.
- Les émotions fortes : grosse colère, stress important… Les fous rires et les orgasmes peuvent eux aussi déclencher une crise d'asthme, mais peut-on raisonnablement vous les déconseiller ?
- Le reflux gastro-œsophagien : à traiter aussi, donc.

MÉFIEZ-VOUS AUSSI DE :

- Cycle féminin : les crises d'asthme peuvent se multiplier ou s'aggraver avant les règles.
- Allergies et intolérances alimentaires : certaines se manifestent par des crises d'asthme. Par ailleurs, quelques aliments peuvent déclencher des crises d'asthme :
  - soit immédiatement après l'ingestion : œufs, poissons, crustacés, noix, arachides ;
  - soit plus tard : lait de vache, chocolat, blé, agrumes, additifs alimentaires (colorants, conservateurs, sulfites, etc.), soja, citron, maïs.
- Soyez attentif aux réactions de votre corps après un repas. S'il ne se passe rien, tant mieux !
- L'aspirine : elle peut déclencher des crises d'asthme chez les personnes prédisposées. Ce sont les salicylates de ce médicament qui sont en cause. Or, on retrouve ce composé dans de très nombreux aliments (voir p. 523), susceptibles de causer des crises d'urticaire, des rhinites et, bien entendu, de l'asthme. Toute la gamme « bucco-dentaire » doit être surveillée de près : les dentifrices, les rince-bouche et autres pastilles antiseptiques sont suspects. Cette mise en garde n'est valable que si vous êtes sensible aux salicylates, sinon ne vous en préoccupez pas !
- Votre maison (ou appartement) : pas de nid à poussière, de peluches douteuses, de tas de vêtements en boule par terre.
- Une trop grande chaleur dans les pièces à vivre. Dans l'appartement/le bureau, la température ne doit pas excéder 18 °C.
- Les produits laitiers et le blé (gluten) : ils peuvent aggraver les réactions allergiques.

ASTHME NERVEUX

Dans l'asthme « nerveux », il existe toujours un mal-être, un problème vis-à-vis de quelque chose ou de quelqu'un dans l'environnement. C'est le cas typique de Proust et sa mère. Il faut rechercher le « coupable » et trouver une solution, plutôt que de prendre des médicaments sans se poser de question…

Comme pour l'asthme allergique, les huiles essentielles sont à appliquer en externe pendant la crise, surtout pas à inhaler. Elles ne remplacent pas votre spray pour mieux respirer en cas « d'urgence », mais ce dernier ne traite pas l'asthme : il n'est qu'une « bouée de sauvetage ».

L'objectif est d'espacer les crises et de réduire leur intensité. On peut très bien y parvenir. Le rééquilibrage nutritionnel et l'aide micronutritionnelle permettront de restaurer votre flore et votre barrière intestinales et, par là même, de modifier votre terrain en profondeur et durablement.

LE RÉFLEXE

À APPLIQUER ET À AVALER

Appliquez 1 goutte de **camomille romaine** sur le plexus solaire et laissez fondre 1 goutte sous la langue. Renouvelez tous les ¼ d'heure en cas de crise.

ENFANT À PARTIR DE 7 ANS

LA FORMULE COMPLÈTE

À APPLIQUER

Préparez l'huile de massage suivante dans un flacon en verre coloré de 15 ml :

- **HE lavande officinale 10 gouttes**
- **HE hysope couchée 10 gouttes**
- **HE myrte rouge 10 gouttes**
- **Ess. mandarine 10 gouttes**
- **HV calophylle qsp 15 ml**

▷ Avec quelques gouttes du mélange, massez le dos, le thorax, la colonne vertébrale 2 à 3 fois par jour en cas de terrain asthmatique (prévention), toutes les ½ h en cas de crise, jusqu'à amélioration complète.

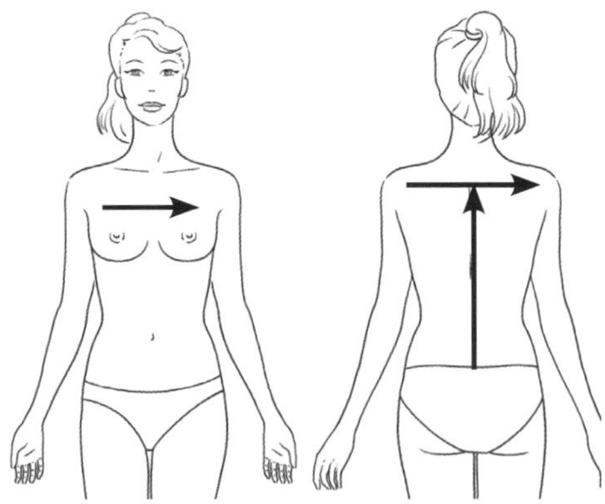

+

À FAIRE PRÉPARER EN PHARMACIE

EN SUPPOSITOIRES (VOIE RECOMMANDÉE)

Demandez au pharmacien de préparer les suppositoires suivants :

	Adulte	Enfant
HE chamaemelum nobile (camomille romaine)	20 mg	10 mg
HE lavandula angustifolia (lavande officinale)	20 mg	15 mg
HE origanum majorana (marjolaine des jardins)	50 mg	15 mg
HE pinus sylvestris (pin sylvestre)	20 mg	10 mg
HE ammi visnaga (khella)	15 mg	10 mg
EL millepertuis	20 mg	20 mg

▷ **En prévention :** 1 suppositoire le soir.
▷ **En crise :** 2 à 3 suppositoires en 24 heures.

Ou, si vous préférez les gélules

À AVALER

Demandez au pharmacien de préparer les gélules suivantes* :

	Adulte	Enfant à partir de 7 ans
HE chamaemelum nobile (camomille romaine)	10 mg	5 mg
HE lavandula angustifolia (lavande officinale)	10 mg	5 mg
HE origanum majorana (marjolaine des jardins)	30 mg	15 mg
HE pinus sylvestris (pin sylvestre)	20 mg	10 mg
HE ammi visnaga (khella)	10 mg	5 mg
Excipient	qsp 1 gélule n° 20	

▷ **En prévention :** 2 gélules par jour 10 jours par mois.
▷ **En crise :** 2 gélules 3 fois par jour, 3 à 4 jours.

NOS CONSEILS EN +

- Pratiquez régulièrement un sport : il aide à mieux respirer et à espacer les crises. La natation est très indiquée, ainsi que tous les sports « doux ». Évitez les activités en atmosphère froide (par exemple le jogging en plein hiver) qui peuvent provoquer une crise. La plongée sous-marine est strictement interdite.
- Stoppez sans attendre toutes les infections respiratoires (à l'aide des huiles essentielles, c'est facile !), car elles favorisent les crises d'asthme.

* Ou à préparer vous-même (voir p. 164).

- Ne fumez pas, ne respirez pas la fumée des autres.
- Détendez-vous. La pratique régulière de la relaxation, de la méditation et surtout du yoga ou du Pilates (amélioration de la respiration) peut être un plus.
- Il faut parvenir à équilibrer votre asthme d'une manière ou d'une autre, sinon les conséquences sur la santé à long terme peuvent être graves. Un asthme n'est pas équilibré si vous faites des crises tous les jours et toutes les nuits, si vous avez besoin de votre inhalateur quotidiennement, si vous respirez généralement trop mal pour avoir une activité physique « normale » (essoufflement dès que vous montez 3 marches).
- Si vous habitez un lieu pollué (grande ville par exemple), prenez deux comprimés de vitamine C par jour (1 g minimum).

BABY BLUES

LA MAMAN N'ALLAITE PAS SON BÉBÉ

La majorité des femmes ressentent le baby blues, ou dépression post-partum. Seules 3 mamans sur 10 échappent à cette déprime après l'accouchement, qui peut durer parfois plusieurs mois – généralement jusqu'à ce que bébé fasse ses nuits. Un vague à l'âme parfois très angoissant auquel s'ajoute l'impression qu'on « n'y arrivera pas », qu'on sera « une mauvaise mère », etc. Une baisse d'énergie bien compréhensible après la fatigue de la grossesse et de l'accouchement, sur fond de profonds changements dans la vie quotidienne. Devenir maman, ce n'est pas rien, d'un point de vue tant physique que social, psychologique que symbolique ! Et l'histoire peut se répéter avec les enfants suivants, même si le premier suscite généralement davantage de « panique ». Les huiles essentielles aident à passer en douceur ce cap parfois difficile. Et à retrouver l'immense bonheur d'être maman !

LA FORMULE COMPLÈTE

À APPLIQUER

Dans un flacon de 5 ml muni d'un compte-gouttes, mélangez :

- **HE menthe poivrée 20 gouttes**
- **HE romarin à verbénone 10 gouttes**
- **HE pin de Patagonie 10 gouttes**
- **HE basilic exotique 20 gouttes**
- **EL arnica qsp 5 ml**

▷ Appliquez 8 gouttes de ce mélange en massage le long de la colonne vertébrale, sur le plexus solaire et sur la face interne des poignets 2 fois par jour jusqu'à amélioration.

⚠ **Attention :** cette formule ne convient PAS si vous allaitez, elle risquerait d'être toxique pour le bébé. Les mamans qui allaitent doivent se reporter à la page suivante.

NOS CONSEILS EN +

- Prenez 9 capsules d'oméga 3 (+ un complexe oxydant) par jour pendant 3 semaines, puis 6 capsules pendant 2 semaines, puis 3 capsules le plus longtemps possible.
- Prenez 400 mg de magnésium marin par jour pendant 4 semaines (de préférence à tout autre type de magnésium svp !).
- Essayez de ne pas rester sans compagnie. Le cœur du problème vient souvent de l'impression que l'on est seule au monde. Et si le papa pouvait prendre un congé paternité pour venir apporter son tendre soutien, cela serait fort apprécié…
- Renseignez-vous auprès de la mairie : une professionnelle (sage-femme, puéricultrice) peut venir vous conseiller et vous rassurer à domicile.
- Prenez absolument du temps pour vous : sorties entre copines, activité sportive pour **vous**, massages, cours de cuisine… Ne vivez pas recluse.

LA MAMAN ALLAITE SON BÉBÉ

Les huiles essentielles que nous vous proposons ici sont garanties sans aucun danger ni pour la maman, ni pour le bébé. Antidéprime, stimulantes et neurotoniques, elles aident à rétablir l'équilibre du système nerveux.

LES FORMULES COMPLÈTES

À APPLIQUER

Dans un flacon de 10 ml muni d'un compte-gouttes, mélangez :

- **HE camomille romaine 10 gouttes**
- **HE marjolaine des jardins 20 gouttes**
- **HE basilic exotique 10 gouttes**
- **HV amande douce qsp 10 ml**

▷ Appliquez 8 gouttes de ce mélange en massage le long de la colonne vertébrale, sur le plexus solaire et sur la face interne des poignets 2 fois par jour jusqu'à amélioration.

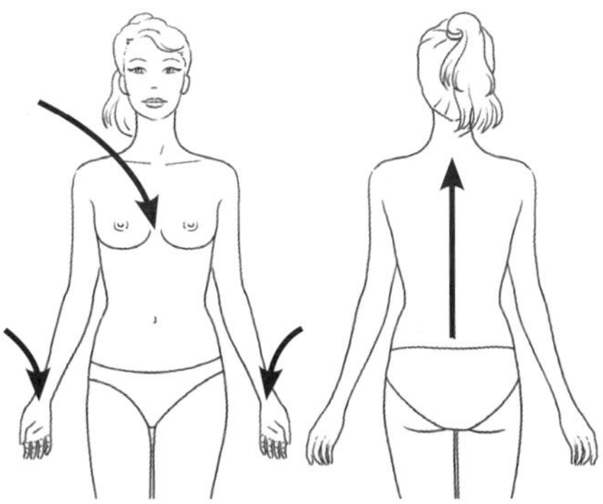

+

À DIFFUSER

Versez dans un diffuseur :

- **HE litsée citronnée 5 gouttes**
- **Ess. orange douce 5 gouttes**
- **Ess. mandarine 5 gouttes**

▷ Diffusez 3 fois par jour pendant 10 jours.

NOS CONSEILS EN +

- Prenez 9 capsules d'oméga 3 (+ un complexe de vitamines antioxydantes et minéraux) par jour pendant 3 semaines puis 6 par jour pendant 2 semaines, puis 3 par jour le plus longtemps possible.
- Prenez 400 mg de magnésium marin par jour pendant 2 semaines, puis 2 gélules par jour en cures de 2 mois.

BALLONNEMENTS

Quel joli terme que celui de « ballonnements » ! Il signifie exactement ce que l'on imagine, à savoir que le ventre peut ressembler à un vrai ballon gonflé de gaz. Pour être précis, rappelons que les **flatulences** sont les gaz expulsés tandis que les **ballonnements** sont les distensions abdominales provoquées par la présence de gaz. Limitez leur formation grâce aux huiles essentielles.

LE RÉFLEXE

À AVALER ET À APPLIQUER

Posez 1 goutte d'**estragon** ou de **basilic exotique** sous la langue (ou sur un sucre, un comprimé neutre, une petite cuillère d'huile d'olive que vous laissez fondre en bouche) + 2 gouttes en massage sur le ventre.

LA FORMULE COMPLÈTE

À APPLIQUER

Mélangez :

- **HE estragon (ou basilic exotique) 1 goutte**
- **HE carvi 1 goutte**
- **HE coriandre 1 goutte**
- **HE menthe poivrée 1 goutte**
- **HV calophylle ½ cuillère à café**

▷ Massez le ventre et l'estomac toutes les 2 ou 3 heures jusqu'à amélioration complète.

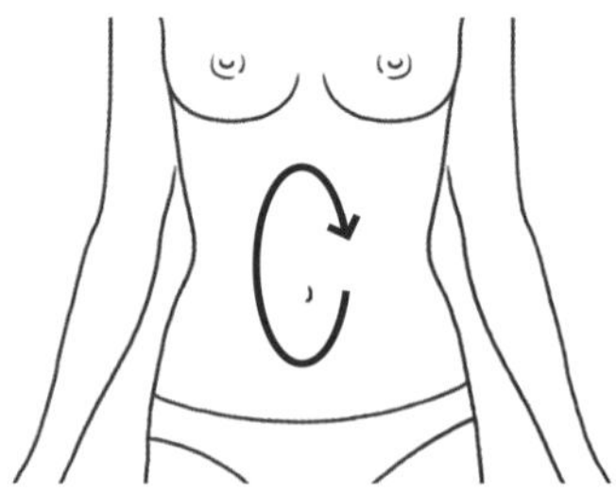

En cas de problème récurrent

À FAIRE PRÉPARER EN PHARMACIE

À AVALER

Demandez au pharmacien de préparer les gélules suivantes* :

HE ocimum basilicum (basilic exotique)	10 mg
HE mentha piperita (menthe poivrée)	10 mg
HE cuminum cyminum (cumin)	10 mg
HE foeniculum dulce (fenouil doux)	10 mg
Ess. citrus limonum (citron)	10 mg
Excipient	qsp 1 gélule n° 40

▷ Avalez 1 gélule après chaque repas principal pendant 20 jours.

NOS CONSEILS EN +

- Une « urgence » ? Les gélules d'argile ou de charbon sont de véritables éponges à gaz. Le résultat : on dégonfle, c'est spectaculaire et quasi immédiat. Il est cependant déconseillé d'en faire un usage prolongé car la puissance de l'une comme de l'autre les transforme en véritables « pompes » : elles attirent tout à elles, y compris des substances utiles (médicaments, vitamines…). Prenez-les, en tout cas, à distance des repas.
- Consommez des condiments « antiflatulences » comme le gingembre ou la menthe poivrée. Ou encore, temporairement, des aliments neutres : huile, poisson, viande, volaille, riz.
- Parsemez vos plats de fines herbes : partenaires officiels de la digestion, elles s'opposent aux ballonnements et enchantent les plats.
- Évitez de boire trop à table, même lorsqu'il s'agit d'eau. C'est pire dans le cas des sodas et des eaux minérales gazeuses. Par ailleurs, la plupart des boissons industrielles contiennent des inhibiteurs de digestion : les additifs (cidre, bière, sirop, sodas) ; les tanins (vin, café, thé) ; l'alcool (toutes les boissons alcoolisées) ; les graisses (lait, cacao) ; les sucres raffinés (toutes les boissons industrielles sucrées). Le milk-shake est probablement l'une des boissons les moins digestes.
- Attention aux aliments naturellement riches en Fodmaps (voir p. 304) :
  - Les choux, haricots secs, navets et oignons sont connus pour provoquer des flatulences chez les personnes sensibles : n'en faites pas la base de votre alimentation !
  - Réduisez ou supprimez les produits laitiers, car le lactose est très peu digeste.

* Ou à préparer vous-même (voir p. 164).

- Les aliments riches en fibres sont à manipuler avec précaution, mais ne doivent surtout pas être supprimés. Il faut augmenter progressivement la teneur en fibres de son alimentation, et s'arrêter au seuil individuel où « ça ne passe plus ».
- Oubliez définitivement les confiseries « sans sucres » : leurs polyols sont responsables de ballonnements spectaculaires. Un seul chewing-gum dragéifié peut vous faire gonfler et souffrir !

• L'huile d'olive est le plus digeste de tous les corps gras.
• Évitez les aliments contenant des levures : pain, viennoiseries, fromages, ferments.

BLESSURE

Coupure ? Peau abîmée ? C'est une blessure. Il faut vite désinfecter pour éviter tout risque d'infection. Vous ne trouverez pas mieux que les huiles essentielles pour cela. Hautement antiseptiques, elles réparent, accélèrent la cicatrisation, stoppent l'hémorragie et apaisent la douleur. Bref, elles font tout. Dans l'ordre : 1) Lavez la plaie à l'eau claire et au savon. Rincez bien. 2) Appliquez votre ou vos huiles essentielles. 3) Éventuellement posez une compresse stérile pour « enfermer » et protéger le tout.

LE RÉFLEXE

À APPLIQUER

Appliquez quelques gouttes de **lavande officinale** sur la plaie. Recommencez plusieurs fois dans la journée.

LA FORMULE COMPLÈTE

À APPLIQUER

En cas de plaie, mélangez dans un flacon en verre coloré de 5 ml :

- **HE arbre à thé 10 gouttes**
- **HE lavandin super 20 gouttes**
- **HE ciste ladanifère 20 gouttes**

▷ Appliquez 1 à 2 gouttes sur la plaie, laissez agir, séchez, renouvelez 2 ou 3 fois. Si la plaie est toute petite, utilisez le mélange tel quel, pur. Si elle est étendue, diluez vos huiles essentielles dans le double d'huile végétale de calophylle.

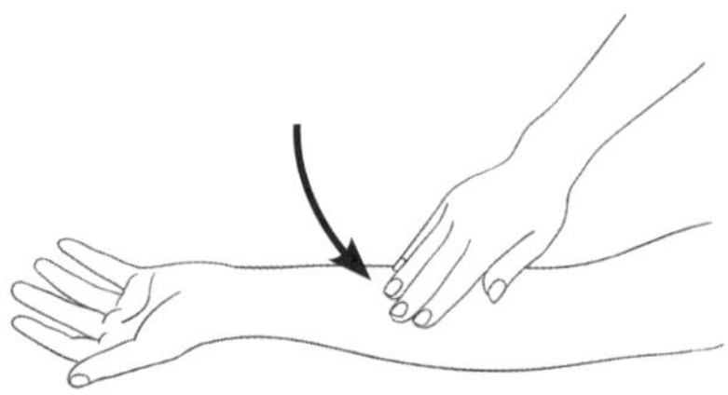

NOS CONSEILS EN +

- Le premier réflexe est de nettoyer à l'eau et au savon. Si la blessure s'est produite avec un objet sale (rouille, terre) et qu'elle n'est pas « belle », mieux vaut consulter (risque de tétanos).
- Consultez si la plaie est vraiment profonde (parfois, dans ce cas, elle ne fait même plus mal).
- Arrêtez l'écoulement du sang, surtout si vous en perdez beaucoup.
- Ne superposez pas des crèmes antiseptiques et n'enfermez pas le tout sous des pansements hermétiques.
- N'utilisez jamais plusieurs antiseptiques. C'est SOIT cette formule, SOIT un autre produit, mais pas les deux. De même, ne superposez pas de pansement avec un principe actif chimique si vous avez déjà appliqué des huiles essentielles ! C'est soit l'un soit l'autre !
- Reportez-vous à nos conseils « Miel » (p. 239).

BLEU, HÉMATOME

Les occasions de se « faire des bleus » ne manquent pas. Les petits enfants qui apprennent à marcher en savent quelque chose, mais les grands sont loin d'être épargnés. Qu'on se cogne, se batte, subisse une extraction dentaire ou n'importe quelle opération chirurgicale, se prenne un « coin de table » ou soit victime d'un accident de voiture, c'est le même résultat : une poche de sang sous la peau. L'**hélichryse italienne** est extraordinaire, c'est un super, super arnica !

LE RÉFLEXE

À APPLIQUER

Appliquez 1 ou 2 gouttes d'**hélichryse italienne** sur l'endroit du coup ou de l'intervention le plus rapidement possible et renouvelez 3 à 5 fois dans la journée.

Hématome récent

Chute (même chez le bébé), traumatisme, plaie, fracture osseuse – pour favoriser leur réduction et lutter contre les hématomes internes – : appliquez quelques gouttes pures d'**hélichryse italienne** 5 fois par jour sur la zone concernée.

Si vous avez le visage tuméfié, par exemple après un accident de voiture, appliquez carrément localement 2 gouttes d'**hélichryse italienne** diluées dans ¼ de cuillère à café d'HV de calophylle 6 fois en 24 heures : vous bénéficierez en plus d'un spectaculaire effet décongestionnant.

Hématome ancien

Si votre bleu est ancien, le traitement sera plus long. Appliquez quelques gouttes d'**hélichryse italienne** sur la zone concernée 2 fois par jour, pendant 2 à 3 mois.

LES FORMULES COMPLÈTES

À APPLIQUER

Si le bleu est de petite taille

Dans un flacon compte-gouttes foncé, mélangez :

- **HE hélichryse italienne 10 gouttes**
- **HE laurier noble 10 gouttes**

▷ Appliquez 3 gouttes sur la zone concernée 3 fois par jour, pendant 2 jours si le bleu est tout « neuf », plusieurs semaines s'il est ancien.

Si le bleu est de grande taille et récent

Dans un flacon compte-gouttes foncé de 5 ml, mélangez :

La peau n'est pas abîmée

- **HE hélichryse italienne 1 ml**
- **HE laurier noble 1 ml**
- **EL arnica qsp 5 ml**

La peau est abîmée

- **HE hélichryse italienne 1 ml**
- **HE laurier noble 2 ml**
- **EL calendula qsp 5 ml**

▷ Appliquez 4 à 6 gouttes sur la zone concernée 4 à 6 fois par jour.

Si le bleu est ancien

Dans un flacon compte-gouttes foncé de 10 ml, mélangez :

- **HE hélichryse italienne 3 ml**
- **HE cyprès de Provence 1 ml**
- **HE laurier noble 2 ml**
- **HV rose musquée 4 ml**

▷ Appliquez 2 fois par jour quelques gouttes de ce mélange en massage léger pendant parfois très longtemps : 2 à 3 mois.

NOS CONSEILS EN +

- En préparation à toute intervention chirurgicale, même esthétique (liposuccion, nez, rides, poches sous les yeux), appliquez quelques gouttes pures sur le site d'intervention et tout de suite après autour de l'hématome et renouvelez l'application 4 à 5 fois par jour pendant 1 semaine.
- En cas d'extraction dentaire, la veille du rendez-vous, appliquez 2 gouttes toutes les 20 minutes sur la joue (à l'extérieur), au regard de la dent à traiter. Puis 6 fois par jour après extraction pendant 3 jours.
- En cas de multiples piqûres/prises de sang (diabète, chimiothérapie…) : appliquez 1 goutte pure sur le point d'inoculation.

BOUFFÉES DE CHALEUR

Préménopause ou ménopause = chamboulement hormonal = bouffées de chaleur. L'équation est malheureusement presque inévitable puisque 75 à 80 % des femmes en souffrent. Enfin… inévitable en Occident, car au Japon, ce symptôme est si rare qu'il n'existe même pas de mot pour le décrire ! Souvent, les bouffées de chaleur s'insinuent subrepticement dans votre vie 3 à 4 ans avant les dernières règles. Elles témoignent sans conteste d'un déséquilibre hormonal, c'est une « marque de fabrique » fiable de la ménopause. Donc, même si elles ne sont pas graves en soi, elles signifient qu'il y a un « vrai problème », ou au moins un « vrai changement ». Si vous en avez déjà eu, vous connaissez par cœur. Sinon, voici à quoi ressemblent les réjouissances. Tout commence vers le thorax, ou même l'abdomen. Une sorte de boule de chaleur qui monte à toute vitesse vers le visage et qui prend possession du corps entier ou presque pendant quelques secondes à quelques minutes. Lorsque les palpitations et la transpiration abondante s'en mêlent, adieu la discrétion et… le rimmel. Il existe des variantes, et même certaines femmes qui ont des bouffées… de froid ! Mais c'est vraiment très rare. La crise s'en va comme elle est venue, laissant derrière elle un visage légèrement rouge ou un corps en sueur.

Curieusement, chaque femme supporte plus ou moins bien cette gêne, sans qu'il y ait forcément de rapport entre l'intensité et le rapprochement des bouffées. Certaines femmes sont véritablement handicapées par trois bouffées assez peu violentes par jour, tandis que d'autres tolèrent une bonne dizaine de « coups de chaud » avec fatalisme et sans en souffrir trop. D'autres encore en comptabilisent à peine une par mois, mais énorme ! Certaines acceptent de les subir en journée, mais ne supportent plus d'être réveillées la nuit par ces bourrasques climatiques. Pour d'autres, qui craignent surtout une gêne dans leur vie professionnelle, c'est l'inverse. Tout dépend donc du retentissement sur ce qu'on appelle « la qualité de vie », éminemment variable d'une femme à l'autre.

LE RÉFLEXE

À AVALER

Posez 2 gouttes de **sauge sclarée** sur un comprimé neutre ou diluez-les dans une cuillère à café d'huile d'olive.

Avant la ménopause : avalez 3 fois par jour du 7e au 21e jour du cycle.
Après la ménopause : avalez 3 fois par jour pendant 20 jours, à renouveler, mais en observant toujours des trêves d'une semaine par mois.

+

LA FORMULE COMPLÈTE

À APPLIQUER

Dans un flacon en verre coloré de 5 ml, mélangez :

- **HE sauge sclarée 1 goutte**
- **HE cyprès de Provence 1 goutte**
- **HE hélichryse italienne 1 goutte**
- **HE lentisque pistachier 1 goutte**
- **HV calophylle 1 cuillère à café**

▷ Massez le plexus solaire et le bas du dos avec cette formule, 2 à 3 fois par jour, 20 jours par mois.

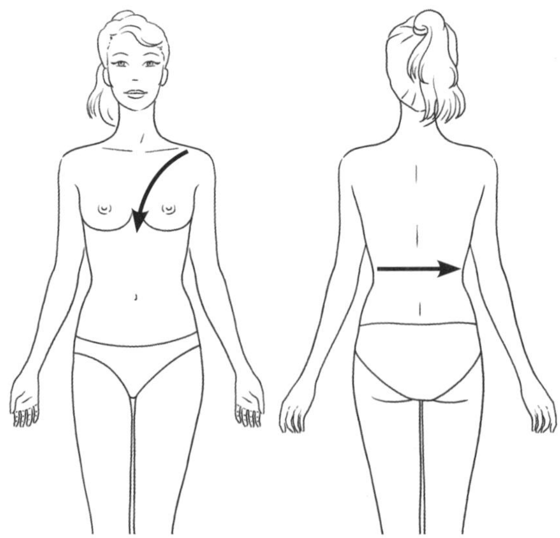

À FAIRE PRÉPARER EN PHARMACIE

À AVALER

Demandez au pharmacien de préparer les gélules suivantes* :

HE cupressus sempervirens (cyprès de Provence)	25 mg
HE pistacia lentiscus (lentisque pistachier)	25 mg
HE mentha piperita (menthe poivrée)	25 mg
Ess. citrus limonum (citron)	25 mg
Excipient	qsp 1 gélule n° 40

▷ Avalez 1 gélule matin et soir pendant 20 jours. Interrompez une semaine et reprenez.

NOS CONSEILS EN +

- Bougez suffisamment : 1 heure de marche par jour, c'est le minimum. Une à deux séances de sport par semaine sont également recommandées.
- Buvez suffisamment d'eau riche en minéraux (alternez les marques).
- Portez des vêtements en fibres naturelles (coton, soie…), qui laissent « respirer » le corps.
- Consultez si les bouffées ne passent pas car divers troubles peuvent être responsables, tels qu'un problème de thyroïde, une allergie ou la prise de certains médicaments.
- Méfiez-vous des boissons (trop) chaudes (café, thé, chocolat), de l'alcool (y compris le vin), de l'excès de viande et de produits laitiers, des épices.
- Ne vous exposez pas à des variations climatiques intenses et brusques (température très élevée dans la maison et très froide dehors, ou l'inverse).
- Soyez prudente avec le soleil et la chaleur en général (sauna, hammam, douches ou bains très chauds).
- Ne fumez pas.
- Voir aussi « Transpiration excessive », p. 515.

« BOULE DANS LA GORGE »

Qu'y a-t-il de commun entre la spasmophilie, le trac, la dépression, le chagrin, la crise de jalousie et bien d'autres sentiments « négatifs » ? La sensation de boule dans la gorge, que

* Ou à préparer vous-même (voir p. 164).

quelque chose « ne passe pas », qu'on n'arrivera pas à « l'avaler ». Pourtant, il faudra bien : vous n'allez pas rester comme ça quand même ?

LE RÉFLEXE

À RESPIRER

Pour un soulagement immédiat, respirez directement le flacon de **camomille romaine** ouvert. Appliquez-en 2 gouttes sur les veines apparentes des poignets, massez et respirez-les. Les principes actifs monteront directement dans votre cerveau tout en passant également immédiatement dans la circulation sanguine. Respirez profondément, calmement, directement à même l'ouverture.

NOS CONSEILS EN +

- Faites une cure de magnésium marin (préférable à toute autre forme de magnésium) à raison de 4 gélules par jour pendant quelques jours, puis 2 par jour jusqu'à la fin de la boîte… que vous renouvellerez si nécessaire.
- Appliquez les conseils proposés à « Anxiété » (p. 202) et « Angoisse » (p. 197).

BOULIMIE

Parmi les troubles du comportement alimentaire, la boulimie est l'un des plus fréquents. Une personne est dite boulimique si elle subit au moins 2 crises de boulimie par semaine, pendant au minimum 3 mois. Les crises sont très « standard », bien que chacun ait ses habitudes : on se rue sur la nourriture et on en avale des quantités parfois phénoménales en un temps souvent record (par exemple 1 pack entier de yaourts + 2 paquets de biscuits + 3 bananes, en 15 minutes), sans aucun plaisir ni faim. Il va sans dire que les répercussions sur la ligne peuvent être dramatiques, mais comme de nombreux boulimiques se font vomir (par crainte de grossir), les conséquences majeures sont surtout un immense mal-être. Les boulimiques culpabilisent fortement après leurs « accès » complètement incontrôlables, se dégoûtent, haïssent la nourriture, etc. Par ailleurs, ingurgiter autant de nourriture aussi brusquement est une véritable violence pour le corps, surtout le système digestif : l'estomac se distend d'autant plus que la majorité des malades avalent leur nourriture sans la mâcher. En se faisant vomir, ils abîment leurs dents et brûlent leur œsophage, d'où des douleurs et des sensations physiques pénibles quasi permanentes. Il y a cependant différents stades, et il est bien sûr recommandé de se préoccuper du problème avant qu'il n'atteigne un seuil critique. Les formules de cette page limiteront les crises, mais il va sans dire que les huiles essentielles – comme tout autre traitement quel qu'il soit – ne résoudront pas les troubles psychologiques du malade. Dans les cas extrêmes, une psychothérapie ou une thérapie comportementale est nécessaire.

LES FORMULES COMPLÈTES

À RESPIRER ET À AVALER

Dans un flacon de 10 ml, mélangez :

- **HE cannelle de Ceylan 0,5 ml**
- **Ess. bergamote 1 ml**
- **Ess. pamplemousse 1 ml**
- **HE camomille romaine 0,5 ml**
- **HV amande douce qsp 10 ml (jusqu'en haut du flacon) soit 7 ml**

▷ Posez quelques gouttes sur la face interne des poignets, et respirez-les aussi souvent que nécessaire dans la journée ou la nuit (aucune limitation).

+

Versez 1 goutte du mélange **cannelle** + **camomille** + **pamplemousse** sous ou sur la langue dès qu'une pulsion boulimique survient, 6 à 8 fois par jour maximum.

NOS CONSEILS EN +

- L'origine de la boulimie est généralement psychologique (un choc, une vexation…), et les crises coïncident souvent avec une agitation, une excitation, un problème dans la journée, même mineur.
- Il y a probablement un manque de sérotonine (substance antistress fabriquée par le cerveau), comme dans toute dépendance. Pour rétablir l'équilibre, nous vous recommandons une supplémentation en tryptophane, un acide aminé 100 % naturel qui se convertit en sérotonine dans le corps. Le protocole à respecter est très précis (sinon la supplémentation est inutile). Demandez conseil à votre pharmacien : il saura vous renseigner s'il est spécialisé en nutrithérapie.
- Il est fréquent que l'entourage ne soit pas au courant de la situation, car le boulimique, honteux, mange presque toujours en secret, allant jusqu'à s'exclure de toute vie sociale. Bien sûr, les choses ne s'arrangent pas toutes seules, et une dépression peut se surajouter au problème (à moins qu'elle en soit le point de départ), avec un risque suicidaire.
- Les antidépresseurs, souvent prescrits, ne règlent en rien le problème.
- Voir aussi « Sucre (attirance pour le) », p. 492.

BRONCHIOLITE (NON BACTÉRIENNE, CHEZ LE BÉBÉ DE + DE 3 MOIS)

La bronchiolite aiguë du nourrisson touche ⅓ des enfants de moins de 2 ans (mais surtout avant 6 mois), principalement des garçons. C'est une inflammation des bronchioles, c'est-à-dire de l'extrémité des bronches. Mais en réalité, elle s'étend souvent aux bronches elles-mêmes. Elle sévit principalement en automne ou au début de l'hiver et touche en grande majorité les bébés et les jeunes enfants, mais peut (dans de très rares cas) s'attaquer aux adultes. Instaurez le traitement aux huiles essentielles dès les premiers signes (voir « Nos conseils en + »). Sauf exception, la bronchiolite est plus spectaculaire que grave : l'enfant mange et dort, ne se plaint pas plus que ça, malgré une respiration sifflante.

Repérer une bronchiolite

Le bébé souffre d'un rhume avec le nez qui coule énormément, il éternue beaucoup. Il tousse (toux sèche) et refuse de manger. Il peut avoir un peu de fièvre. Puis, les jours suivants, la fièvre augmente, la toux devient quinteuse, la respiration siffle et semble difficile et rapide. Le plus angoissant : l'enfant lutte pour respirer, il a l'impression que sa poitrine se serre quand il essaie d'inspirer.

LE RÉFLEXE

À APPLIQUER

Mélangez 2 gouttes d'**inule odorante** avec 2 gouttes d'HV d'amande douce et appliquez sur le thorax, en massage 3 fois par 24 heures.

+

LES FORMULES COMPLÈTES

À DIFFUSER

Dans un flacon mélangez à parts égales :

- **HE eucalyptus radié**
- **HE lavande aspic**
- **HE ravintsara**

▷ Diffusez 10 gouttes matin et soir dans les pièces à vivre.

Les conseils de cette page ne présentent strictement aucun risque s'ils sont suivis à la lettre.

À APPLIQUER

Préparez l'huile de massage suivante dans un flacon de 10 ml :

- **HE inule odorante 0,5 ml**
- **HE estragon 0,5 ml**
- **HE camomille romaine 0,5 ml**
- **HE bois de Hô 1 ml**
- **HE ravintsara 2 ml**
- **HE thym à thujanol 1,5 ml**
- **HV amande douce qsp 10 ml**

▷ Appliquez 8 gouttes sur le thorax et le dos, 5 fois par jour et ½ h avant la séance de kiné respiratoire, pendant 1 semaine.

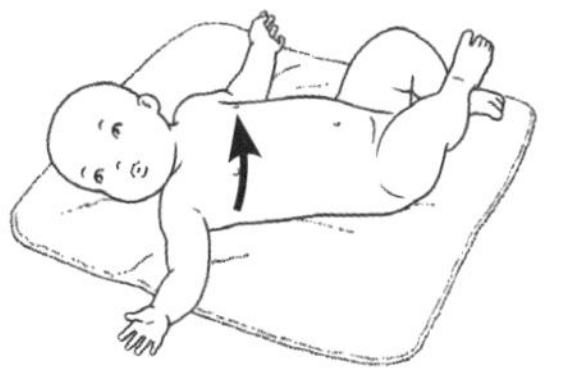

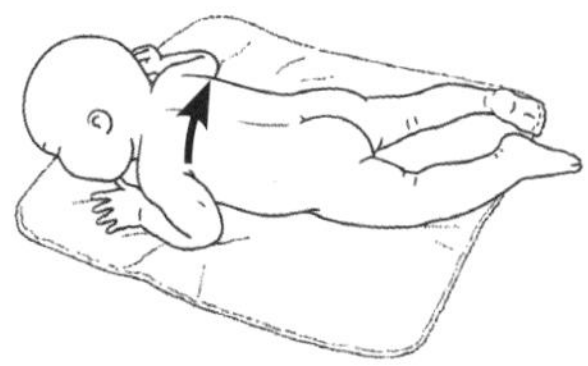

⚠ **Attention :** il y a un petit risque de « choc » en cas de prise d'inule incontrôlée. Respectez bien les posologies.

NOS CONSEILS EN +

- La bronchiolite est d'origine virale : les antibiotiques sont totalement inutiles puisqu'ils n'agissent que sur les bactéries.
- C'est une bronchiolite ? Ne vous affolez pas, même si le cas vous semble grave ! Le traitement repose sur des séances de kinésithérapie respiratoire, pratiquées par un kiné formé à cette méthode. Dans 8 cas sur 10, la bronchiolite disparaît de façon spectaculaire en quelques jours. Même si quelques légères difficultés respiratoires persistent parfois jusqu'à 2 semaines. En revanche, dans 2 cas sur 10, la maladie peut s'aggraver, durer des semaines et ouvrir la porte à des effets secondaires (otite, pneumonie, asthme, vomissements).
- Isolez l'enfant de toute forme de pollution : celle de la ville (dans la mesure du possible, par exemple ne le promenez pas dans une poussette à hauteur des pots d'échappement…) et celle de la maison (produits de nettoyage toxiques, vernis, peinture et, bien entendu, tabac). La température des pièces (chambre comprise) ne doit pas dépasser 19 °C et l'air ne doit surtout pas être trop sec : procurez-vous un humidificateur si besoin, ou laissez au moins dans la pièce un grand récipient rempli d'eau.
- Évitez de toucher l'enfant au visage. Embrassez plutôt ses menottes ou ses pieds que ses joues roses. Passez le message aux frères et sœurs qui peuvent transmettre le virus sans être eux-mêmes malades.
- Si possible, gardez-le à la maison (évitez la garderie, notamment en cas d'épidémie de bronchiolite).
- Lavez-vous souvent les mains.
- Ne fumez pas à la maison, n'emmenez pas l'enfant dans les lieux enfumés (cafés…).
- Les jouets et les objets que l'enfant touche doivent être désinfectés au quotidien.

- Pour faciliter son sommeil et même son confort dans la journée, pensez à laisser l'enfant plutôt assis (ou semi-assis) que couché. La position allongée est très pénible pour lui, il respire encore plus mal (c'est bien connu en cas d'asthme).
- Veillez à ce que l'enfant boive suffisamment. Comme il respire vite et transpire beaucoup, la déshydratation menace. Entre autres conséquences, elle rend les sécrétions plus épaisses, plus difficiles à évacuer et n'arrange donc pas les choses… En outre, l'enfant qui tousse beaucoup peut « refuser » de boire. Mettez-lui d'office dans la bouche une petite gorgée d'eau tous les ¼ d'heure au moins.
- S'il n'a pas envie de manger, proposez-lui des aliments sous forme liquide (bouillies épaisses) et fractionnez les repas au maximum.
- Stoppez provisoirement toute consommation de produits laitiers qui entretiennent la formation de sécrétions.
- Lors des pics d'épidémie (souvent en début d'hiver), les médecins multiplient les messages d'avertissement : n'amenez pas votre enfant aux urgences, ni même à l'hôpital. C'est un endroit hypercontagieux où, pendant qu'il patientera parfois fort longtemps en salle d'attente, il attrapera tous les microbes apportés par les autres enfants : celui de la bronchiolite (s'il ne l'avait finalement pas) ou de toute autre maladie ORL. Restez chez vous et consultez un médecin, qui prescrira très probablement de la kinésithérapie respiratoire. C'est, de toute façon, ce que vous ordonnera aussi l'équipe médicale de l'hôpital. Pourtant, chaque année, c'est la grande transhumance : 460 000 nourrissons présentent des signes de bronchiolite en hiver, tous au même moment, bien entendu, et engorgent les urgences : + 244 % en 10 ans ! On répète : dans la grande majorité des cas, l'hospitalisation est non seulement inutile, mais aussi fortement déconseillée.

MON AVIS

- Consultez TOUJOURS un médecin.
- S'il faut éviter d'emmener son enfant à l'hôpital, les bébés âgés de moins de 3 mois, les prématurés, ceux qui souffrent de maladie ou de malformation cardiaque, risquent cependant des complications. Faites venir très rapidement le médecin à domicile.
- Les bébés sont davantage concernés : consultez rapidement.
- Soyez attentif aux éventuels signes d'aggravation : accélération du rythme cardiaque et respiratoire (200 pulsations et 40 respirations par minute) ; peau, ongles et lèvres tirant sur le bleu ; râles vraiment importants à l'inspiration.

BRONCHITE

TOUX SÈCHE

On tousse, on crache de toutes les couleurs, on se sent mal, fatigué, courbatu, on est fiévreux, les poumons brûlent et puis… la bronchite cède normalement en quelques jours, 15 grand maximum, chez les personnes en bonne santé, mais peut traîner un peu ou se compliquer chez celles dont les bronches sont déjà fragilisées. C'est le cas des asthmatiques. Si la bronchite aiguë dure 3 mois au moins et se répète 2 années consécutives… c'est une bronchite chronique (voir p. 234).

Ce qui déclenche la bronchite

- Une grippe ou un rhume.
- Un temps froid et humide.
- De l'asthme.
- Une autre infection respiratoire (coqueluche…).
- Fumer ou respirer la fumée des autres.
- La pollution de l'air (atmosphère ou air ambiant au travail, par exemple chlore ou produits irritants type poussière).
- Un terrain fragile (fatigue, gros stress, maladie cardiaque…).
- Une contamination (une personne bronchiteuse vous tousse dans la figure ou vous serre la main).

LE RÉFLEXE

À AVALER

Versez 1 goutte de **cyprès de Provence** dans 1 cuillère à café de miel (sur un petit sucre ou sur un comprimé neutre) et laissez fondre en bouche 4 fois par jour.

LES FORMULES COMPLÈTES

À APPLIQUER

Dans une soucoupe, mélangez à parts égales :

- **HE cyprès de Provence 1 goutte**
- **HE eucalyptus radié 1 goutte**
- **HE ravintsara 1 goutte**
- **HE niaouli 1 goutte**
- **HV calophylle 4 gouttes**

▷ Massez le thorax et le dos avec ce mélange, 4 fois par jour pendant 10 jours.

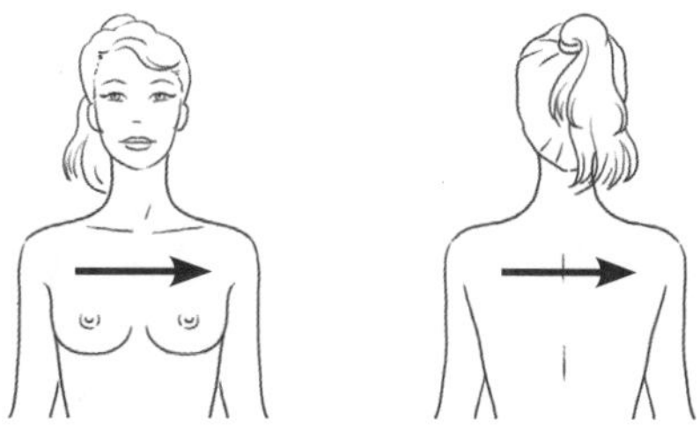

+

À DIFFUSER

Dans un flacon mélangez à parts égales :

- **HE cyprès de Provence**
- **HE eucalyptus globulus**
- **HE ravintsara**

▷ Diffusez 10 gouttes matin et soir dans les pièces à vivre.

À FAIRE PRÉPARER EN PHARMACIE

EN SUPPOSITOIRES

ENFANT

Demandez au pharmacien de préparer les suppositoires suivants :

	Adulte	Enfant
HE cupressus sempervirens (cyprès de Provence)	30 mg	20 mg
HE eucalyptus radiata (eucalyptus radié)	40 mg	30 mg
HE cinnamomum camphora cineoliferum (ravintsara)	30 mg	20 mg
HE thymus linaloliferum (thym à linalol)	25 mg	15 mg
EL millepertuis	20 mg	20 mg

▷ Administrez 3 suppositoires par jour pendant 3 jours, puis 2 suppositoires pendant 3 jours. Normalement, vous êtes guéri, mais prolongez de 6 jours (à 2 suppos/jour) si nécessaire.

+

À AVALER

Prenez des capsules d'**origan compact** : 6 capsules/jour si vous pesez jusqu'à 60 kg, 8 capsules si vous pesez autour de 80 kg ou au-delà. 20 jours de suite.

Ou

À AVALER

Demandez au pharmacien de préparer les gélules suivantes* :

HE cinnamomum verum (cannelle de Ceylan)	25 mg
HE origanum compactum (origan compact)	25 mg
HE thymus vulgaris thymoliferum (thym à thymol)	25 mg
Excipient	qsp 1 gélule n° 30

▷ Prenez 2 gélules 3 fois par jour aux repas pendant 5 à 10 jours.

* Ou à préparer vous-même (voir p. 164).

NOS CONSEILS EN +

- Ne fumez pas.
- Améliorez votre hygiène de vie. Commencez par vous laver les mains très régulièrement pendant la mauvaise saison.
- Reposez-vous. Pour mieux dormir, maintenez une position plus ou moins assise (vous tousserez davantage en étant allongé).
- Attention à l'air froid et aux atmosphères enfumées. Ce sont vos deux bêtes noires.
- Une bronchite pendant l'hiver, ce n'est pas très grave, mais autant l'éviter. Deux, il y a vraiment un problème. Vérifiez que vous n'êtes pas asthmatique ou porteur d'un autre trouble respiratoire.
- Voir aussi nos conseils « Toux sèche », p. 512.

TOUX GRASSE

La toux grasse est « productive », utile, elle permet de se débarrasser des microbes, c'est bon signe. Il ne faut surtout pas la calmer, l'étouffer. Au contraire, il est nécessaire de fluidifier les sécrétions bronchiques afin de faciliter leur expulsion. Les huiles essentielles sont là pour ça. La bronchite fait « tousser gras », mais c'est aussi le cas de la laryngite, de la grippe, de la trachéite ainsi que de nombreuses maladies pulmonaires (coqueluche, SRAS – syndrome respiratoire aigu sévère – pneumonie, légionellose…). Dans tous les cas, les formules que nous vous proposons sont efficaces car elles soignent la toux grasse.

LE RÉFLEXE

À AVALER

Versez 1 goutte de **myrte vert** dans 1 cuillère à café de miel (sur un petit sucre ou sur un comprimé neutre) et laissez fondre en bouche 4 fois par jour pendant 8 jours.

+

À APPLIQUER

Appliquez 2 gouttes de **myrte vert** sur les bronches et le haut du dos 3 fois par jour pendant 8 jours également.

LES FORMULES COMPLÈTES

À APPLIQUER

Dans une soucoupe, mélangez :

- **HE myrte vert 1 goutte**
- **HE ravintsara 1 goutte**
- **HE inule odorante 1 goutte**

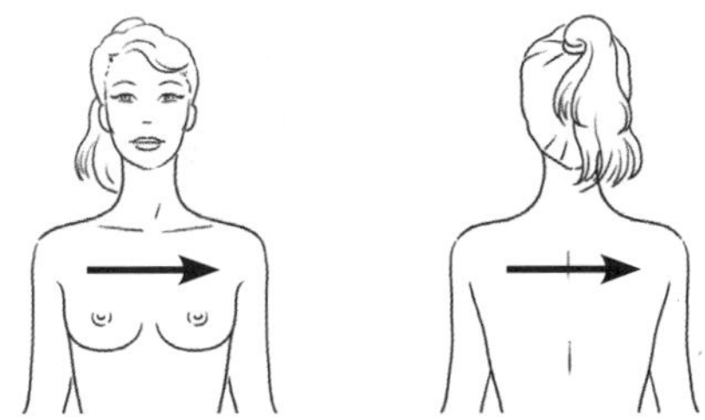

- **HV calophylle 3 gouttes**

▷ Massez le thorax et le dos avec ce mélange, 4 fois par jour pendant 10 jours.

+

À DIFFUSER

Dans un flacon mélangez à parts égales :

- **HE niaouli**
- **HE eucalyptus globulus**
- **HE ravintsara**

▷ Diffusez 10 gouttes matin et soir dans les pièces à vivre.

À APPLIQUER

Dans une soucoupe, mélangez :

- **HE thym à thujanol 1 goutte**
- **HE ravintsara 1 goutte**
- **HE inule odorante 1 goutte**
- **HE bois de Hô 1 goutte**
- **HV amande douce 4 gouttes**

▷ Massez le thorax, le dos et la voûte plantaire avec ce mélange, matin et soir pendant une semaine.

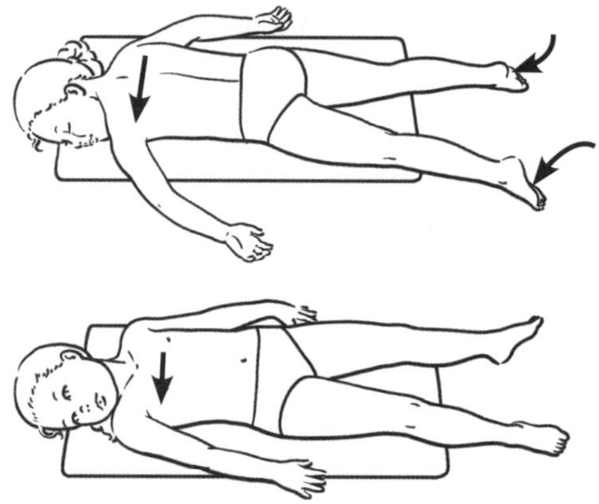

Si vous savez votre enfant sujet aux bronchites, n'hésitez pas à prévenir leur apparition, par exemple si le moindre rhume « descend » systématiquement sur ses bronches. Dans ce cas, traitez en prévention pendant le rhume, par voie orale le matin, par voie rectale le soir (action rapide et prolongée), grâce à la formule proposée p. 230. Ce geste simple pourra lui permettre de passer l'hiver sereinement, sans faire une seule bronchite et d'éviter ainsi les traitements antibiotiques trop souvent prescrits. La formule ci-dessus est totalement dénuée de toxicité et peut être administrée à un enfant dès l'âge de 5 à 6 semaines.

À FAIRE PRÉPARER EN PHARMACIE

EN SUPPOSITOIRES

Demandez au pharmacien de préparer les suppositoires suivants :

HE inula graveolens (inule odorante)	15 mg
HE hyssopus decumbens (hysope couchée)	15 mg
HE eucalyptus radiata (eucalyptus radié)	50 mg
HE cinnamomum camphora cineoliferum (ravintsara)	50 mg
EL millepertuis	20 mg

▷ Administrez 3 suppositoires par jour pendant 2 jours (ou 3 si besoin).

+

À AVALER

Avalez des capsules d'**origan compact** : 6 capsules par jour si vous pesez jusqu'à 80 kg, 8 capsules si vous pesez plus de 80 kg.

Ou, plus complet

À AVALER

Demandez au pharmacien de préparer les gélules suivantes* :

HE cinnamomum verum (cannelle de Ceylan)	25 mg
HE origanum compactum (origan compact)	25 mg
HE thymus vulgaris thymoliferum (thym à thymol)	25 mg
Excipient	qsp 1 gélule n° 30

▷ Avalez 2 gélules 3 fois par jour si vous pesez autour de 60 kg, 3 gélules si vous pesez autour de 80 kg ou au-delà, lors des repas pendant 5 à 10 jours.

ENFANT

À AVALER

Demandez au pharmacien de préparer le sirop suivant :

HE thymus vulgaris linaloliferum (thym à linalol)	0,5 g
HE eucalyptus radiata (eucalyptus radié)	0,3 g
HE illicium verum (anis étoilé)	0,05 g
sorbitol	70 g
eau	30 ml
labrafil	4 ml

▷ 2 ans : administrez 2 cuillères à café par jour.

▷ 3 ans : administrez 3 cuillères à café par jour.

▷ 4 ans : administrez 4 cuillères à café par jour.

NOS CONSEILS EN +

- Rien n'empêche d'avoir en même temps une laryngite, une grippe ou une pharyngite… Soyez attentif et soignez bien tous vos maux.
- Objectif temporaire « zéro produit laitier ». En effet, ces aliments apportent des phospholipides favorisant la fabrication de mucus par le foie.
- Évitez aussi les sucreries.
- En prévention, l'activité physique stimule fortement l'immunité. Bougez, y compris en hiver !

* Ou à préparer vous-même (voir p. 164).

- Au contraire, consommez les boosters du système immunitaire : fruits et légumes frais, ail, oignon.
- Si vous aimez les sushis, ne lésinez pas sur le wasabi : cette sorte de « moutarde verte » dégage les bronches.
- Crachez, expectorez, « aidez » votre toux : le but est d'éliminer.
- Voir aussi nos conseils « Toux sèche », p. 512.

BRONCHITE CHRONIQUE

Les médecins regroupent désormais la bronchite chronique et l'emphysème sous le terme de MPOC (maladie pulmonaire obstructive chronique). Ce qui ne change rien à la situation : ces deux maladies sont toutes deux à l'origine de difficulté respiratoire, de toux persistante et d'excès de sécrétions dans les voies respiratoires. Nous ne traiterons ici que la bronchite, qui représente 85 % des MPOC*. Elle résulte d'un cercle vicieux : les bronches sont en permanence le siège d'inflammation, leur calibre est donc diminué et la respiration est gênée par la présence de mucus (un peu comme lors des prémices des crises d'asthme). On tousse pour essayer de se débarrasser de ce mucus, et plus on tousse, plus les bronches s'enflamment. Retour à la case départ. Au total, cela nous donne, hélas, une maladie déjà fort avancée lorsque ces signes apparaissent, généralement après l'âge de 50 ans. Le malade a déjà perdu 50 % de ses capacités respiratoires. À mesure que la maladie progresse, les simples gestes de la vie quotidienne deviennent pénibles, puis impossibles. Le souffle est court, la respiration sifflante, on ressent comme une oppression permanente dans la poitrine, on est fatigué, on dort mal, on maigrit. Bref, ça ne va pas fort.

Le traitement proposé dans ce livre vise à ralentir la progression de la maladie, comme tout traitement médical proposé dans cette affection. Il s'agit d'améliorer le bien-être, ce qui est déjà très important. Mais hélas, à ce jour, on ne peut pas venir à bout des MPOC.

Ce qui déclenche la bronchite chronique

- Le tabac est responsable de 85 % des MPOC.
- La pollution (air intérieur et extérieur).
- Un terrain infectieux ou allergique (si vous avez tendance à tomber malade souvent et que vous enchaînez les troubles respiratoires depuis que vous êtes enfant).

* Dans l'emphysème, ce sont les alvéoles pulmonaires qui s'abîment et ne font plus leur travail.

LE RÉFLEXE

À AVALER

Versez 1 goutte de **cyprès de Provence** dans 1 cuillère à café de miel, sur un petit sucre ou un comprimé neutre et laissez fondre en bouche 4 fois par jour.

LES FORMULES COMPLÈTES

À APPLIQUER

Dans un flacon en verre coloré de 5 ml muni d'un compte-gouttes, mélangez :

Si toux sèche

- **HE cyprès de Provence 5 gouttes**
- **HE eucalyptus radié 5 gouttes**
- **HE ravintsara 5 gouttes**
- **HE niaouli 5 gouttes**
- **HV calophylle qsp 5 ml**

Si toux grasse

- **HE myrte rouge 10 gouttes**
- **HE ravintsara 5 gouttes**
- **HE inule odorante 5 gouttes**
- **HV calophylle qsp 5 ml**

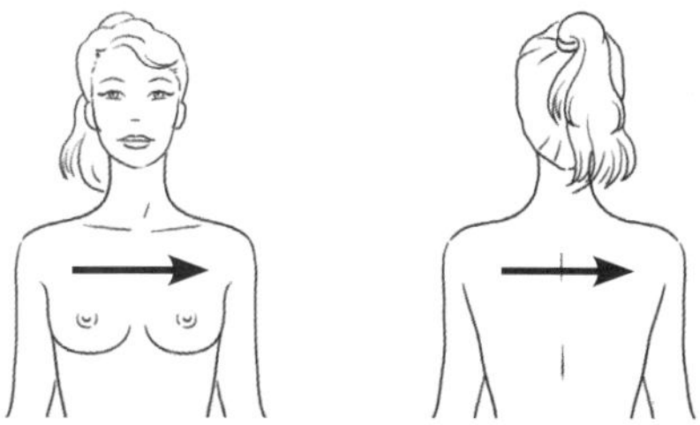

▷ Massez le thorax et le dos avec 5 gouttes de l'un de ces mélanges, 4 fois par jour pendant 10 jours puis 2 fois par jour pendant encore 10 jours. Arrêtez 8 jours puis reprenez les massages 2 fois par jour pendant 20 jours, etc.

À FAIRE PRÉPARER EN PHARMACIE

EN SUPPOSITOIRES

ENFANT

En cas de toux sèche, demandez au pharmacien de préparer les suppositoires suivants :

	Adulte	Enfant
HE cupressus sempervirens (cyprès de Provence)	30 mg	20 mg
HE eucalyptus radiata (eucalyptus radié)	40 mg	30 mg

HE cinnamomum camphora cineoliferum (ravintsara)	30 mg	20 mg
HE thymus linaloliferum (thym à linalol)	25 mg	15 mg
EL millepertuis	20 mg	20 mg

▷ Administrez 3 suppositoires par jour pendant 3 jours, puis 2 suppositoires pendant 3 jours. Normalement, vous êtes entièrement guéri, mais prolongez de 6 jours (à 2 suppos/jour) si nécessaire.

EN SUPPOSITOIRES

ENFANT

En cas de toux grasse, demandez au pharmacien de préparer les suppositoires suivants :

	Adulte	Enfant
HE inula graveolens (inule odorante)	25 mg	15 mg
HE hyssopus decumbens (hysope couchée)	25 mg	15 mg
HE eucalyptus radiata (eucalyptus radié)	40 mg	30 mg
HE cinnamomum camphora cineoliferum (ravintsara)	30 mg	20 mg
EL millepertuis	20 mg	20 mg

▷ Administrez 2 suppositoires par jour pendant 10 à 20 jours.

NOS CONSEILS EN +

- Ne fumez pas. Ne commencez jamais et, le cas échéant, arrêtez le plus vite possible.
- N'exposez pas vos enfants au tabac : cela augmente leur risque de souffrir de MPOC, même s'ils ne fumeront jamais eux-mêmes. C'est le tabac qui explique la progression phénoménale des MPOC dans le monde (4e cause de décès après les maladies cardiaques, le cancer et l'accident vasculaire cérébral). Bientôt, selon l'OMS (Organisation mondiale de la santé), les MPOC « gagneront » une place et se retrouveront 3e à ce triste palmarès.
- Méfiez-vous de la pollution : les poumons fragilisés y sont encore plus sensibles que les autres. Respirez le bon air frais, promenez-vous dans la forêt, à la plage, à la montagne, dans les jardins publics…
- Les MPOC augmentent les besoins en tout : protéines (bonnes) graisses, vitamines, minéraux. Veillez surtout à manger suffisamment. Limitez en revanche vos apports en glucides (sucres), même « lents » (pommes de terre, pain, pâtes…). Les carences alimentaires sont malheureusement très répandues chez les malades, qui résistent alors moins bien et sont encore plus fatigués.
- Une déficience en magnésium est toujours néfaste pour la respiration. Les céréales complètes, les fruits et légumes frais et secs, les agrumes, les pommes, l'eau minérale magnésienne (Hépar, Donat) et le chocolat noir sont les meilleures sources de magnésium.

- Une bronchite chronique non (ou mal) traitée évolue inexorablement vers une baisse de la capacité respiratoire. Elle est en grande partie irréversible. La moindre infection prend alors des proportions nécessitant une hospitalisation. Qualité de vie et longévité peuvent être dramatiquement réduites. Par ailleurs, comme l'oxygène circule moins bien, le cœur peut subir des défaillances. Il faut évidemment tout faire pour éviter d'en arriver là.

BRONZAGE (ACTIVER)

Le soleil est indispensable à la vie. Il prévient le rachitisme, la dépression saisonnière, améliore le psoriasis et protégerait des cancers du sein et du côlon. Mais une exposition inconsidérée entraîne de sérieux problèmes de santé et de beauté : rides profondes, rougeurs, cataracte, dégénérescence maculaire, affaiblissement du système immunitaire, cancer de la peau. C'est un accélérateur global de vieillissement. Les UVB altèrent la surface de la peau (coups de soleil), tandis que les UVA s'attaquent au derme profond et endommagent les acides gras et les gènes. Notre formule aux huiles essentielles active le bronzage lors d'expositions raisonnables au soleil. Elle ne prémunit pas contre ses méfaits !

LE RÉFLEXE

À APPLIQUER

Dans un flacon en verre coloré de 5 ml, versez 3 gouttes de **bergamote** et complétez d'HV de carotte. Secouez bien pour mélanger intimement. Appliquez sur le corps et le visage avant de sortir.

+

Versez 5 gouttes de **bergamote** dans votre pot de crème de jour. Mélangez bien. Utilisez normalement. N'augmentez pas la concentration en essence.

NOS CONSEILS EN +

- Le bronzage est une espèce de parasol pour notre ADN. En effet, lorsque nous nous exposons au soleil, notre peau panique, parce que les cellules qui risquent de canceriser sont celles qui renouvellent la couche extérieure de la peau (épiderme). Pour les protéger, les cellules voisines (les mélanocytes) fabriquent des grains de mélanine et les placent, grâce à leurs prolongements, au-dessus des cellules à défendre. Si l'on regarde à la loupe, notre bronzage ressemble donc à une multitude de parasols plus ou moins efficaces. Et n'allez pas croire que bien bronzé, vous pouvez vous passer de crème solaire ! Le hâle ne protège que des UVB, laissant les UVA poursuivre leur travail de sape en profondeur…

- Exposez-vous toujours très progressivement. Rien de pire que les coups de soleil que l'on attrape lors des premiers beaux week-ends de mai, au sortir de la léthargie hivernale. En été, allez-y doucement, surtout les premiers jours.
- N'oubliez pas que le soleil est à consommer avec modération et discernement. Ses rayons réchauffent et procurent une jolie couleur à la peau ainsi que de la vitamine D, très importante pour notre santé, mais aussi… brûlent en profondeur, font vieillir prématurément et attaquent notre matériel génétique. C'est cher payé la « bonne mine » que l'on veut impérativement ramener du week-end.
- Voir aussi « Coup de soleil », p. 275.

BRÛLURE

Barbecue, fer à repasser, porte de four brûlante, liquide bouillant… Aïe. Votre peau a « pris feu », il faut appeler les pompiers. C'est vous ! Commencez par éteindre l'incendie en laissant la zone brûlée sous l'eau froide pendant plusieurs minutes, afin que la brûlure ne s'étende pas à l'intérieur. Puis passez aux soins.

LE RÉFLEXE

À APPLIQUER

Si la brûlure ne concerne qu'une petite surface, après rinçage à l'eau froide appliquez 2 gouttes de **lavande aspic** localement. Renouvelez tous les ¼ d'heure 3 ou 4 fois, puis appliquez ensuite 3 fois dans la journée.

Si la brûlure s'étend sur une surface assez grande, mélangez 4 gouttes de **lavande aspic** diluées dans 4 gouttes d'HV (n'importe laquelle, ce que vous avez sous la main). Appliquez comme indiqué précédemment.

LA FORMULE COMPLÈTE

À APPLIQUER

Dans une soucoupe, mélangez :

- **HE lavande aspic 2 gouttes**
- **HE géranium rosat 2 gouttes**

- **EL millepertuis 10 gouttes**
- **HV rose musquée 10 gouttes**

▷ Appliquez comme indiqué précédemment, puis matin et soir jusqu'à cicatrisation complète.

NOS CONSEILS EN +

- Ne vous précipitez pas sur un corps gras (beurre, crème) comme c'est presque toujours le cas. Au contraire : de l'eau, de l'eau !
- Vous pouvez recouvrir la brûlure d'une gaze non serrée, pour la protéger d'une infection éventuelle et éviter les douleurs inutiles. Lorsqu'on se cogne sur une zone brûlée, ça fait très, très mal.
- Évitez de percer les cloques s'il y en a. Ce sont de bons protecteurs naturels, et vous risquez en plus de les infecter.
- Ne vous affolez pas. Même si cela fait vraiment mal, une brûlure est sans gravité dans 95 % des cas.
- Pour favoriser toute cicatrice due à la brûlure, avalez 3 capsules par jour de rose musquée dosées à 500 mg, pendant 20 jours.
- Vous pouvez appliquer du miel de thym en épaisse quantité (ou à l'aide d'une compresse) sur votre brûlure/plaie. Il est extrêmement bactéricide, antiseptique, cicatrisant et nutritionnel (par voie topique). Il peut accélérer de manière spectaculaire une cicatrisation même celles qui semblent vraiment compliquées (patients diabétiques). On trouve aussi en pharmacie des dispositifs médicaux à base de miel, que l'on utilise pour les mêmes raisons, et de la même façon.
- Pour prévenir les brûlures (soleil, traitement par radiothérapie), mélangez 1 goutte de **niaouli**, 1 goutte d'**arbre à thé**, 2 gouttes d'HV de jojoba. Appliquez sur la zone concernée. Et reportez-vous à « Radiothérapie » (p. 244) et « Coup de soleil » (p. 275).

⚠ **Attention** ! Consultez si la brûlure est grave, si elle a atteint un bébé ou un jeune enfant, si elle est étendue ou si elle a touché le visage. Consultez également si la brûlure est d'origine chimique ou s'il n'y a pas de douleur (les nerfs sont peut-être morts, la brûlure est profonde).

CALCUL BILIAIRE

Les calculs biliaires sont des sortes de petits « cailloux » qui se forment dans les voies biliaires à partir de cholestérol (aucun rapport avec le cholestérol sanguin) et de calcium. Ils sont responsables de douleurs abdominales situées à droite, d'une inflammation de la vésicule biliaire et/ou de jaunisse.

Dans certains cas, il faut opérer, mais plus généralement, les calculs biliaires ne provoquent aucun symptôme (on ne sait alors même pas qu'on en héberge !). Bien sûr, on ne se traite pas si les calculs ne posent pas de problème. Mais s'ils sont douloureux, que la vésicule est le siège d'infection ou d'inflammation, ou que d'autres complications se profilent, le recours au médecin est évidemment indispensable.

Pour mieux comprendre comment ils apparaissent, il faut pénétrer dans l'intimité de notre valeureuse vésicule biliaire qui, sans relâche, concentre et stocke la bile produite par le foie. Travail ingrat s'il en est... La bile, liquide digestif composé de cholestérol, de pigments et de sels biliaires, peut « cristalliser », sous l'effet d'un changement de composition ou de présence de microbes. Les « cailloux » forment alors des calculs, parfois appelés « pierres du foie ».

LE RÉFLEXE

À APPLIQUER

En crise, appliquez 2 gouttes de **khella** sur la région du foie toutes les ½ heures, jusqu'à amélioration sensible.

LES FORMULES COMPLÈTES

À APPLIQUER

Dans le creux de la main, mélangez :

- **HE khella 2 gouttes**
- **HE basilic exotique 1 goutte**
- **HE lédon du Groenland 1 goutte**

▷ Appliquez comme indiqué précédemment.

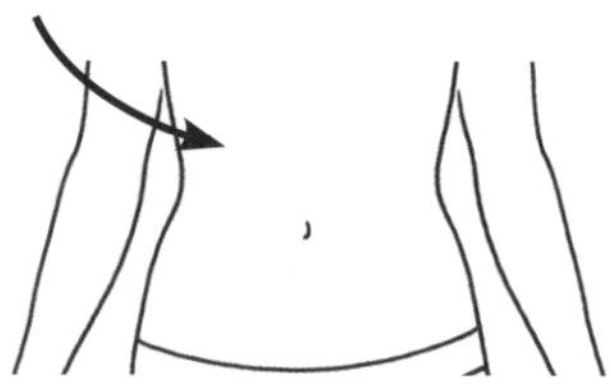

+

À AVALER

Dans un flacon en verre coloré de 2 ml, mélangez :

- **HE menthe poivrée 10 gouttes**
- **HE basilic exotique 10 gouttes**
- **HE romarin à verbénone 10 gouttes**
- **Ess. citron 10 gouttes**

▷ Versez 1 goutte du mélange sur 1 comprimé neutre, dans une petite cuillère de miel ou d'huile d'olive et laissez fondre en bouche toutes les 15 minutes, pendant 1 heure.

NOS CONSEILS EN +

- Buvez 1 litre de décoction d'aubier de tilleul par jour, pendant 1 mois. Mettez 5 bâtons d'aubier dans 1 litre d'eau, de porter à ébullition, de laisser bouillir 5 minutes (à couvert). Éteignez le feu et laissez encore macérer 10 minutes. Consommez dans les 24 heures, assaisonné de quelques gouttes de citron. Pas de sucre, bien sûr !
- Les femmes sont plus souvent touchées que les hommes. Mais ce sont surtout l'obésité, le diabète et les grossesses multiples qui semblent favoriser la lithiase biliaire. Les antécédents familiaux (des parents déjà « porteurs ») et la prise de certains médicaments hypolipémiants, tels que le clofibrate, exacerbent le risque. En luttant contre le surpoids, on élimine le responsable n° 1 des calculs biliaires. Pour chaque kilo de trop, notre corps fabrique 20 mg de cholestérol. Or, moins on en produit, mieux ça vaut !
- Fuyez les gros repas : mieux vaut manger moins, mais plus souvent. Des petits repas fréquents facilitent la tâche de la vésicule, qui peut alors évacuer les substances indésirables plus vite.
- Une alimentation légère, riche en poissons gras (saumon, maquereau, thon), en fruits, légumes et céréales complètes et en eau est indiquée.

CALLOSITÉS

Les callosités correspondent à un épaississement de la peau aux zones de frottement des pieds, mais seulement sur la plante (les cors, eux, sont situés sur les orteils). Ce n'est certes pas une maladie, mais esthétiquement on fait mieux et en plus, à force, une callosité peut devenir fort gênante… quand elle n'accueille pas, de surcroît, un durillon, sorte de « super-callosité » encore plus dure et encore plus douloureuse !

LA FORMULE COMPLÈTE

À APPLIQUER

Dans un flacon en verre coloré de 5 ml, mélangez :

- **HE géranium rosat 10 gouttes**
- **HE carotte 10 gouttes**
- **HE lavande officinale 10 gouttes**
- **EL calendula qsp 5 ml**

▷ Frottez les callosités après le bain, avec une pierre ponce et quelques gouttes de ce mélange.

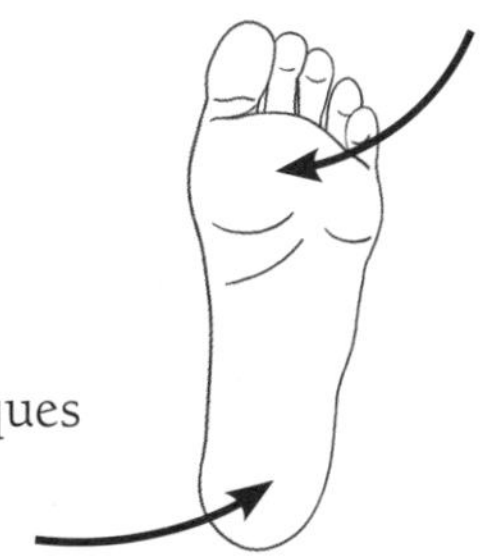

NOS CONSEILS EN +

- Si vos pieds frottent dans une paire de chaussures, traiter les callosités ne réglera le problème que très temporairement si vous continuez à porter les responsables. Une séparation définitive s'impose.
- Si toutes vos chaussures semblent provoquer des callosités, il y a un problème. Soit vous les choisissez mal (trop petites et/ou inadaptées à votre forme de pied), soit votre appui est légèrement anormal. Outre la gêne locale, des problèmes de statique peuvent en découler (mal au dos, maux de tête, etc.). Des semelles orthopédiques réalisées par un pédicure-podologue peuvent s'avérer indispensables.

CANAL CARPIEN (SYNDROME DU)

Le syndrome du canal carpien est caractérisé par une douleur entre la main et le poignet. À l'origine, on retrouve une compression d'un nerf situé dans cette zone géographique, mais on ne sait pas bien pourquoi ni comment. Ce qui est sûr, c'est qu'il s'agit d'un syndrome touchant surtout les femmes, principalement celles qui font de petits mouvements répétitifs (couture, tricot, frappe sur ordinateur ou caisse enregistreuse). Les personnes atteintes d'arthrite sont également fréquemment concernées.

LE RÉFLEXE

À APPLIQUER

Massez la zone douloureuse 3 fois par jour avec 3 ou 4 gouttes de **gaulthérie couchée** diluées dans la même quantité d'HV.

LA FORMULE COMPLÈTE

À APPLIQUER

Dans une soucoupe, mélangez :

- **HE gaulthérie couchée 4 gouttes**
- **EL arnica 3 gouttes**
- **EL millepertuis 5 gouttes**

▷ Massez la trajectoire entre le pouce et l'avant-bras, en passant par le poignet, bien sûr. Renouvelez l'opération autant de fois que nécessaire (au minimum 3 applications par jour).

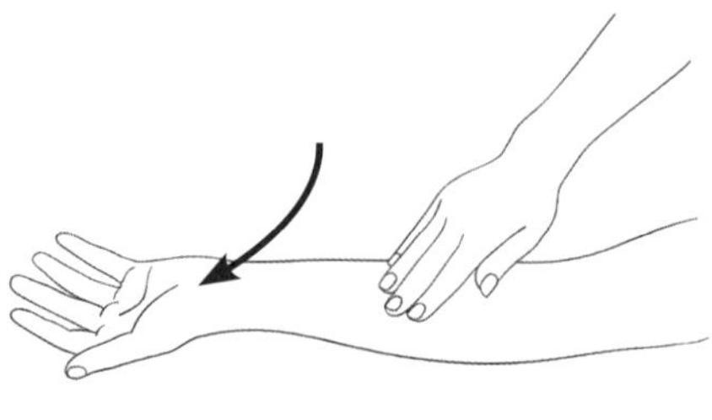

NOS CONSEILS EN +

- En cas de douleur, mettez la main et le poignet au repos total. Surtout ne forcez pas, n'insistez pas, ne poursuivez pas le mouvement incriminé si vous l'avez identifié.
- Les troubles musculosquelettiques (TMS) sont désormais – et de loin – les premiers problèmes de santé au travail, ainsi que la première cause d'indemnisation pour maladie professionnelle. Les TMS recouvrent une série de douleurs musculaires ou articulaires, liées à un travail répétitif : mal de dos, du cou, de l'épaule, du coude, du poignet, des mains, des doigts, des genoux, de la cheville, du pied…
- Pour que la douleur ne revienne pas, pensez à étirer cette zone, ce que l'on ne fait jamais. Matin et soir, et même toutes les heures si vous travaillez sur ordinateur… Dessinez des cercles larges et lents avec vos poignets dans un sens, puis dans l'autre. Tout doucement ! Écartez les doigts puis fermez votre poing, et alternez ces deux mouvements une dizaine de fois.
- Perdre du poids et/ou dégonfler si l'on fait de la rétention d'eau est toujours bénéfique : cela permet de réduire la pression des fluides sur le canal carpien.
- L'idéal serait évidemment de stopper les mouvements incriminés, au moins pendant quelque temps. Mais ce n'est pas toujours possible.
- Vérifiez que vous êtes bien placé par rapport à votre outil de travail. Nous sommes souvent installés trop bas ou trop haut par rapport à notre ordinateur, caisse enregistreuse…

CANCER (ACCOMPAGNEMENT)

CHIMIOTHÉRAPIE

La chimiothérapie est un traitement médicamenteux visant à détruire, entre autres, les cellules cancéreuses. Elle est souvent efficace mais, malheureusement, détruit aussi au passage des cellules saines, surtout celles qui se renouvellent rapidement (cellules sanguines ou digestives notamment). La toxicité peut être immédiate ou retardée.

Bien que certaines huiles essentielles possèdent une activité cytotoxique (anticancer), ce n'est pas leur intérêt premier, et le traitement de cette maladie n'entre bien évidemment pas dans le cadre de ce livre. En revanche, le thym à thujanol répare certains dégâts de la chimiothérapie (notamment au niveau digestif puisqu'il régénère la cellule hépatique), stimule l'immunité et remonte le moral, souvent extrêmement fluctuant lorsqu'on est atteint de cancer.

1ER RÉFLEXE

À AVALER

Versez 2 gouttes de **thym à thujanol** dans une infusion de romarin 2 à 3 fois par jour.

2E RÉFLEXE

À APPLIQUER

Massez la région du foie matin et soir, avec 2 gouttes de **lédon du Groenland**.

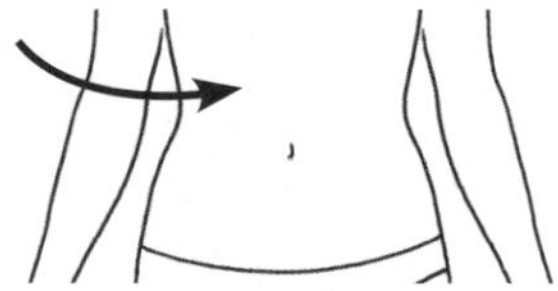

À FAIRE PRÉPARER EN PHARMACIE

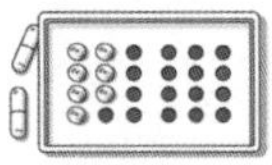

À AVALER

Demandez au pharmacien de préparer les gélules suivantes* :

HE ledum groenlandicum (lédon du Groenland)	10 mg
HE thymus thujanoliferum (thym à thujanol)	20 mg
HE levisticum officinale (livèche)	20 mg
Ess. citrus limonum (citron)	20 mg
HE ocimum basilicum (basilic exotique)	10 mg
Excipient	qsp 1 gélule n° 20

▷ Avalez 1 gélule matin et soir par cures de 10 jours espacées de 10 jours d'arrêt. Tout le temps du traitement chimio.

NOS CONSEILS EN +

- Respectez scrupuleusement le protocole thérapeutique prescrit par votre cancérologue. Il en va de votre vie !
- Mettre tous les atouts de son côté pour améliorer le quotidien est très important, tous les malades le savent bien. Les huiles essentielles apportent leur contribution active et sans aucun danger (ni risque d'interaction avec les médicaments). Ne vous en privez pas ! L'aromathérapie fait partie des soins de support utilisables par tous les patients, tout comme la phytothérapie, l'homéopathie et bien d'autres disciplines.
- On peut utiliser les huiles essentielles comme soin de support en cancérologie de multiples façons : aider à mieux dormir (p. 363), à réduire l'anxiété et l'angoisse (p. 197 et 202), le stress (p. 488), prévenir les infections (stimuler le système immunitaire, p. 360), diminuer voire prévenir les bleus (poses de cathéters, piqûres…) (p. 219)…

RADIOTHÉRAPIE

La radiothérapie est l'utilisation de rayons ionisants dans le traitement de certaines maladies, principalement le cancer. Le faisceau traverse la peau pour atteindre sa « cible », généralement

* Ou à préparer vous-même (voir p. 164).

profonde. L'objectif est de détruire la tumeur tout en épargnant les tissus voisins. Mais la peau rougit, « brûle » et « marque », même des années plus tard. Le niaouli apaise ces désagréments liés à la radiothérapie.

LE RÉFLEXE

À APPLIQUER

Juste avant la séance, appliquez quelques gouttes pures de **niaouli** sur l'endroit qui va être traité par radiothérapie (prévention) et quelques gouttes diluées dans un peu d'EL de millepertuis tout de suite après la séance. Renouvelez l'application 2 fois par jour pendant 2 à 3 jours. Ce simple geste vous évitera bien des brûlures.

NOTRE CONSEIL EN +

- Comme pour la chimiothérapie, il est impératif de respecter scrupuleusement la prescription de votre cancérologue. Les huiles essentielles peuvent vous aider à mieux supporter le traitement, ce qui est extrêmement précieux, ne serait-ce que pour poursuivre le protocole thérapeutique indispensable à votre guérison ou rémission.

CAUCHEMARS

Qui n'a jamais fait de cauchemar ? Et qui a oublié à quel point les « horribles » qui venaient nous visiter la nuit, lorsque nous étions enfants, étaient angoissants ? Chez certains tout-petits, le scénario terrorisant est si violent que les enfants refusent d'aller se coucher de crainte de le retrouver, comme un monstre tapi sous le lit. Mais les adultes en sont également la proie. Il n'est pas rare de faire régulièrement le même cauchemar. Rien n'oblige à s'y résoudre : nos terreurs nocturnes ne sont pas une fatalité !

LE RÉFLEXE

À RESPIRER

Respirez simplement le flacon de **camomille romaine** ouvert, juste au moment du coucher. Recommencez dans la nuit en cas de réveil après un cauchemar.

LES FORMULES COMPLÈTES

À APPLIQUER

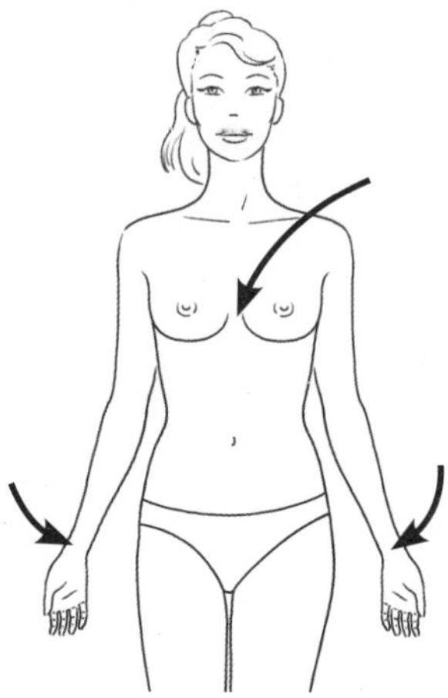

Dans un flacon en verre coloré de 2 ml, mélangez :

- **HE camomille romaine 10 gouttes**
- **HE pin de Patagonie 10 gouttes**
- **HE marjolaine des jardins 10 gouttes**
- **HE angélique (racine) 10 gouttes**

▷ Appliquez 2 gouttes du mélange sur la face interne des poignets et sur le plexus solaire ½ heure avant le coucher, pendant 2 à 3 semaines.

Et/ou

EN BAIN RELAXANT ANTISTRESS

Mélangez :

- **HE camomille romaine 5 gouttes**
- **HE myrte rouge 5 gouttes**
- **Ess. mandarine 10 gouttes**
- **Base pour bain 1 cuillère à soupe**

▷ Prenez 1 bain de 20 minutes chaque soir, pendant 2 à 3 semaines.

Et/ou

À DIFFUSER

Dans le diffuseur, versez à parts égales quelques gouttes de :

- **HE ravintsara**
- **Ess. citron**
- **Ess. mandarine**

▷ Diffusez pendant 10 minutes dans la chambre à coucher, au moment d'aller dormir.

NOTRE CONSEIL EN +

- Et sinon, ça se passe bien dans votre vie professionnelle ? Personnelle ? Affective ? Familiale ?

CELLULITE

Est-il vraiment utile de rappeler que la cellulite concerne presque exclusivement les femmes et… la majorité d'entre elles ? Qu'elle est aussi prompte à s'installer que pénible à éliminer ?

Que les produits disponibles sur le marché sont souvent ruineux et pas toujours à la hauteur des espérances ? Les huiles essentielles sont une bonne solution anticellulite : leurs puissants principes actifs leur permettent de drainer, libérer les fibres « coincées » et accélérer la circulation, 3 points essentiels dans la lutte anticapiton. En plus, l'action mécanique du massage renforce leur efficacité.

LE RÉFLEXE

À APPLIQUER

Dans un flacon de 100 ml, mélangez 5 ml de **genévrier commun** avec 95 ml d'HV de **noisette**. Appliquez localement avec 10 gouttes ou plus de ce mélange, matin et soir, en massages profonds.

LES FORMULES COMPLÈTES

À APPLIQUER

Préparez le lait corporel hydratant suivant dans un flacon de 100 ml :

- **HE hélichryse italienne 1 ml**
- **HE eucalyptus mentholé 2 ml**
- **HE romarin à cinéole 1 ml**
- **HE cèdre de l'Atlas 2 ml**
- **HE cyprès de Provence 2 ml**
- **HE gaulthérie couchée 1 ml**
- **HE thym à linalol 1 ml**
- **HV noisette 20 ml**
- **Lait corporel hydratant et raffermissant qsp 100 ml**

▷ Appliquez en massages légers matin et soir, juste **après** la toilette.

+

À APPLIQUER

Préparez l'huile anticellulite « prédouche » suivante dans un flacon de 100 ml :

- **HE hélichryse italienne 1 ml**
- **HE cèdre de l'Atlas 3 ml**
- **HE cyprès de Provence 2 ml**
- **Ess. pamplemousse 2 ml**
- **Ess. citron 2 ml**
- **EL arnica qsp 100 ml**

▷ Appliquez 10 gouttes par zone à traiter en massages profonds, **avant** la douche. Triturez, pincez (sans vous faire mal, il s'agit juste de réveiller la région, pas de la punir !) les « poches » spécialement envahies.

+

À AVALER

Demandez au pharmacien de préparer les gélules suivantes* :

HE ocimum basilicum (basilic exotique)	30 mg
HE hyssopus decumbens (hysope couchée)	10 mg
HE mentha spicata (menthe verte)	15 mg
HE cupressus sempervirens (cyprès de Provence)	25 mg
Excipient	qsp 1 gélule n° 60

▷ Avalez 1 gélule matin, midi et soir pendant 20 jours. Arrêtez une semaine et recommencez.

NOS CONSEILS EN +

- Patience et régularité de rigueur. La cellulite a tendance à revenir, il faut donc toujours la chasser. Encore et encore.
- Ne confondez pas cellulite et surpoids : les deux n'ont aucun rapport. La cellulite est d'ailleurs plus gênante chez les femmes minces, car elle se voit davantage.
- L'activité physique est la seule façon de prévenir son installation si vous avez un « terrain » à cellulite (mère/grand-mère), et le meilleur moyen aussi d'accélérer sa disparition. Nous vous recommandons particulièrement l'aquagym, l'aquabiking (+++) ainsi que la natation, car la pression exercée par l'eau joue un rôle anticapiton irremplaçable.
- Attention aux régimes drastiques, surtout « 100 % végétal ». Manquer de protéines (poisson, jambon, œuf, viande) est le chemin le plus court pour fabriquer de la cellulite.
- Limitez la consommation de sel et de sucre, deux « éponges à eau », donc à cellulite.

CHEVEUX (CHUTE)

Contre la chute de cheveux génétique (si votre papa perdait déjà ses cheveux comme vous), il faut être honnête : à moins de vous lancer dans un rééquilibrage hormonal, vous ne pouvez que ralentir la progression de l'alopécie – le nom savant de la chute des cheveux. En revanche, pour toutes les chutes dites « réactionnelles », c'est-à-dire liées au stress, à la pollution ou à une mauvaise santé, les huiles essentielles seront très efficaces : elles activent la circulation, favorisent la pousse ou la repousse, renforcent la tige capillaire…

* Ou à préparer vous-même (voir p. 164).

LE RÉFLEXE

À APPLIQUER

Appliquez 5 gouttes de **cèdre de l'Atlas** diluées dans une dizaine de gouttes d'HV de jojoba en massages raie par raie le soir ou 1 heure avant le shampooing.

LA FORMULE COMPLÈTE

À APPLIQUER : SHAMPOOING

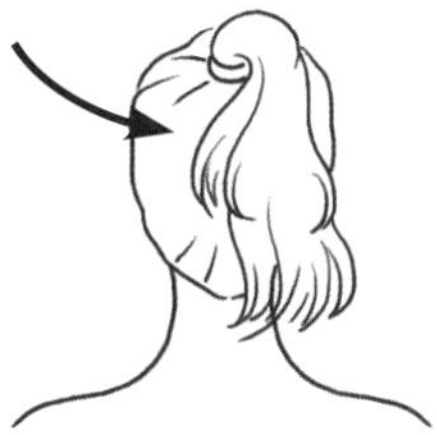

Dans un flacon de 200 ml de shampooing bio, versez :

- **HE cèdre de l'Atlas 5 gouttes**
- **HE arbre à thé 5 gouttes**
- **HE palmarosa 5 gouttes**
- **HE niaouli 5 gouttes**
- **Ess. citron 10 gouttes**
- **HE romarin à cinéole 5 gouttes**

▷ Lavez vos cheveux normalement, comme d'habitude, avec votre nouveau shampooing « antichute ».

NOS CONSEILS EN +

- Dans tous les cas (y compris pour l'alopécie génétique), renforcer le cheveu et activer la microcirculation est essentiel pour conserver des cheveux forts et beaux. Respectez bien les conseils de cette page et faites régulièrement un massage du cuir chevelu.
- Si vous avez du mal à bien rincer (tout dépend de votre eau), n'hésitez pas à parfaire cette étape avec du vinaigre d'alcool ou de cidre, à raison d'un bouchon pour 1 litre d'eau environ.
- Le stress est un tueur de cheveux. Plutôt que de vous ruiner en produits inadéquats, attaquez une cure de magnésium marin. Prenez-en 2 gélules matin et soir.
- Il existe d'excellents compléments alimentaires antichute et pour la beauté des cheveux. Ils renferment des acides aminés soufrés, des vitamines, des minéraux et de la prêle (silice). Une cure de 2 mois est vivement conseillée.
- Alimentation déséquilibrée = cheveux en mauvais état. De quoi croyez-vous que vos cheveux se nourrissent pour pousser ? De ce que vous leur donnez à manger !
- Le tabac est, dans ce domaine aussi, une bête noire : en perturbant la circulation sanguine au niveau du cuir chevelu, il empêche le bon approvisionnement des nutriments jusque dans la fibre capillaire. Dommage.
- À savoir : plus vous aurez exposé vos cheveux au soleil en été, plus la chute sera importante à l'automne. Ce n'est pas grave, c'est normal !

CHEVEUX GRAS

Un cheveu est naturellement un tout petit peu gras : une fine pellicule de sébum et de sueur le recouvre tout du long pour le protéger des agressions. C'est ce qui lui confère cet aspect doux et soyeux. Lorsque le cuir chevelu fabrique trop de gras (en cas de dérèglement hormonal, pour lutter contre la pollution, le chlore de la piscine, un shampooing inadapté ou sous l'effet du stress), et que ce dernier n'est pas éliminé en raison d'un manque d'hygiène, d'une macération (casquette, casque de moto)... trop c'est trop !

LA FORMULE COMPLÈTE

À APPLIQUER

Préparez la solution capillaire suivante dans un flacon de 30 ml :

- **HE cèdre de l'Atlas 5 ml**
- **Ess. citron 5 ml**
- **Alcool à 30° 20 ml**

▷ Appliquez sur l'ensemble du cuir chevelu, 2 fois par semaine. Laissez agir quelques minutes puis procédez au shampooing doux à l'argile.

NOS CONSEILS EN +

- Lavez tous les jours, ou tous les 2 jours maximum, vos cheveux s'ils sont gras, car en asphyxiant le cuir chevelu, le sébum accélère la chute. Mais choisissez un shampooing ultradoux, de préférence pas « spécial cheveux gras », contrairement à ce que l'on pourrait imaginer. À l'argile, c'est l'idéal. Même chose après le sport : shampooing doux obligatoire !
- Sauf prescription particulière, préférez toujours un shampooing « normal », au pH neutre à usage fréquent. Rajoutez alors les huiles essentielles requises, adaptées à votre cas : c'est le meilleur « soin » que vous puissiez apporter à votre chevelure.
- Lavez une seule fois vos cheveux (pas 2 shampooings de suite) sans insister ni masser le cuir chevelu (le massage du crâne est idéal avec des huiles essentielles, mais pas avec du shampooing !)
- Un masque à l'argile une fois par mois, quelle bonne idée !
- Rincez toujours abondamment. Si votre eau ne permet pas d'aboutir à cette sensation de « crissement » qui signifie que tout le shampooing est bien parti, ajoutez un petit peu de vinaigre blanc (ou de jus de citron) à l'eau de rinçage. 1 bouchon de vinaigre pour 1 litre d'eau environ.
- Pour coiffer vos cheveux, préférez toujours les peignes en bois ou en métal et les brosses en fibres naturelles. Évitez le plastique.

CHEVEUX SECS

Un cheveu, normalement, n'est pas sec. Il est gainé d'une fine pellicule de gras protecteur. Si votre chevelure ressemble davantage à une botte de foin qu'à une soyeuse addition de douces et fines lianes majestueuses, c'est parce qu'elle prend de plein fouet les attaques de la pollution, de la climatisation, de la fumée de cigarette, des détergents du shampooing, sans pouvoir se défendre. La pauvre !

LE RÉFLEXE

À APPLIQUER

Mélangez 5 gouttes d'**ylang-ylang** à 20 gouttes d'HV de ricin, appliquez en masque le soir au coucher, 2 fois par semaine. Le lendemain faites le shampooing proposé.

LA FORMULE COMPLÈTE

À APPLIQUER : SHAMPOOING

Dans un flacon de 200 ml de shampooing bio à l'aloe vera, versez :

- **HE ylang-ylang 10 gouttes**
- **HE bois de rose 20 gouttes**
- **HE géranium rosat 10 gouttes**
- **HE lavande officinale 10 gouttes**

▷ Lavez vos cheveux normalement, comme d'habitude, avec votre nouveau shampooing « anti-cheveux secs » !

NOS CONSEILS EN +

- Les cheveux secs ne supportent rien. Ni l'excès de chaleur, ni le froid, ni les courants d'air, ni le soleil (même un peu), ni le casque de moto, ni l'eau... Un rien les agresse, les casse, les emmêle.
- Ils méritent toute votre attention, surtout en vacances : masques nourrissants le soir, huile protectrice dans la journée, c'est le minimum. Après le shampooing du soir, un rinçage eau + vinaigre sera apprécié.
- Les « soins » à outrance (coloration, décoloration, chauffage, frisage, laque...) finissent par avoir raison des écailles capillaires protectrices. Les cheveux sont alors vraiment abîmés. Restez le plus nature possible et attendez patiemment qu'ils repoussent, il n'y a pas grand-chose d'autre à faire à ce stade.
- Les « produits coiffants » quotidiens sont eux aussi à éviter. Les gels, notamment, renferment de l'alcool, hyper-déshydratant pour les cheveux.

- Les cheveux secs peuvent résulter en partie d'une déshydratation plus générale. Buvez-vous suffisamment d'eau ? Par ailleurs, ils peuvent aussi traduire un manque de « bons lipides » : vous nourrissez-vous sainement ? De façon équilibrée ? Ou êtes-vous au régime « sans gras » une bonne partie de l'année ?
- Une heure avant le shampooing, si possible, enduisez votre chevelure d'huile spéciale cheveux (par exemple les huiles solaires au karité ou au macadamia, sans indice solaire). Ce conseil est valable toute l'année, même en hiver ! Après votre shampooing, vos cheveux resteront tout doux.

CHEVEUX TERNES

Lorsque les cheveux manquent d'énergie, d'éclat, que vous n'arrivez à « rien en faire », ne vous laissez pas décourager. Et mettez-vous deux minutes à leur place : en été, il y a la chaleur et le soleil ; en hiver, le froid ; le reste de l'année, la pollution et le stress. Ce n'est pas une vie ! Résultat, les écailles capillaires habituellement bien « fermées » s'écartent du cheveu, comme les branches d'un sapin, et ne reflètent plus la lumière. D'où cet aspect terne. Les huiles essentielles vont remettre de l'ordre dans tout ça.

LE RÉFLEXE

À APPLIQUER

Versez à chaque shampooing 2 gouttes de **thym à thujanol** directement dans la dose avec laquelle vous allez vous laver les cheveux.

+

EN RINÇAGE

Rincez vos cheveux avec le mélange suivant : 1 litre d'eau, 10 ml de vinaigre de cidre et 1 ml de **romarin à cinéole**.

LA FORMULE COMPLÈTE

À APPLIQUER : SHAMPOOING

Dans un flacon de 200 ml de shampooing bio, versez :

- **HE thym à thujanol 10 gouttes**
- **HE romarin à cinéole 10 gouttes**
- **Ess. citron 10 gouttes**

▷ Lavez vos cheveux normalement, comme d'habitude, avec votre nouveau shampooing revivifiant.

NOS CONSEILS EN +

- Le menu préféré des cheveux, c'est l'omelette/lentilles. Ou alors le chou farci. Ou encore les fruits de mer. Dans le jaune d'œuf et les légumes secs, ils puisent des nutriments indispensables à leur beauté (notamment protéines, vitamines B, soufre et zinc). Dans le chou, du soufre en grande quantité. Dans les fruits de mer, un apport massif en minéraux utiles.
- Le séchoir est le cauchemar du cheveu. Plus c'est chaud, plus l'épreuve est longue, plus le cheveu est mouillé au départ, pire c'est. Épongez vos cheveux et laissez-les sécher à l'air libre ou, au pire, séchez-les à l'aïr froid ou tiède, le plus longtemps possible après votre shampooing. Évitez évidemment brushing, défrisage et toute opération « chaleur excessive » qui brise sa fragile tige.
- Brossez votre chevelure chaque soir avant de vous coucher : il s'agit d'éliminer la couche d'éléments accumulés tout au long de la journée afin que les cheveux puissent « respirer » pendant la nuit.
- Protégez-les des rayons solaires et de l'eau de piscine (chlore). Sous le soleil, le mieux est de porter un chapeau. Et dans l'eau, un bonnet de bain ; sinon, enduisez votre chevelure d'une huile spéciale pour cheveux. Pour l'eau de mer, c'est différent. Les cheveux l'adorent ! Laissez-les flotter librement afin qu'ils s'imprègnent bien de tous les minéraux. Mais rincez-les à l'eau claire après chaque bain, et offrez-leur un shampooing doux chaque soir.
- Une ou deux cures par an de levure de bière ne vous feraient pas de mal.
- Un shampooing inadapté, même de bonne qualité, même de bonne marque, même apparemment conçu pour vous, peut parfaitement ne pas vous convenir. Si vos soucis ont commencé avec l'acquisition d'un nouveau flacon, vous savez ce qu'il vous reste à faire. Rappel : les shampooings pour bébés ne sont pas conçus pour les adultes (contrairement à ce que vante la pub…).
- Une altération soudaine de la santé des cheveux peut laisser craindre une maladie non encore déclarée. Ne prenez pas ce genre de signe à la légère. Les maladies virales (grippe, mononucléose…) sont souvent en cause.
- Attention aux agresseurs de cheveux : chaud, froid, humidité, soleil, eau de mer, chlore (piscine), élastique, casque de moto, pollution, brosse ou peigne en plastique ou métal (préférez la matière naturelle : bois, corne…).
- Si vous avez du mal à rincer vos cheveux après le shampooing, par exemple si l'eau est trop douce, mélangez du vinaigre de cidre à de l'eau et rincez avec cette solution – ou achetez des produits tout prêts au vinaigre pour cet usage. Brillance assurée et surtout, garantie que ni shampooing ni calcaire ne restent sur le cheveu.
- Certains traitements médicaux au long cours ne sont pas propices à une belle chevelure, ne serait-ce que parce qu'ils « pompent » dans les réserves de vitamines et minéraux : anti-inflammatoires (y compris aspirine), pilule, antidépresseurs…

CHIRURGIE (ACCOMPAGNEMENT)

Vous allez être opéré. Peut-être avez-vous une certaine appréhension, c'est bien normal. Avant, les huiles essentielles vous aideront à apaiser vos craintes ; après, elles favoriseront la cicatrisation et le retour à la normale.

AVANT - LE RÉFLEXE ANTISTRESS

À RESPIRER

Respirez simplement le flacon ouvert de **camomille romaine**, plusieurs fois par jour les quelques jours précédant l'intervention, et surtout 2 ou 3 fois juste avant de partir au bloc.

LA FORMULE COMPLÈTE

À APPLIQUER

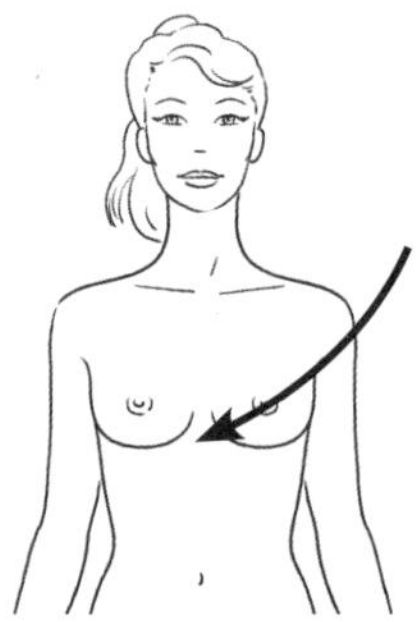

Huile de massage antistress. Dans une soucoupe, mélangez :

- **HE camomille romaine 2 gouttes**
- **HE verveine citronnée 2 gouttes**
- **HV noisette 5 gouttes**

▷ Appliquez en massages légers sur le plexus solaire 2 à 3 fois par jour, les 2 jours précédant l'intervention et les 2 à 3 jours suivants.

APRÈS - LE RÉFLEXE ANTIHÉMATOME

À APPLIQUER

Appliquez 1 ou 2 gouttes d'**hélichryse italienne** en massages très légers sur les parties meurtries avec hématomes (bleus), 3 à 5 fois par jour pendant 2 à 3 jours, puis matin et soir jusqu'à disparition complète des bleus.

LA FORMULE COMPLÈTE (SI LA SURFACE À TRAITER EST GRANDE)

À APPLIQUER

Huile de massage antihématome. Dans un flacon de 10 ml, mélangez :

- **HE hélichryse italienne 2 ml**
- **EL arnica 8 ml**

▷ Appliquez comme indiqué plus haut.

NOS CONSEILS EN +

- La vitamine C à haute dose favorise et accélère la cicatrisation. Prenez plusieurs comprimés par jour (jusqu'à 2 ou 3 g) pendant 1 à 2 semaines.
- La flore intestinale est souvent perturbée par l'anesthésie, le choc, les antibiotiques, etc. Il est conseillé de faire une cure de probiotiques (bactéries « amies ») juste après l'intervention. Sinon, risques de mycoses et/ou de baisse immunitaire à prévoir.

CHOC ÉMOTIONNEL

Vous venez d'être licencié ? Victime d'un accident de la route ? D'apprendre que votre conjoint veut divorcer ? Qu'un proche a contracté une grave maladie ? Que votre enfant va se marier ? La liste des chocs émotionnels, positifs comme négatifs, est interminable. Si vous avez l'impression d'avoir pris un vrai coup de poing dans la figure, réagissez, ne restez pas « sonné ». Occupez-vous de vous, ne serait-ce que pour pouvoir faire face plus sereinement à la suite des événements.

LE RÉFLEXE

À APPLIQUER

Appliquez 3 gouttes de **camomille romaine** en massages lents sur le plexus solaire : vous reprendrez vos esprits immédiatement.

LA FORMULE COMPLÈTE

À APPLIQUER

Dans le creux de la main, mélangez :

- **HE camomille romaine 1 goutte**
- **HE rose de Damas 1 goutte**
- **HE menthe poivrée 1 goutte**
- **HE nard de l'Himalaya 1 goutte**
- **HE marjolaine des jardins 1 goutte**

▷ Appliquez ces 5 gouttes en massages légers sur les plexus solaire, cardiaque et sacré ainsi que sur la face interne des poignets et respirez-les. Renouvelez 1 ou 2 fois jusqu'à retrouver votre équilibre.

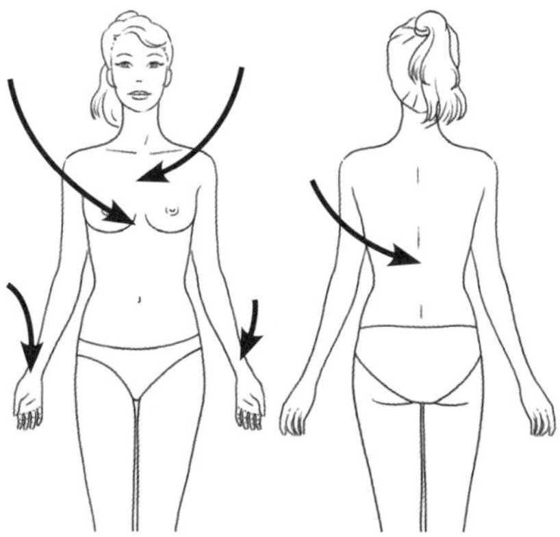

NOS CONSEILS EN +

- Mettez tout en œuvre pour vous relaxer régulièrement : bains antistress, balades au grand air, lecture, décoration de la maison, écriture, danse… quelques petites minutes de bien-être peuvent changer complètement une journée.

CHOC PHYSIQUE

Vous vous êtes fait agresser physiquement ? Avez subi un accident, une chute ? Réagissez immédiatement pour prendre de court les réactions de votre corps : ne laissez pas un bleu ou un œdème s'installer. Dans les secondes qui suivent le choc, ayez le réflexe « menthe ». Si c'est un peu plus tard et que le bleu s'est déjà installé, ou que vous constatez déjà les stigmates du choc, reportez-vous à « Bleu » (p. 219).

LE RÉFLEXE

À APPLIQUER

ENFANT

Appliquez quelques gouttes pures de **menthe poivrée** s'il s'agit d'une zone restreinte (doigt coincé dans une porte).
Pour un jeune enfant, 1 goutte sur la cheville, par exemple, est tout à fait indiquée, mais n'en appliquez ni près du visage, ni sur le cou.

NOTRE CONSEIL EN +

- L'effet glaçon, réfrigérant de la menthe est très apprécié en cas de choc. Mais ne frottez pas vos yeux avec le doigt plein d'huile essentielle !
- Appliquez de la glace, un galet sorti du congélateur, pour réduire le risque de gonflement, donc de douleur.

CHOLESTÉROL

Trop de cholestérol ? Soyez vigilant. Avec une alimentation choisie et les huiles essentielles, vous disposez des meilleures armes pour rétablir la situation. Cette stratégie est aussi efficace et préférable à celle des médicaments anticholestérol, au moins en première intention.

LE RÉFLEXE

À AVALER

Versez 1 goutte de **romarin à verbénone** sur 1 comprimé neutre ou 1 petite cuillère d'huile d'olive et laissez fondre en bouche avant les 3 repas, pendant 20 jours. Arrêtez 1 semaine puis reprenez le traitement. Prolongez autant de temps que nécessaire sur le même rythme (20 jours de traitement, arrêt d'une semaine).

À FAIRE PRÉPARER EN PHARMACIE

À AVALER

Demandez au pharmacien de préparer les gélules suivantes* :

HE rosmarinus officinalis verbenoniferum (romarin à verbénone)	20 mg
HE helichrysum italicum (hélichryse italienne)	20 mg
HE ledum groenlandicum (lédon du Groenland)	20 mg
HE citrus aurantium (feuilles) (petit grain bigarade)	20 mg
HE mentha piperita (menthe poivrée)	20 mg
Excipient	qsp 1 gélule n° 60

▷ Avalez 1 gélule matin, midi et soir, 3 semaines par mois pendant 2 mois.

NOS CONSEILS EN +

- Une supplémentation en « bons » acides gras oméga (dont les fameux 3) bénéfiques pour le cœur est vivement conseillée. À savoir : l'huile d'olive est ici indiquée comme « support » de l'huile essentielle de romarin car elle apporte des oméga 9, utiles pour l'équilibre entre les diverses sortes de cholestérol.
- Ne vous lancez pas dans une traque effrénée anticholestérol. Longtemps à la mode, les régimes drastiques pour faire baisser le taux de cholestérol ont montré d'une part leur inefficacité, d'autre part leur nocivité. Il est effectivement important de contrôler la cholestérolémie, mais sans excès. Le « bon » cholestérol est, comme

* Ou à préparer vous-même (voir p. 164).

son nom l'indique, bon pour la santé. On sait aujourd'hui qu'il est largement aussi important d'augmenter son taux que de baisser celui du « mauvais cholestérol » ! Les régimes méditerranéen, Portfolio, Dash sont les meilleurs modèles au monde pour atteindre votre objectif.

- Préférez le poisson à la viande, les huiles d'olive et de colza à celles de tournesol et d'arachide.
- 5 fruits et légumes par jour, c'est le minimum. Les fibres de tous les végétaux figurent parmi vos alliés les plus fidèles. Ail frais, oignon, échalote et gingembre sont vivement conseillés.
- Les légumineuses (légumes secs : lentilles, haricots) et les céréales complètes contiennent des substances anticholestérol. C'est oui ! À condition de les préparer soi-même (évitez les boîtes, trop salées).
- Limitez au maximum viandes grasses, fromages gras, produits laitiers, abats, œufs et alcool. Le beurre est réservé aux tartines du matin.
- Ne fumez pas.
- Faites du sport.
- Perdez du poids si besoin.

CICATRISATION

Une belle cicatrice, c'est une cicatrice qu'on ne voit pas. La pire d'entre elles, c'est la redoutée « chéloïde », boursouflée et évolutive, au relief très accentué (elle « ressort »). Autre cicatrice peu plaisante, la « rétractile », en quelque sorte inverse de la chéloïde, qui paraît « aspirer » les tissus voisins : elle s'installe généralement suite à une brûlure. Mais une cicatrice, c'est quoi exactement ? Après une coupure ou une blessure, une peau très riche en fibres vient remplacer l'ancienne, bien plus souple. D'où une différence marquée et la sensation, lorsqu'on passe le doigt, de quelque chose d'assez dur.

Les cicatrices du visage sont naturellement les plus visibles. Notamment les fameux « trous » témoignant de l'ancienne présence d'un bouton de varicelle ou d'acné que l'on n'a pas eu la patience de laisser disparaître… Raison de plus pour les traiter dès leur survenue, et même de ne pas attendre qu'elles s'installent pour prendre les devants. Une plaie au visage, un bouton trituré, une coupure ? Vite, les huiles essentielles !

LE RÉFLEXE « CICATRICE NORMALE »

À APPLIQUER

Massez doucement la blessure avec 1 ou 2 gouttes d'**hélichryse italienne**, 3 fois par jour jusqu'à cicatrisation complète.

LE RÉFLEXE « CICATRICE CHÉLOÏDE »

À APPLIQUER

Appliquez 1 goutte pure de **gaulthérie couchée** sur la zone concernée en frottant légèrement. Ce geste gomme, exfolie la peau en excès jour après jour. Persévérez pendant 1 mois si la cicatrice est fraîche, plusieurs mois si elle est ancienne.

LA FORMULE COMPLÈTE « CICATRICE NORMALE »

À APPLIQUER

Dans un flacon de 10 ml, mélangez :

- **HE hélichryse italienne 1 ml**
- **HE gaulthérie couchée 1 ml**
- **HE lavande officinale 1 ml**
- **HE ciste ladanifère 1 ml**
- **HV germe de blé 2 ml**
- **HV rose musquée 2 ml**
- **EL millepertuis 2 ml**

▷ Appliquez quelques gouttes 2 à 3 fois par jour pendant une dizaine de jours si la plaie/la cicatrice sont récentes, plus longtemps si la blessure est ancienne.

NOS CONSEILS EN +

- Pour bien cicatriser, une plaie doit avant tout être bien nettoyée. C'est la base.
- Une cicatrice met entre 6 mois et un an pour atteindre son aspect définitif. Pendant tout ce temps, vous pouvez agir ! Après, il est un peu tard…
- Pour accélérer encore la cicatrisation, avalez 3 capsules d'huile végétale de rose musquée dosées à 50 mg par jour, pendant 10 à 20 jours. À prolonger si nécessaire.
- Attention à l'ablation des grains de beauté, qui peut laisser des cicatrices imposantes.
- Les cicatrices d'acné rouges violacées finissent par disparaître au bout d'1 à 2 ans, à condition qu'elles soient planes (pas de relief). C'est long ! Soyez patient…
- Dès le début de la cicatrisation, prenez l'habitude de masser régulièrement la cicatrice et la peau voisine. Plus vous vous y prendrez tôt, plus la cicatrice sera « belle ». Les cicatrices très anciennes peuvent difficilement être améliorées, surtout s'il s'agit de « rétractiles ».
- Méfiez-vous des cicatrices dans les plis (arrière coude, genoux) qui peuvent dégénérer (c'est rare mais on ne sait jamais).
- Si vous traitez vos cicatrices avec la formule qui contient de l'extrait lipidique de millepertuis, évitez les expositions solaires après application. Aux beaux jours, massez-vous plutôt le soir.
- Une alimentation variée et riche en protéines est plus que jamais importante. Outre les acides aminés des protéines, la viande, le poisson et les crustacés apportent du

zinc (qui répare les tissus). Ce n'est pas le moment de se lancer dans le végétarisme ! Même si les légumes et fruits frais apportent l'indispensable vitamine C, elle aussi nécessaire à une belle cicatrice…

- Voir le conseil sur le miel à appliquer (p. 239).

COLITE

On surnomme la colite « la crise de larmes intestinales ». Ça veut tout dire… Ça fait mal parce que l'intestin ne supporte rien ou presque, et qu'il se rebelle « bruyamment » en se contractant. Les colites spasmodiques ont beau perturber la vie quotidienne, l'intestin lui-même n'est en général pas abîmé (au moins au début). Même les colites infectieuses, dues à des germes, des virus ou des parasites, sont en général sans gravité.

LE RÉFLEXE

À APPLIQUER

Posez 2 gouttes de **basilic exotique** sur le ventre, en regard de la zone douloureuse, et massez doucement, calmement.

+

À AVALER

Versez 1 goutte de **basilic exotique** sur un support (comprimé neutre, petit sucre, huile végétale…) et laissez fondre en bouche 3 fois par jour.

LA FORMULE COMPLÈTE

À APPLIQUER

Dans un flacon de 10 ml, mélangez :

- **HE basilic exotique 2 ml**
- **HE coriandre 1 ml**
- **HE lavandin super 1 ml**
- **HE menthe poivrée 1 ml**
- **HE marjolaine des jardins 2 ml**
- **EL millepertuis 3 ml**

▷ Appliquez 6 à 10 gouttes du mélange en massages circulaires sur le ventre et dans le bas du dos, 4 fois par jour pendant 5 à 7 jours.

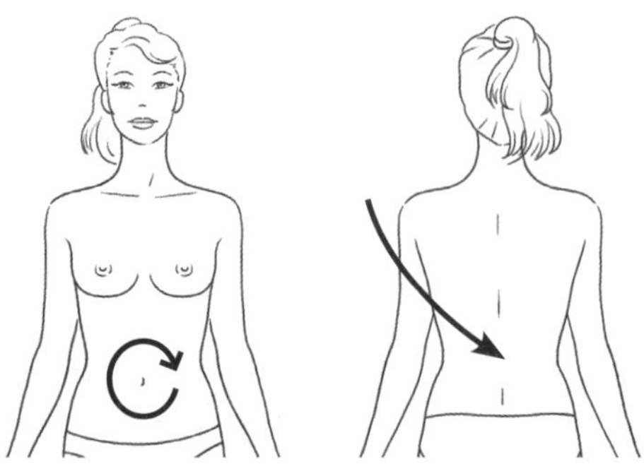

À FAIRE PRÉPARER EN PHARMACIE

À AVALER

Demandez au pharmacien de préparer les gélules suivantes* :

HE ocimum basilicum (basilic exotique)	10 mg
HE cinnamomum verum (cannelle de Ceylan écorce)	15 mg
HE foeniculum vulgare var dulce (fenouil doux)	35 mg
HE satureia montana (sarriette des montagnes)	10 mg
HE lavandula spica (lavande aspic)	10 mg
Excipient	qsp 1 gélule n° 20

▷ Avalez 1 gélule matin, midi et soir pendant 5 à 7 jours.

NOS CONSEILS EN +

- Attention aux aliments qui peuvent « irriter » votre intestin : graisses, choux, concombre, artichaut, féculent et surtout vin blanc. Évitez aussi les boissons gazeuses, surtout à table, même l'eau « à bulles ». Ce n'est vraiment pas le moment.
- Soutenez votre flore intestinale, probablement perturbée : une cure de probiotiques est vivement recommandée (en pharmacie).
- L'argile (eau argileuse ou en gélules) apaise de façon très sensible les côlons irrités. Ayez-en toujours à portée de main pour confectionner un « pansement intestinal » en cas de besoin.
- Voir aussi « Ballonnements » (p. 216).

COLITE INFLAMMATOIRE (CROHN, RECTOCOLITE HÉMORRAGIQUE...)

La colite inflammatoire (maladie de Crohn, rectocolite hémorragique), est nettement plus délicate à traiter que sa cousine infectieuse. La muqueuse est lésée, il faut la soigner. La maladie de Crohn et la rectocolite hémorragique sont deux maladies chroniques inflammatoires de l'intestin. Lors des crises, les symptômes sont principalement des douleurs plus ou moins importantes et des diarrhées (parfois multiples dans la journée). L'un des axes de recherche les plus prometteurs pour aider les malades concerne la flore et la paroi intestinales, toujours

* Ou à préparer vous-même (voir p. 164).

très perturbées en cas de Crohn ou de rectocolite. Or, un tel déséquilibre aggrave toujours l'inflammation, même si ce n'est pas forcément la cause de départ. En retour, l'inflammation, systématique lors des crises, déséquilibre automatiquement la flore… Un vrai cercle vicieux qu'il convient de briser pour améliorer le confort de vie. Mais quoi qu'il en soit, les huiles essentielles soulagent les spasmes douloureux. Ça change tout !

LE RÉFLEXE

À APPLIQUER

Posez 2 gouttes de **basilic exotique** sur le ventre, en regard de la zone douloureuse, et massez doucement, calmement.

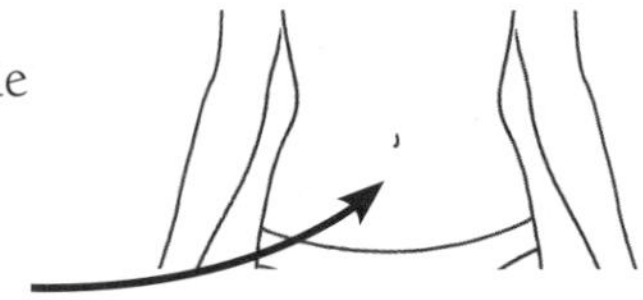

+

À AVALER

Versez 1 goutte de **basilic exotique** sur un support (comprimé neutre, petit sucre, huile végétale…) et laissez fondre en bouche 3 fois par jour.

LA FORMULE COMPLÈTE

À APPLIQUER

Dans un flacon de 10 ml, mélangez :

- **HE basilic exotique 2 ml**
- **HE coriandre 1 ml**
- **HE lavandin super 1 ml**
- **HE menthe poivrée 1 ml**
- **HE marjolaine des jardins 2 ml**
- **EL millepertuis 3 ml**

▷ Appliquez 6 à 10 gouttes sur le ventre et dans le bas du dos, 4 fois par jour pendant 5 à 7 jours.

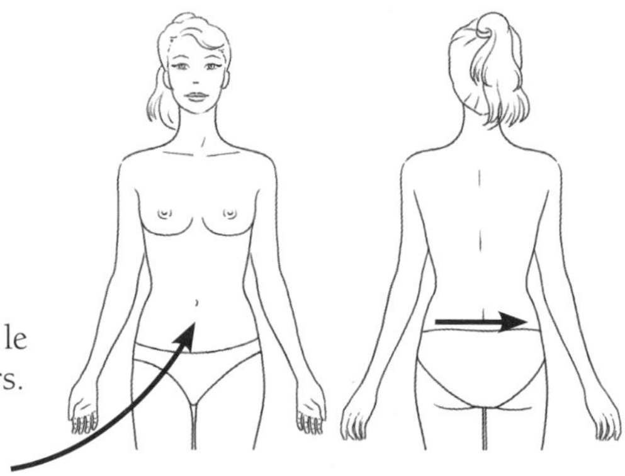

À FAIRE PRÉPARER EN PHARMACIE

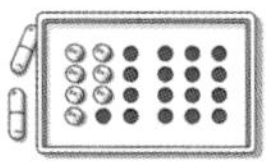

À AVALER

Demandez au pharmacien de préparer les gélules suivantes* :

HE ocimum basilicum (basilic exotique)	10 mg
HE mentha piperita (menthe poivrée)	15 mg
HE foeniculum vulgare var dulce (fenouil doux)	35 mg

* Ou à préparer vous-même (voir p. 164).

HE lavandula spica (lavande aspic)	10 mg
Excipient	qsp 1 gélule n° 20

▷ Avalez 1 gélule matin, midi et soir pendant 5 à 7 jours.

NOS CONSEILS EN +

- Les malades ont souvent un faible appétit doublé d'une moins bonne assimilation des vitamines et minéraux. Résultat : les carences en nutriments sont fréquentes, notamment en vitamine A, provitamine A, toutes les B (surtout B9, B12), D, E, calcium, fer, magnésium, sélénium, zinc. Une supplémentation au long cours en multivitamines et minéraux est très fortement recommandée.
- Les probiotiques, la glutamine et les oméga 3 espacent et atténuent les « crises ». Anti-inflammatoires, ils aident à stabiliser l'intégrité de la muqueuse intestinale et améliorent l'état général. Ils sont très fortement conseillés en complément de votre traitement habituel, y compris chez les enfants.
- Les recommandations nutritionnelles classiques (éviter les fibres, donc limiter les végétaux, augmenter les produits laitiers…) vont souvent, hélas, à l'encontre d'une amélioration. Les patients s'en rendent bien compte lorsqu'ils cherchent des solutions par eux-mêmes et découvrent qu'ils se sentent nettement mieux dès lors qu'ils font… l'inverse ! Au contraire, augmentez la consommation de fruits et légumes frais, de céréales complètes (riz complet par exemple), de poissons gras (saumon, hareng ou maquereau au moins 3 fois par semaine).
- Méfiez-vous de certains aliments qui peuvent aggraver votre état : maïs, blé, lait, levure, œufs, pommes de terre, seigle, thé et café, pommes, avoine, chocolat et champignons (sauf crus).

CONCENTRATION, MÉMORISATION, PRÉPARATION AUX EXAMENS

Pour éclaircir vos idées, stimuler votre mémoire, mieux organiser votre travail selon l'ordre d'importance et vous éviter de vous disperser, les huiles essentielles peuvent vous aider. Bien sûr, elles ne dispensent pas d'un paquet de post-it, de listes et autres outils d'organisation sur ordinateur/smartphone… mais elles aident à focaliser son attention. C'est hyper-important car qui dit manque de concentration/attention dit « problèmes d'encodage », et lorsqu'il s'agit de retrouver l'info, pfffiout, impossible de remettre le neurone dessus ! Alors on accuse « la mémoire », qui a bon dos la pauvre… elle n'y est pour rien, si vous ne faites pas le minimum pour vous concentrer à la base.

LE RÉFLEXE

À RESPIRER ET À DIFFUSER

Diffusez dans la pièce de travail, ¼ d'heure toutes les 2 heures, un mélange de 8 gouttes de **basilic exotique** et 2 gouttes de **menthe poivrée**.

+

Respirez le **laurier noble** à même le flacon ouvert matin et soir les derniers jours… et juste avant l'épreuve : vous savez que vous êtes cap !

LA FORMULE COMPLÈTE

À RESPIRER ET À DIFFUSER

Dans un flacon en verre coloré de 2 ml, mélangez :

- **HE basilic exotique 10 gouttes**
- **HE menthe poivrée 10 gouttes**
- **HE romarin à verbénone 10 gouttes**
- **HV jojoba qsp 2 ml**

▷ Appliquez 3 gouttes sur la nuque, ou les poignets que vous respirerez profondément, 3 fois entre le lever et le milieu d'après-midi.

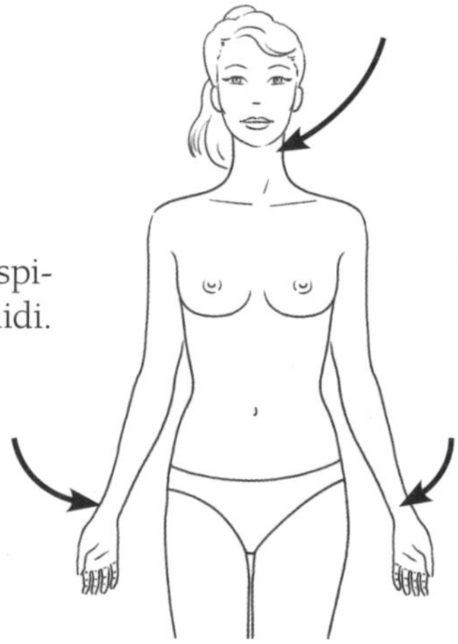

NOS CONSEILS EN +

- Avalez 1 cuillère à café d'EG de ginkgo biloba + EG ginseng diluée dans 1 verre d'eau dans la matinée.
- Le sommeil et les temps de loisir/récupération sont aussi importants pour réussir vos examens que les moments de travail intellectuel et de révisions. Sachez jongler avec ces trois volets dont aucun ne doit être négligé.
- L'activité physique et même le sport sont vivement recommandés. Ne craignez pas de « perdre une heure » à aller courir, pédaler, nager ou boxer… Au contraire, votre cerveau en profitera pour relâcher la pression et votre heure d'entraînement stimulera la circulation du sang, dont celle qui rejoint chacun des neurones. Du sang frais, c'est bon pour ce que vous avez !
- Testez le régime Mind, il est conçu exactement pour vous, et ses effets bénéfiques sont scientifiquement prouvés.

CONDUITE AUTOMOBILE (VIGILANCE, DÉTENTE)

Vous avez chaud, envie d'arriver, de vous étendre, de boire un jus de fruits, votre petit dernier braille, le grand est hébété dans son coin, les embouteillages sont interminables, vous trouvez que tout le monde conduit mal sauf vous, etc. Les tentations sont grandes d'appeler Marie avec votre portable, de ne pas faire la « pause-pipi réglementaire » pour avancer, d'allumer une cigarette ? Voilà 3 excellents moyens de perdre votre concentration. Et il en existe bien d'autres…

LE RÉFLEXE

À AVALER

Déposez 1 goutte de **menthe poivrée** sous la langue ou sur un sucre à laisser fondre en bouche toutes les heures.

À DIFFUSER

Diffusez dans un diffuseur à voiture, qui se branche sur l'allume-cigare : **menthe poivrée**, **citron**, par périodes de 10 minutes.

NOS CONSEILS EN +

- Avant un long trajet, faites toujours vérifier l'état de votre voiture. Consultez le solde de votre permis à points. Jetez un œil au site de Bison futé pour éviter de vous jeter la tête la première dans les embouteillages un jour « noir ». Partez l'esprit tranquille, si possible en décalage d'une journée par rapport au gros de la population.
- Au volant, la vue c'est la vie. 90 % des informations « routières » passent par vos mirettes. Or, un automobiliste sur trois présente des défauts visuels, sans le savoir !
- Conduire sous l'emprise de l'alcool ou de la drogue est passible de sanctions graves. C'est surtout complètement inconscient, pour soi-même et pour les autres. À savoir : le seuil de tolérance de l'alcool est de 0,5 g d'alcool/l de sang, soit 1 à 2 verres. Zéro, c'est encore mieux ! Les personnes minces, les femmes et les seniors « supportent » encore moins bien l'alcool.
- Vous connaissez le slogan : « Une pause toutes les 2 heures, voire toutes les heures. » Faites quelques pas, relaxez-vous, étirez-vous, participez aux animations prévues sur les autoroutes. Vous n'êtes pas à 5 minutes, si ?
- Qui dit fatigue dit mauvaise vue (ou mauvaise évaluation du danger, de la vitesse, etc.).
- Qui dit maladie ou traitement dit souvent vue affaiblie (tous les médicaments qui entraînent une somnolence précisent cette propriété sur l'emballage).

- Pas de conduite sans lunettes parfaitement adaptées (attention à la conduite de nuit !).
- La vue est une chose, les bons réflexes visuels en sont une autre. Il faut apprendre à voir VITE, LARGE et LOIN.
- Respectez les distances de sécurité. Il s'écoule près de 2 secondes entre la perception d'un danger et la réaction adéquate. 2 secondes à 60 km/h, c'est 34 mètres. Paf ! On est dans la voiture de devant.
- Œil et pare-brise, même combat. Ce dernier doit être propre, et vous devez toujours pouvoir le nettoyer (produit adapté dans la boîte à gants). Même chose pour les lunettes et la visière de la moto.
- Temps lumineux = lunettes solaires. Mais pas trop foncées !
- Phares, feux et rétroviseurs doivent être nickels.
- Une voiture n'est pas un bac à sable. Évitez les tonnes d'objets, les trucs qui pendouillent et les chiens avec des têtes à ressort. Place nette, l'œil doit être concentré sur la route.
- Fumer en conduisant peut irriter l'œil et gêner la vision. Ouvrez au moins les fenêtres.
- Voir « Mal des transports » (p. 384).

CONGESTION DES OVAIRES ET DE L'UTÉRUS

Lorsque le système génital est congestionné, ce qui est fréquent, notamment juste avant les règles et en tout début, c'est tout le bas-ventre qui semble « engorgé ». On se sent lourd avec des sensations de « pression » dans le ventre et dans le bas du dos (« j'ai mal aux reins »).

LE RÉFLEXE

À APPLIQUER

Massez le bas-ventre avec 4 gouttes de **lentisque pistachier** diluées dans 4 gouttes d'HV, à renouveler plusieurs fois par jour si nécessaire.

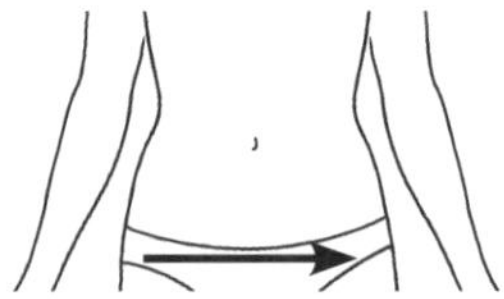

NOS CONSEILS EN +

- Marchez, longuement si possible, afin d'aider le sang à circuler naturellement.
- La chaleur soulage toujours. Bouillotte sur le bas-ventre, pochettes chauffantes dans le bas du dos… tout est bon pour décongestionner la zone.

CONJONCTIVITE

La conjonctivite est l'inflammation de la conjonctive, cette membrane muqueuse transparente qui recouvre la face interne des paupières. Cette irritation peut être d'origine virale, bactérienne, parasitaire ou allergique. Même si elle est très gênante (on a l'impression d'avoir du sable dans l'œil, et/ou il démange, et rougit d'autant plus qu'on le frotte énergiquement, ce qu'il ne faut évidemment pas faire), elle est presque toujours bénigne. Cependant, méfiance : comme certains microbes peuvent se transmettre par la poussière, il n'est pas impossible d'en attraper un plus agressif les jours de grands vents.

LE RÉFLEXE

ENFANT

EN BAIN D'YEUX

Mélangez à parts égales : HA camomille, HA bleuet, HA myrte, HA rose. Faites des « bains d'yeux » en versant ce mélange très doux directement dans l'œil ou en appliquant sur les paupières des compresses imbibées, si vous avez du mal à verser du liquide dans l'œil ouvert. Puis utilisez votre collyre antibiotique classique (si besoin), 3 fois par jour pendant 2 à 3 jours.

⚠ **Attention ne confondez pas !** Il s'agit d'hydrolats, et non d'huiles essentielles. On ne met jamais d'huiles essentielles dans l'œil !

NOS CONSEILS EN +

- Protégez bien vos yeux, surtout s'il y a beaucoup de vent. Les lunettes avec protection sur le côté sont conseillées (comme celles de ski pour aller sur les glaciers).
- Si vous avez les yeux collés le matin par une substance un peu épaisse, c'est sans doute une conjonctivite bactérienne, tandis qu'un larmoiement intense dans la journée met plutôt sur la piste de l'allergie.
- Soignez-vous méticuleusement car mal traitée, la conjonctivite peut éventuellement dégénérer et provoquer des problèmes oculaires plus importants, dont les plus graves touchent la cornée.

CONSTIPATION

Inutile de décrire la constipation, nous savons tous de quoi il s'agit. Quoi que… Êtes-vous sûr d'être constipé ? La réponse à cette question n'a rien d'évident, si l'on en croit ces nombreuses personnes qui pensent souffrir de constipation simplement parce qu'elles ne vont pas à la selle tous les jours.

Si l'aromathérapie rend là encore bien des services, elle ne remplacera pas l'hygiène de vie ! La majorité des constipations sont en effet dues à une alimentation inadaptée (notamment un manque de fibres et une hydratation insuffisante), à une paresse physique excessive et/ou à un stress un peu débordant. À vous de jouer sur ces trois tableaux principaux.

LE RÉFLEXE

À APPLIQUER

Posez 2 gouttes de **gingembre** diluées dans 3 gouttes d'HV sur le ventre et massez en appuyant un peu pour un « massage intestinal », en dessinant de larges cercles.

+

À AVALER

Versez 1 goutte de **gingembre** dans 1 cuillère à café d'huile d'olive, et laissez fondre en bouche avant les repas.

LES FORMULES COMPLÈTES

À APPLIQUER

Dans une soucoupe, mélangez :

- **HE gingembre 1 goutte**
- **HE basilic exotique 1 goutte**
- **HE marjolaine des jardins 1 goutte**
- **HE térébenthine 1 goutte**
- **HV calophylle ½ cuillère à café**

▷ Appliquez sur le ventre et dans le bas du dos, en massage, 3 fois par jour pendant 1 semaine.

+

À AVALER

Dans ½ cuillère à café d'huile d'olive, versez :

- **HE gingembre 1 goutte**
- **HE basilic exotique 1 goutte**
- **HE pin maritime 1 goutte**

▷ Avalez matin et soir.

ENFANT BÉBÉ

À APPLIQUER

Dans le creux de la main, mélangez :

- **HE bois de Hô 1 goutte**
- **Ess. mandarine zeste 1 goutte**
- **HV noisette 2 gouttes**

▷ Appliquez sur le ventre et dans le bas du dos, en massage, 1 à 2 fois par jour pendant 1 semaine.

NOS CONSEILS EN +

- Attention : la constipation n'est pas seulement inconfortable, elle peut favoriser certaines maladies intestinales et, si elle devient chronique, contribuer au cancer du côlon. Ne la prenez pas à la légère !
- Les régimes amaigrissants sont souvent responsables : on est automatiquement constipé quand on ne mange pas assez, l'organisme n'a plus grand-chose à éliminer, et en plus il le fait mal…
- Le premier traitement de la constipation, c'est de manger plus de fruits et légumes, plus de céréales complètes (maïs, riz, millet, sarrasin…), de légumineuses (lentilles, pois cassés, haricots secs…), de fruits oléagineux (amandes, noisettes), de boire plus d'eau et de bouger davantage. Comptez sur les pruneaux, les figues et les raisins secs, hyperriches en fibres ! Sans elles, le transit intestinal est automatiquement perturbé.
- Évitez les aliments enrichis en son (y compris le pain au son) dont les fibres irritantes empêchent l'assimilation des minéraux.
- Le stress chronique sous toutes ses formes aggrave le problème. Se détendre est nettement plus efficace que prendre des laxatifs !
- Quelques minutes de gym le matin au réveil, avant le petit-déjeuner + 1 grand verre d'eau = effet « transit » garanti.
- Évitez les laxatifs, dont l'abus peut entraîner une véritable dépendance : on finit par ne plus pouvoir aller à la selle sans eux. Évitez aussi l'huile de paraffine, qui empêche l'assimilation des vitamines A, D et E.
- Régénérez si besoin votre flore intestinale avec des probiotiques (en pharmacie).
- Buvez chaque jour 1 bouteille de Vittel ou Hépar (vive le magnésium !).
- Un minimum d'activité physique est nécessaire pour un bon transit. Au quotidien, 1 heure de marche soutenue est indispensable. 2 à 3 séances de sport par semaine (natation, par exemple) peuvent aussi faire la différence.

CONVALESCENCE

Vous sortez d'une maladie et vous vous sentez mieux ? Ce n'est pas pour autant que vous êtes totalement remis sur pied. Il fut un temps où la convalescence était considérée, à raison, comme une période très importante pour guérir. On partait en « maison de repos » et il n'était pas question de s'activer pendant ce laps de temps qui pouvait durer plusieurs mois. Aujourd'hui, pas d'histoire : dès que l'on est considéré comme soigné, on est prié de sourire, de prendre son courage à deux mains et de repartir au charbon. C'est méconnaître totalement le fonctionnement immunitaire de base ! De nombreuses maladies sont très fatigantes ; certains troubles sont même annoncés par de la fatigue, avant même qu'il n'y ait d'autres symptômes

N'ayez pas peur : l'importance de la fatigue n'a aucun rapport avec la « gravité » d'une maladie. Les virus, bien que minuscules, fatiguent toujours plus que les microbes ; une angine à monocytes (virus) est bien plus épuisante que sa cousine à streptocoques, pourtant plus dangereuse. Les malades du sida sont toujours très fatigués par le virus, même lorsqu'il n'y a pas de surinfection bactérienne. Les affections virales sont particulièrement fatigantes parce qu'elles détruisent les tissus, notamment ceux du foie. En outre, lors de ces maladies, le corps est obligé de puiser dans ses propres réserves en protéines pour reconstruire les cellules hors service, alors même que les hormones de la « réparation cellulaire » sont abaissées ! La fatigue ne disparaîtra totalement que lorsque les cellules seront restaurées.

Pendant une « convalescence », le système immunitaire compte ses morts au combat et reprend du « poil de la bête ». Reposez-vous ! Les causes qui vous ont laissé sur le carreau peuvent être aussi diverses qu'une maladie virale, une épreuve sportive fatigante, un jeûne trop prolongé ou mal conduit. Le point commun entre ces trois « situations » : elles génèrent un stress physiologique comparable et détruisent nos protéines.

LE RÉFLEXE

À AVALER

Versez 1 goutte pure de **menthe poivrée** sous la langue matin et soir pendant 2 à 3 semaines.

LES FORMULES COMPLÈTES

À DIFFUSER

Dans le diffuseur, versez un mélange de ces HE, à parts égales :

- **HE menthe poivrée**
- **HE thym saturéoïde**
- **Ess. citron**

▷ Diffusez 1 heure le matin et 1 heure l'après-midi, dans les pièces à vivre.

+/ou

À APPLIQUER

Dans un flacon en verre coloré de 2 ml, mélangez :

- **HE menthe poivrée 1 goutte**
- **HE épinette noire 1 goutte**
- **HE pin sylvestre 1 goutte**
- **HE ravintsara 2 gouttes**
- **Ess. bergamote 1 goutte**

- **HE thym saturéoïde 2 gouttes**
- **HV noisette qsp 2 ml**

▷ Massez les pieds, les mains et le bas du dos avec 5 gouttes de ce mélange, 2 fois par jour pendant 3 semaines.

+/ou

À AVALER

Sur ½ sucre, versez :

- **HE menthe poivrée 1 goutte**
- **HE cannelle de Ceylan 1 goutte**

▷ Laissez fondre le sucre en bouche matin et soir avant les repas.

NOS CONSEILS EN +

- Ne vous bourrez pas de « remontants », vitamines et autres « antifatigue », c'est inutile et cela ne ferait que rajouter un stress à votre corps. Donnez-lui simplement les armes pour récupérer : repos, hygiène de vie, alimentation adaptée et 1 g de vitamine C naturelle par jour (soit généralement 2 comprimés).
- Faites (au choix ou en alternance) une cure de pollen (2 cuillères à café le matin), de propolis, de Quinton (réminéralisant), de prêle. En parallèle, suivez systématiquement une cure d'huile de foie de morue en capsules (elle n'a aucun goût !).
- Toute maladie devrait être suivie d'une convalescence, c'est-à-dire d'un temps de « réadaptation », plus ou moins long. Cela ne veut pas dire « rester à rien faire allongé dans un lit », mais reprendre doucement ses activités, se ménager des temps de repos, laisser le temps à l'organisme de se remettre progressivement. Sinon, le risque est grand de rechuter ou d'attraper très vite un nouveau microbe !
- Si vous sortez d'une maladie avec troubles intestinaux (diarrhées...), ou que vous avez pris des antibiotiques, faites une cure de probiotiques type Lactibiane.
- Prenez des bains frais (22 °C), fortifiants, de 5 minutes, le matin. Autant de jours que nécessaire jusqu'à amélioration complète.

COQUELUCHE

La coqueluche est une maladie fréquente chez le bébé, mais elle peut aussi toucher l'adulte. Elle est provoquée par une bactérie (*Bordetella pertussis*) qui vient se loger dans les cils vibratoires des bronches et provoque une toux caractéristique, « comme le chant du coq ». Les quintes se terminent souvent sur une note épuisante, comme si on ne pouvait plus respirer. Le malade paraît aller au bout de ses possibilités expiratoires, devient rouge, ses yeux sont injectés, il respire bruyamment. Puis tout rentre dans l'ordre... jusqu'à la prochaine quinte. Cette phase est précédée d'une semaine semblable à un gros rhume (toux surtout nocturne, écoulement nasal, fièvre modérée), puis suivie par deux à trois semaines de vomissements. La convalescence peut durer plusieurs mois.

Il est absolument impératif de consulter un médecin afin de poser le diagnostic exact. Nombre d'entre eux estiment que la coqueluche, pour impressionnante qu'elle soit, se soigne parfaitement bien et ne mérite aucun affolement. Les huiles essentielles en viennent normalement à bout. Elles facilitent la respiration, tuent la bactérie en cause et préviennent les surinfections bronchiques.

LE RÉFLEXE

À DIFFUSER

Déposez 10 gouttes d'**eucalyptus radié** et 10 gouttes de **citron** dans un diffuseur d'huiles essentielles, ou à défaut sur une soucoupe posée sur une source de chaleur modérée – un radiateur, par exemple, mais pas une ampoule ni une flamme (bougie). Purifiez ainsi en permanence l'air des pièces où se trouve l'enfant, mais aussi ses frères et sœurs éventuels... et même ses parents ! Renouvelez plusieurs fois dans la journée.

À FAIRE PRÉPARER EN PHARMACIE

EN SUPPOSITOIRES

ENFANT

Demandez à votre pharmacien de préparer les suppositoires suivants :

	Enfant (suppo de 2 g)
HE eucalyptus radiata (eucalyptus radié)	30 mg
HE artemisia dracunculus (estragon)	10 mg
HE melaleuca quinquenervia (niaouli)	15 mg
HE cupressus sempervirens (cyprès de Provence)	15 mg
EL millepertuis	20 mg

Pour 1 suppositoire (faire préparer 24 suppositoires).
▷ Administrez 3 suppositoires par jour pendant 5 à 7 jours.

NOS CONSEILS EN +

- Soyez attentif. Si une toux s'installe et « traîne », notamment en été, prudence. D'autant que chez l'adulte, la coqueluche n'est souvent pas diagnostiquée : la toux est « normale », sans quintes.

- Le coquelucheux doit être mis en quarantaine si possible (il est très contagieux, surtout au début de sa maladie). Il ne doit pas être exposé à des courants d'air ni à de trop fortes chaleurs.
- L'altitude fait du bien. Si possible, allez en montagne avec l'enfant, au-delà de 1 500 mètres.
- Fractionnez les repas pour qu'ils « passent » mieux. Surtout dans la phase « vomissements ».
- Buvez régulièrement de l'eau.
- Le traitement classique de la coqueluche n'agit que sur les symptômes : antitoux, antispasmodiques et fluidifiants des sécrétions bronchiques, ainsi qu'antibiotiques. Rien de magique. Les huiles essentielles peuvent renforcer leur efficacité et prévenir d'éventuelles complications, mais c'est à voir au cas par cas.
- ATTENTION ! S'il s'agit d'un jeune enfant, il faut le surveiller jour et nuit. Il peut parfois présenter des arrêts respiratoires susceptibles d'angoisser les parents. Ne paniquez pas, mais soyez vigilant et consultez évidemment votre médecin au moindre problème. S'il s'agit d'un bébé, mieux vaut le conduire à l'hôpital. N'essayez surtout pas de le soigner seul.

CORPS

POUR LE PLAISIR

On le tire violemment hors de la couette, on lui inflige le supplice de l'eau brûlante de la douche, puis de la sécheresse de l'air climatisé, on le fait courir partout, on l'avachit dans le train, le métro, la voiture, le canapé, on le brusque, on le coince pendant des heures devant un écran d'ordinateur, on le prive de mouvements, d'air, de lumière. Le pauvre ! Et si on lui offrait quelques minutes de plaisir dans ces journées de brutes ?

LA FORMULE COMPLÈTE

À APPLIQUER

Dans un flacon de 50 ml, mélangez :

- **HE rose de Damas 0,5 ml**
- **HE romarin à verbénone 0,5 ml**
- **HE bois de Hô 5 ml**
- **HV macadamia, qsp 50 ml**

▷ Appliquez de temps en temps, pour un moment de détente, en massages après la douche ou le bain. Ne rincez pas !

NOTRE CONSEIL EN +

- Le corps a droit à quelques égards minimums. Repos, relaxation, mais aussi action, étirements, automassages, massages… et plus si affinités !

RAFFERMISSEMENT

Avec le temps, la peau a tendance à se relâcher. Plutôt que de dilapider son patrimoine en cosmétiques à l'efficacité incertaine, et dont les composants ne sont pas toujours naturels, faites confiance aux huiles essentielles et aux huiles végétales. Nous vous proposons une formule parfaite pour raffermir les tissus de la peau, notamment ceux du buste.

LA FORMULE COMPLÈTE

À APPLIQUER

Dans un flacon de 50 ml, mélangez :

- **HE carotte 0,5 ml**
- **HE géranium rosat 2 ml**
- **HE ciste ladanifère 1 ml**
- **Ess. orange douce 1 ml**
- **HE ylang-ylang 1 ml**
- **HV bourrache, qsp 50 ml**

▷ Appliquez tous les matins après la toilette en guise de lait corporel.

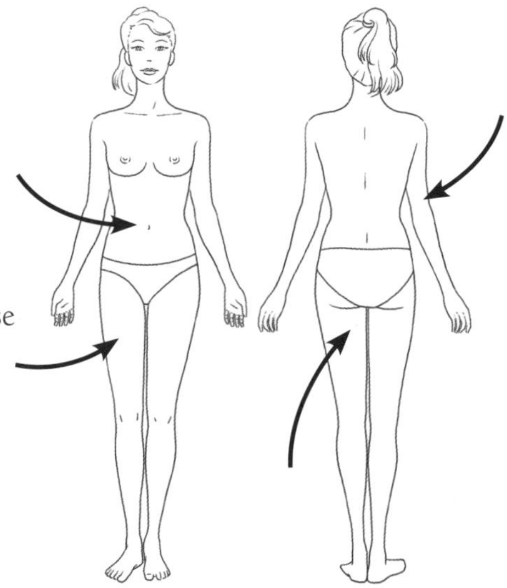

NOS CONSEILS EN +

- Le relâchement cutané peut être ralenti par une hygiène de vie adaptée. En effet, il est directement relié à une perte de la souplesse de la peau et un amincissement de l'épiderme. Deux facteurs aggravés par la sédentarité, le soleil, la pollution, le tabac et une mauvaise alimentation.
- Des cures de silice organique (précurseur du collagène) sont recommandées. Je conseille une cure de 2 mois, 2 à 3 fois par an.
- Voir aussi « Peau relâchée » (p. 428).

COUP DE SOLEIL

Est-il besoin de présenter ce grand classique de l'été ? Ces dernières années, les scientifiques ont énormément progressé dans la compréhension des relations entre notre peau et le soleil. Et plus ça va, plus ils incitent à la prudence.

On sait aujourd'hui que (schématiquement), les UVB sont responsables des coups de soleil et les UVA des cancers de la peau. Les crèmes protègent surtout des UVB, les compléments alimentaires renforcent la protection interne contre les attaques profondes des UVA.

Il est aussi dangereux de ne pas s'enduire de crème que de ne pas renforcer son statut en antioxydants lorsque le soleil brille de tous ses feux. Et le soleil expose aux rides, bien plus que les années qui s'écoulent ! Les personnes âgées qui se sont toute leur vie protégées du soleil affichent une peau bien plus lisse que leurs homologues jardiniers ou marins, adeptes de la vie de plein air. Cependant, le soleil ne doit pas non plus être considéré comme un ennemi ! « Consommé avec modération », il prévient le rachitisme, la dépression saisonnière, améliore le psoriasis et protégerait des cancers du sein et du côlon. Grâce à lui, nous fabriquons de la vitamine D nécessaire à la solidité du squelette, ainsi que des hormones « de la joie de vivre ». C'est également un remarquable antidouleur naturel.

Mais sa puissance le rend à double tranchant. Saviez-vous qu'un coup de soleil, ce n'est pas seulement inesthétique et douloureux ? Il s'agit d'une véritable brûlure, une agression profonde de la peau, qui nécessite autant de soins qu'une brûlure « accidentelle ».

LE RÉFLEXE (SI PETITE SURFACE)

À APPLIQUER

Appliquez quelques gouttes pures de **lavande aspic** tous les ¼ d'heure tant que la brûlure est vive, puis 4 à 5 fois dans la journée et le lendemain jusqu'à apaisement total.

LES FORMULES COMPLÈTES (SI GRANDE SURFACE)

À APPLIQUER

ENFANT

Mélangez :

- **HA camomille 10 ml**
- **HA menthe poivrée 10 ml**
- **HA lavande 10 ml**
- **HA rose 10 ml**

▷ Imbibez une compresse de ce mélange très « frais » et laissez poser sur le coup de soleil. Recommencez tous les ¼ d'heure jusqu'à un mieux-être total.

⚠ **Attention,** ce sont des hydrolats, pas des huiles essentielles !

Et

Dans un flacon en verre coloré de 10 ml, mélangez :

- **HE lavande aspic 1 ml**
- **HE hélichryse italienne 0,5 ml**
- **HE arbre à thé 0,5 ml**
- **HE géranium rosat 1 ml**
- **EL calendula 5 ml**
- **EL millepertuis qsp 10 ml**

ENFANT

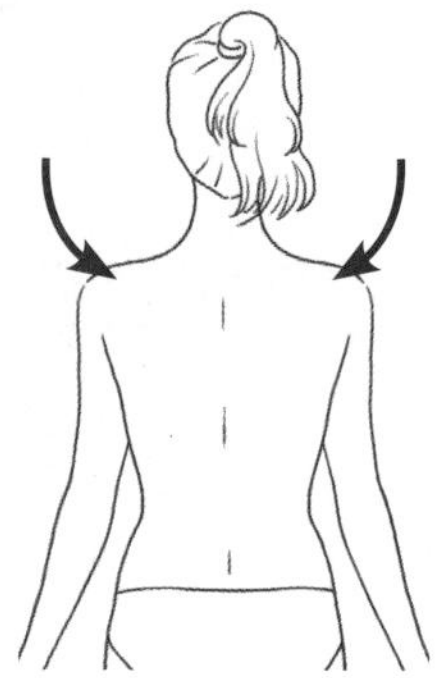

▷ Appliquez en massage la quantité nécessaire en fonction de l'étendue des dégâts, 3 à 4 fois par jour pendant 2 à 3 jours.

6 MAUVAISES NOUVELLES

1. Les UV (ultraviolets) sont si violents que, sans la couche d'ozone pour les arrêter en partie, la vie ne serait pas possible sur terre. Or, en 30 ans, la couche d'ozone a « fondu » et notre planète est donc bombardée d'UV en plus. Cela se ressent particulièrement en altitude (au-delà de 1 500 m), où il est nécessaire de se protéger encore plus qu'avant.
2. Tous les UV sont nocifs. Les UVA sont identiques partout dans le monde, alors que le taux d'UVB varie en fonction de la latitude où l'on se trouve et de la couverture nuageuse.
3. C'est dans les premiers jours d'exposition que l'on est le plus « agressé ». Le bronzage immédiat est de « mauvaise qualité » : il ne nous protège pas. C'est peu à peu que la peau s'épaissit et que sa pigmentation joue le rôle de bouclier antisolaire. Moralité : il n'y a rien de pire que les week-ends ensoleillés au cours desquels on s'expose à fond et sans protection.
4. Chacun de nous possède un « capital soleil » à ne pas dépasser. Au-delà, l'organisme ne parvient plus à se défendre. Et chaque coup de soleil est un coup de canif porté au contrat santé que nous avons passé avec notre corps. UVA et UVB finissent par agresser notre ADN, qui se répare de plus en plus mal. Résultat : nos cellules dégénèrent ou vieillissent plus vite.
5. La peau des enfants est encore plus fragile que la nôtre. Même chose pour les blonds et les roux, qui ne produisent pas un bronzage très protecteur. Ils représentent d'ailleurs 90 % des cas de cancers de la peau.
6. « LA » formule de crème qui permettrait un bronzage parfait sans agression de l'organisme n'existe pas. Il existe des filtres minéraux (ils renvoient les rayons) et d'autres, chimiques (ils absorbent les rayons et en laissent passer en partie). Les premiers sont préférables, même s'ils laissent une couche un peu « blanche » sur la peau. Les seconds sont plus discutables (mais tout dépend des molécules), car ils réagissent avec le soleil, pouvant provoquer de belles allergies ou des flambées d'acné. Ceux qui renferment de l'oxybenzone sont même fortement soupçonnés de provoquer des troubles hormonaux. De plus, cette molécule passe dans le sang, et même dans le lait maternel !

NOS CONSEILS EN +

- Vous êtes vraiment brûlé par le soleil ? Avalez des capsules d'huile de rose musquée dosées à 500 mg, 3 fois par jour pendant 20 jours.
- Protégez-vous du soleil, on le dit, on le répète, on le rabâche, mais on voit encore des adultes (et des enfants !) à la plage, exposées aux rayons solaires durant les heures les plus chaudes de la journée, sans aucune protection. C'est vraiment de l'inconscience !
- Une exposition inconsidérée entraîne de sérieux problèmes de santé et de beauté : rides profondes, rougeurs, cataracte, dégénérescence maculaire, affaiblissement du système immunitaire, cancer de la peau. C'est un accélérateur global de vieillissement. Les UVB altèrent la surface de la peau, tandis que les UVA s'attaquent au derme profond et endommagent ses composants, comme le font les radicaux libres : les acides gras sont oxydés, les gènes modifiés. Attention ! Le bronzage ne protège que des UVB !
- La meilleure protection, c'est l'ombre : celle d'une maison, d'un parasol, d'un chapeau à larges bords, de lunettes de soleil... Ensuite, ce sont les vêtements : tee-shirt, coupe-vent, etc. Enfin, la crème solaire. N'oubliez pas les oreilles ni les orteils !
- L'alimentation peut jouer un rôle bénéfique. Si elle n'empêche pas les coups de soleil, elle renforce nos systèmes de protection interne. Mangez de l'huile d'olive, des fruits (abricots, fruits exotiques), des légumes (tomates), des légumineuses. Limitez les viandes, produits laitiers (beurre compris) et sucreries.
- Méfiez-vous du soleil de montagne, encore plus agressif, et de celui qui tape sur la mer, traître comme tout à cause de cette petite brise fraîche si agréable...
- Atmosphère plus fine, réverbération de la neige... le rayonnement UV augmente de 10 % tous les mille mètres : plus on grimpe, plus on brûle. De plus, la réverbération des rayons solaires sur la neige peut atteindre 90 % pour de la neige fraîche contre seulement 10 % pour le sable ou 20 % pour la mer. Les doses d'UV reçues par la peau et les yeux sont ainsi décuplées.
- Crème solaire ou suppléments ? Les deux, merci ! Les crèmes solaires, en glissant un « filtre » entre le soleil et nous, offrent avant tout une barrière contre les coups de soleil. Elles limitent la pénétration des rayons dans les zones d'application. Mais il en passe quand même, surtout si vous n'en remettez pas une couche régulièrement et que vous oubliez des zones, ce qui est quasi systématique. D'ailleurs, si vous prenez des couleurs, c'est que les UV « passent » ! Et dans l'organisme, ils causent de vrais dégâts, accélèrent l'oxydation, donc le vieillissement des cellules. Les compléments alimentaires solaires apportent les antioxydants nécessaires pour contrer ce phénomène en interne. Ils œuvrent ainsi pour la prévention du cancer, mais aussi atténuent voire empêchent la survenue de réactions allergiques au soleil (type lucite estivale). Aucune crème ne peut faire cela ! En outre, on en avale une ou deux gélules par jour, et on est protégé pour la journée : c'est notre meilleure défense ! De plus, ils accélèrent le bronzage et le prolongent, tout en hydratant la peau et en préservant sa souplesse. On a vraiment tout à y gagner.

- Non aux cabines UVA, très mauvais pour la santé. Les dermatologues rêvent de les faire interdire depuis des années. Préférez les autobronzants, qui ne déshydratent plus et ne picotent plus. Ils sont ni plus ni moins agressifs que n'importe quel cosmétique. Optez pour la forme « gel », qui renferme le moins d'ingrédients « à risque ». Mais évitez l'autobronzant si votre grain de peau est irrégulier, vos pores très dilatés ou que vous avez des taches de rousseur.
- L'autobronzant ne protège pas du tout la peau comme un bronzage naturel. Méfiance !
- Ne confondez pas soleil et chaleur. Les UV ne produisent aucune sensation de chaleur, ils sont tout aussi nocifs par - 40 °C. Il faut se protéger du soleil dès les premiers beaux jours (printemps) même lorsqu'il fait encore frisquet. Pensez aux crèmes de jour ou aux fonds de teint avec filtre solaire intégré, au moins de début juin à fin septembre.
- Buvez de 1 à 2 litres d'eau par jour en été.
- Choisissez systématiquement une crème d'indice 30, et répétez l'application dans la journée, surtout si vous vous baignez ou transpirez, et ce même si votre produit est « waterproof ».
- Ne vous croyez pas protégé lorsque vous êtes en ville. Soleil + pollution, c'est pire.
- Protégez absolument les enfants des coups de soleil. Le soleil est encore plus dangereux pour eux. « Quatre minutes de soleil pour un enfant = une heure pour un adulte. »
- Ne croyez pas que le soleil soit plus dangereux entre 12 et 16 heures. Oui, il tape plus (UVB) mais avant et après, il y a plus d'UVA.
- N'imaginez pas que vous êtes invulnérable. La crème et les compléments alimentaires protègent, mais n'interdisent pas le bon sens : lunettes de soleil obligatoires, chapeau, tee-shirt si besoin, etc.

COUPE-FAIM

Étonnantes huiles essentielles ! Celles-ci régulent, calment voire… coupent carrément l'appétit ! Mais n'en abusez pas… La faim est un signal naturel de l'organisme, qui manifeste ainsi clairement que ses réserves énergétiques sont au plus bas. Pour couper sa faim, donc, rien de tel que de… manger. Le priver de nourriture serait cruel et étrange ! En revanche, avoir faim alors qu'on a bien mangé (notamment suffisamment de protéines) n'est pas normal. Pour « tenir » encore un peu sans vous ruer sur le tarama… respirez !

LE RÉFLEXE

À AVALER

Posez une goutte de **romarin à verbénone** ou de **citron (zeste)** ou de **mandarine** sur un comprimé neutre et laissez fondre en bouche 3 à 6 fois par jour.

LA FORMULE COMPLÈTE

À RESPIRER

Remplissez un petit flacon, à parts égales :

- **HE girofle**
- **HE cannelle de Ceylan**

▷ Ouvrez simplement et respirez directement à même le flacon. Ce mélange coupe l'appétit ! À renouveler autant de fois que nécessaire au cours de la journée.

NOS CONSEILS EN +

- La pomme renferme un coupe-faim naturel génial, la pectine. C'est une fibre naturelle qui se transforme en gel dans l'estomac et procure un confortable sentiment de plénitude, de rassasiement. La meilleure option pour en profiter : croquer une ou deux pommes par jour ! L'autre possibilité : acheter des sachets de pectine (en pharmacie) et les consommer quand le besoin se fait sentir ou un quart d'heure avant les repas. Histoire d'apaiser le tigre qui ne dort que d'un œil, dans votre estomac…
- Pour ne pas avoir faim, il faut… manger. Pas si bête que vous croyez ! Bien souvent, sous prétexte de vouloir mincir, on picore un quartier de clémentine au petit-déjeuner, trois bouts de brocoli au déjeuner et on boit une soupe en guise de dîner. Forcément, à ce rythme, on a faim toute la journée. Même chose si le midi on se contente d'une salade mixte trop pauvre en protéines (poulet, jambon, œuf…). Manger insuffisamment à table est le meilleur moyen de penser 24 heures/24 à la nourriture. Et de craquer pour des horreurs grasses et sucrées quand, vraiment, la famine tord les boyaux et que la frustration est à son comble. Pourquoi s'infliger une telle torture ?
- Ne confondez pas « avoir faim » (réaction physiologique naturelle) et « avoir envie de manger » (compulsion liée au stress, à la fatigue, à un besoin de compensation, à la gourmandise…). Ce sont deux choses bien distinctes, même si elles se ressemblent comme deux gouttes d'eau. Si vous avez des doutes, lorsque la sensation inconnue se présente, commencez par boire à petites gorgées un verre d'eau et faites quelque chose de précis : passez un coup de fil, écrivez un mail, remplissez une grille de sudoku, etc. Si dans les 3 minutes la sensation ne disparaît pas, c'est bel et bien de la vraie faim. Si vous l'oubliez, vous avez échappé à un petit « paquet calorique » inutile. C'est toujours ça de pris !
- Voir aussi « Déstockage des graisses », « Minceur femme », « Minceur homme ».

COUPEROSE

La couperose correspond à une dilatation visible (et hélas parfois permanente) des petits vaisseaux du visage. Très fréquente, elle concerne surtout les femmes dont la peau fine, claire et fragile, est le terrain d'expression favori des troubles circulatoires. La couperose apparaît principalement entre 30 et 50 ans, s'aggravant d'année en année. Au début, on ne s'aperçoit de rien ou presque ! D'autant que les manifestations visibles sont d'abord temporaires (après les gros repas, par exemple). Elles apparaissent à la faveur d'émotions fortes, des aléas climatiques (grand froid/chaleur étouffante), de la consommation de certains aliments et boissons, et, enfin, de la grossesse. Si vous avez une tendance à la couperose, concentrez toute votre énergie sur la prévention : comme souvent, il est plus facile de prévenir que de guérir…

LE RÉFLEXE

À APPLIQUER

Posez 1 goutte d'**hélichryse italienne** sur les petites veinules apparentes, matin et soir, jusqu'à amélioration.

+

À APPLIQUER

Versez 10 gouttes d'**hélichryse italienne** dans votre pot de crème hydratante (50 g), et mélangez intimement. Appliquez normalement matin et soir.

LA FORMULE COMPLÈTE

À APPLIQUER

Dans un flacon en verre coloré de 5 ml, mélangez :

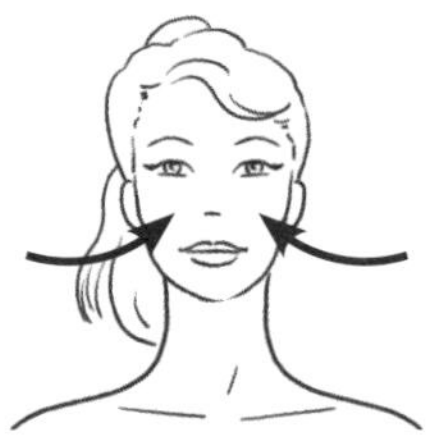

- **HE hélichryse italienne 1 goutte**
- **HE ciste ladanifère 1 goutte**
- **HE géranium rosat 2 gouttes**
- **HE cyprès de Provence 1 goutte**
- **HV carotte ½ cuillère à café**
- **HV germe de blé ½ cuillère à café**

▷ Appliquez quelques gouttes matin et soir en massage sur les zones concernées.

NOS CONSEILS EN +

- Prenez chaque jour un comprimé de vitamine C naturelle (donc avec bioflavonoïdes, par exemple de l'acérola) afin de renforcer les parois des vaisseaux. Attention : ça ne marche pas avec la vitamine C de synthèse, car elle ne contient pas de flavonoïdes.
- Les zones de dilatation des vaisseaux sont d'abord discrètes, regroupées sur les ailes du nez et les pommettes. Puis elles peuvent s'étendre à tout le visage de façon diffuse et même paver la voie à d'autres problèmes cutanés comme des boutons.
- Si votre couperose apparaît ou s'aggrave à la ménopause, ce qui est à prévoir, pourquoi ne pas suivre un traitement naturel à base de phyto-œstrogènes, qui renforcera vos défenses cutanées ?
- Méfiez-vous des épices, du thé, du café et des repas copieux. Et bien sûr de l'alcool, l'un des facteurs principaux d'installation de couperose.
- Protégez-vous voire abritez-vous en cas d'« agressions » climatiques (froid, vent, soleil, changement brutal de température)
- Oubliez les lotions alcoolisées et les gommages. Plus une peau est fragile, moins elle supporte les soins abrasifs, les « décapages ». Et la peau couperosée est l'archétype même de la peau fragile. Douceur, douceur.
- Si votre eau est trop calcaire, employez des brumisateurs d'eau thermale ou minérale.
- Le maquillage correcteur est bien utile pour cacher les imperfections. Une petite touche de vert avant le fond de teint et hop !

COUPURE

Accident de rasage, de papier, de vélo, d'agrafe… Les coupures font partie des petits incidents du quotidien, énervants, irritants et parfois carrément douloureux.

Ce qui est curieux, c'est que certaines coupures font plus mal que d'autres. Celles dues au rasage passent généralement inaperçues jusqu'à ce que l'on découvre la chose en se regardant dans la glace. Tandis que celles infligées par une simple feuille de papier « piquent » nettement plus ! Figurez-vous que des chercheurs se sont demandé pourquoi. Réponse : le papier traverse plusieurs couches cutanées pour atteindre une couche de terminaisons nerveuses lesquelles, affolées par les fibres de papier irritantes et les traces de produits chimiques laissées sur place, déclenchent le plan « Orsec » dans le cerveau. De vrais dangers publics, les prospectus et autres ramettes de papier. Classons les métiers de bureau parmi les activités à haut risque !

Lavez les plaies avec de l'hydrolat de lavande sur compresses.

LE RÉFLEXE

À APPLIQUER

Appliquez 1 ou 2 gouttes de **lavande officinale** pure sur la coupure si elle est petite.
Si elle saigne abondamment, appliquez 2 gouttes de **ciste ladanifère**.

LA FORMULE COMPLÈTE

À APPLIQUER

Mélangez :

- **HE lavande officinale 1 goutte**
- **HE ciste ladanifère 1 goutte**
- **HE arbre à thé 1 goutte**

▷ Appliquez sur les coupures « propres » puis recommencez 4 fois par jour, pendant 2 à 3 jours.

NOTRE CONSEIL EN +

- Après une blessure, une coupure, le premier réflexe doit toujours être l'eau + le savon. Sous son apparente banalité, ce dernier décime la quasi-totalité des germes risquant de s'engouffrer dans la brèche.

CRAMPE MUSCULAIRE

Une crampe survient lorsque les fibres musculaires se contractent alors que le sang ne les irrigue plus pendant un moment. Forcément, c'est douloureux. Les principaux responsables sont généralement le froid, la fatigue, une mauvaise hydratation ou une mauvaise circulation, surtout si la crampe vous prend par surprise, la nuit.

LA FORMULE COMPLÈTE

À APPLIQUER

Dans un flacon en verre coloré de 10 ml, mélangez :

- **HE lavandin super 1 ml**
- **HE estragon 1 ml**
- **HE romarin à camphre 1 ml**

- **HE gaulthérie couchée 1 ml**
- **EL millepertuis 3 ml**
- **EL arnica 3 ml**

▷ Massez localement. Renouvelez tous les ¼ d'heure jusqu'à amélioration.

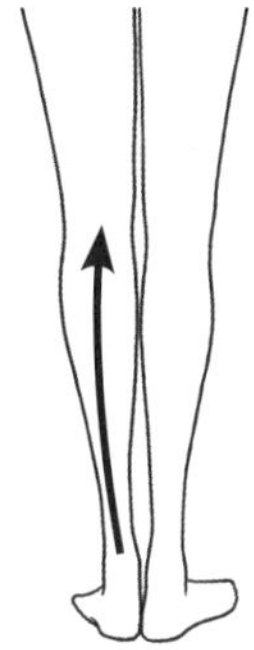

NOS CONSEILS EN +

- Une crampe impose immédiatement l'arrêt de l'activité en cours et, instinctivement, on étire le muscle dans le sens inverse de la contracture. C'est très bien, même si ça ne règle pas le problème de fond ni ne gomme entièrement la douleur. Les huiles essentielles sauront faire « lâcher » la crampe si elle n'a pas cédé à l'étirement.
- Crampes régulières ? Il est impératif d'alcaliniser le « milieu ». Les fruits et légumes verts sont riches en minéraux (calcium, magnésium, potassium) « anticrampes ». Mangez-en à chaque repas ! En revanche, allez-y doucement sur les protéines, le sel et les produits laitiers. Mais surtout pas trop drastiquement. Équilibre est le maître mot.
- Attention à l'abus d'alcool et au tabac.
- Si vos crampes sont nocturnes, surélevez les pieds de votre lit pour faciliter le retour veineux.
- Cherchez la chaleur. Une bouillotte, une friction, un bain chaud… tout est bon !
- Si vous êtes sportif, profitez des boissons diététiques conçues pour vous. Elles sont précisément formulées pour éviter ce type de désagréments. Attention : toutes ne sont pas idéales, et peuvent notamment provoquer des troubles digestifs. Voir « Sport » (p. 486).
- Buvez beaucoup d'eau, de préférence minérale, riche en calcium et magnésium. Doublez la dose en cas de sport.
- Certains médicaments sont connus pour « donner des crampes ». C'est le cas de traitements à visée cardiaque (diurétiques), des bêtabloquants. Attention aussi aux laxatifs.
- Les crampes de la grossesse cèdent presque toujours avec une supplémentation de calcium et de magnésium.
- Prenez du magnésium marin (pas d'autre forme de magnésium svp !) à raison de 4 gélules par jour pendant 10 jours puis 2 gélules par jour jusqu'à disparition totale des crampes, et même bien au-delà pour vous recharger à fond.

CREVASSE

Une crevasse est une fissure cutanée peu profonde, siégeant généralement aux doigts ou aux orteils. Normalement, elle ne va pas jusqu'au sang, même si certaines crevasses peuvent, en plus, saigner. Le froid est le coupable n° 1, mais certaines affections dermatologiques favorisent aussi leur apparition, comme la dermite chronique, l'eczéma ou le psoriasis.

LE RÉFLEXE

À APPLIQUER
Appliquez 2 gouttes pures de **lavande officinale** sur la crevasse, 3 fois par jour, jusqu'à cicatrisation.

LA FORMULE COMPLÈTE

À APPLIQUER
Mélangez :

- **HE lavande officinale 1 goutte**
- **HE ciste ladanifère 1 goutte**
- **HV germe de blé 3 gouttes**

▷ Appliquez localement en massage léger. Renouvelez autant de fois que nécessaire jusqu'à cicatrisation.

NOS CONSEILS EN +

- Vérifiez toujours que la crevasse ne s'infecte pas, on ne sait jamais.
- L'objectif du soin est la cicatrisation, ce qui explique pourquoi l'on prescrit souvent des pommades à la vitamine A. Mais les huiles essentielles sont largement aussi efficaces !
- Protégez-vous bien du froid, surtout si le vent rajoute sa touche personnalisée à la météo.

CRISE DE NERFS

Voici encore une manifestation psychologique « bruyante » typiquement féminine. Même si bien sûr, ces cris, crises de pleurs et autres signes d'agitation extrême ne sont pas exclusivement réservés au beau sexe…

LE RÉFLEXE

À APPLIQUER

Sur une soucoupe, diluez 2 gouttes de **camomille romaine** dans 10 gouttes d'HV d'**amande douce**. Massez les épaules, le dos et le plexus solaire avec votre préparation.

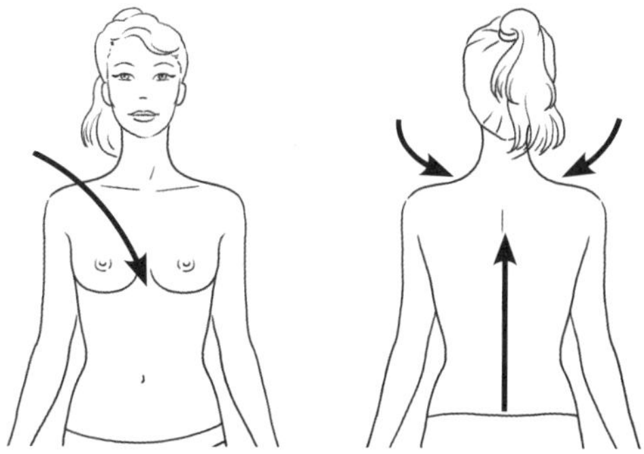

LES FORMULES COMPLÈTES

À DIFFUSER

Diffusez dans la pièce quelques gouttes de :

- **HE marjolaine des jardins**
- **HE ylang-ylang**
- **HE lavande officinale**

▷ … en mélange ou tour à tour (l'idéal est d'utiliser un diffuseur électrique pour cela).

Ou

À RESPIRER

Posez une goutte de l'une ou l'autre de ces huiles (**marjolaine des jardins, ylang-ylang** ou **lavande officinale**) sur un mouchoir ou sur la face intérieure du poignet et respirez profondément.

EN BAIN

Mélangez :

- **HE lavande officinale 15 gouttes**
- **Base pour bain 1 cuillère à café**

▷ Prenez 1 à 2 bains aromatiques d'une vingtaine de minutes, bien chauds, ce jour-là.

NOS CONSEILS EN +

- Les crises de nerfs s'attaquent surtout aux adolescent(e)s et aux jeunes femmes. La meilleure attitude à avoir lorsqu'on se trouve face à une personne « en crise », c'est de garder son calme, de parler paisiblement, en aparté (si possible, isolez-vous pour former comme une « bulle » avec elle). Surtout pas de hurlements, de claque ni de choc tel qu'un verre d'eau en plein visage ou une violente remontrance !

CYSTALGIE (« FAUSSE CYSTITE »)

Une cystalgie est une douleur de la vessie. Elle peut être temporaire ou permanente, et irradier plus ou moins haut (localisation suspubienne ou pelvienne). Elle correspond à une irritation, souvent due à des efforts physiques, à une position assise gardée trop longtemps par exemple. Les brûlures s'accentuent pendant et après avoir uriné. De manière courante, on surnomme « fausses cystites » les cystalgies d'origine nerveuse, psy. Ce qui ne les empêche pas d'être fort gênantes !

LE RÉFLEXE

À AVALER

Avalez 1 goutte de **basilic exotique** posée sur le dos de la main ou sur un comprimé neutre, 3 fois par jour pendant 5 jours.

LA FORMULE COMPLÈTE

À APPLIQUER

Dans une soucoupe, mélangez :

- **HE basilic exotique 1 goutte**
- **HE camomille romaine 1 goutte**
- **HE marjolaine des jardins 2 gouttes**
- **HE ylang-ylang 1 goutte**
- **EL millepertuis 5 gouttes**

▷ Appliquez sur le bas-ventre et le plexus solaire, en massages lents, 4 fois par jour pendant 5 jours.

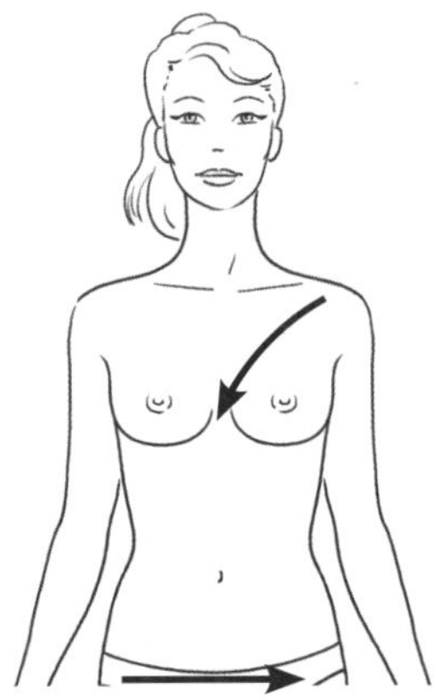

NOTRE CONSEIL EN +

- Une cystalgie peut tout de même être provoquée par une cystite voire par des troubles plus importants de la vessie (calculs, tumeur). Si elle ne passe pas très vite avec nos formules aux huiles essentielles, il s'agit soit d'une cystite vraie (dans ce cas, passez au traitement p. 287), soit d'une maladie que diagnostiquera votre médecin. Une consultation s'impose.

CYSTITE (ET AUTRES INFECTIONS URINAIRES)

Les brûlantes douleurs de la cystite sont causées par une inflammation de la vessie. Tout cela parce que des bactéries ont pris possession des lieux, provoquant en outre des envies permanentes d'uriner ! Les huiles essentielles sont parfaitement capables de les déloger rapidement.

LE RÉFLEXE

À APPLIQUER

Appliquez 2 gouttes de **santal jaune** sur le bas-ventre 3 à 5 fois par jour pendant 5 jours.

+

À AVALER

Versez 1 goutte de **sarriette des montagnes** sur un comprimé neutre ou dans 1 cuillère à café d'huile d'olive. Laissez fondre en bouche 4 fois par jour pendant 5 jours.

LES FORMULES COMPLÈTES

À APPLIQUER

Dans une soucoupe, mélangez :

- **HE santal jaune 1 goutte**
- **HE sarriette des montagnes 1 goutte**
- **HE thym à thujanol 1 goutte**
- **HE basilic exotique 1 goutte**
- **HV calophylle 5 gouttes**

▷ Appliquez en massage sur le bas-ventre 4 fois par jour pendant 3 à 5 jours.

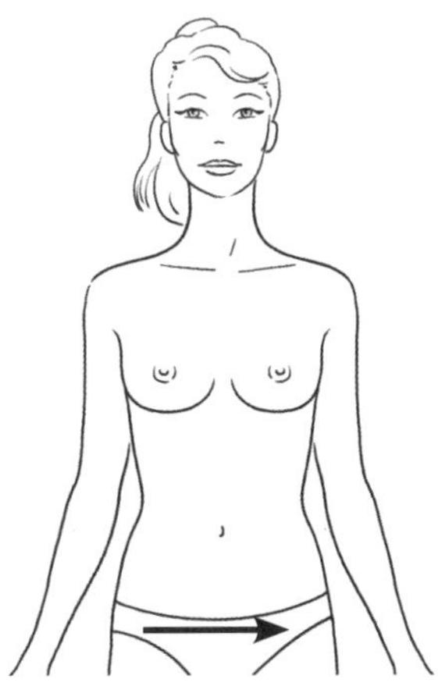

À AVALER

Achetez en pharmacie des capsules d'**origan compact** dosées à 50 mg. Prenez-en 6 à 8 par jour pendant 5 à 7 jours.

NOS CONSEILS EN +

- Buvez au minimum 2 litres d'eau par jour jusqu'à élimination totale des bactéries.
- Ne vous retenez pas d'uriner : à chaque fois que vous y allez, c'est autant de germes éliminés.
- Si vous portez un diaphragme, revoyez éventuellement votre mode de contraception.
- Urinez avant et après tout rapport sexuel.
- Adoptez une fois pour toutes une hygiène locale irréprochable.
- Ne laissez pas s'installer une constipation.
- Rééquilibrez votre flore intestinale à l'aide d'une cure de probiotiques adaptés (en pharmacie), surtout si vous êtes sujette aux cystites récidivantes.
- Vérifiez votre pH urinaire à l'aide de bandelettes toutes simples vendues en pharmacie. Si vos urines sont trop acides (ce qui est fréquemment le cas), prenez des suppléments alimentaires visant à alcaliniser le milieu.
- La cranberry (canneberge) est un petit fruit remarquable pour empêcher les germes de s'installer dans la vessie. Il a prouvé son efficacité lors d'études dans les hôpitaux les plus « à la pointe » pour éviter les récidives. Si vous êtes sujette aux cystites récidivantes, il peut vous en délivrer. À prendre sous forme de jus (sans sucre ajouté surtout !) ou de compléments alimentaires, en cures.

DARTRES

Le mot « dartre » est un peu ancien, mais nettement plus facile à retenir que le terme médical précis : parakératose pithyriasiforme ! Quel que soit le niveau de vocabulaire employé, nous parlons bien de ces petites plaques de peau qui desquame, généralement sur le visage ou les bras. L'élément déclencheur de cette dermatose sans gravité peut être aussi bien un microbe qu'un champignon (mycose) ou qu'une agression climatique (suites de coup de soleil ou froid mordant).

LA FORMULE COMPLÈTE

À APPLIQUER

Dans un flacon en verre coloré de 5 ml, mélangez :

- **HE géranium rosat 10 gouttes**
- **HV amande douce 1 cuillère à café**

▷ Appliquez 2 gouttes de ce mélange sur la dartre, 3 fois par jour jusqu'à sa disparition.

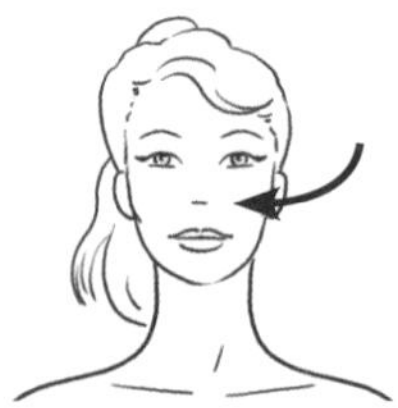

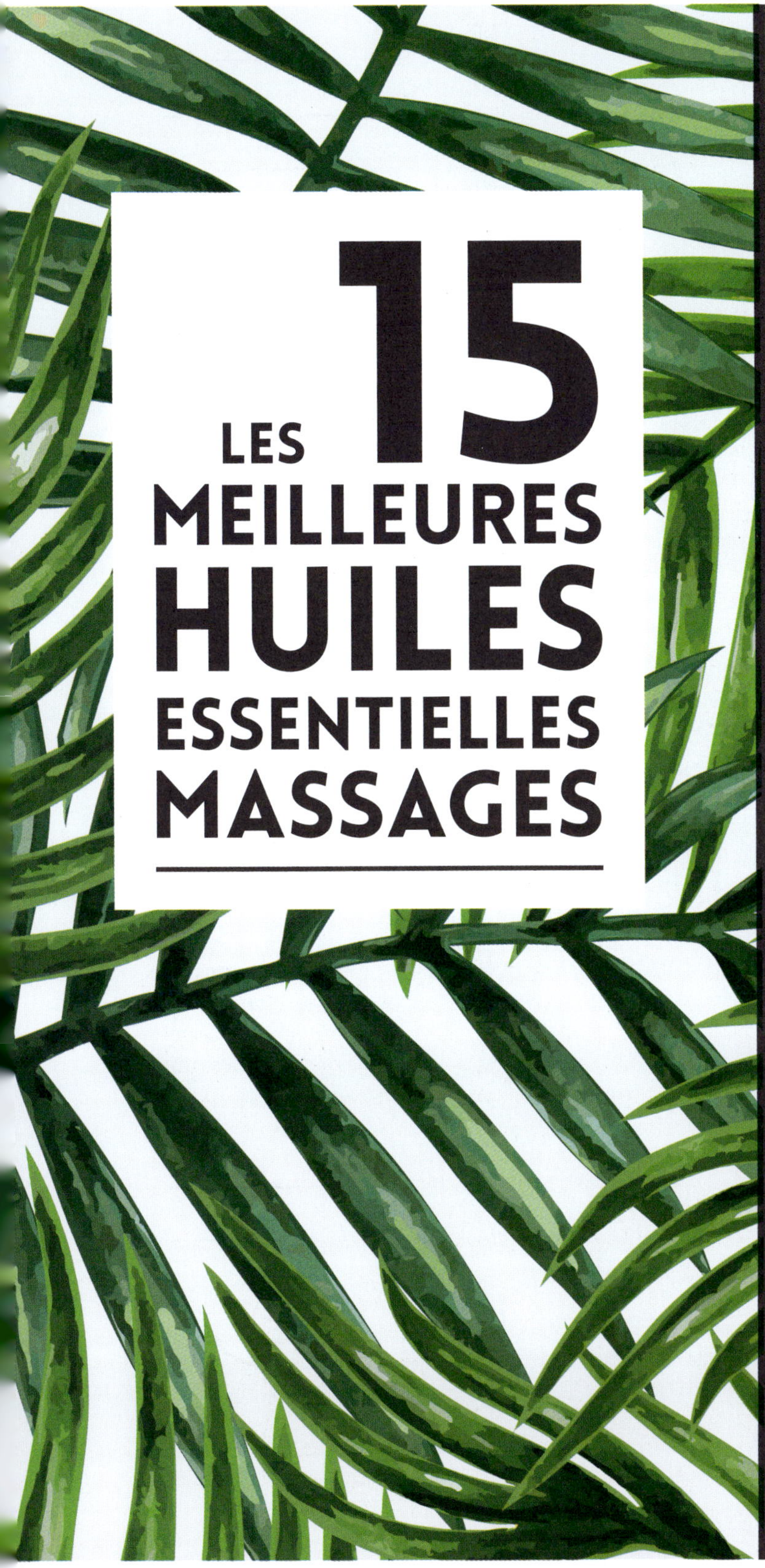

LES 15 MEILLEURES HUILES ESSENTIELLES MASSAGES

N° 01

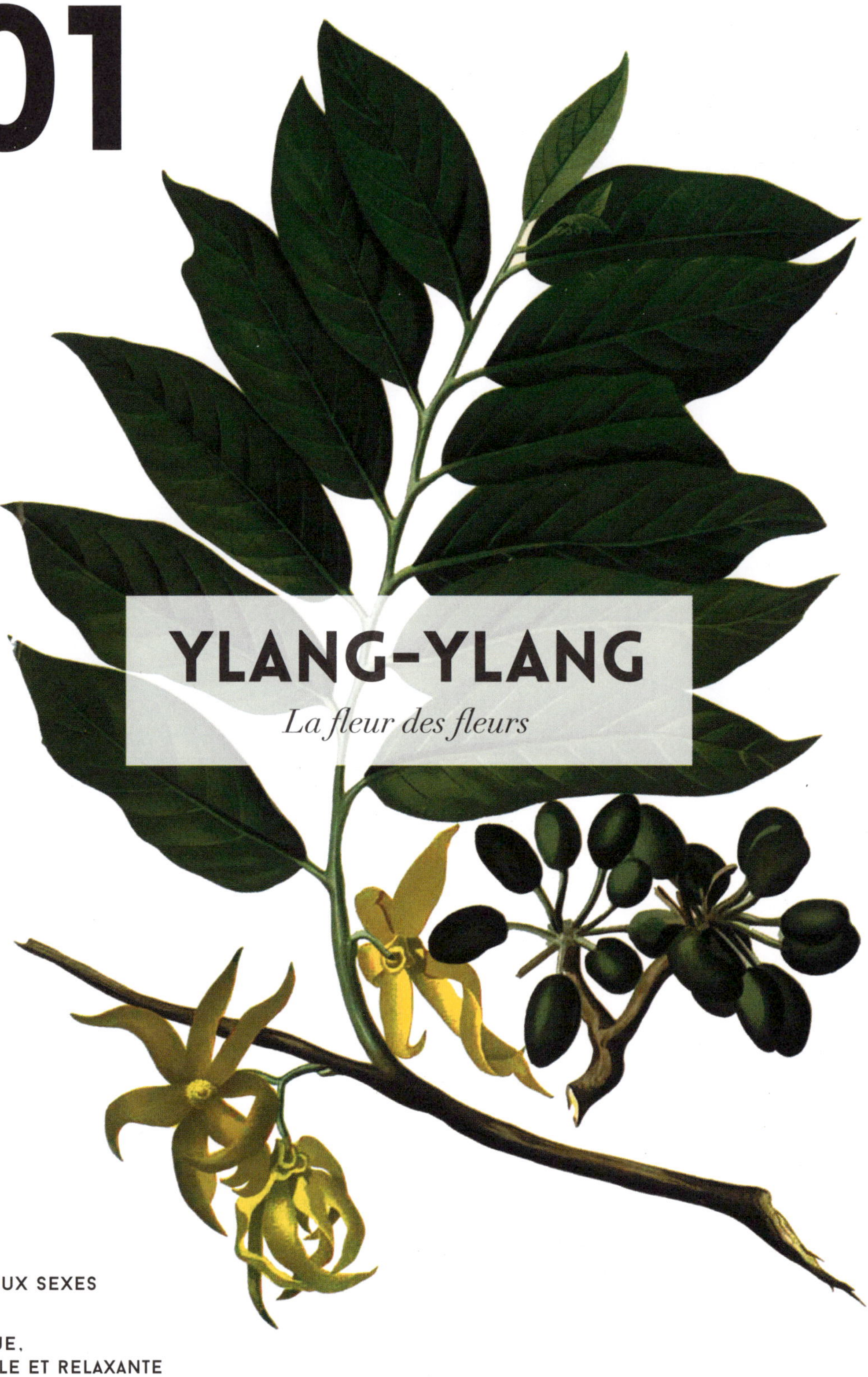

YLANG-YLANG

La fleur des fleurs

LIBIDO DES DEUX SEXES

INSOMNIES

APHRODISIAQUE,
TRÈS SENSUELLE ET RELAXANTE

LIBIDO FÉMININE
DÉSTOCKAGE DES GRAISSES
CELLULITE
CIRCULATION SANGUINE

N° 02

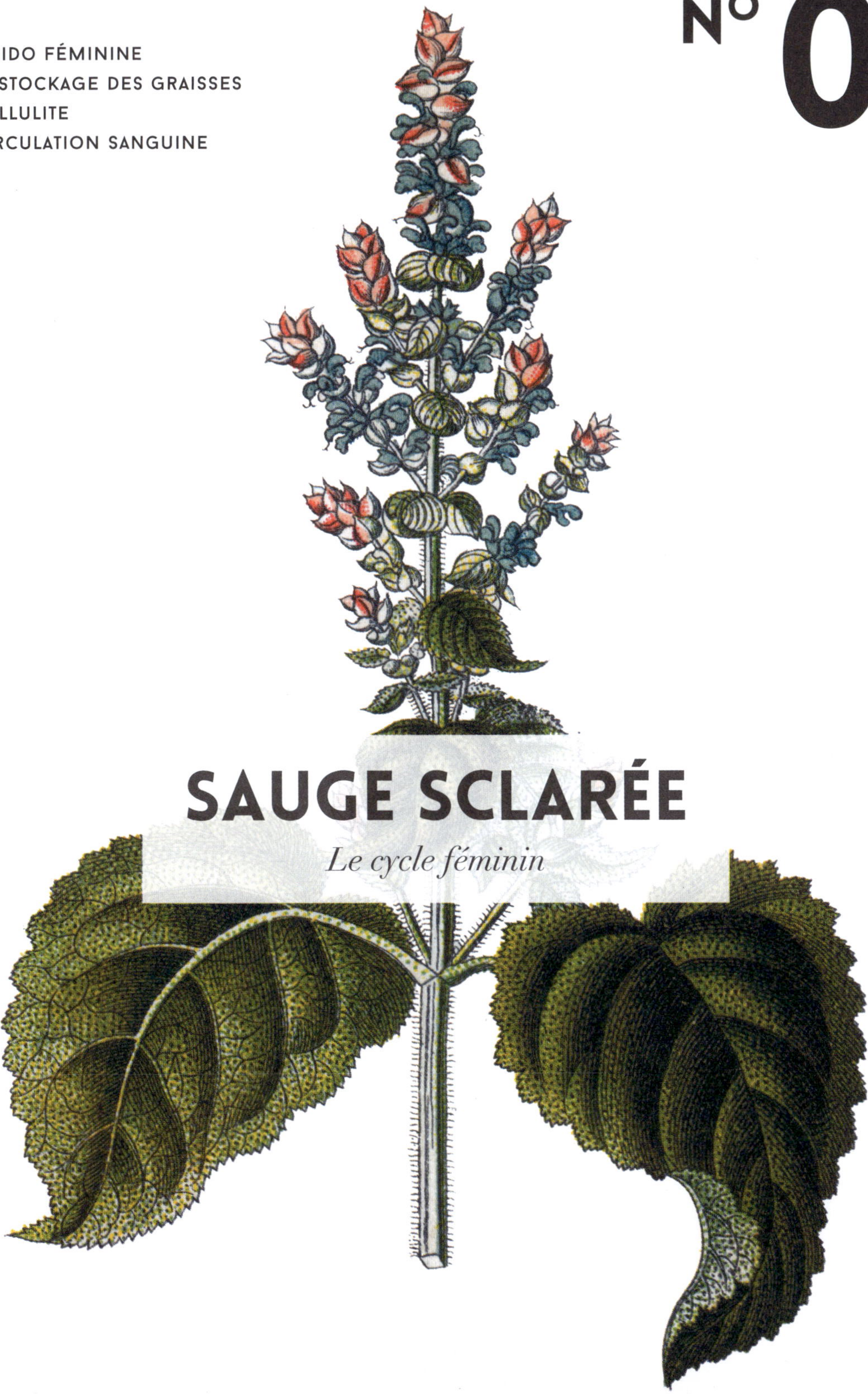

SAUGE SCLARÉE

Le cycle féminin

N° 03

ROMARIN À CAMPHRE

Le soigneur des muscles

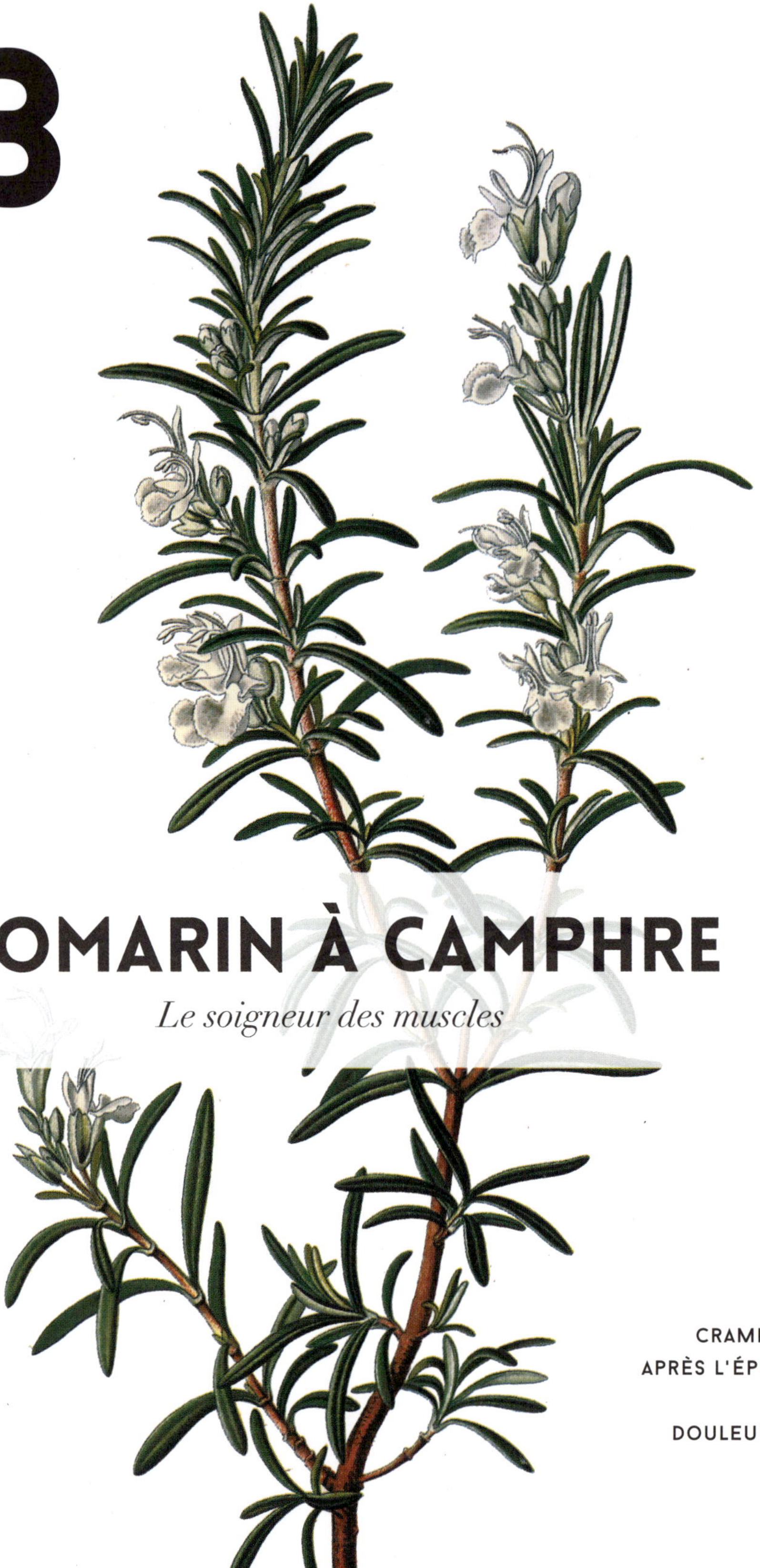

CRAMPES NOCTURNES
APRÈS L'ÉPREUVE SPORTIVE
COURBATURES
DOULEURS OSSEUSES ET MUSCULAIRES
TORTICOLIS
ELBOW

N° 04

CALMANTE
RÉÉQUILIBRANTE NERVEUSE
SOMNIFÈRE
ANTIDÉPRIME

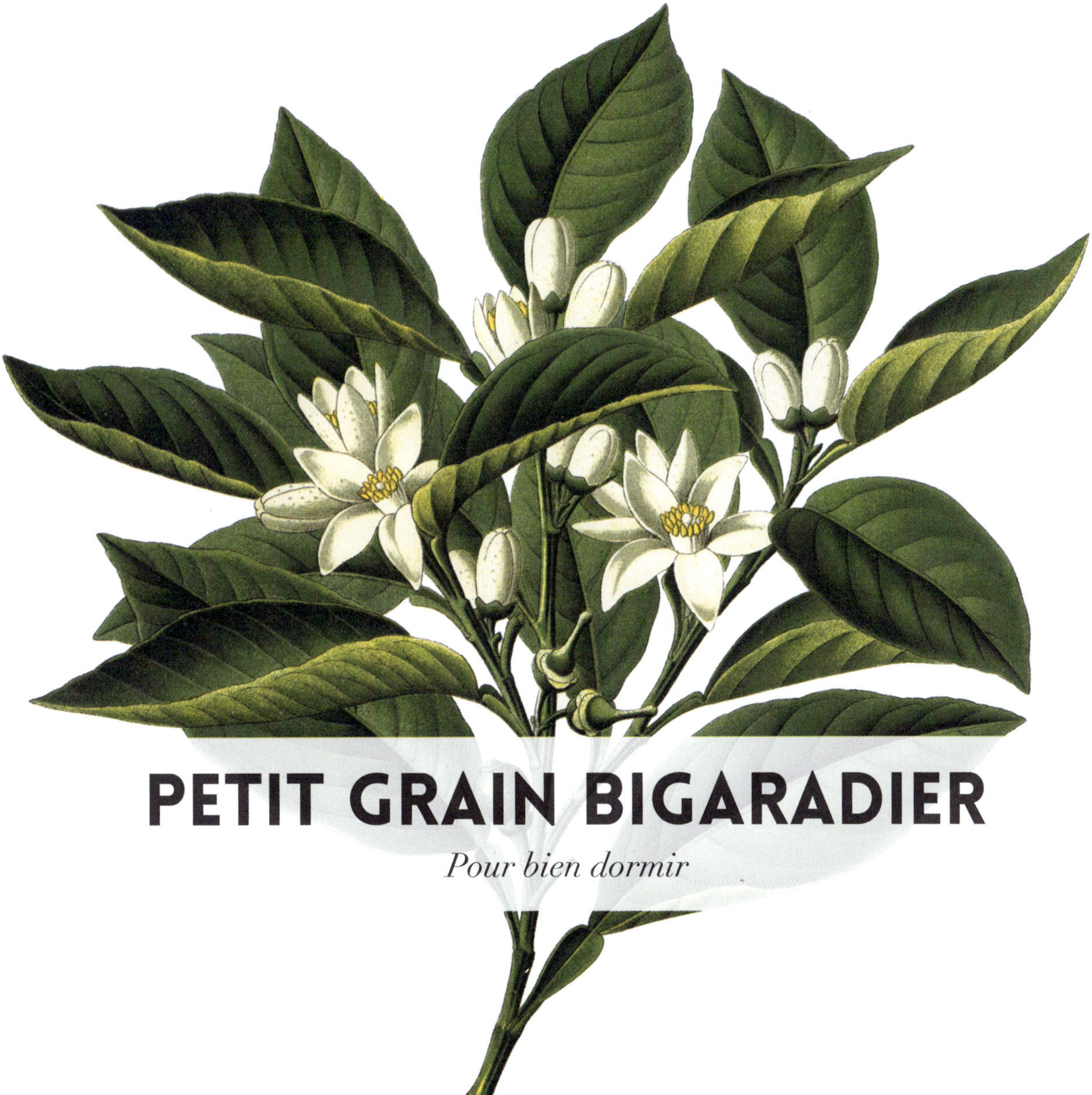

PETIT GRAIN BIGARADIER

Pour bien dormir

N° 05

RÉÉQUILIBRANTE NERVEUSE
SÉRÉNITÉ, GAIETÉ
ASTRINGENTE
RAFFERMIT LES TISSUS

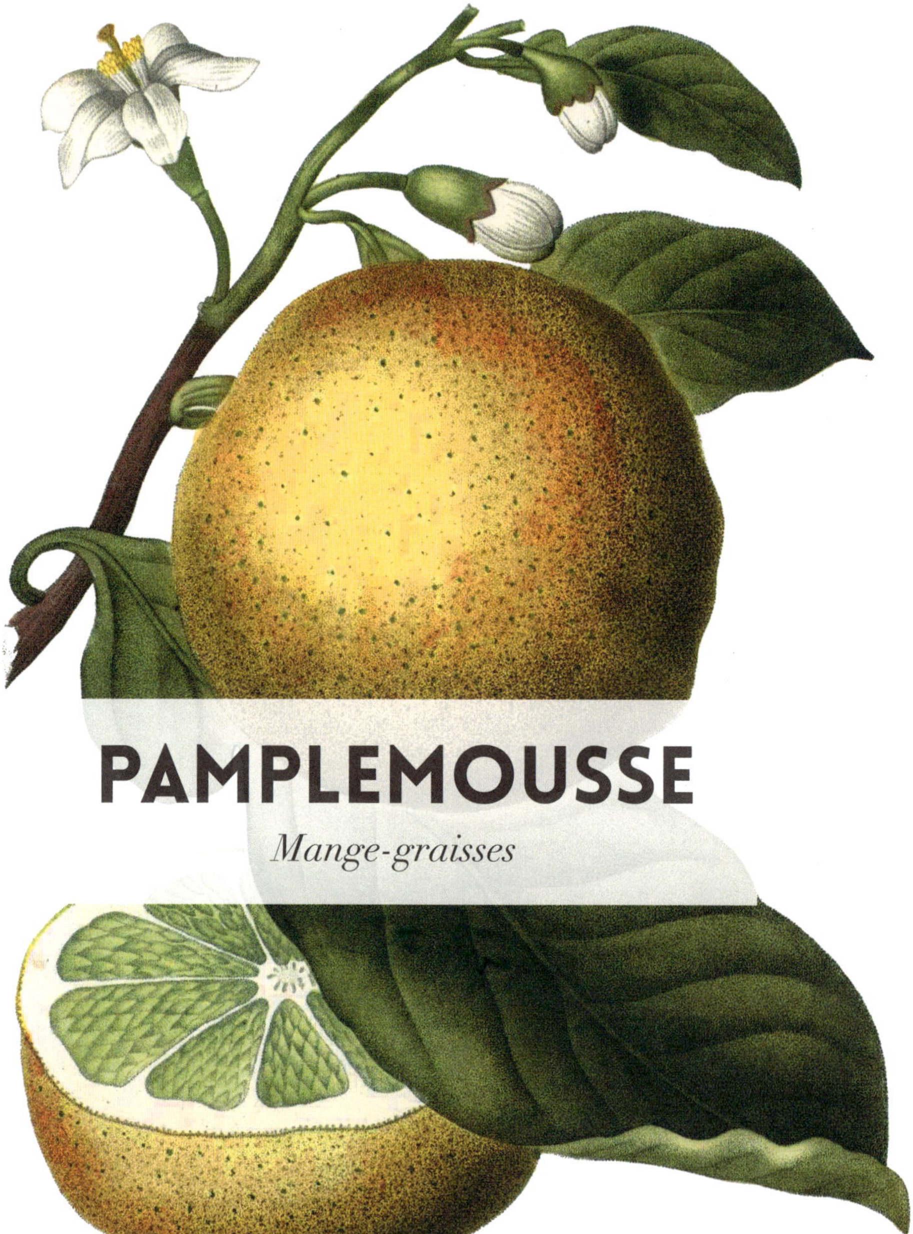

PAMPLEMOUSSE

Mange-graisses

N° 06

PRÉVENTION ET TRAITEMENT
DES INFECTIONS HIVERNALES

TOUX SPASMODIQUE

BRONCHITE

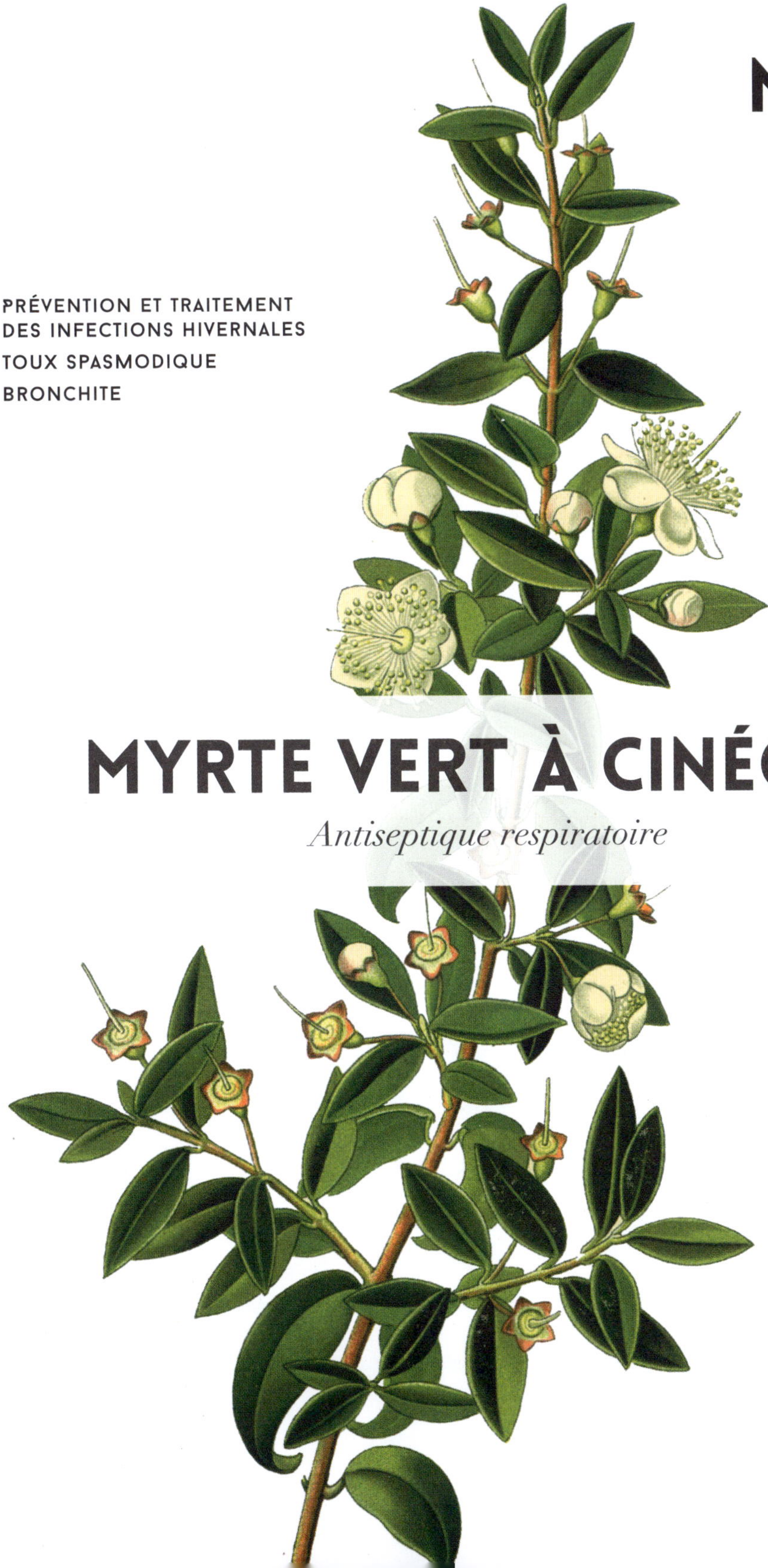

MYRTE VERT À CINÉOLE

Antiseptique respiratoire

N° 07

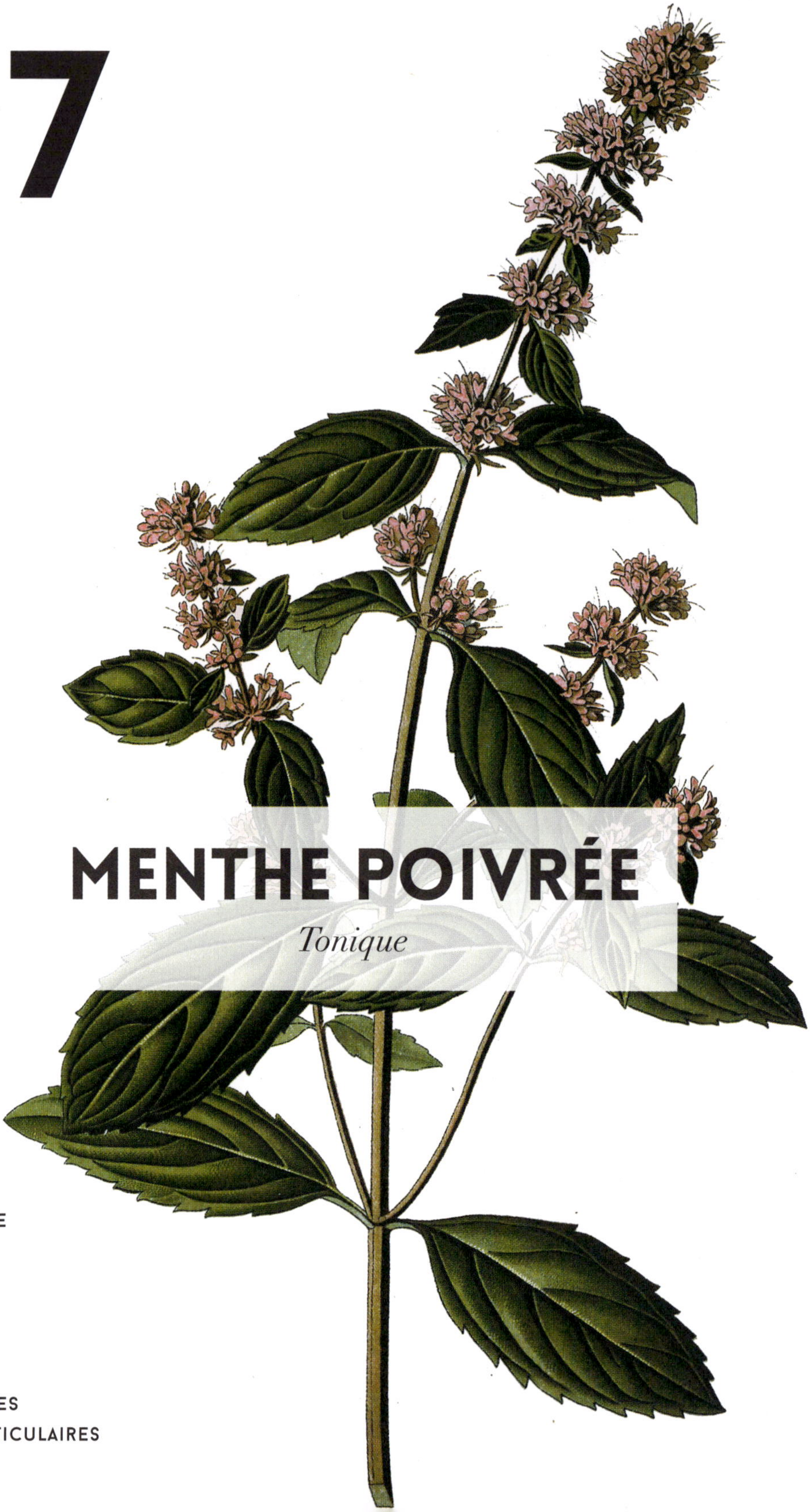

MENTHE POIVRÉE

Tonique

TONIQUE PSYCHIQUE
TONIQUE PHYSIQUE
TONIQUE DIGESTIVE
RAFRAÎCHISSANTE
ANESTHÉSIANTE
JAMBES LOURDES
DOULEURS DIGESTIVES
DOULEURS VIVES ARTICULAIRES

N° 08

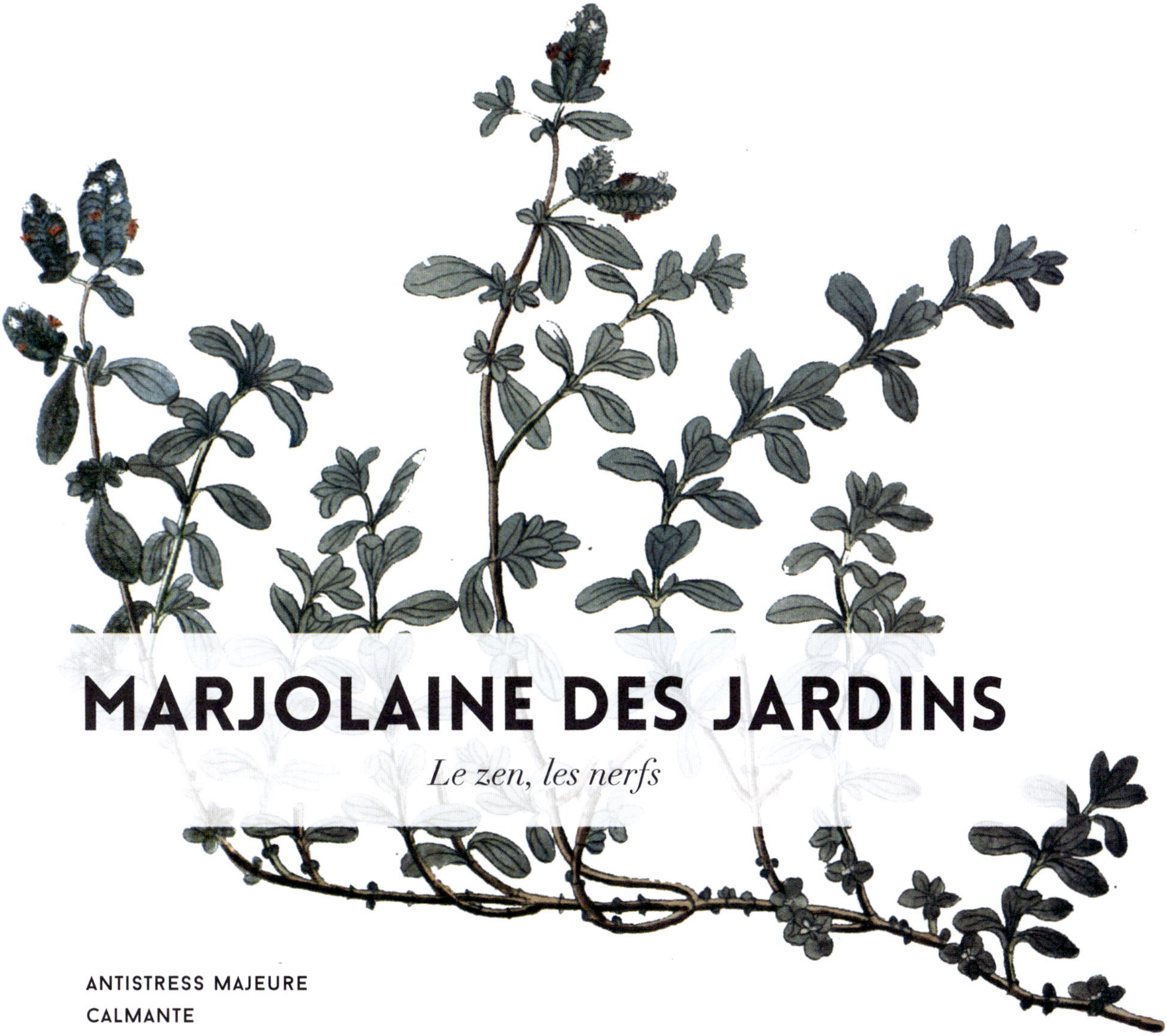

MARJOLAINE DES JARDINS

Le zen, les nerfs

ANTISTRESS MAJEURE
CALMANTE

N° 09

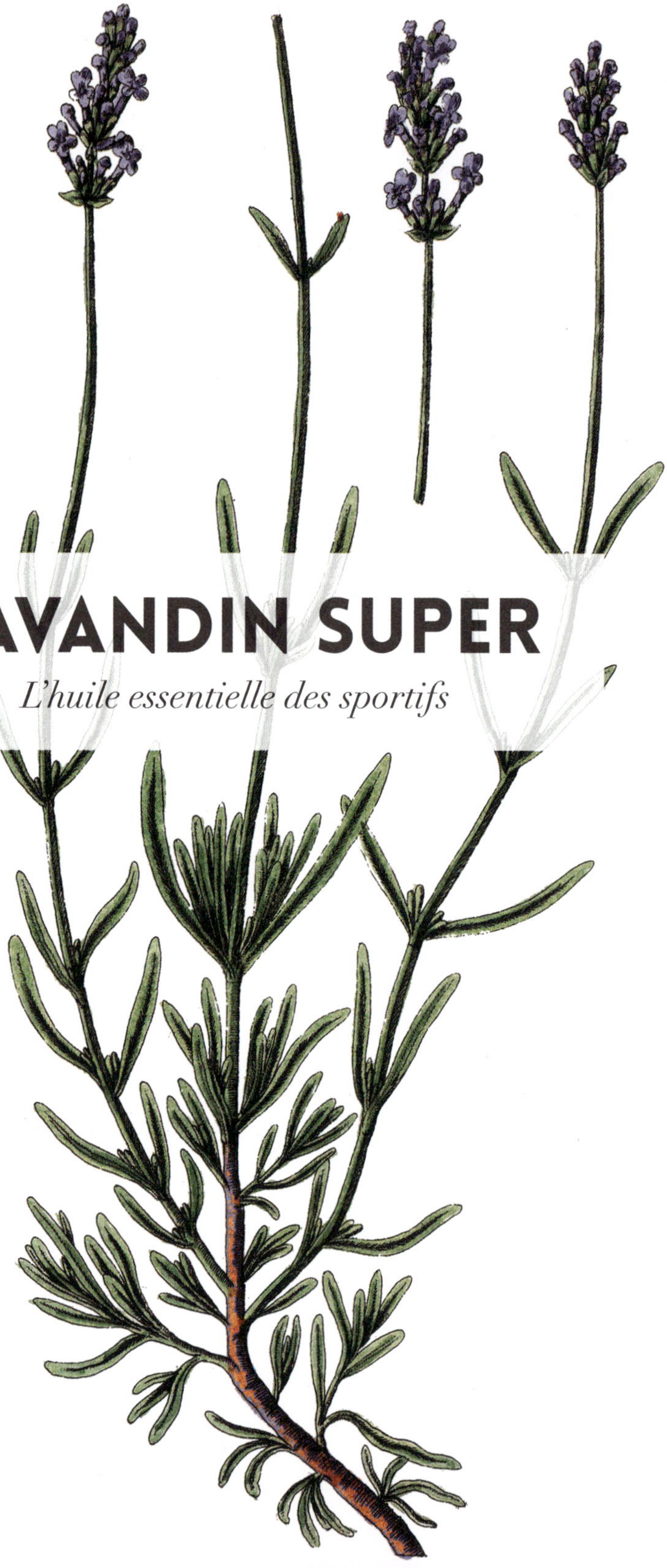

LAVANDIN SUPER

L'huile essentielle des sportifs

ANTIDOULEURS

SÉDATIVE

DOULEURS ARTICULAIRES TENDINEUSES, MUSCULAIRES

ÉCHAUFFEMENT DES MUSCLES

N° 10

LAVANDE OFFICINALE

Royale

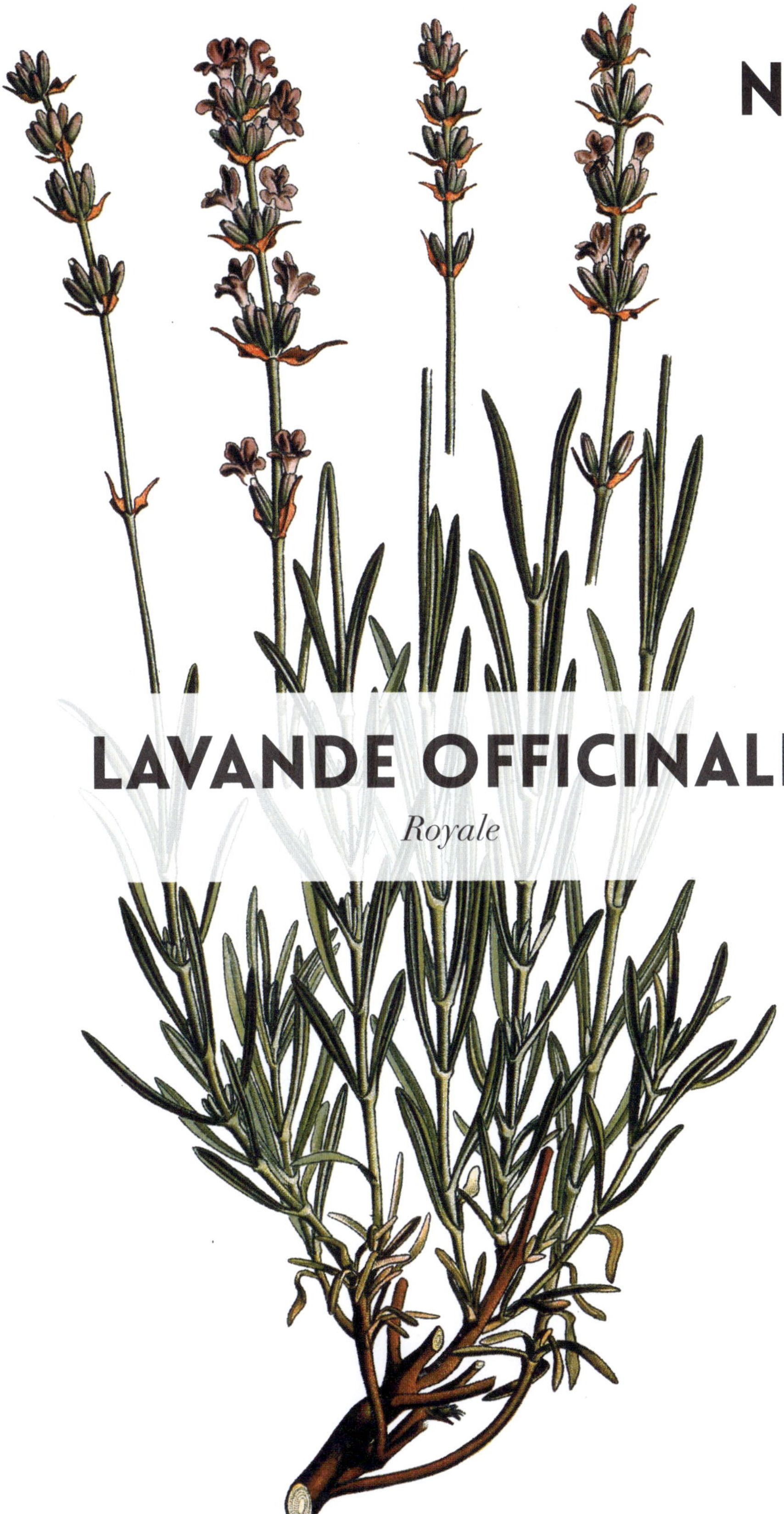

SÉDATIVE NERVEUSE
INSOMNIES
ANGOISSES
STRESS

N° 11

TONIQUE PSYCHIQUE
LE LAURIER DES VAINQUEURS
DOULEURS ARTICULAIRES ÉPARSES
TORTICOLIS
APRÈS-SPORT

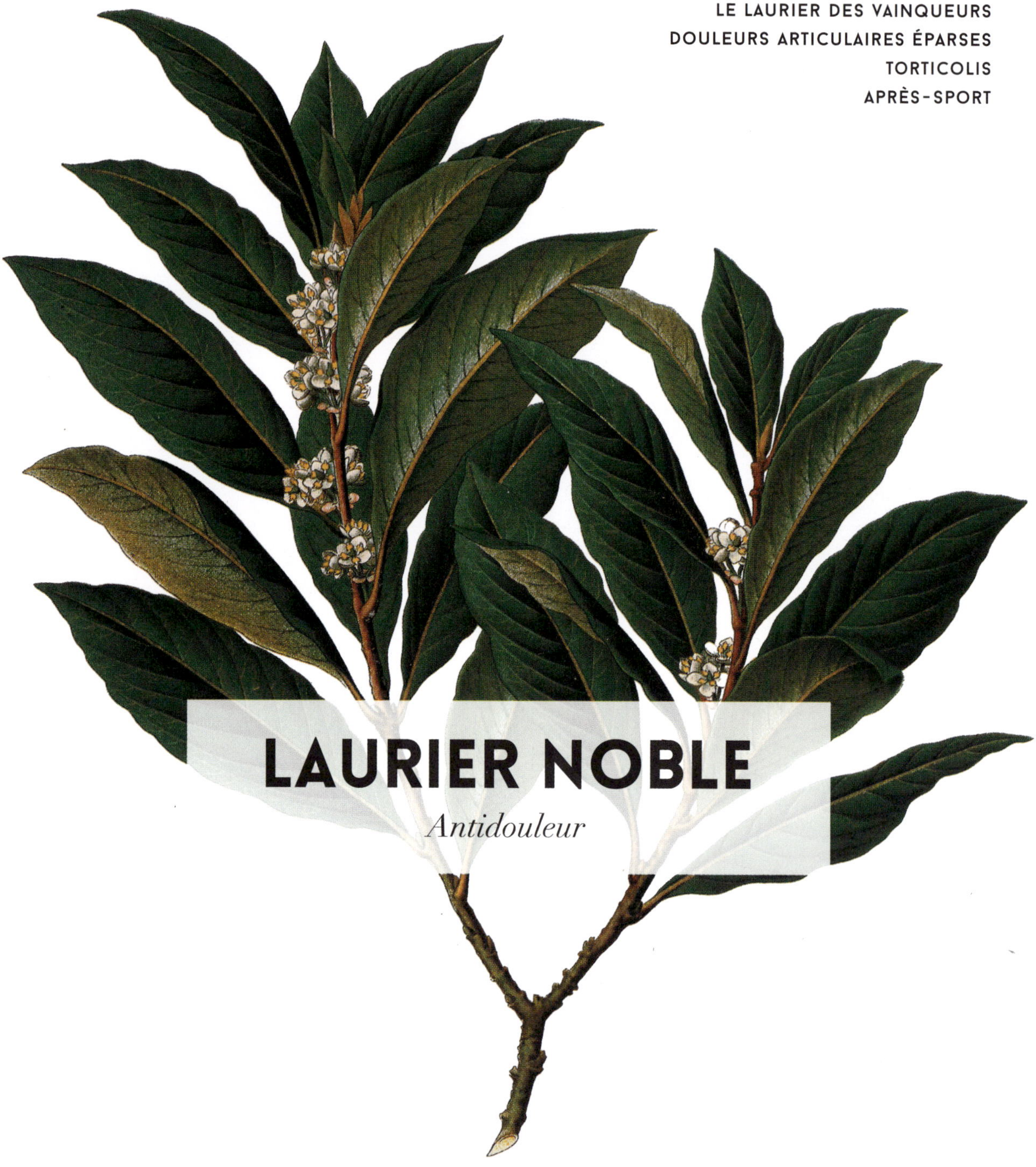

LAURIER NOBLE

Antidouleur

N° 12

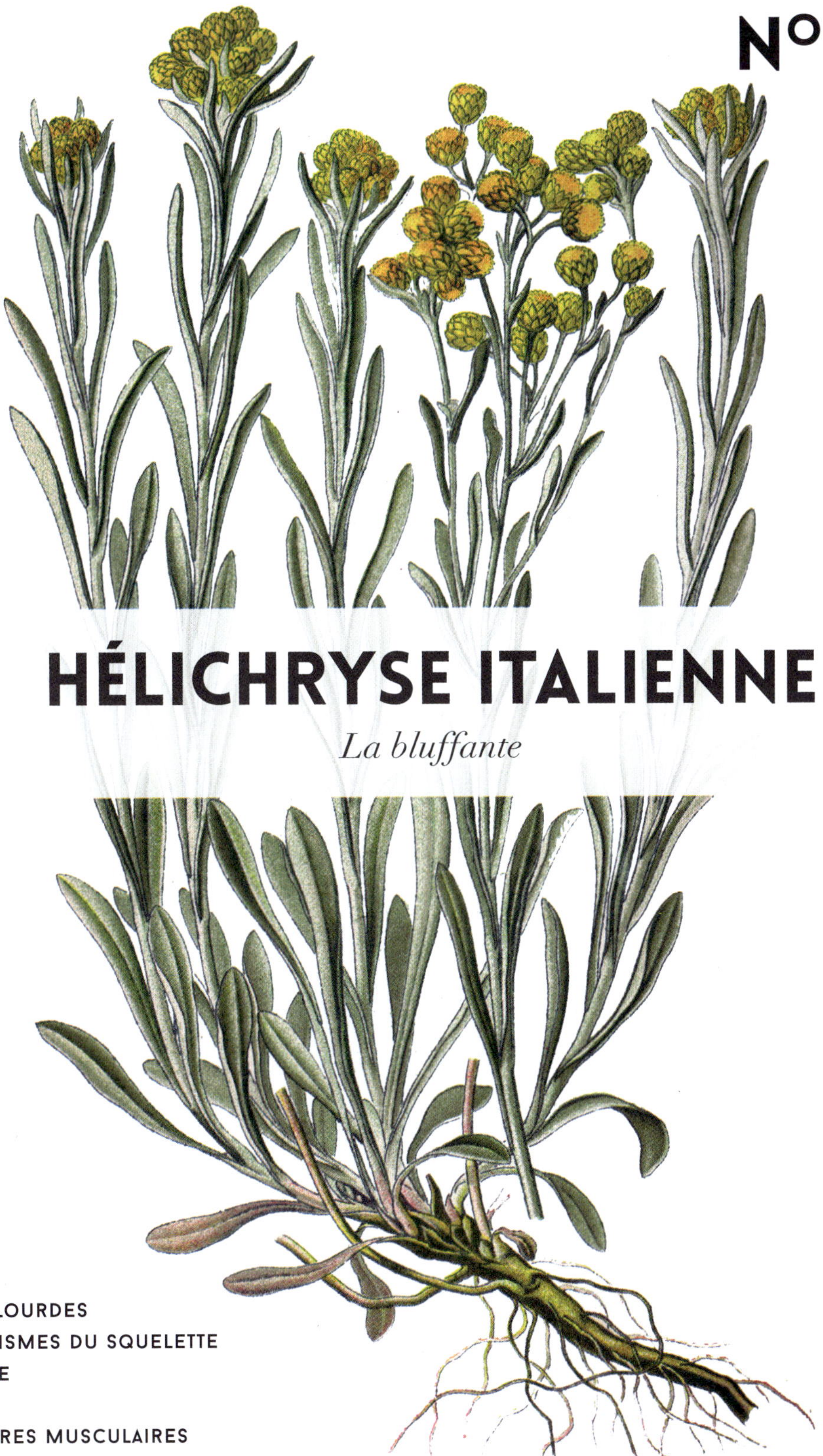

HÉLICHRYSE ITALIENNE

La bluffante

JAMBES LOURDES
TRAUMATISMES DU SQUELETTE
CELLULITE
ELBOW
DÉCHIRURES MUSCULAIRES

N°13

GINGEMBRE

L'épicurien

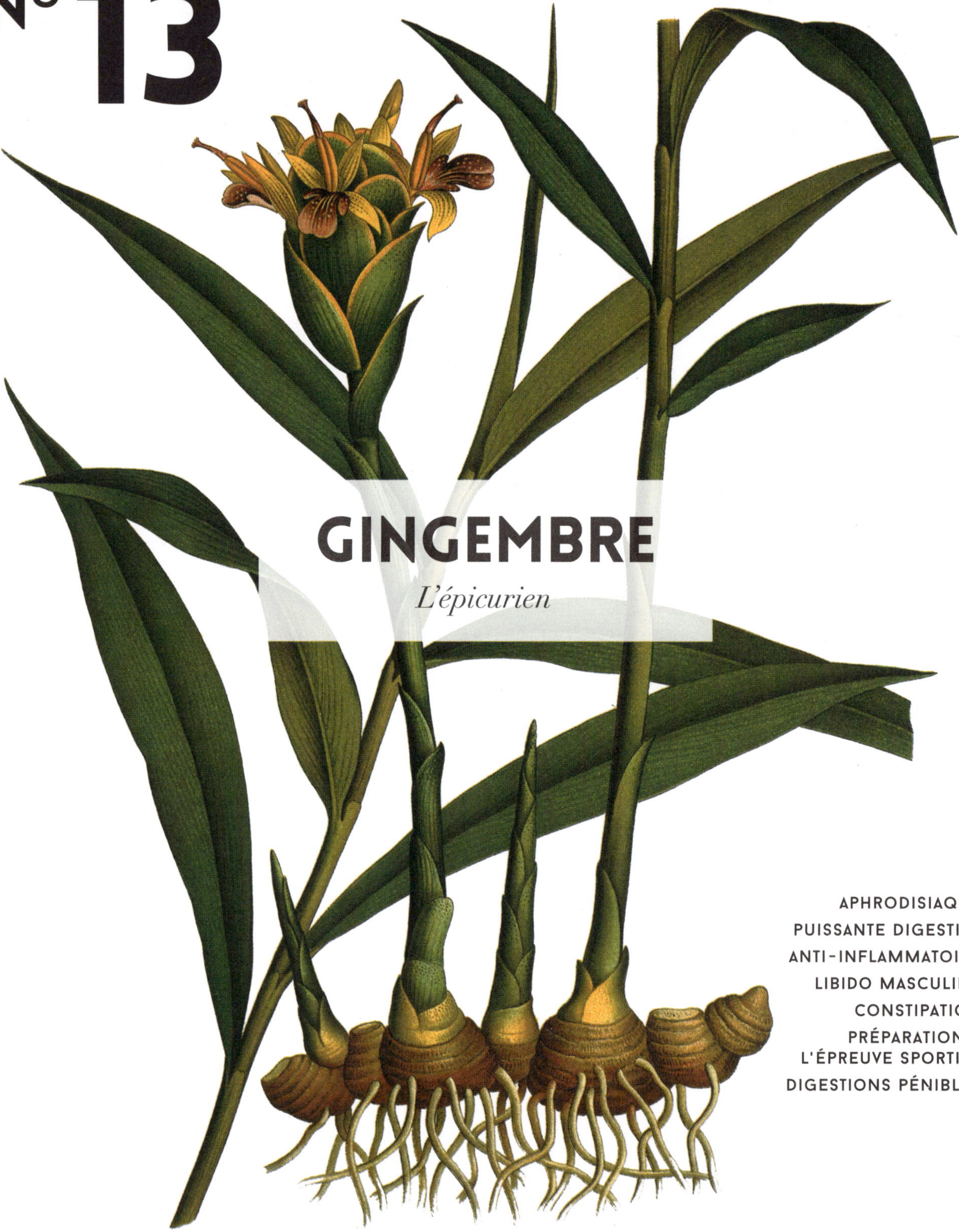

APHRODISIAQUE
PUISSANTE DIGESTIVE
ANTI-INFLAMMATOIRE
LIBIDO MASCULINE
CONSTIPATION
PRÉPARATION À L'ÉPREUVE SPORTIVE
DIGESTIONS PÉNIBLES

N° 14

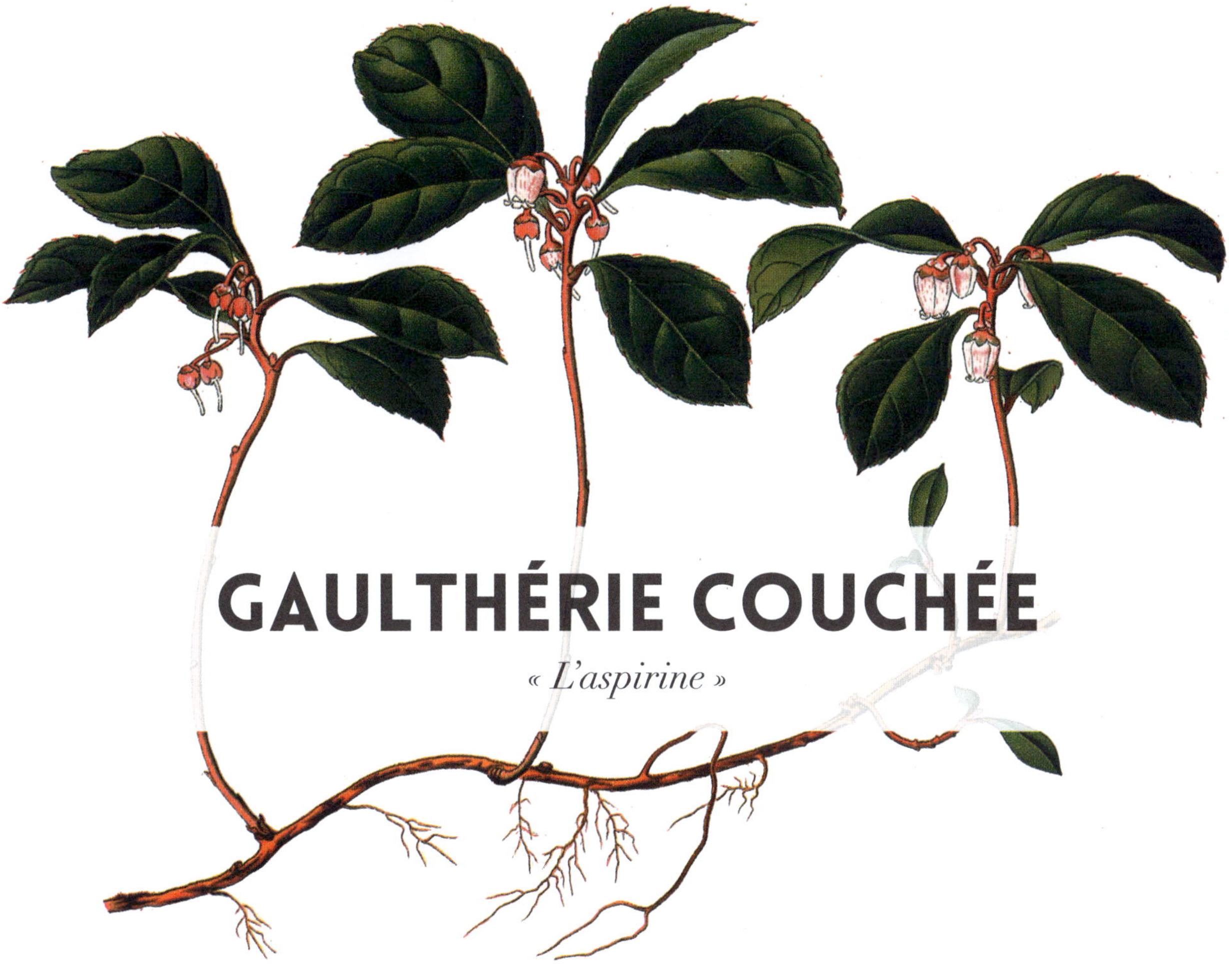

GAULTHÉRIE COUCHÉE

« L'aspirine »

PUISSANTE ANTI-INFLAMMATOIRE
PUISSANTE ANTIDOULEUR
CHAUFFE LE MUSCLE
SPORT : AVANT ET APRÈS
TOUTES DOULEURS OSTÉO-ARTICULAIRES LOCALISÉES
MAL DE DOS, GENOUX

N° 15

EUCALYPTUS RADIÉ

Le confort respiratoire

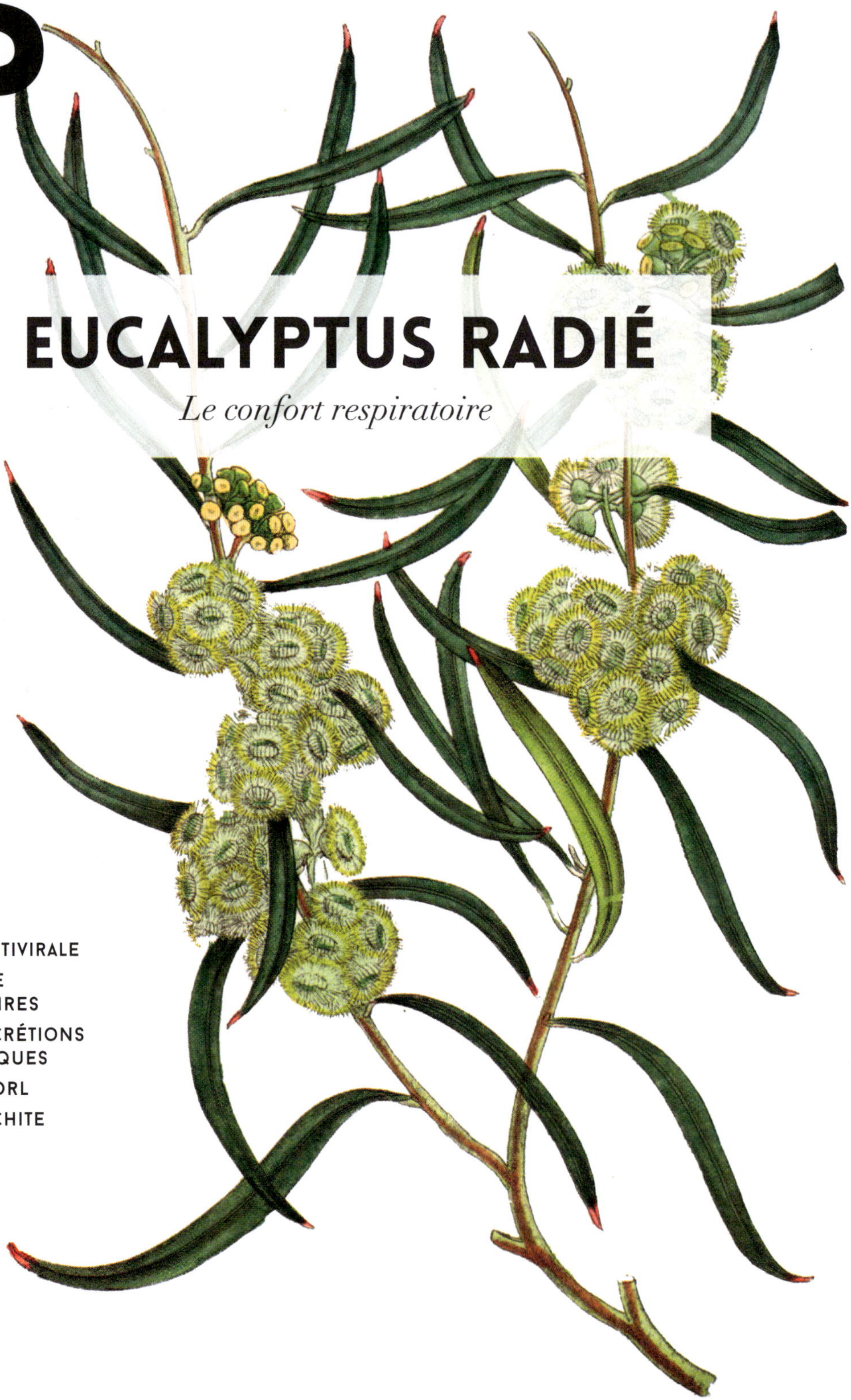

ANTIBACTÉRIENNE, ANTIVIRALE

DÉCONGESTIONNANTE DES VOIES RESPIRATOIRES

FLUIDIFIANTE DES SÉCRÉTIONS NASALES ET BRONCHIQUES

TOUTES AFFECTIONS ORL

TOUX GRASSE, BRONCHITE

OTITE

NOS CONSEILS EN +

- L'idéal est de prévenir : hydratation optimale et permanente de la peau, soins quotidiens adaptés. Par exemple, en hiver, tartinez-vous le visage de cold-cream avant de sortir, afin de placer un film protecteur entre le froid et votre épiderme fragile.
- Les enfants sont souvent sujets aux dartres. Pas de panique ! Mais mieux vaut traiter car les dartres peuvent démanger un peu et, parfois, laisser une petite tache blanche derrière leur passage. Même si elle-même s'estompe au fur et à mesure, autant s'en passer…
- Vous pouvez faire une cure de pensée sauvage (en tisane ou gélule), une plante idéale pour ce type de problèmes de peau.

DÉCALAGE HORAIRE (JET LAG)

C'est sûr, le décalage horaire n'existait pas du temps des longs voyages en bateau. Mais aujourd'hui, grâce à l'avion, on traverse plusieurs faisceaux horaires en quelques heures seulement, ce qui ne manque pas de perturber nos rythmes de vie. Résultat : on ne dort pas quand il le faudrait mais on est épuisé en journée, on n'a pas faim ou au contraire on dévore n'importe quoi, on souffre de petits soucis digestifs, de manque de concentration et de drôle d'impression de vivre dans du « coton ». Le décalage horaire apparaît quasi automatiquement, et plus ou moins discrètement, à partir de 4 heures de vol. Généralement, 1 à 2 journées suffisent pour que tout rentre dans l'ordre. Mais plus le vol a été long, plus l'adaptation peut l'être aussi, jusqu'à 10 jours !

LE RÉFLEXE

À AVALER

Posez 1 goutte de **cannelle de Ceylan** (à défaut de **citron**, **gingembre** ou **menthe poivrée**) sur un comprimé neutre et laissez fondre en bouche 4 fois par jour pendant 3 jours.

NOS CONSEILS EN +

- Les voyages sont toujours plus difficiles de l'ouest vers l'est (mais il faudra bien rentrer… !), tandis qu'on bougeant du nord vers le sud, ou l'inverse, il n'y a quasiment aucun décalage horaire puisqu'on reste dans le même fuseau. Ainsi, il peut être moins fatigant de se rendre en Afrique du Sud qu'au Sénégal !

- Chez les personnes peu sensibles au décalage horaire, le moyen le plus sain et le plus efficace pour ne pas être sur les rotules pendant 2 jours est de s'adapter immédiatement (et même avant) aux horaires du pays où l'on arrive. Profitez de l'avion pour vous « décaler ». Si vous arrivez en soirée, regardez le film ou lisez, si vous arrivez le matin, efforcez-vous de dormir dans l'avion, comme si c'était la nuit.
- L'idéal : une semaine avant le départ, avancez chaque jour d'une heure vos horaires de repas, de couchage, etc. Zéro décalage horaire à prévoir pour vous !
- Une fois sur place, évitez la sieste (le premier jour).
- Si vous devez prendre des médicaments à horaires réguliers (pilule, traitement diabète...), préparez bien votre « planning » avant le départ, prenez vos ordonnances avec vous, etc.
- Les anesthésies générales, même courtes (moins de 30 minutes) provoquent chez de nombreux patients exactement les mêmes symptômes qu'un décalage horaire. Grande fatigue, trouble du sommeil, impression d'être « à côté », etc. Rien de psychologique : on sait très bien que les produits anesthésiques, notamment le propofol – très couramment utilisé - perturbent complètement notre rythme circadien (de la journée sur 24 heures). Un déséquilibre évalué à l'équivalent d'un Paris-New York par les chercheurs de l'Inserm et du CNRS. Rien de grave, il faut patienter, en s'exposant si possible à la lumière, l'un des meilleurs régulateurs de notre horlogerie interne.
- La prise de somnifères est fortement déconseillée, sous peine de passer votre séjour complètement « endormi ».

DÉCHIRURE MUSCULAIRE

Un muscle peut se déchirer, presque comme une feuille de papier. Une déchirure musculaire, c'est la rupture d'un muscle suite à un effort trop intense. Le candidat le plus fréquent est le sportif mal entraîné et mal échauffé. La douleur est brusque, si intense qu'elle peut provoquer une syncope. L'activité physique est stoppée nette, il n'y a plus qu'à rentrer chez soi comme on le peut... Quelques jours après « l'accident », on voit apparaître un bleu à la surface de la peau.

LE RÉFLEXE

À APPLIQUER

Posez 3 gouttes pures de **gaulthérie couchée** sur la région douloureuse et massez longuement (mais surtout sans appuyer pour ne pas aviver la douleur), 3 fois par jour jusqu'à disparition de la douleur.

LA FORMULE COMPLÈTE

À APPLIQUER

Dans un flacon en verre coloré de 5 ml, mélangez :

- **HE gaulthérie couchée 2 gouttes**
- **HE eucalyptus citronné 2 gouttes**
- **HE romarin à camphre 2 gouttes**
- **HE laurier noble 2 gouttes**
- **HE lavandin super 2 gouttes**
- **HE hélichryse italienne 1 goutte**
- **EL arnica 1 cuillère à café**

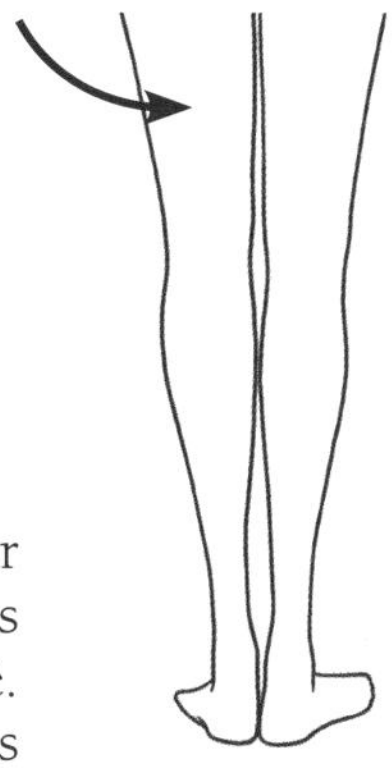

▷ Massez la zone lésée, avec la main la plus légère possible, 3 fois par jour jusqu'à disparition de la douleur. Appliquez serait un mot plus juste, car il n'est pas question d'aller pétrir un muscle déjà traumatisé. Prenez votre temps, et surtout ne vous faites pas mal. La chaleur des mains sur la peau favorise la pénétration des huiles essentielles.

NOTRE CONSEIL EN +

- Repos complet et absolu pendant 2 jours. De toute façon il est peu probable que vous envisagiez les choses autrement... Quant à la reprise de l'activité sportive, n'y comptez pas avant au moins un mois. Et soyez prudent cette fois !

DÉMANGEAISONS

Les démangeaisons sans raison apparente sont loin d'être rares, et toujours exaspérantes. Comme il n'y a nulle trace d'allergie ou de bouton, vous restez souvent avec vos démangeaisons, et rien que vos yeux pour pleurer. Grâce aux huiles essentielles, le calvaire est bientôt terminé !

LE RÉFLEXE

À APPLIQUER

En cas de petite surface à traiter, appliquez 1 ou 2 gouttes pures de **lavande officinale** sur l'endroit qui démange. Si la région cutanée est étendue, diluez la lavande officinale dans 50 % d'EL de calendula (5 gouttes de lavande pour 5 gouttes de calendula). Renouvelez l'application autant de fois que nécessaire.

LA FORMULE COMPLÈTE

À APPLIQUER

Dans un flacon de 10 ml, mélangez :

- **HE lavande officinale 0,5 ml**
- **HE géranium rosat 0,5 ml**
- **HE camomille romaine 0,5 ml**
- **HE menthe poivrée 0,5 ml**
- **HE genévrier commun 0,5 ml**
- **HV bourrache 5 ml**
- **HV rose musquée 2,5 ml**

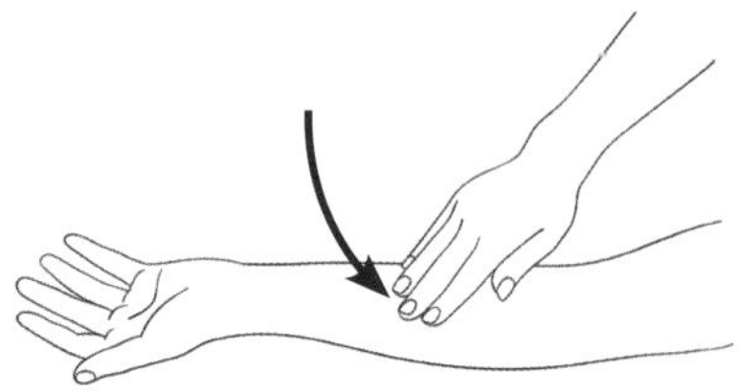

▷ Appliquez en massage la quantité nécessaire selon l'étendue de la surface à traiter, 3 à 4 fois par jour en fonction des besoins.

À FAIRE PRÉPARER EN PHARMACIE

À APPLIQUER

Demandez au pharmacien de préparer la poudre suivante, à appliquer sur tout le corps si besoin :

HE lavandula officinalis (lavande officinale)	1 g
HE chamaemellum nobile (camomille romaine)	1 g
HE tanacetum annuum (tanaisie annuelle)	1 g
Talc de Venise	Qsp 100 g

▷ Procédez à 3 ou 4 saupoudrages par jour pendant quelques jours.

NOS CONSEILS EN +

- Relaxez-vous. C'est mieux que de se gratter comme une furie.
- Évitez les hordes de médicaments, pommades et autres crèmes, peu efficaces sur ce type de symptômes.
- Cherchez la cause ailleurs que dans la peau (chlore de la piscine ? réaction au soleil ? eau de la douche trop chaude ? intolérance alimentaire ? stress ?).
- Très souvent, lorsque la peau démange, c'est tout simplement parce qu'elle est desséchée. Attention à l'eau de douche trop chaude, ainsi qu'aux produits agressifs (savon, gel-douche), peut-être vous faut-il un pain sans savon pour votre toilette. Combattez absolument les atmosphères très sèches (climatisation, chauffage), ne serait-ce qu'en ouvrant la fenêtre, en plaçant un humidificateur dans la pièce ou même un simple récipient rempli d'eau près d'une source de chaleur.

- C'est curieux d'entendre encore que le meilleur savon reste celui de Marseille. Pour laver les vêtements du temps des lavandières, peut-être, mais pour la peau, on fait difficilement plus irritant.
- Lorsque la peau tiraille, un voile d'eau thermale peut changer la vie. Nous vous recommandons un spray d'eau d'Avène ou La Roche-Posay, plébiscités par toutes les peaux sensibles. Pour les crèmes hydratantes, optez pour celles aux oméga 3, à l'avoine ou en tout cas spécifiées « pour peaux intolérantes ». Grand confort garanti.
- Protégez votre peau du froid (et pas seulement celle du visage) en faisant appel au cold-cream, rempart absolu contre le gel, le vent et autres agressions climatiques.
- Certains produits peuvent inciter à des grattages furieux : une nouvelle lessive (et surtout les assouplissants), un vêtement qui ne convient pas… Poubelle !
- La piscine est déconseillée en raison du chlore. Après un bain de mer, rincez-vous sans attendre.
- Si les démangeaisons sont intolérables, entre les doigts, les orteils ou les poils du pubis, cela ressemble à des parasites. Mélangez quelques gouttes d'arbre à thé à de l'huile végétale et appliquez 2 fois par jour sur les zones atteintes jusqu'à disparition totale.
- Voir aussi « Urticaire » (p. 521), « Eczéma » (p. 307).

DÉMANGEAISONS VAGINALES (HORS MYCOSES)

Les démangeaisons vaginales, parfois très intenses, sont dues la plupart du temps à une hygiène inadaptée. C'est rouge, gonflé, inflammé, et cela fait penser à une mycose mais ce n'en est pas forcément une. Cette situation est très fréquente chez les petites filles, mais pas seulement ! En cause : un léger déséquilibre de la flore locale. Douceur, douceur ! Toutes ne sont donc pas des mycoses, loin de là.

LE RÉFLEXE

À APPLIQUER

Appliquez 1 goutte de **lavande officinale** diluée dans 5 gouttes d'HV d'amande douce dans le vagin et sur les bords, et renouvelez autant de fois que nécessaire, 3 à 5 fois par jour.

LES FORMULES COMPLÈTES

À APPLIQUER

Dans un flacon de 10 ml, mélangez :

- **HE lavande officinale 1 ml**
- **HE lavandin super 1 ml**
- **HE camomille romaine 2 ml**
- **EL calendula 6 ml**

▷ Appliquez 2 ou 3 gouttes de ce mélange localement. Renouvelez autant de fois que nécessaire, 3 à 5 fois par jour.

+

EN LAVEMENT

Procédez à des irrigations vaginales très douces pour un mieux-être immédiat :

- **HA lavande 50 ml**
- **HA camomille 50 ml**

⚠ **Attention :** les HA ne sont pas des HE !

▷ Utilisez une poire vaginale pour instiller ce mélange très doux dans le vagin, 2 à 3 fois par jour. À faire uniquement lors des démangeaisons, pas pour une hygiène quotidienne.

NOS CONSEILS EN +

- Évitez le gel-douche et le savon « classiques » pour la toilette intime. Optez une fois pour toutes pour un gel lavant intime.
- Au quotidien, en prévention, procédez à une toilette externe (**jamais interne !** PAS DE DOUCHE VAGINALE) de la zone génitale, 2 fois par jour. Ça ne signifie pas qu'il faille se récurer à l'eau de Javel. Au contraire ! Un nettoyage trop agressif élimine les bactéries protectrices, et nous revoici à la case départ.
- Choisissez systématiquement le naturel : sous-vêtements, papier toilette… jamais de parfums, de déodorants, de poudres et autres toxiques locaux.
- Aérez ! Les vêtements ne doivent pas être trop serrés.
- Évitez les spermicides. Une fois de temps à autre, pourquoi pas, mais à long terme, ce mode de contraception perturbe la flore locale.
- Pendant les règles, changez fréquemment de protection.
- Ne portez pas de protège-slips en permanence.
- Méfiance envers les aliments contenant des levures (bière, pain, gâteaux, fromages type roquefort, champignons, vinaigre, cornichons) ou du sucre (en période de crise, limitez même la consommation de fruits).
- Voir aussi les conseils de « Mycose vaginale » (p. 406).

DÉPRIME/DÉPRESSION

Êtes-vous sûr d'être dépressif ou déprimé ? Ou êtes-vous victime d'anxiété, qui réclame un traitement particulier ? Êtes-vous triste ou démotivé ? Subissez-vous trop de stress ? Prenez le temps de bien cerner votre problème, car les huiles essentielles sont différentes pour chaque cas. Il y a mille raisons d'être **déprimé**, et même une de plus : rien. Oui, on peut parfaitement être déprimé « pour rien ». Appelez ça le blues, le vague à l'âme, la déprime existentielle… comme vous voulez. En revanche, on connaît généralement l'origine d'une **dépression** ou, au moins, peut-on dater le moment à partir duquel les choses ont commencé à déraper. On peut très bien souffrir de dépression légère et de profonde déprime. Pour l'aromathérapie, le but est de se sentir mieux, dans un cas comme dans l'autre. Objectif atteint !

LE RÉFLEXE

À AVALER

Posez 1 goutte de **verveine citronnée** sous la langue (ou sur un sucre à laisser fondre en bouche ou à plonger dans une infusion chaude), 3 fois par jour pendant 3 semaines.

LES FORMULES COMPLÈTES

À APPLIQUER

Mélangez :

- **HE verveine citronnée 1 goutte**
- **HE arbre à thé 1 goutte**
- **HE romarin à verbénone 1 goutte**
- **HE néroli 1 goutte**
- **HE bois de Hô 1 goutte**
- **HE marjolaine des jardins 1 goutte**
- **HV noisette 1 cuillère à café**

▷ Appliquez un peu de ce mélange en massage sur le plexus solaire, sous la voûte plantaire, sur la face interne des poignets et le long de la colonne vertébrale. 2 fois par jour pendant 3 semaines. Ne vous hâtez pas : prolongez le contact, le massage « peau à peau » déclenche la sécrétion de diverses substances apaisantes et antidéprime. Respirez à fond les poignets traités.

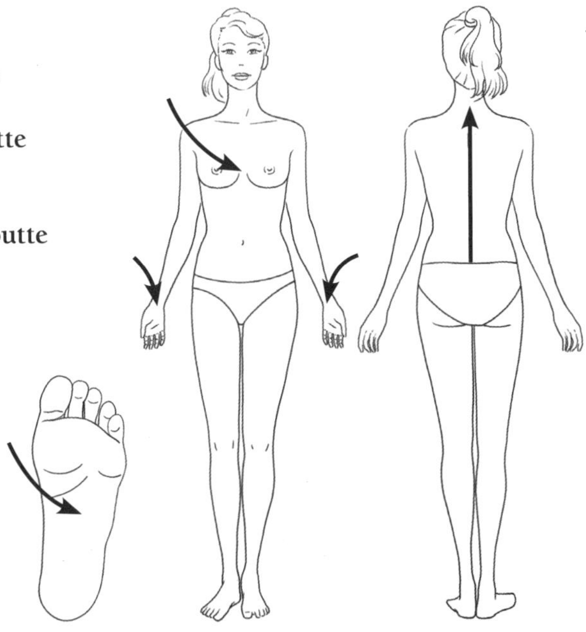

À DIFFUSER

Préparez la formule suivante dans un flacon de 10 ml :

- **HE litsée citronnée 1 ml**
- **HE ravintsare 1 ml**
- **Ess. citron 2 ml**
- **HE menthe poivrée 1 ml**
- **HE encens 2 ml**
- **HE pin sylvestre 3 ml**

▷ Diffusez une dizaine de gouttes pendant ½ heure matin et soir dans les pièces à vivre pendant 3 semaines.

+

À FAIRE PRÉPARER EN PHARMACIE

À AVALER

Demandez au pharmacien de préparer les gélules suivantes* :

HE lippia citriodora (verveine citronnée)	10 mg
HE litsea citrata (litsée citronnée)	10 mg
HE origanum majorana (marjolaine des jardins)	10 mg
HE cananga odorata (ylang-ylang)	10 mg
HE laurus nobilis (laurier noble)	10 mg
HE mentha piperita (menthe poivrée)	10 mg
HE thymus thujanoliferum (thym à thujanol)	10 mg
Excipient	qsp 1 gélule n° 30

▷ Avalez 3 gélules par jour (1 à chaque repas) pendant 20 jours. Stoppez pendant 10 jours. Reprenez 10 jours, etc.

NOS CONSEILS EN +

- On est parfois bien mal placé pour réaliser dans quel état on se trouve. Si tous vos proches vous incitent à consulter, que ce soit un psy, un médecin ou n'importe quel professionnel de santé, c'est que vous en avez sans doute besoin. Chercher de l'aide n'a rien de honteux, vos interlocuteurs sont là pour ça, ils ont choisi ce métier pour tendre la main à ceux qui ne vont pas bien.
- Ne plongez pas la tête la première dans les antidépresseurs. Est-il bien raisonnable de prescrire des médicaments à des millions de gens alors même que leur cerveau manque de magnésium, d'oméga 3, de fer et d'autres éléments de base pour faire face

* Ou à préparer vous-même (voir p. 164).

au stress, aux situations génératrices d'anxiété, etc. ? Retrouver l'équilibre émotionnel et physiologique ne passe pas forcément par le traitement antidépresseur ! D'autant que les effets secondaires des psychotropes doivent inciter à la plus grande prudence.

- Une alimentation équilibrée, riche en sucres à index et charge glycémiques faibles (céréales complètes, légumes secs), fruits, légumes (pour le magnésium) et poissons gras (pour les oméga 3) est indispensable. Elle apporte des composants qui se transformeront en neurotransmetteurs de la joie de vivre dans notre cerveau.
- Vos huiles végétales (colza, olive) doivent être de première pression à froid.
- Pendant un certain temps, limitez voire supprimez les céréales (surtout le blé) et les laits animaux, et voyez si vous ne vous sentez pas mieux.
- Sortez tous les jours, même s'il ne fait pas beau, surtout si vous avez tendance à « hiberner » ou à souffrir de dépression saisonnière. La lumière du jour joue un rôle crucial sur notre humeur, à condition de passer par notre… rétine ! Donc, à travers une fenêtre, ça ne « marche » pas. Dans l'idéal, partez en vacances en hiver au soleil…
- En cas de véritable dépression saisonnière (SAD), la photothérapie est fortement indiquée. C'est littéralement une cure de lumière avec des lampes spécialement étudiées à cet effet. Avant, on pratiquait la photothérapie (ou luxthérapie) en service « psychiatrie » à l'hôpital, mais maintenant on peut très bien le faire à la maison. Il suffit de se procurer une lampe adéquate (en pharmacie, enseignes d'électroménager ou boutiques d'accessoires bien-être).
- Le sport est un remarquable antidéprime. Courez, pédalez… surtout dehors.
- Faites une cure de magnésium marin (préférable à toute autre forme de magnésium) à raison de 2 gélules matin et soir. Poursuivez autant de temps que nécessaire jusqu'à ce que vous vous sentiez mieux.
- Prenez des oméga 3 à raison de 9 grammes d'huile de poisson par jour pendant 1 mois, puis 6 grammes par jour pendant 1 mois, puis 3 grammes par jour ensuite. Impératif avec toute supplémentation oméga 3 : 1 comprimé d'antioxydants/jour.
- Demandez conseil pour éventuellement prendre des capsules de millepertuis. Mais ne vous lancez pas seul dans ce traitement sans en parler d'abord à votre pharmacien ou à votre médecin.

DÉSTOCKAGE DES GRAISSES

Quand on mange, il y a deux possibilités : soit on utilise les calories des aliments en les transformant en énergie (quand on fait du sport, par exemple), soit on les stocke (quand on lit, regarde la télé ou conduit). Ces calories sont soigneusement conservées dans les cellules graisseuses sous forme de triglycérides, des graisses dont vous avez probablement entendu parler. Pour brûler ces calories stockées, il faut donc d'abord les sortir des cellules graisseuses. Les moyens à notre disposition sont l'exercice physique, le jeûne et… les huiles essentielles.

LE RÉFLEXE

À AVALER

Versez 1 goutte de **citron jaune** sur un comprimé neutre et laissez fondre en bouche 3 fois par jour en cures de 3 semaines.

+

Versez 3 gouttes de **menthe poivrée** dans 1 litre d'eau, gazeuse de préférence, et buvez dans la journée.

À APPLIQUER

Mélangez 6 gouttes de **cèdre de l'Atlas** avec 1 cuillère à soupe d'HV de calophylle. Massez 2 fois par jour les zones surchargées avec cette formule.

⚠ **Attention,** l'huile essentielle de cèdre est interdite chez la femme enceinte ou allaitante.

NOS CONSEILS EN +

- Une astuce brûle-graisses géniale, efficace et qui n'exige aucun effort : ouvrez votre fenêtre pendant la nuit afin de rafraîchir la pièce. Le corps, obligé de fabriquer de la chaleur pour maintenir sa température corporelle, va devoir brûler des calories pendant votre sommeil. Ou comment mincir en dormant !
- 10 000 pas par jour, c'est le minimum. Comme vous n'allez pas vous amuser à les compter, pourquoi ne pas vous offrir un podomètre ? Ces petits compteurs de pas bien pratiques sont en vente dans tous les magasins de sport ou de loisirs. Attendez-vous à certaines surprises… Note : 10 000 pas, cela correspond aux 2 000 pas « incompressibles » (aller à la douche, aux toilettes, marcher dans la cuisine…) + 1 heure « bonus » (shopping, balade en forêt, au parc, à la salle de sport…). C'est tout simple. Sinon, il existe des applications gratuites « podomètres » sur tous les smartphones.
- Ne sautez jamais de repas ! C'est la meilleure façon de stocker au maximum lors du repas suivant. Mieux vaut manger léger que rien du tout.
- Ce n'est pas en vous privant de gras alimentaire que vous ne stockerez plus. Ça ne marche pas du tout comme ça. Par exemple, les aliments sucrés sont eux aussi stockés sous forme de graisses (triglycérides, toujours). Donc plutôt que d'observer votre bouteille d'huile d'olive d'un air soupçonneux, comptabilisez les barres chocolatées, sodas, jus de fruits et autres crèmes-dessert que vous consommez en toute innocence. Alors ? Au contraire, mangez du poisson gras tous les 2 jours (sardine, maquereau, hareng, saumon sauvage) ou complémentez-vous avec des capsules d'oméga 3 issus de ces poissons, en grosse quantité : 9 capsules de 1 g par jour pendant 1 mois, puis 6 par jour pendant 1 mois, puis 3 par jour constamment.
- Méfiez-vous du sucre, des aliments sucrés et même des excès de glucides (pâtes, pain, pommes de terre).

DIABÈTE (ET PRÉDIABÈTE)

Vous êtes diabétique, ou prédiabétique. Cela signifie que vous ne parvenez pas à réguler correctement votre taux de sucre sanguin ; vous en avez soit trop, ce qui accélère le vieillissement de l'organisme et entraîne des affections graves dans tout le corps (artères, yeux, cœur, cerveau, organes…), soit pas assez, ce qui expose à des malaises pouvant mener jusqu'au coma. Il n'est question ici que du diabète non insulinodépendant, celui que l'on « acquiert » au fil des années… et des erreurs alimentaires.

LE RÉFLEXE

À AVALER

Posez 1 goutte de **géranium rosat var Bourbon** directement sous la langue ou sur un comprimé neutre à laisser fondre en bouche, à la fin de chaque repas.

LA FORMULE COMPLÈTE

À AVALER

Dans un flacon de 5 ml, mélangez :

- **HE géranium rosat var Bourbon 1 ml**
- **HE carotte 1 ml**
- **HE hélichryse italienne 0,5 ml**
- **HE romarin à verbénone 1 ml**
- **Ess. citron zeste 1,5 ml**

▷ Versez 2 gouttes de ce mélange dans ½ cuillère à café d'huile d'olive ou de caméline, et laissez fondre en bouche matin, midi et soir, avant ou juste à la fin du repas. Continuez pendant 3 semaines, arrêtez 1 semaine, reprenez 3 semaines, etc. C'est un traitement sur le long terme, à poursuivre autant que vous le souhaitez, du moment que vous respectez une semaine « sans », toutes les 3 semaines.

NOS CONSEILS EN +

- Consultez un diabétologue, et soumettez-vous à sa prescription. C'est TRÈS important. L'huile essentielle de géranium ne remplace en aucun cas les médicaments antidiabétiques dont vous pourriez avoir besoin. Diabétiques de type 1, il ne faut en aucun cas cesser le traitement médical prescrit par le médecin, ni en modifier les dosages de votre propre chef. Les conséquences pourraient être très graves. Les huiles essentielles permettront sans doute de réduire les dosages de votre traitement, mais il faut impérativement en parler à votre médecin. Les diabétiques de type 2 doivent également se conformer à la prescription médicale.

- La meilleure façon de prévenir le diabète, c'est de manger sainement (notamment le moins de sucre, mais aussi le moins de graisses – surtout mauvaises ! – et le moins de sel possible). Les régimes IG, méditerranéen, Okinawa, Dash, Mind représentent le bouclier « antidiabète » idéal.
- Autre pilier antidiabète : la pratique d'une activité physique relativement soutenue (le strict minimum étant de marcher au moins une heure chaque jour). Ceci n'est pas un conseil complémentaire, mais fait intégralement partie du traitement du diabétique et de la mise en place d'une prévention efficace antidiabète. Seul le sport permet « d'éponger » le surplus de sucre sanguin. Pensez-y !
- Surveillez attentivement votre alimentation. Apprenez à distinguer une fois pour toutes les sucres bénéfiques (plutôt dans les fruits et légumes, ces derniers devant être cuisinés simplement, à la vapeur, et non frits) de ceux qui ne le sont pas (confitures, bonbons, biscuits, riz blanc, pâtes blanches...). Privilégiez donc les aliments à index glycémique bas, évitez ceux à index glycémique élevé.
- Mangez de l'oignon et de la cannelle chaque jour si possible (ces deux aliments aident à faire baisser la glycémie).
- Pratiquez un sport plusieurs fois par semaine et (ou) au minimum 1 heure d'activité suffisamment physique par jour : marche rapide, vélo, escaliers, ménage...
- Ne fumez pas.

DIARRHÉE

Une diarrhée survient brusquement parce qu'on a « attrapé » un microbe – germes (salmonelles, colibacilles...), virus (gastro-entérite) ou parasites (amibes) – dont le corps cherche à se débarrasser, ou parce qu'un élément a perturbé fortement la flore intestinale (antibiotiques, stress). L'eau contaminée est un vecteur courant d'infections intestinales, surtout dans les pays chauds. Mais on peut aussi très bien avaler des aliments infectés, ou simplement être en contact avec des personnes atteintes. Dans tous les cas, ce n'est pas grave, à condition que ça cesse rapidement.

LE RÉFLEXE : SI LIÉE AU STRESS

À AVALER

Posez 1 goutte de **marjolaine des jardins** directement sous la langue, c'est le plus rapide. Sinon, versez-la sur un comprimé neutre que vous laissez fondre en bouche.

À APPLIQUER

Appliquez 1 goutte de **marjolaine des jardins** sur le plexus solaire. Renouvelez toutes les 3 heures.

LE RÉFLEXE : SI INFECTIEUSE

À AVALER

2 oléocapsules d'**origan compact** aux 3 repas, pendant 3 à 5 jours.

+

LA FORMULE COMPLÈTE

À AVALER ET À APPLIQUER

Dans un flacon en verre coloré de 2 ml, mélangez :

- **HE girofle 10 gouttes**
- **HE thym à thujanol 10 gouttes**
- **HE sarriette des montagnes 10 gouttes**
- **HE cannelle de Chine 10 gouttes**
- **HE basilic exotique 10 gouttes**

▷ Versez 2 gouttes du mélange sur un sucre ou dans une petite cuillère d'huile d'olive. Laissez fondre en bouche 4 fois par jour.

▷ Vous pouvez aussi mélanger cette formule avec autant de gouttes d'huile végétale de votre choix (amande douce, par exemple) et masser le bas-ventre et le bas du dos avec, 3 à 5 fois dans la journée.

NOS CONSEILS EN +

- Buvez des litres d'eau (minérale si possible). La déshydratation est le risque majeur des diarrhées.
- Mangez du riz et buvez son eau de cuisson.
- Soutenez votre flore intestinale à l'aide de ferments lactiques (en pharmacie). Ces probiotiques renforcent les défenses de vos intestins. Ils sont vivement recommandés après un épisode diarrhéique un peu prolongé, mais aussi en prévention si vous partez en voyage. On ne compte plus les clients à qui l'on a conseillé la « stratégie » probiotiques qui, à leur retour nous font part de leur enthousiasme : « Dans le car, ils avaient tous la turista… sauf nous ! ».
- Évitez les antidiarrhéiques qui, en « arrêtant tout », empêchent d'éliminer les germes. Les huiles essentielles, elles, TUENT les germes et, du coup, stoppent la diarrhée. Nuance.
- Évitez le gras et le café (même décaféiné).

DIGESTION LENTE ET DIFFICILE

Indigestion, digestion lente, appelez-la comme vous voulez : lorsque plusieurs heures après un repas, vous avez l'impression de tout juste sortir de table, cette page s'adresse à vous. Si votre appareil digestif travaille « au ralenti », ce n'est sans doute pas par paresse, mais probablement parce que l'alimentation que vous lui livrez ne lui convient pas. Soit le foie ne parvient pas à évacuer un excès de déchets, soit la bile n'est pas sécrétée en quantité suffisante, soit certaines protéines sont difficiles à digérer, ou encore le repas a été trop riche, trop gras ou avalé trop rapidement.

LE RÉFLEXE

À AVALER

Posez 1 à 2 gouttes de **menthe poivrée** directement sous la langue, sur un comprimé neutre, dans une cuillère à café d'huile d'olive ou encore de miel que vous plongez éventuellement dans une infusion (de menthe ou de romarin si possible). Avalez dès que le besoin se fait sentir. Normalement, une seule prise suffit.

LES FORMULES COMPLÈTES

À APPLIQUER

Dans un flacon en verre coloré de 2 ml, mélangez :

- **HE gingembre 5 gouttes**
- **HE basilic exotique 5 gouttes**
- **HE coriandre 5 gouttes**
- **Ess. mandarine 5 gouttes**
- **HV noisette qsp 2 ml**

▷ Massez l'abdomen avec 5 gouttes de ce mélange après chaque repas.

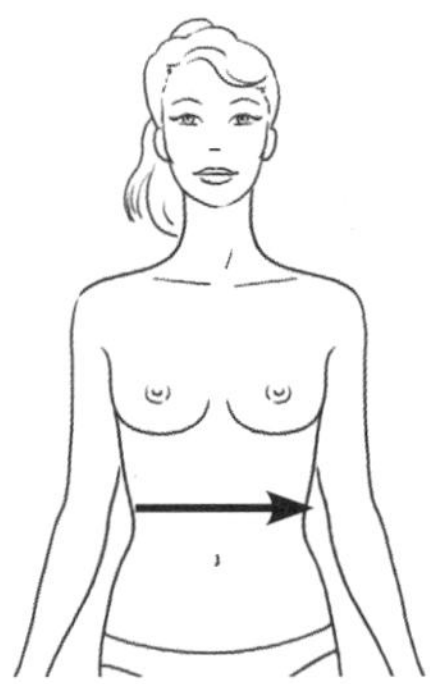

+/ou

À AVALER

- **HE menthe poivrée 1 goutte**
- **Ess. citron 1 goutte**

▷ Posez vos 2 gouttes sur ½ sucre, que vous laissez fondre en bouche (ou dans une tasse d'infusion de romarin) après les 3 repas en guise de dessert ! Continuez pendant 8 à 10 jours.

NOS CONSEILS EN +

- « Mâchez » le travail de l'estomac, dans tous les sens du terme. Contrairement à votre estomac, votre bouche a des dents, servez-vous-en. Plus vous déchiquetez les aliments en petits morceaux, moins l'estomac aura besoin de travailler pour remplir la tâche que vous avez bâclée.
- C'est encore plus vrai en cas de stress, qui sidère littéralement les sucs digestifs : il faut compenser en mâchant encore plus, afin de bien insaliver les aliments. En plus le stress et les émotions en général (surtout la colère) retardent l'évacuation gastrique.
- Ne maltraitez pas votre système digestif. Mangez comme un être sensé : repas normaux, assis, dans le calme.
- Un aliment particulier déclenche-t-il systématiquement cette rébellion digestive ? Réfléchissez-y, car cela signifie peut-être que vous y êtes intolérant. C'est souvent le cas avec les aliments riches en Fodmaps (voir tableaux ci-après).
- Mettez-vous à l'aise, dégrafez tout vêtement qui enserre la taille. Évitez toute compression et, si vous le pouvez, placez une source de chaleur au niveau de l'estomac.
- Si vous avez plus de 60 ans et que votre digestion est devenue lente, même si vous ne mangez que de la salade, de la soupe ou des haricots verts, alors qu'elle ne l'était pas avant, sans doute votre estomac n'est-il plus assez acide, ce qui entraîne diverses conséquences très néfastes, dont un manque d'enzymes digestives. L'hypochlorhydrie est très répandue et pourtant fort mal connue ! Comment savoir si c'est votre cas ? Les signes suivants, s'ils s'additionnent, sont évocateurs :
  - mauvaise haleine ;
  - indigestion ;
  - reflux gastro-œsophagien (« brûlures » dans la gorge) ;
  - nausées, vomissements ;
  - vents (flatulences, rots) ;
  - diarrhées, constipation ;
  - sensation d'estomac trop plein juste après le repas (sans avoir mangé énormément) ;
  - douleur abdominale haute (région estomac) surtout après les repas ;
  - ballonnements au niveau de l'estomac ;
  - résidus alimentaires non digérés dans les selles.

CE QUE VEUT DIRE « FODMAPS »		
Cette lettre…	… signifie…	… c'est-à-dire…
F	Fermentable	= la fermentation intestinale due au fait que les Fodmaps n'ont pas été digérés plus haut, dans l'intestin grêle, comme le sont les autres aliments.
O	Oligosaccharides	On les trouve dans **certains légumes et légumes secs**.
D	Disaccharides	On les trouve dans **le lait et les produits laitiers.**
M	Monosaccharides	On les trouve dans **certains fruits.**
A	And	= et
P	Polyols	Aucun humain ne les digère correctement. On les trouve principalement dans **les confiseries dites « sans sucre »**.

Mais les Fodmaps ne sont pas seuls en cause dans les digestions difficiles, loin s'en faut. Les graisses (surtout cuites), les quantités excessives, le trop-plein d'alcool… tout ceci peut poser problème. Voici les principales sources de problèmes digestifs.

LES ALIMENTS OU LES CATÉGORIES D'ALIMENTS	LE RÉSULTAT JUSTE APRÈS LE REPAS… ET QUI PEUT DURER DES HEURES
Les crudités en excès (par rapport à vos capacités digestives personnelles)	Ballonnements, spasmes coliques, pets (côlon irrité)
Les lentilles, haricots secs…	Ballonnements, douleurs, pets
Le lait et les produits laitiers	Ballonnements, douleurs, pets, nausées, manifestations extra-digestives (migraine, plaques sur la peau…)
Fruits riches en fructose ou en sorbitol (poires, prunes…)	Nausées, vomissements, douleurs digestives, diarrhées, ballonnements
Agrumes	Ballonnements, digestion lente (si consommés en fin de repas surtout)
Produits industriels, plats préparés, confiseries, chewing-gums, confitures allégées…	Ballonnements, diarrhées
Graisses en excès (sauces, fromages, viandes grasses, crème…)	Diarrhées
Excès de féculents (pâtes, riz, pommes de terre, pain, lentilles…)	Ballonnements, pets
Sucreries, pâtisseries en excès, boissons, sodas… avec ou « sans sucre »	Ballonnements, pets
Partie vert foncé des légumes, ou légumes vert foncé	Douleurs, ballonnements, flatulences
Les fruits et légumes à grains : concombre, framboises, kiwis…	Douleurs
Les fruits et légumes à peau indigeste, notamment le poivron, la tomate	Douleurs

LES ALIMENTS OU LES CATÉGORIES D'ALIMENTS	LE RÉSULTAT JUSTE APRÈS LE REPAS... ET QUI PEUT DURER DES HEURES
Riz complet, pâtes complètes...	Douleurs, ballonnements, flatulences
Fruits et légumes entiers	Douleurs, ballonnements, flatulences, lenteurs digestives

DROGUE (AIDE AU SEVRAGE)

Herbe, cannabis, cocaïne, ecstasy, mais aussi tabac, alcool, jeux, dopage... les drogues sont innombrables, les addictions aussi. Épineux problème, bien difficile à résoudre, comme toutes les dépendances (type alcoolisme, boulimie ou obsessions sexuelles – voir ces mots). Ce qui ne veut pas dire qu'il n'y a rien à faire loin de là. Une fois encore, il existe différents stades de dépendance, et plus vite on réagit, moins on risque de gravir les échelons du problème.

LES FORMULES COMPLÈTES

À APPLIQUER ET À RESPIRER

Préparez la formule suivante, dans un flacon de 5 ml :

- **HE noix de muscade 0,5 ml**
- **HE romarin à verbénone 1 ml**
- **HE basilic exotique 1 ml**
- **HE menthe des champs 0,5 ml**
- **HE laurier noble 1 ml**
- **HE angélique (racine) 1 ml**

▷ Posez 2 gouttes de ce mélange au milieu du front, ainsi que sur la face interne des poignets, que vous respirerez aussi souvent que nécessaire dans la journée ou la nuit (aucune limitation). Vous constaterez que vous en aurez de moins en moins besoin, au fur et à mesure que l'envie de consommer, par exemple, s'estompera.

+

À AVALER

▷ Posez 1 goutte du mélange sur ou sous la langue, 3 à 5 fois par jour.

NOS CONSEILS EN +

- Faites-vous aider, consultez un médecin, ou un thérapeute de votre choix.
- Quelle que soit la dépendance, la drogue incriminée, la situation de la personne dépendante, il faut tout mettre en œuvre pour arrêter le cercle vicieux. Ce n'est pas facile, mais il faut le faire.
- Ne diabolisez pas : une cigarette de temps en temps, ça ne fait pas un tabagique. Un verre d'alcool ne rend pas alcoolique, une expérience adolescente n'est pas dramatique, une personne qui fume de temps à autre du cannabis n'est pas un drogué. Ne confondez pas consommation passagère liée à certaines difficultés temporaires et mal-être profond. Cependant, plus on est en contact « tard » avec la drogue, quelle qu'elle soit, moins on a de risque d'y devenir dépendant. La dépendance, c'est tout sauf le plaisir.
- Parents, montrez l'exemple. Si votre enfant vous a toujours vu fumer, pourquoi ne prendrait-il pas modèle sur vous ? Et si vous l'habituez tôt à l'alcool, ne serait-ce qu'en mettant un peu de vin dans son eau pour « la colorer », pourquoi s'en méfierait-il plus tard ? L'éducation est extrêmement importante et peut empêcher le pire. Encore faut-il savoir dialoguer, mettre des limites (dire « non » si votre enfant vous demande d'aller dans une rave-party, par exemple), expliquer. Tout ne découle pas de la vie à la maison, loin de là, mais c'est une pierre indispensable à l'édifice de la prévention.
- Ne croyez pas qu'une dépendance soit moins « douce » qu'une autre parce qu'elle est légale (le tabac, par exemple, est l'un des plus grands tueurs de tous les temps) ou même conviviale (alcoolisme mondain.
- Le narghilé et la chicha sont à éviter aussi. Les experts mettent l'accent sur la dangerosité de ces produits, mais aussi sur le fait que les conditions élémentaires d'hygiène ne sont que rarement respectées. En effet, on se passe l'embout sans avoir le sien propre, ce qui favorise la transmission de microbes (plus de 74 germes différents, y compris celui de la tuberculose ou de l'hépatite). Concernant les risques pour la santé inhérents au produit lui-même, ils sont loin d'être nuls. Étant donné la présence d'eau dans le narghilé, le fumeur a besoin d'aspirer beaucoup plus profondément la fumée pour avoir sa « dose » de nicotine, en partie bloquée par le liquide : il aspire de ce fait nettement plus de substances cancérigènes et de monoxyde de carbone. Loin d'être moins nocif que le tabagisme classique, la chicha est au contraire une façon habile d'attirer les jeunes sous un aspect « inoffensif ». De plus, une séance « dure » de 30 à 60 minutes… ça fait long pour les poumons !

ECZÉMA (SEC / SUINTANT)

De toutes les maladies de peau, c'est la plus fréquente puisqu'elle concerne 30 % des consultations chez le dermatologue. Sans compter tous ceux qui ne consultent pas... Ce sont surtout les enfants qui en souffrent, mais les spécialistes estiment que 20 % de la population mondiale pourrait être touchée. C'est trois fois plus qu'il y a 30 ans ! L'eczéma peut altérer la qualité de vie, et se « transformer » en troubles respiratoires (asthme), ce qu'il faut éviter. Il faut y penser s'il atteint régulièrement un bébé (cas fréquent), car il s'agit souvent d'enfants atopiques, c'est-à-dire qui risquent de développer un asthme ou être atteints de rhinites.

Le mot eczéma, qui signifie « bouillir » en grec, résume à lui seul les affres endurées par ceux qui s'en plaignent. Sans doute vos parents ont-ils tendance au rhume des foins, à l'asthme ou autres urticaires. Sinon, vous êtes le premier allergique, et sans doute pas le dernier. À moins que votre eczéma soit d'origine microbienne, ce qui est nettement plus rare. Ou encore est-il dit « de contact », nettement plus fréquent, c'est-à-dire que vous avez appliqué sur votre peau quelque chose qu'elle n'aime pas du tout ! Le génie des huiles essentielles, c'est qu'elles ne font pas que combattre les symptômes, mais redonnent les moyens à la peau de se défendre, contrairement aux crèmes à la cortisone.

Les 5 signes de l'eczéma

1. Ça démange.
2. C'est rouge et gonflé.
3. Il peut y avoir des petites cloques (toutes petites), qui « décollent » l'épiderme.
4. Un liquide translucide peut humidifier les endroits touchés.
5. Ça se termine par des croûtes.

Eczéma sec

LE RÉFLEXE

À APPLIQUER

Appliquez 2 gouttes de **lavande aspic**, 2 à 3 fois par jour, directement sur les plaques.

LES FORMULES COMPLÈTES

À APPLIQUER

Mélangez ces trois hydrolats à parties égales dans un flacon de 100 ml :

- **HA lavande**
- **HA sauge**
- **HA rose**

▷ Versez-en sur une compresse stérile et appliquez matin et soir sur les plaques pendant 20 jours ou plus si nécessaire. Cette formule convient aussi bien aux bébés qu'aux enfants ou aux adultes.

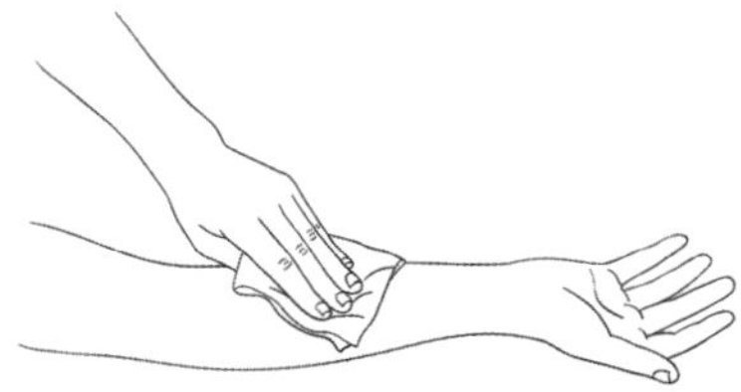

Puis

Dans un flacon en verre coloré de 10 ml, mélangez :

- **HE bois de Hô 10 gouttes**
- **HE tanaisie annuelle 10 gouttes**
- **HE lavande officinale 10 gouttes**
- **HE géranium rosat 10 gouttes**
- **HV bourrache qsp 10 ml**

▷ Appliquez avec douceur sur la peau lésée, juste après les HA. Là encore, 20 jours d'application, une semaine d'arrêt, reprise pour 20 jours, etc.

Eczéma suintant

LE RÉFLEXE

À APPLIQUER

Appliquez 2 gouttes de **lavande aspic**, 2 à 3 fois par jour, directement sur les plaques.

LA FORMULE COMPLÈTE

À APPLIQUER

Formule pour un lavage en douceur. Mélangez ces trois hydrolats à parties égales dans un flacon de 100 ml :

- **HA lavande**
- **HA sauge**
- **HA rose**

▷ Versez-en sur une compresse stérile et appliquez matin et soir sur les plaques pendant 20 jours ou plus si nécessaire. Cette formule convient aussi bien aux bébés, qu'aux enfants ou aux adultes.

⚠ **Attention** : les hydrolats (HA) ne sont pas des huiles essentielles (HE) !

Puis

À FAIRE PRÉPARER EN PHARMACIE

À APPLIQUER

ENFANT

Demandez au pharmacien de préparer la formule suivante :

HE lavandula vera (lavande officinale)	1 ml
HE pelargonium asperum (géranium rosat)	1 ml
HE cymbopogon martinii (palmarosa)	1 ml
HE tanacetum annuum (tanaisie annuelle)	1 ml
Gel neutre pour HE	qsp 30 g

▷ Appliquez 2 ou 3 fois par jour, après lavage aux HA (voir + haut) jusqu'à obtenir une nette amélioration, puis 1 fois par jour au long cours.

NOS CONSEILS EN +

- Les crises d'eczéma surviennent de préférence en cas de stress. Il faut tout faire pour se détendre car, en soi, l'eczéma est un véritable dévoreur de « nerfs ».
- Très souvent, les enfants eczémateux sont aussi des intolérants alimentaires : ils supportent mal certains aliments. En supprimant ceux à base de lait ou de blé, lors d'un test, on constate fréquemment une amélioration de l'état de la peau.
- Eczéma récent et chez un adulte ? C'est peut-être une allergie de contact. Un nouveau bijou (surtout avec du nickel), un nouveau gel-douche, une nouvelle lessive, un sous-vêtement, un foulard en soie juste sorti du pressing (les produits chimiques nettoyants employés chez ces derniers sont redoutables)… ? Cherchez parmi les produits que vous avez achetés récemment et éliminez l'importun. Attention : la peau peut tolérer l'ennemi pendant plusieurs jours sans réagir. Souvent, l'allergie n'est pas immédiate. Faites remonter votre mémoire jusqu'à une petite semaine en arrière.
- Une allergie est un signal du corps : il ne veut pas de ce métal, de ce bijou, de cette lessive, de ce vêtement… ne le lui imposez pas, sinon la situation ne peut qu'empirer. Mieux vaut changer de marque de lessive, c'est plus simple. Si l'allergie est en relation avec un facteur non maîtrisable (par exemple le froid), là encore contentez tout le monde : isolez votre peau du froid, en appliquant du cold-cream par exemple.
- Si l'eczéma est lié à un mal-être, à des tensions nerveuses et des stress, à un grand besoin d'affection, envisagez de vous faire masser. Un bien-être salutaire pour les enfants autant que pour les adultes eczémateux, capable d'espacer les crises d'eczéma d'origine nerveuse. Bien évidemment, il faut éviter de toucher les lésions et, d'une manière générale, masser très régulièrement (plusieurs fois par semaine, pendant 10 bonnes minutes).

- Douceur, douceur. Vous n'arriverez à rien sans cette qualité de base.
- Respectez une hygiène rigoureuse, mais adaptée : ne pas se récurer ! Les pains surgras et sans savon sont indiqués. Et utilisez les gammes irréprochables et apaisantes, à l'eau thermale par exemple (en pharmacie) : Avène, La Roche-Posay, Tolériane...
- N'agressez pas votre peau, vous risquez la surinfection : n'appliquez pas de corps gras et/ou de pommade cicatrisante (à ce stade, ces produits ne font que macérer), ne vous douchez pas à l'eau trop chaude, limitez au maximum les produits cosmétiques, ne grattez pas comme une furie, bien sûr. Utilisez les corticoïdes seulement à bon escient (c'est-à-dire très rarement !).
- Attention à tout élément qui peut irriter : sable, vêtement agressif, laine « qui gratte », parfum, savon...

ENTORSE (FOULURE)

La cheville, articulation reliant le pied à la jambe, est formée de 3 os, dont un appelé « astragale ». La totalité du poids du corps repose sur lui ! Autant dire que dans le coin, les échanges sont plutôt actifs. La cheville est particulièrement innervée, d'où des douleurs intenses en cas d'entorse ou même de simple torsion. La vraie entorse, appelée autrefois foulure, correspond à un étirement ligamentaire très brusque. En général, on fait un faux mouvement ou on se réceptionne mal (trou dans un trottoir, marche ratée, saut mal contrôlé). La douleur est très vive, on peut à peine marcher. Très rapidement, l'inflammation va aggraver les choses : c'est un réflexe du corps pour être sûr que vous allez rester immobilisé, et il parvient fort bien à ses fins. Consultez pour être sûr du bon diagnostic.

LE RÉFLEXE

Appliquez du froid si possible immédiatement : en gel (des produits vendus en pharmacie) ou simplement sous forme de glace, afin de limiter au maximum l'inflammation.

Puis

À APPLIQUER

Appliquez 3 gouttes pures d'**hélichryse italienne** sur la cheville, passez simplement le doigt sur la peau en évitant toute aggravation de la douleur.

LA FORMULE COMPLÈTE

À APPLIQUER

Dans un flacon en verre coloré de 5 ml, mélangez :

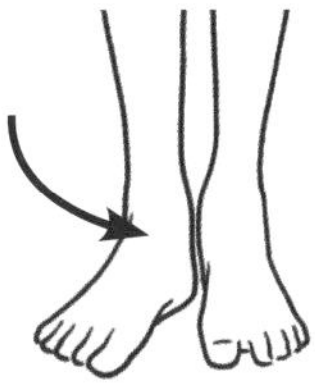

- **HE hélichryse italienne 10 gouttes**
- **HE menthe poivrée 10 gouttes**
- **HE eucalyptus citronné 10 gouttes**
- **HE laurier noble 10 gouttes**
- **HE gaulthérie couchée 10 gouttes**
- **EL arnica qsp 5 ml**

▷ Appliquez 5 gouttes du mélange très doucement sur la zone malade, puis bandez l'articulation assez serrée (vous pouvez ressentir une gêne mais la douleur ne doit pas s'augmenter). Renouvelez 2 fois par jour.

NOS CONSEILS EN +

- Appliquez de la glace plusieurs fois par jours, plusieurs jours.
- N'appliquez PAS de crème anti-inflammatoire : les huiles essentielles vont faire le travail.
- Certaines personnes sont spécialement sujettes aux entorses. Faites attention où vous mettez les pieds !
- Le surpoids, le grand âge et le sport les favorisent. Soyez prudent.
- Reposez au maximum votre cheville, n'essayez surtout pas de « forcer », c'est la meilleure façon de garder des séquelles. Le repère : évitez de marcher tant que vous boitez (sauf à l'aide de béquilles, bien sûr). En revanche, il est vivement recommandé de faire des mouvements doux avec la cheville. Ce protocole est celui des sportifs, qui ont besoin de récupérer rapidement leur articulation en bon état. Le repos complet trop prolongé n'est pas bon car il engourdit et fragilise. Plus on rééduque la cheville tôt (et bien), moins on risque la récidive.
- Méfiez-vous des chevillères, qui donnent une fausse impression de sécurité et incitent à bouger plus qu'il n'est raisonnable dans votre état. La douleur est un excellent signal de votre corps : tant qu'elle est là, ne forcez pas.
- Les entorses graves nécessitent le port d'un plâtre, voire d'une opération chirurgicale pour soigner les ligaments. Heureusement, elles sont rares.

ESCARRE

Les escarres sont des plaies induites par l'immobilité et le frottement permanent de la peau sur une surface rêche ou dure (lit, fauteuil roulant). Elles touchent plus de 5 % des malades hospitalisés. La zone concernée n'est plus irriguée car ses vaisseaux sont comprimés en permanence : elle s'enflamme et meurt, ce qui est évidemment douloureux. Tout commence par des rougeurs et des irritations, puis la peau se « creuse » (elle ne se renouvelle plus) et le mal progresse à l'intérieur pour finir par attaquer les muscles et les os dans les cas les plus sévères. La base est profonde, on ne voit pas la totalité de la plaie, d'où sa gravité. L'escarre est un sujet de préoccupation constant pour les équipes médicales à l'hôpital, mais la situation est exactement la même si vous avez une personne alitée pendant plusieurs jours – et a fortiori plusieurs mois, voire années – à la maison. Mettez tout en œuvre pour prévenir le problème, car la cicatrisation n'est jamais spontanée puisque la zone n'est plus irriguée.

LE RÉFLEXE

À APPLIQUER

Appliquez 1 goutte pure de **lavande officinale** localement, 3 fois par jour.

LES FORMULES COMPLÈTES

À APPLIQUER

Formule pour un lavage en douceur. Mélangez ces trois hydrolats à parties égales dans un flacon de 100 ml :

- **HA lavande**
- **HA thym à thymol**
- **HA lentisque**

▷ Versez-en sur une compresse stérile et appliquez en effectuant de légères pressions pendant 2 à 3 minutes, sur la zone lésée.

Puis

Mélangez au mortier :

- **HE lavande officinale 2 gouttes**
- **HE laurier noble 2 gouttes**
- **HE cyprès de Provence 2 gouttes**
- **HE hélichryse italienne 1 goutte**
- **HV rose musquée ½ cuillère à café**
- **HV germe de blé ½ cuillère à café**
- **Argile blanche ou verte ½ cuillère à café**

▷ On obtient une pâte à appliquer en couche épaisse matin et soir sur la zone en contact pendant plusieurs semaines, jusqu'à la guérison complète.

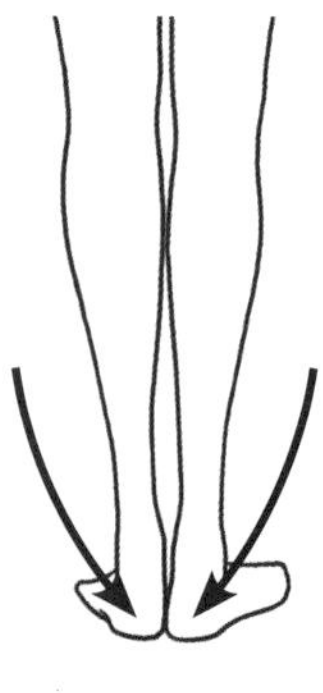

NOS CONSEILS EN +

- Il faut absolument éviter l'apparition d'escarres, qui s'installent hélas très rapidement. Quelques heures à peine suffisent pour démarrer le processus, mais les plaies sont difficiles à résorber une fois qu'il est enclenché. Changez de position le plus souvent possible (ou bougez la personne immobile), au minimum toutes les 2 ou 3 heures.
- Massez les parties en contact avec les tissus : drap, coussin... (généralement dos, fesses, arrière des talons), afin de rétablir la circulation.
- Dans la mesure du possible, utilisez un matelas à eau dynamique (si le malade est à la maison), en tout cas une literie et des coussins adaptés.
- Méfiez-vous de l'humidité : sueur, urine, mais aussi celle laissée après la toilette ; il n'y a rien de pire. Séchez soigneusement la peau, veillez à ce que tout soit bien aéré, évitez les textiles qui gardent l'humidité : préférez systématiquement le coton.
- L'hygiène doit être très rigoureuse : toilette tous les jours, séchage, changement régulier des protections le cas échéant, examen quotidien de la peau, etc.
- Mangez suffisamment (notamment des protéines) : c'est très important. Même chose pour l'hydratation : il faut boire de l'eau tout au long de la journée.
- En cas d'alitement prolongé prévu (avant une intervention chirurgicale par exemple), appliquez au moins 2 fois par jour, sur les zones appelées à être en contact, à l'aide d'une compresse, quelques gouttes du mélange suivant :
  - HE **lavande officinale** 50 gouttes
  - Vinaigre de cidre 250 ml
- Lisez notre conseil « miel » (p. 239).

ESTOMAC (DOULEURS, HYPERACIDITÉ, REFLUX...)

La principale qualité de l'estomac est aussi son problème essentiel : son acidité infernale. Oui, c'est l'enfer pour les aliments comme pour les microbes : un pH de 1,2 (contre 7,4 pour le reste du corps) attaque violemment tout ce qui se trouve à sa portée, viande comme œsophage (ce petit tuyau juste au-dessus qui pâtit parfois du zèle gastrique). Nous aimerions pouvoir dire que toutes les personnes qui souffrent de brûlures d'estomac en sont responsables. Non pas pour les condamner, mais parce qu'il serait alors « facile » de corriger leurs erreurs alimentaires ou d'hygiène de vie afin que tout rentre dans l'ordre. Hélas, s'il est vrai que dans de nombreux cas, le simple fait de cesser d'avaler des hamburgers/frites au ketchup en 4 secondes au déjeuner peut déjà bien améliorer les choses, ce n'est pas toujours aussi simple.

LE RÉFLEXE

À AVALER

Versez 1 goutte de **basilic exotique** ou d'**estragon** dans une cuillère à café de miel, que vous plongerez dans une tasse d'infusion de réglisse et/ou de verveine 2 à 3 fois par jour.

+

À APPLIQUER

Appliquez 2 ou 3 gouttes pures d'**estragon** localement, en massage.

LES FORMULES COMPLÈTES

À AVALER

Mélangez :

- **HE basilic exotique 1 goutte**
- **HE menthe poivrée 1 goutte**

▷ Posez ces 2 gouttes sur 1 comprimé neutre, ½ sucre ou 1 cuillère à café d'huile d'olive à la fin des repas, 2 à 3 fois par jour jusqu'à cessation totale des brûlures.

+/ou

À APPLIQUER

Si vos crampes sont régulières, mélangez dans un flacon en verre coloré de 5 ml :

- **HE estragon 10 gouttes**
- **HE menthe poivrée 10 gouttes**
- **HE marjolaine des jardins 10 gouttes**
- **HV noisette qsp 5 ml**

▷ Massez tous les jours, lentement, la région de l'estomac, autour de la zone douloureuse.

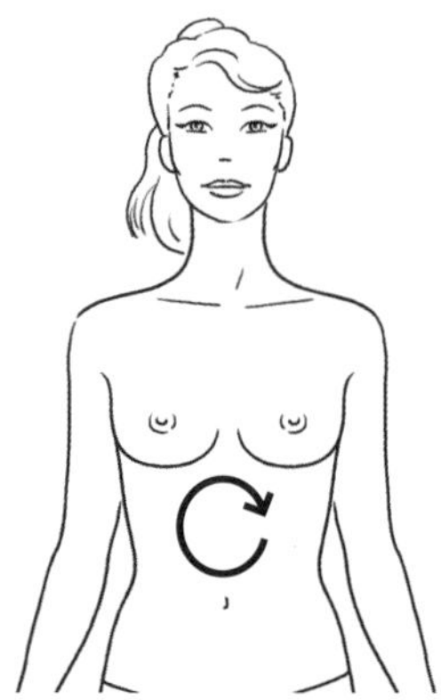

À FAIRE PRÉPARER EN PHARMACIE

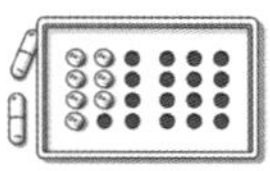

À AVALER

Demandez au pharmacien de préparer les gélules suivantes* :

HE coriandrum sativum (coriandre)	10 mg
HE chamaemellum nobile (camomille romaine)	10 mg
HE ocimum basilicum (basilic exotique)	10 mg

* Ou à préparer vous-même (voir p. 164).

HE mentha piperita (menthe poivrée)	10 mg
HE origanum majorana (marjolaine des jardins)	10 mg
Excipient	qsp 1 gélule n° 20

▷ Avalez 1 gélule 2 à 3 fois par jour après les repas, pendant 1 semaine.

NOS CONSEILS EN +

- Attention : si vous êtes hypertendu, la réglisse vous est déconseillée. Dommage, elle est si douce pour l'estomac…
- Plus vous mâchez, moins votre estomac aura besoin de fabriquer de sécrétions acides.
- Stress, café, alcool, aliments gras et tabac augmentent l'acidité gastrique. Vraiment pas pour vous !
- Anti-inflammatoires et aspirine peuvent faire très mal à l'estomac. Ne les avalez jamais en dehors des repas.
- Un verre d'eau argileuse le matin soulage énormément les « brûlures du petit matin » si vous y êtes sujet. Versez votre argile la veille dans un verre d'eau, laissez reposer toute la nuit et buvez au réveil, avant de vous lever.
- Si vous avez un traitement à base d'HE à prendre par voie orale, avalez-le au cours ou à la fin des repas, pas à jeun.
- Buvez de l'eau de Vichy St-Yorre, le temps que passe la crise. Extra-riche en bicarbonate, elle soulage très vite.
- Voir aussi « *Helicobacter pylori* » (p. 346).

EXCITATION – NERVOSITÉ – AGITATION

L'excitation est l'un des visages de la nervosité. Lorsqu'on est nerveux, on peut soit tout garder « pour soi », soit faire preuve d'agitation. Considérée comme une émotion négative à combattre, la nervosité est souvent d'origine psychologique (on est nerveux à cause d'une situation, d'une personne), mais tout aussi souvent d'origine purement physiologique (abus de café, d'excitants, de médicaments, de drogues). Elle est mal perçue car elle dilapide beaucoup d'énergie : on est énervé sans trop savoir pourquoi, on s'agite un peu dans tous les sens.

LE RÉFLEXE

À AVALER ET À RESPIRER
Posez 1 goutte de **camomille romaine** directement sous la langue et respirez à même le flacon ouvert.

Ou

Pour les hommes d'affaires stressés qui mangent et boivent trop

À AVALER
Posez 1 goutte de **basilic exotique** sur un comprimé neutre et laissez fondre en bouche 3 fois par jour pendant 10 jours. Renouvelez cette cure lorsque vous vous sentez oppressé.

LA FORMULE COMPLÈTE

À APPLIQUER
Mélangez :

- **HE camomille romaine 1 goutte**
- **HE lavande officinale 1 goutte**
- **Ess. mandarine 1 goutte**
- **HV calophylle 3 gouttes**

▷ Appliquez ce mélange 3 fois par jour sur le plexus solaire, la voûte plantaire et la face interne des poignets.

NOS CONSEILS EN +

- Contrôlez votre respiration, forcez-vous à inspirer profondément et à expirer doucement, lentement, en 2 fois plus de temps. Ce simple réflexe désamorce souvent une agitation qui « monte ». Parce qu'en plus, lorsqu'on est énervé, on respire mal, ce qui aggrave les choses.
- Plutôt que de vous éparpiller et d'agresser un peu tout ce qui passe à votre portée, avec force grands gestes, utilisez votre énergie pour vous centrer sur le problème afin de le résoudre.
- Faites du sport. Plus vite, plus fort. Tous les jours, allez courir, ça fait un bien fou. Un exutoire nécessaire et tout à fait normal dans nos sociétés sédentaires.
- Ne tombez pas dans le cercle vicieux : un stress = 1 cigarette ou 1 verre d'alcool ou 1 bonbon… Sinon, cela risque de devenir un réflexe très mauvais. Allez plutôt faire quelques pas, plutôt que de pianoter furieusement sur la table du bout des doigts.

FAIBLESSE MUSCULAIRE

Lorsqu'on manque de force, on a l'impression de ne rien pouvoir faire. On se traîne, tout devient fatigant, épuisant même. Les muscles fonctionnent peu ou pas, semblent comme engourdis. Une faiblesse musculaire peut toucher un muscle isolé, un groupe (genou), un membre (jambe) ou le corps tout entier. Mais il faut savoir les distinguer.

Faiblesse + fatigue = le problème n'a rien à voir avec le muscle (qui n'est pas touché) mais avec la fièvre, une infection ou une grosse fatigue.

Faiblesse + douleur = l'origine du problème est souvent une douleur articulaire ou squelettique. Comme on a mal, on sollicite moins cette partie du corps, du coup le muscle s'ankylose ou même « fond » un peu (un muscle non sollicité perd très rapidement de sa force) et, donc, s'affaiblit.

Faiblesse + paralysie = le problème est d'ordre neurologique (myasthénie) et vraiment rare. Il faut bien sûr consulter. Le muscle ne se contracte plus normalement, mais c'est la commande qui ne se fait plus bien.

LA FORMULE COMPLÈTE

À APPLIQUER

Dans un flacon en verre coloré de 10 ml, mélangez :

- **HE romarin à camphre 1 ml**
- **HE lavandin super 1 ml**
- **HE eucalyptus citronné 1 ml**
- **HE menthe des champs 1 ml**
- **EL arnica qsp 10 ml**

▷ Massez le bas du dos (les « reins »), les jambes, les bras, matin et soir avec ce mélange, pendant 3 semaines.

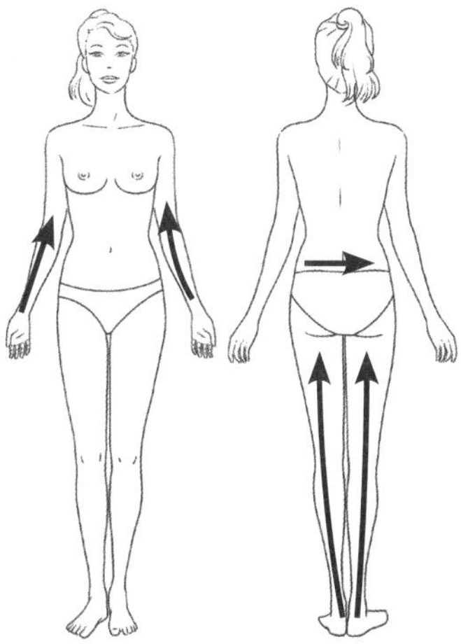

NOS CONSEILS EN +

- Une mauvaise hygiène de vie est à l'origine de bien des faiblesses musculaires. Excès d'alcool, de stress, de travail, drogue, manque de sommeil, alimentation déséquilibrée, tout ceci nuit au muscle. Le muscle est un réservoir de protéines et d'énergie : si on mange mal, ou pas assez, il fond comme neige au soleil. C'est un bon indicateur de l'état général. La faiblesse consécutive à l'épuisement général peut durer de longues semaines.

- L'abus d'exercice physique est également un problème : vous savez bien que lorsque vous avez porté des sacs trop lourds, vos avant-bras et vos doigts sont comme « engourdis » pendant quelque temps, au point parfois de ne même plus pouvoir écrire. Ce n'est pas grave, ça passe, mais échauffez-vous avant de faire ce genre de choses !
- Troisième cause fort courante de faiblesse musculaire : une grippe, un rhume ou toute autre infection, mais aussi un trouble métabolique (problème de thyroïde, de surrénales, diabète…). Patientez dans le premier cas (un repos de 24 à 48 heures suffit amplement), consultez évidemment si aucune raison ne semble expliquer votre faiblesse.
- Tous les problèmes de l'appareil locomoteur, de l'accident au traumatisme en passant par l'arthrose, peuvent affaiblir le muscle. Surtout suivez bien la rééducation après un accident, et ne laissez pas au repos une zone corporelle trop longtemps.
- Un muscle s'affaiblit automatiquement lorsqu'on ne s'en sert pas très régulièrement : dès 3 jours d'immobilité ça va très, très vite. Bien sûr, en cas de grosse fatigue ou de crise douloureuse (tendinite), le repos est impératif, mais dès que vous pouvez reprendre une activité physique, il faut le faire. Plus vous attendez, plus ce sera difficile.
- Si la faiblesse musculaire s'accompagne de douleurs importantes ou de symptômes généraux, s'étend de plus en plus, vous paraît « paralysante » ou ne cède pas en une semaine malgré notre formule aux huiles essentielles, il faut consulter.
- Voir aussi « Syndrome de fatigue chronique » (p. 497), « Fibromyalgie » (p. 327) et « Maladie de Lyme » (p. 385).

FATIGUE PERSISTANTE (ÉPUISEMENT)

Vous êtes plus que fatigué, vous êtes épuisé. Très, très crevé. Au bout du rouleau. Les microbes guettent, tapis dans les coins des transports en commun ou au bureau. Aucune planche de salut à l'horizon, qui ressemblerait à des vacances ou à un répit quelconque. Il faut tenir. Cependant, notez que l'épuisement a quelque chose de bon : c'est un signal d'alarme, une soupape de sécurité qui sert théoriquement à vous faire ralentir le rythme. Mais nous avons tous remarqué que nous pouvions être épuisés un soir, tout en trouvant des forces nouvelles si la nuit était « intéressante » ou agréable. Il existe donc diverses sortes d'épuisement : le vrai, comme celui qui suit une bonne journée hypersportive en montagne, et l'autre, plutôt nerveux, qui ne réclame pas vraiment de repos mais plutôt « autre chose ». À vous de ne pas vous tromper.

Et puis, à chaque saison sa fatigue. Nous l'oublions parfois, mais l'homme vit sur une planète soumise aux saisons et ces dernières influencent l'ensemble des êtres, vivants ou non, qui l'habitent. Eau, air, végétaux, animaux. Il n'y a absolument aucune raison pour que nous y échappions ! Certaines personnes y sont peu sensibles, tandis que pour d'autres, l'arrivée de la saison froide peut provoquer ce qu'on appelle une dépression saisonnière (SAD, voir p. 297), liée au manque de lumière. L'hiver n'est pas tendre. Le froid provoque aussi des modifications physiologiques et prédispose aux maladies dites « hivernales », comme le rhume, la grippe intestinale, etc. Vous savez cela par cœur. Nous devrions hiberner pendant ces quelques mois, ou au moins hiverner (ralentir nos activités), comme tous les animaux ! Mais l'arrivée de la belle saison est elle aussi un « tournant ». Il faut se débarrasser des kilos et des scories de la saison froide (résidus d'infections, etc.). Un drainage profond est souvent conseillé pour accueillir le printemps. Puis, il faudra préparer sa peau aux morsures du soleil, et se protéger de la chaleur, très éprouvante pour l'organisme. Enfin, l'automne et sa rentrée trépidante nous demandent beaucoup d'énergie et d'organisation. C'est le moment de préparer les mois humides et/ou glaciaux qui se profilent à l'horizon. Et voilà une année de passée !

LE RÉFLEXE

À AVALER

Posez 2 gouttes pures de **menthe poivrée** directement sous la langue matin, midi et soir.

À APPLIQUER

2 gouttes d'**épinette noire** sur les reins après la douche du matin.

LES FORMULES COMPLÈTES

À DIFFUSER

Mélangez :

- **HE épinette noire**
- **HE menthe poivrée**
- **Ess. citron**
- **HE basilic exotique**

▷ Diffusez dans les pièces à vivre, à l'aide d'un diffuseur, 1 heure le matin et 1 heure l'après-midi.

+

À APPLIQUER

Dans un flacon en verre coloré de 5 ml, mélangez :

- **HE bois de Hô 10 gouttes**
- **HE thym à linalol 10 gouttes**
- **HE basilic exotique 10 gouttes**
- **HE épinette noire 10 gouttes**
- **EL arnica qsp 5 ml**

▷ Appliquez en massage le long de la colonne vertébrale 3 fois par jour pendant 10 jours.

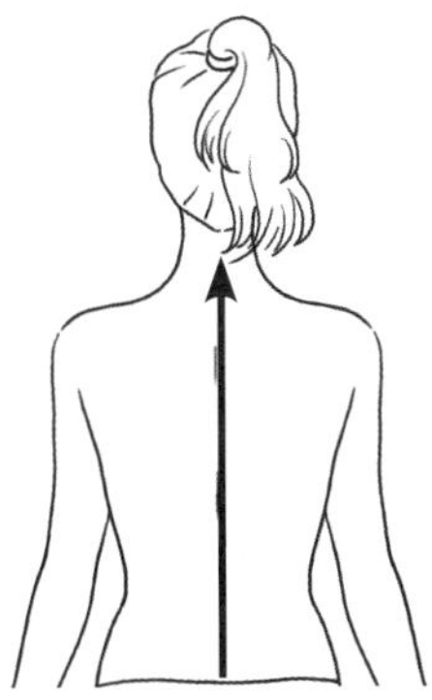

À FAIRE PRÉPARER EN PHARMACIE

À AVALER

Demandez au pharmacien de préparer les gélules suivantes* :

HE mentha piperita (menthe poivrée)	10 mg
HE cinnamomum cassia (cannelle de Chine)	10 mg
HE ocimum basilicum (basilic exotique feuille)	10 mg
HE thymus thymoliferum (thym à thymol)	10 mg
HE syzygium aromaticum (girofle)	10 mg
Excipient	qsp 1 gélule n° 40

▷ Avalez 2 gélules par jour pendant 3 semaines.

NOS CONSEILS EN +

- « Vous avez un message ! » Fatigue et faible immunité vont toujours de pair. La fatigue est un message du corps, un « mail classé haute importance » qu'il convient de prendre en compte avec la plus grande attention. En dehors d'une possible mais rare origine pathologique, la fatigue est bien souvent le résultat de stress répétés ou permanents, de manque de repos tout simplement. Et l'épuisement nerveux requiert un séjour « au vert » pour reposer ses nerfs malmenés. Ne négligez pas ces signaux, ne pensez pas que les huiles essentielles peuvent remplacer de bonnes nuits de sommeil, un sentiment de bien-être et de stabilité, une hygiène de vie correcte. Ne tardez pas à rectifier le tir sous peine de tomber **vraiment** malade.
- Les huiles essentielles peuvent vous aider à surmonter une fatigue passagère. Mais il est bien évident que si vous dormez deux heures par nuit, que vous vous nourrissez exclusivement de cacahuètes, de saucisses et de confiture de fraises, que vous fumez ou que vous pataugez dans le stress, tout attendre de l'aromathérapie (comme d'un quelconque autre traitement d'ailleurs) serait totalement illusoire. La mise en place d'un petit programme « spécial vie saine » et les huiles essentielles adaptées vous donneront à coup sûr les armes pour faire face bien plus solidement et sereinement aux événements de la vie.
- Faites doser non votre fer sérique (comme c'est habituellement le cas) mais votre réserve en fer (la ferritine) : son déficit est fréquent notamment chez les enfants et les femmes, surtout en cas de règles abondantes. Or, un manque de fer peut mener à une fatigue physique et mentale persistante.
- Contrairement aux idées reçues, les végétariens ne manquent pas plus de fer que les autres (leurs analyses de sang montrent au contraire que leur statut en fer est plutôt meilleur que chez la moyenne de la population), à condition de consommer suffisamment d'aliments riches en fer, et en vitamine C afin de faciliter son absorption.

* Ou à préparer vous-même (voir p. 164).

- Si votre tension est très basse, nous vous recommandons une cure de ginseng, cuivre-or-argent et Plasma de Quinton (2 ampoules par jour pendant 3 semaines). Reportez-vous à « hypotension ».
- Anticipez si vous avez tendance à souffrir de maux cycliques. Par exemple, si vous êtes sujet au rhume des foins au printemps, commencez à vous en préoccuper dès l'hiver. Et oui, on peut très bien prévenir l'allergie au pollen ! Même chose si vous craignez les rhumatismes de l'automne : prenez les devants. Cette précaution évite bien des soucis et des fatigues inutiles.
- Si vous fumez, arrêtez. Le tabac épuise pour 1 000 raisons dont l'une d'elles est que chaque cigarette grille 25 mg de vitamine C dans votre corps. C'est énorme.
- Doucement sur l'alcool. Ce dernier ne « vaut » guère mieux que le tabac.
- Préférez le thé au café.
- Trouvez votre rythme de sommeil. Il ne faut pas forcément dormir plus, mais mieux. Peut-être que vous vous couchez simplement trop tard, ou trop tôt ?
- Respirez à fond. Marchez en plein air.
- Protégez-vous du bruit. Un chercheur a passé toute sa vie à montrer que bruit = fuite de magnésium = fatigue.
- Mangez bien, ou au moins mieux.
- Pratiquez un sport, ou ayez au moins une activité physique soutenue. Rester statique épuise le corps.
- Cherchez l'équilibre. Équilibre alimentaire, affectif, émotionnel, professionnel. Il faut s'approcher au maximum de ce qui correspond à vos besoins.
- Adoptez un rythme de vie très régulier, surtout si vous êtes sensible aux changements de saison, d'heure, de température, etc.
- Respectez le cycle des végétaux : hors saison, ils offrent moitié moins de vitamines (et de saveur).
- Consultez si malgré une cure intensive de repos et d'huiles essentielles intensive, votre état ne s'améliore pas. Peut-être manquez-vous d'un minéral, tel que le potassium, le fer ou le magnésium, ou peut-être êtes-vous malade. Seul un médecin pourra poser le diagnostic, et demander une analyse médicale éventuellement.
- Voir aussi « Syndrome de fatigue chronique » (p. 497).

FATIGUE PSYCHIQUE

Marre ? Marre de tout et de rien, de tout ça, et puis de toute façon à quoi bon. Vous n'y arriverez jamais, trop de travail, tout à gérer en même temps, la grisaille qui n'en finit pas, les petits vélos dans la tête pendant la nuit avec le sommeil qui, enfin s'empare de vous au petit matin quelques poignées de minutes avant que le réveil vous arrache les tympans, un petit reste d'énergie que vous utilisez mal, c'est-à-dire en lisant vos derniers mails du jour sur le coup de minuit, l'impression que les journées ne font que 5 heures et qu'il faut en caser 76 dedans, une obsession sur les plages au sable blanc et l'eau merveilleuse des affiches, juste là, dans le métro, une crise de larmes quand vous le ratez (votre métro) alors que l'autre arrive dans 2 minutes, des trous de mémoire vraiment impressionnants, rien qui « rentre » dans votre tête, une furieuse envie de vous plonger dans une cure du sommeil pour en sortir dans quelques mois, tandis qu'une bonne fée réglerait tous vos problèmes et s'occuperait de l'intendance quotidienne à votre place ? Un jour ou l'autre, on y passe tous. La fatigue psychique, celle qui n'a rien à voir avec la déprime : on ne se sent pas moins que rien, ni découragé, mais juste au bord de… de quoi déjà ? Du néant.

LE RÉFLEXE

À AVALER

Posez 1 goutte de **petit grain bigarade** sur 1 comprimé neutre et laissez fondre en bouche 3 fois par jour.

+

À RESPIRER

Posez 1 goutte de **petit grain bigarade** sur la face interne de vos poignets et respirez-les à fond.

LA FORMULE COMPLÈTE

À APPLIQUER ET À RESPIRER

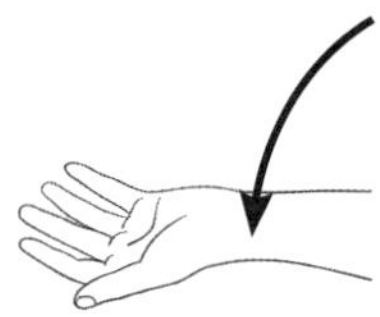

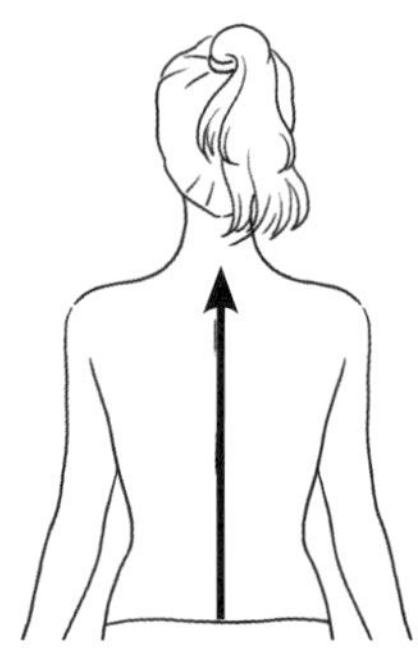

Dans une soucoupe, mélangez :

- **HE petit grain bigarade 1 goutte**
- **HE bois de Hô 1 goutte**
- **HE néroli 1 goutte**
- **EL arnica ¼ de cuillère à café**

▷ Appliquez en massage le long de la colonne vertébrale et la face interne des poignets, 3 fois par jour pendant 20 jours. Respirez profondément en approchant vos narines de vos poignets.

À FAIRE PRÉPARER EN PHARMACIE

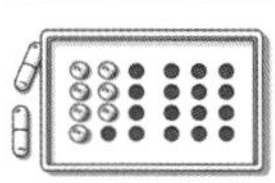

À AVALER

Demandez au pharmacien de préparer les gélules suivantes* :

HE citrus aurantium (petit grain bigarade)	10 mg
HE ocimum basilicum (basilic exotique feuille)	10 mg

* Ou à préparer vous-même (voir p. 164).

HE aniba rosaeodora (bois de rose)	10 mg
HE lippia citriodora (verveine citronnée)	10 mg
HE cinnamomum camphora cineoliferum (ravintsara)	10 mg
Excipient	qsp 1 gélule n° 60

▷ Avalez 1 gélule 3 fois par jour pendant 20 jours.

NOS CONSEILS EN +

- Partez en vacances, ou au moins en week-end, ou au moins une journée ! Et là, qu'est-ce que vous faites pour vos 10 prochaines minutes ? Un petit break les yeux fermés, à penser à rien, à ne rien faire, juste à respirer, tranquille. Non, ce ne sont pas 10 minutes de perdu, mais de gagné. Essayez, vous verrez !
- Une cure d'oméga 3 ne serait sans doute pas superflue, et à grosse dose : 6 capsules par jour au moins.
- Dormez, reposez-vous, faites « autre chose » : du dessin, de la danse, de la couture…
- Octroyez-vous du bon temps, récompensez-vous, vous l'avez sûrement mérité.

FATIGUE SEXUELLE (LIBIDO FAIBLE)

FEMME

Bon, inutile de faire un dessin. Juste, ce n'est pas la grande forme… Si ce calme relatif ne vous pose pas de problème, surtout si vous avez toujours été peu attirée par la chose, il n'y a rien à « traiter ». Si en revanche ce manque d'intérêt pour la bagatelle est « nouveau » ou/et s'il provoque quelques tensions dans votre couple, faites confiance aux huiles essentielles pour rétablir la situation.

LES FORMULES COMPLÈTES

À APPLIQUER

Dans un flacon en verre coloré de 10 ml, mélangez :

- **HE ylang-ylang 1 ml**
- **HE rose de Damas 0,5 ml**
- **HE néroli 0,5 ml**
- **HV noyau d'abricot 8 ml**

▷ Massez le bas de votre dos avec quelques gouttes de cette formule 2 fois par jour.

+

À DIFFUSER

Le soir, dans la chambre, vous pouvez diffuser pendant au moins 10 minutes :

- **HE vanille 3 gouttes**
- **Ess. bergamote 4 gouttes**
- **HE ylang-ylang 3 gouttes**

et/ou

- **HE bois de Hô 10 gouttes**

NOS CONSEILS EN +

- Buvez une tisane de gingembre après le dîner.
- Rappelez-vous que les surhommes et les superwomen n'existent que dans les films. On a tous le droit d'être fatigué, de ne pas avoir envie (passagèrement), de ne pas se sentir trop concerné par la chose. C'est lorsque la situation s'installe et qu'elle perturbe le couple qu'il faut songer à réagir.

RAPPELS UTILES...

- Dans la vie, on peut avoir des hauts et des bas. C'est comme ça. Ne faites pas une montagne d'une simple baisse de forme passagère. Nous avons tous (et toutes) le droit d'être fatigués.
- Aucun traitement quel qu'il soit ne remplace l'amour. Aucune huile essentielle ne pourra rien pour vous si vous n'aimez plus votre partenaire. Elles ne se substituent pas plus à un dialogue si votre couple en a besoin.
- Ne suivez pas de traitement, aux huiles essentielles ou autre, pour faire plaisir à votre partenaire. C'est à VOUS que cela doit faire plaisir avant tout.
- Une baisse de libido accompagne souvent une baisse de forme tout court. Le sexe n'est pas déconnecté du reste du corps, notamment pas du cerveau ! Traitez aussi le problème complémentaire (stress, fatigue, etc.) le cas échéant.
- Voir aussi « Sexe : obsession » (p. 480).

HOMME (IMPUISSANCE)

Souvent, qui dit fatigue sexuelle dit fatigue tout court. Si vous êtes épuisé, nerveusement ou physiquement, il n'y a aucune raison pour qu'une certaine partie de votre anatomie soit dans une forme olympique. Voyez plutôt du côté de la fatigue « globale ». En revanche, si vous êtes plutôt équilibré, que tout va bien sauf « ça », les huiles essentielles de cette page devraient vous rendre un fier service...

LE RÉFLEXE

À APPLIQUER

Appliquez 2 gouttes d'**ylang-ylang** au bas de la colonne vertébrale, 2 fois par jour pendant 10 jours.

+

À AVALER

Posez 1 goutte de **menthe bergamote** et 1 goutte de **cannelle de Ceylan** sur 1 sucre ou dans une cuillère à café de miel et laissez fondre en bouche 3 fois par jour pendant 2 à 3 semaines.

LES FORMULES COMPLÈTES

À APPLIQUER

Dans le creux de la main, mélangez :

- **HE ylang-ylang 1 goutte**
- **HE menthe bergamote 1 goutte**
- **HV calophylle 6 gouttes**

▷ Massez le bas du dos et le plexus sacré, matin et soir, pendant 3 semaines.

À APPLIQUER

Dans un flacon en verre coloré de 5 ml, mélangez :

- **HE gingembre 10 gouttes**
- **HE cannelle de Ceylan 5 gouttes**
- **HE sarriette des montagnes 5 gouttes**
- **HV noyau d'abricot qsp 5 ml**

▷ Appliquez 4 gouttes du mélange au bas du dos sur le plexus sacré matin et soir.

À FAIRE PRÉPARER EN PHARMACIE

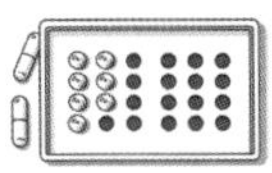

À AVALER

Demandez au pharmacien de préparer les gélules suivantes* :

HE cananga odorata totum (ylang-ylang)	20 mg
HE zingiber officinale (gingembre)	20 mg
HE cinnamomum verum (cannelle de Ceylan écorce)	20 mg
Excipient	qsp 1 gélule n° 30

▷ Avalez 1 gélule en fin d'après-midi et 1 avant l'acte.

* Ou à préparer vous-même (voir p. 164).

NOS CONSEILS EN +

- Ne considérez pas cette baisse de tonus sexuel comme un échec. Ça n'a vraiment strictement rien à voir !
- Ne vous renfermez pas sur votre problème, ne le laissez pas s'installer : il ne va pas s'arranger tout seul, au contraire.
- Il n'y a aucune honte à faire appel aux huiles essentielles pour vous aider. Il existe aussi des compléments alimentaires efficaces pour « recharger les batteries » sans effets secondaires. De nombreux hommes en achètent et reviennent régulièrement en chercher, vous n'êtes pas tout seul à faire face à cette baisse de forme.
- Le désir et la sexualité ne sont déconnectés ni du corps ni de l'esprit. Pire, si vous êtes fatigué, anxieux ou malade, ce sont les premiers qui « trinquent ».
- Si vous avez des difficultés de communication avec votre conjoint, aucun traitement quel qu'il soit ne les résoudra à votre place.
- Les troubles de l'érection peuvent signaler une faiblesse cardiaque : mieux vaut consulter pour éviter un gros pépin.
- Dialoguez, expliquez à votre partenaire ce qui vous arrive et ce que vous attendez d'elle/lui (plus de stimulation par exemple). Parlez calmement. La femme (ou l'homme) de votre vie ne demande sans doute qu'à vous aider, mais ne peut pas deviner vos tourments.
- Certains médicaments, certaines substances perturbent le désir et la libido. Mieux vaut le savoir et attendre tranquillement la fin du traitement ou voir avec votre médecin s'il ne peut pas le remplacer par un autre.

LES MÉDICAMENTS ET SUBSTANCES QUI PERTURBENT LA LIBIDO	
Psychotropes	Benzodiazépine et barbituriques : Valium, Xanax… Prozac, Zoloft, lithium et autres antidépresseurs. Haldol et autres neuroleptiques.
Médicaments anti-hormones mâles	Flutamide (contre le cancer de la prostate). Certains médicaments contre le cancer (chimiothérapie). Produits prescrits aux agresseurs sexuels.
Médicaments à visée cardiaque	La plupart des antihypertenseurs, des bêtabloquants, des calcium-bloquants. Certains médicaments anticholestérol.
Autres	Alcool, drogues (héroïne, cocaïne, morphine…), méthadone, amphétamines. Certains coupe-faim, certains antiulcères. Des stéroïdes (utilisés comme anti-inflammatoires), des contraceptifs. Certains médicaments contre le glaucome.

NOS CONSEILS « SPÉCIAL SENIOR » (ANTI-ANDROPAUSE)

- Votre hygiène de vie influence la production de testostérone. Essayez d'économiser au maximum la vôtre et d'en fabriquer le plus longtemps possible.
- Le stress est un dévoreur de testostérone. Détendez-vous. L'inverse du sport qui, au contraire, stimule la production de testostérone.
- Les blessures ou les interventions chirurgicales ont des influences « négatives » sur la sécrétion de testostérone : évitez-les autant que possible, ménagez-vous, soyez prudent.
- Mangez suffisamment de bonnes protéines (poisson, volaille, viande blanche) et de bonnes graisses (poissons gras, huile de colza et d'olive.) Ne vous interdisez surtout pas totalement le gras : les « bons » gras sont nécessaires.
- Ne fumez pas.
- L'obésité accélérerait l'apparition de l'andropause. Perdez du poids en cas de besoin.
- Prenez rendez-vous chez un médecin endocrinologue spécialisé dans l'anti-âge si vous souhaitez faire le bilan de votre profil hormonal. C'est très instructif…
- Ne vous lancez surtout pas dans la prise d'un traitement hormonal substitutif (oui, ça existe aussi pour hommes !) tout seul, sans prescription médicale. Un tel traitement peut être utile mais nécessite un suivi attentif et compétent.
- Voir aussi « Sexe : obsession » (p. 480) et « Fatigue sexuelle (femme) » (p. 323).

FIBROMYALGIE

Vous souffrez de douleurs diffuses dans tout le corps et d'une grande fatigue depuis bien trop longtemps. Votre médecin et l'IRM ont parlé : vous souffrez de fibromyalgie. Maladie difficile à diagnostiquer, les mêmes symptômes pouvant être retrouvés dans la maladie de Lyme (voir p. 385), dans le syndrome de fatigue chronique (voir p. 497), dans la sclérose en plaques (voir p. 477). Vos douleurs sont constantes mais aggravées dans certaines conditions. Aux douleurs musculaires et articulaires peuvent s'associer des migraines, des troubles digestifs, des troubles cognitifs et un état déprimé, des troubles du sommeil, de la vue, une rétention d'eau, une prise de poids…

Les causes peuvent être diverses : héréditaires, psychologiques (stress), manque de sommeil réparateur, maladies virales ou infectieuses, vaccins contenant de l'aluminium…

LE RÉFLEXE

À APPLIQUER

Massez les organes douloureux avec 3 gouttes de **gaulthérie couchée** diluées dans ½ cuillère à café d'HV de noisette.

+

Appliquez 2 gouttes d'**épinette noire** sur les reins après la douche matinale.

LA FORMULE COMPLÈTE

À APPLIQUER

Dans un flacon en verre coloré de 5 ml, mélangez :

- **HE gaulthérie couchée 10 gouttes**
- **HE laurier noble 10 gouttes**
- **HE romarin à camphre 10 gouttes**
- **HE eucalyptus citronné 10 gouttes**
- **HV de noisette qsp 5 ml**

▷ Faites-vous masser ou, à défaut, automassez-vous avec 10 gouttes du mélange ici et là, partout où vous avez mal, 2 à 3 fois par jour selon les besoins.

NOS CONSEILS EN +

- Avalez des extraits glycérinés de plantes anti-inflammatoires et antidouleurs : curcuma, scrofulaire, saule blanc.
- Complémentez-vous avec des oméga 3 (capsules d'huile de poissons des mers froides) et du magnésium marin B6.
- Bougez, faites un minimum d'exercice physique chaque jour.

FIÈVRE

Dès que la température de notre corps dépasse 37 °C, on a de la fièvre. Les infections virales (grippe, angine rouge, rhino-pharyngite, oreillons, gastro-entérite) ou bactériennes (bronchite, otite, angine blanche, laryngite aiguë) sont les principales responsables de fièvre. Mais on peut aussi être fiévreux en cas de grosse fatigue ou pour bien d'autres raisons. Certes, ce symptôme n'est pas spécifique aux maladies ORL, mais il les accompagne fréquemment. En cas d'atteinte ORL, vous avez en effet toutes les chances d'être confronté à cette hausse de température, moyen de défense extrêmement sophistiqué et utile mis en place par le corps pour détruire les microbes. Jusqu'à un certain point, la fièvre est salutaire, car à partir de 38 °C, la plupart des bactéries se développent moins vite. Mais parfois, la machine s'emballe. Il est alors nécessaire de faire baisser en douceur la température d'un ou deux degrés.

LE RÉFLEXE

EN BAIN DE PIEDS

Dans un bidet ou une bassine, mélangez 10 gouttes d'**eucalyptus radié** et 1 cuillère à café de base pour bain. Plongez vos pieds dans un bon bain chaud (38/39 °C) pendant 15 minutes (ajoutez de l'eau chaude lorsqu'elle rafraîchit). Séchez bien vos pieds sans les rincer et mettez-les ensuite au chaud (chaussettes, lit…).

LA FORMULE COMPLÈTE

À APPLIQUER

Dans le creux de la main, mélangez :

- **HE eucalyptus radié 3 gouttes**
- **HE ravintsara 5 gouttes**
- **HV noisette 10 gouttes**

▷ Massez le thorax et le dos avec ce mélange 3 fois par jour.

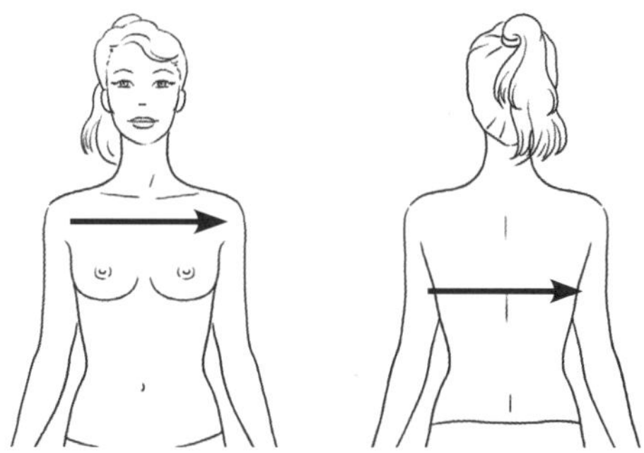

À FAIRE PRÉPARER EN PHARMACIE

ENFANT

EN SUPPOSITOIRES

Demandez à votre pharmacien de préparer les suppositoires suivants :

	Adulte	Enfant
HE eucalyptus radiata (eucalyptus radié)	60 mg	40 mg
HE cinnamomum camphora cineoliferum (ravintsara)	50 mg	30 mg
HE melaleuca alternifolia (arbre à thé)	30 mg	15 mg
EL millepertuis	20 mg	20 mg

▷ Administrez 1 suppositoire 3 fois par jour pendant 48 heures.

NOS CONSEILS EN +

- Chaque personne a sa façon de « faire sa fièvre ». Certaines deviennent « bouillantes » pour pas grand-chose, d'autres rarement. Certaines sont stimulées par leur température, se sentent très bien, d'autres succombent à 38 °C et végètent dans leur lit sans pouvoir bouger. Il faut respecter les réactions personnelles.
- Surtout ne vous couvrez pas trop et faites au contraire appel à « l'air » et au frais (ventilateur, linge humide, pack réfrigérant...), même si vous frissonnez. Ne vous pelotonnez pas sous la couette dans une pièce surchauffée.
- Prenez votre température régulièrement pour suivre son évolution. Préférez les thermomètres à prise anale (rectum) ou auriculaire (oreille) : les chiffres obtenus sont très fiables. Ce n'est pas le cas lorsqu'on prend sa température dans la bouche ou sous l'aisselle.
- La fièvre s'accompagne souvent de frissons, sueurs, soif, mal de tête, pouls accéléré. C'est normal, pas d'inquiétude. En revanche, attention en cas d'amaigrissement, de troubles associés (digestifs, nerveux...) ou de tout autre signe anormal.
- Une fièvre modérée (38 °C) qui dure ou s'accompagne de signes persistants n'est pas normale. Consultez.
- Buvez par petites rasades, très souvent, la déshydratation étant le risque numéro 1 lié à la fièvre. En l'absence de faim, on peut quand même manger légèrement sous forme de soupe, cela permet d'avaler un peu de « consistant » et de minéraux.
- Bien que la puissance de la fièvre n'ait pas de rapport avec la gravité de l'état du patient, elle ne doit pas dépasser 41 °C chez l'adulte, 40 °C chez l'enfant. Si vous ne parvenez pas à la faire baisser, prenez de l'aspirine ou du paracétamol. En l'absence de résultats, appelez le médecin.

FISSURE ANALE

Évidemment taboue, la fissure anale représente pourtant le deuxième trouble proctologique en France, juste après les hémorroïdes. Cette ulcération allongée située sur le canal anal provoque des douleurs très intenses lors de la défécation, comme des brûlures, mais aussi des saignements.

Elle a pu s'installer suite à une petite plaie minime (très fréquent, notamment en cas de constipation prolongée, d'hémorroïdes ou de pratiques sexuelles type sodomie). Elle cicatrise difficilement en raison de l'environnement local et de la contraction musculaire régionale – l'anus se contracte excessivement, avec des spasmes au niveau des sphincters. Le traitement classique repose généralement sur l'application de pommades cicatrisantes et anti-inflammatoires, mais les huiles essentielles possèdent ces propriétés, et bien d'autres fort appréciables pour résoudre ce problème. Par exemple, le **ciste ladanifère** est antihémorragique, un plus précieux.

LA FORMULE COMPLÈTE

À APPLIQUER

Dans le creux de la main, mélangez :

- **HE ciste ladanifère 1 goutte**
- **HE lavande officinale 1 goutte**
- **EL calendula 8 gouttes**

▷ Appliquez du bout du doigt sur la zone lésée, doucement, 3 fois par jour.

NOS CONSEILS EN +

- Régulariser le transit intestinal est une priorité, d'autant que nombre de patients se « retiennent », de peur d'avoir mal, ce qui ne fait qu'aggraver la constipation, d'où le risque de rouvrir la plaie, etc.
- La fissure anale est nettement plus douloureuse que la crise hémorroïdaire.
- Les choses vont très vite s'améliorer avec l'aromathérapie, laquelle vous évitera en plus une surinfection. Si ce n'est pas le cas, une consultation s'impose, car alors cela laisse craindre qu'une autre maladie soit peut-être à l'origine de votre fissure. À voir avec le médecin.

FOIE (FATIGUÉ)

Le foie n'est pas un organe comme les autres. Véritable multi-manufacture, cette glande – la plus volumineuse de l'organisme – participe à la digestion (il sécrète notamment la bile pour digérer les graisses), au métabolisme, collabore à l'immunité, stocke des vitamines et produit des substances « antitoxiques », éléments pivots de notre « détox » quotidienne. Sa couleur très foncée est due à son exceptionnelle vascularisation : pas moins d'1,5 litre de sang traverse cet organe chaque minute. Autant dire que si le foie va mal, tout le corps en ressent les conséquences. Fatigue, état nauséeux, troubles rénaux et sexuels, augmentation du volume abdominal, jaunisse, œdème… le foie exprime sa fatigue ou son mauvais fonctionnement de multiples façons. Or, nous évoluons dans un environnement plus ou moins toxique, ce qui ne facilite pas la tâche de notre valeureux organe. Et si l'ampleur des déchets à traiter excède ses capacités, les « poubelles » ne se vident plus. Apparaissent alors les caractéristiques lourdeurs, nausées voire vomissements, maux de tête dits « hépatiques »… on est « barbouillé ». Les éboueurs du foie se mettent en général en grève à la suite d'excès répétés de repas gras et/ou d'abus d'alcool. Le mettre au vert est indispensable mais parfois insuffisant : les huiles essentielles jouent un rôle fondamental pour régénérer la cellule hépatique.

LE RÉFLEXE

À AVALER

Posez 2 gouttes de **menthe poivrée** sur une toute petite cuillère de miel ou d'huile d'olive, et laissez fondre en bouche 2 fois par jour.

LA FORMULE COMPLÈTE

À APPLIQUER

Dans le creux de la main, mélangez :

- **HE romarin à verbénone 1 goutte**
- **HE lédon du Groenland 1 goutte**
- **HV noisette ¼ de cuillère à café**

▷ Massez la région du foie avec cette formule 2 fois par jour.

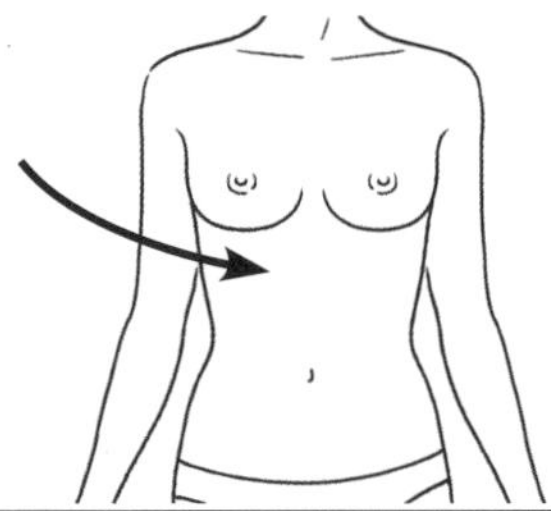

À FAIRE PRÉPARER EN PHARMACIE

À AVALER

Demandez au pharmacien de préparer les gélules suivantes* :

HE mentha piperita (menthe poivrée)	5 mg
HE levisticum officinale (livèche)	25 mg
HE rosmarinus officinalis verbenoniferum (romarin à verbénone)	25 mg
Ess. citrus limonum (citron)	5 mg
Excipient	qsp 1 gélule n° 30

▷ Avalez 1 gélule 3 fois par jour pendant 10 jours. Arrêtez pendant 10 jours, puis reprenez encore 10 jours.

NOS CONSEILS EN +

- La crise de foie, appelée « sensibilité hépatique » par les médecins, est en fait une forme d'indigestion. Elle signale que le pauvre estomac est au bout du rouleau. On l'a sursollicité et voilà le plat gras ou le verre d'alcool de trop qui lui fait jeter l'éponge. Il ne fait plus face. Calmez-vous sur l'alimentation et même le rythme de vie.
- On retrouve les pénibles sensations de la « crise de foie » lorsqu'on prend trop de médicaments (ou au mauvais moment) : normalement, nos enzymes digestives éliminent les 80 à 85 % du médicament inutile mais, en cas d'abus, même erreur

* Ou à préparer vous-même (voir p. 164).

et même punition qu'avec le gras ou l'alcool. Attention, cette « hépatite médicamenteuse » peut aussi très bien survenir à cause de la prise anarchique de plantes.

- Vos meilleurs amis sont l'artichaut, le radis noir, les choux, les poireaux, l'huile d'olive (un petit peu), le citron, l'eau, une tisane de romarin, et au lit ! Aliments légers et repos de rigueur...
- Une confidence ? Votre foie adore les fruits et légumes frais. Si vous avez envie de lui faire plaisir... Et pour le verre, levez-le coude, mais pas avec l'alcool, strictement interdit. Vous le remplacerez avec profit par de l'eau minérale sulfatée (Hépar, Contrex).
- Jusqu'à ce que tout rentre dans l'ordre, interdisez-vous avant tout les pires agresseurs du foie, notamment l'alcool et le gras (charcuterie, chocolat, viande grasse, œuf...). Au contraire, riz blanc et fruits lui conviennent admirablement.
- Faites de longues promenades à l'air frais.
- Le foie peut mettre des mois (voire plus longtemps) à se rétablir, selon la gravité de votre cas. Soyez patient.
- Votre réflexe : eau + jus de citron (frais). Toute la journée si vous voulez ! C'est une excellente boisson de drainage hépatique, toute simple mais efficace.
- Attention : le foie vraiment malade est... silencieux. Pas de symptômes, à part peut-être une fatigue tenace, des démangeaisons... mais qui pense à les relier à une souffrance hépatique ? Le mieux est de prévenir : si vous consommez régulièrement de l'alcool OU beaucoup de sucre (soda, sucreries, gâteaux...) et que vous ne faites presque aucune activité physique, peut-être votre foie souffre-t-il, et quand il se manifestera il sera bien tard. Consultez pour demander à votre médecin de vous prescrire un bilan sanguin hépatique. Voir aussi « Hépatite » (p. 349).

FRILOSITÉ

Tout le temps froid ? Voilà un problème typiquement féminin ! Bien qu'il s'agisse d'une sensation subjective, elle est bien réelle pour toutes celles qui grelottent du 1er janvier au 31 décembre avec une parenthèse pendant la canicule en été. Le **thym à thujanol** est parfait pour relancer la circulation. En plus, c'est une huile essentielle qui « réchauffe ».

LE RÉFLEXE

À APPLIQUER ET EN BAIN

Mélangez 5 gouttes de **thym à thujanol** et 10 gouttes d'HV d'**amande douce**. Appliquez en massage du thorax et du dos, plusieurs fois par jour.

+

Dans un bain déjà coulé (eau à 38 °C), versez 15 gouttes de **thym à thujanol** diluées dans 1 cuillère à dessert de base pour bain. Plongez-vous dans la baignoire et profitez de ce moment de détente pendant au moins 20 minutes. Sortez sans vous rincer, enveloppez-vous dans un peignoir bien chaud et allez vous coucher !

+

À AVALER
Versez 1 goutte de **thym à thujanol** sur un petit sucre et laissez fondre en bouche 2 à 3 fois par jour.

NOS CONSEILS EN +

- Normalement, le corps régule bien sa température et si « avoir froid » de temps à autre est naturel, être frileux l'est moins. Très souvent, on note une petite paresse hormonale, notamment de la thyroïde.
- Évidemment, couvrez-vous bien. Cela paraît logique mais c'est incroyable le nombre de femmes frileuses habillées de façon totalement inadaptée ! Collant fin en plein hiver, petit chemisier à fleurs mais sans chaleur, refus catégorique de porter des sous-vêtements thermiques. Bref : les vêtements, c'est quand même fait pour ça ! Essayez de trouver un compromis entre le joli et le protecteur.
- N'hésitez pas à boire des tasses bien chaudes d'infusion dans la journée. Menthe, verveine, tilleul ou, pourquoi pas, jus de citron chaud procurent une chaleur douce intérieure bienvenue.
- Se calfeutrer toutes fenêtres fermées n'est certainement pas la solution. Qui dit frilosité dit surtout mauvaise circulation sanguine. Une activité physique très régulière, de la marche chaque jour, de la natation ou de l'aquagym sont fortement recommandées.
- Une cure d'oméga 3 peut être fort utile. Ces acides gras extraordinaires sont si souples qu'ils parviennent à se faufiler, via la circulation sanguine, jusqu'aux extrémités les plus reculées du corps pour y apporter de la chaleur. Des capsules sont envisageables mais commencez par consommer chaque semaine au moins 3 plats de poissons gras (saumon, hareng, maquereau…) et préférez l'huile de colza et l'huile de noix à toute autre, pour leur richesse en oméga 3. À l'inverse, pédale douce sur la viande rouge et les produits laitiers.
- Voir aussi « Mauvaise circulation » (p. 389).

FURONCLE

Comme toutes les inflammations contenant du pus, le furoncle signale sa présence à son propriétaire par une douleur lancinante. Cherchez à la base d'un poil : vous y êtes. Le germe responsable de toutes vos misères, le staphylocoque doré, capitule sans rébellion face aux huiles essentielles impitoyables.

LE RÉFLEXE

À APPLIQUER

Appliquez 1 ou 2 gouttes de **lavande officinale** localement, plusieurs fois par jour.

LA FORMULE COMPLÈTE

À APPLIQUER

Dans un flacon, mélangez :

- **HE lavande officinale 10 gouttes**
- **HE ajowan 10 gouttes**
- **HE arbre à thé 10 gouttes**
- **HE cannelle de Chine 5 gouttes**
- **HE géranium rosat 10 gouttes**
- **Alcool à 60° 30 ml**

▷ Versez 5 gouttes du mélange sur une compresse humide chaude et appliquez sur le furoncle 3 fois par jour, jusqu'à ce que le furoncle éclate et se vide, puis 2 fois par jour jusqu'à guérison totale.

+

À FAIRE PRÉPARER EN PHARMACIE

Si récidives ou si furonculose (= plusieurs furoncles)

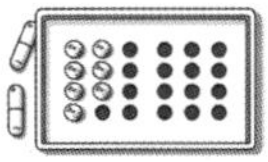

À AVALER

Demandez au pharmacien de préparer les gélules suivantes* :

HE levisticum officinale (livèche) rac.	20 mg
HE cinnamomum verum (cannelle de Ceylan)	20 mg
HE daucus carota (carotte) sem.	20 mg

* Ou à préparer vous-même (voir p. 164).

Ess. citrus limonum (citron) zeste	20 mg
Excipient	qsp 1 gélule n° 40

▷ Avalez 1 gélule matin et soir pendant 3 semaines.

NOS CONSEILS EN +

- Un furoncle, ça peut arriver à tout le monde. Plusieurs furoncles d'un coup, ou répétés, c'est la quasi-certitude d'un vrai problème : direction le médecin. Il n'est pas rare qu'un gros choc affectif ou émotionnel en soit également à l'origine.
- Ne manipulez pas, ne triturez pas un furoncle, laissez-le évoluer à son rythme : un mauvais geste et c'est l'assurance de disséminer du pus à l'intérieur. À éviter.
- Les antibiotiques sont vraiment réservés aux formes graves, ce qui est rare !

GALE

La gale est une affection cutanée hypercontagieuse causée par un acarien (comme les aoutats ou les tiques) bien spécifique de la famille des sarcoptes. Il creuse des sillons dans la peau (comme des griffures, même s'ils n'apparaissent pas à chaque fois) pour y pondre ses œufs, ce qui démange terriblement. En général, un cas de gale dans le foyer, c'est l'assurance que toute la famille se gratte furieusement dans les jours qui viennent. On distingue la gale humaine (que l'on attrape d'une autre personne) de la gale non humaine (que l'on attrape via un animal ou un végétal et qui guérit rapidement, spontanément, sans apparition de sillon). Curieusement, la gale sévit pendant une épidémie, puis disparaît pendant 30 à 40 ans. La dernière épidémie date de 1965-1980. Faites le calcul… le retour est peut-être pour bientôt. Les huiles essentielles antiscabieuses (destinées à traiter la gale) sont efficaces. Les médicaments classiques aussi, mais ils sont hypertoxiques (irritations des voies respiratoires, des yeux, des muqueuses, et même risque d'atteinte neurologique).

À FAIRE PRÉPARER EN PHARMACIE

À APPLIQUER

Demandez au pharmacien de préparer la crème suivante :

HE litsea citrata (litsée citronnée)	3 ml
HE syzygium aromaticum (girofle)	3 ml
HE mentha piperita (menthe poivrée)	3 ml

HE tanacetum annuum (tanaisie annuelle)	1 ml
Crème épaisse à l'oxyde de zinc	300 ml

▷ Appliquez le soir sur les parties du corps atteintes. Bandez tout du long pour garder la crème en contact avec la peau pendant 10 heures. Répétez 3 jours de suite.
▷ Respectez impérativement la posologie et les temps de pose.

NOS CONSEILS EN +

- La gale se transmet surtout par contact sexuel, ce qui explique qu'elle soit parfois classée parmi les IST (infections sexuellement transmissibles). Mais on peut l'attraper de bien d'autres façons...
- Les premiers signes de la gale sont des démangeaisons intenses et des boutons semblables à de petites perles translucides entourées de rouge (ce sont les extrémités des tunnels creusés sous la peau), surtout entre les doigts, sur les poignets et sous les aisselles, ou encore au niveau de la ceinture, des fesses, sur la face interne des cuisses, les aréoles des seins (femme) et le gland (homme). Jamais sur le visage ni le dos. Il faut traiter car sinon les démangeaisons persisteront et il y a un risque de surinfection des boutons, bien sûr. Chez les bébés, les vésicules siègent surtout sur les paumes des mains et la plante des pieds.
- Les démangeaisons peuvent se poursuivre quelques jours voire quelques semaines après l'arrêt du traitement : c'est parfaitement normal, et c'est aussi le cas avec les médicaments classiques. Elles finissent par disparaître totalement.
- Les démangeaisons sont surtout intenses le soir au coucher (c'est encore pire après un bon bain chaud) et la nuit. L'insomnie guette...
- Souvent, on emploie le terme de « gale » abusivement, pour désigner des démangeaisons intenses. Par exemple, la gale du ciment est en fait un eczéma allergique de contact lorsqu'on touche le ciment. Il faut bien sûr traiter l'eczéma (voir p. 307) et non la gale, qui n'y est pour rien !
- Chez les personnes âgées ou les malades (faiblesse immunitaire), la gale peut se développer surtout aux extrémités et les vésicules sont très croûteuses.
- S'il y a un cas de gale dans le foyer, mieux vaut traiter tous les membres (même s'ils n'ont aucun symptôme). Et passez tous les vêtements et linges de maison en machine, à 60 °C, éventuellement après un traitement antiparasitaire.

GENOU (DOULEUR)

Le genou a son huile essentielle : la gaulthérie ! Elle n'a pas son pareil pour traiter cette articulation, particulièrement sollicitée puisqu'elle supporte le poids de notre corps à chaque pas.

Le genou peut être victime d'arthrose, d'entorse – oui, comme la cheville ! – de rhumatismes en tous genres (avec épanchement de synovie ou non), de tendinite. Quant à la lésion du ménisque, c'est la hantise des skieurs…

LE RÉFLEXE

À APPLIQUER

Appliquez 2 gouttes de **gaulthérie couchée** en massage circulaire, 3 fois par jour, jusqu'à amélioration nette.

LA FORMULE COMPLÈTE

À APPLIQUER

Mélangez :

- **HE gaulthérie couchée 1 goutte**
- **HE eucalyptus citronné 1 goutte**
- **HE menthe poivrée 1 goutte**
- **EL arnica 3 gouttes**

▷ Appliquez en massage un peu prolongé 3 fois par jour jusqu'à amélioration nette.

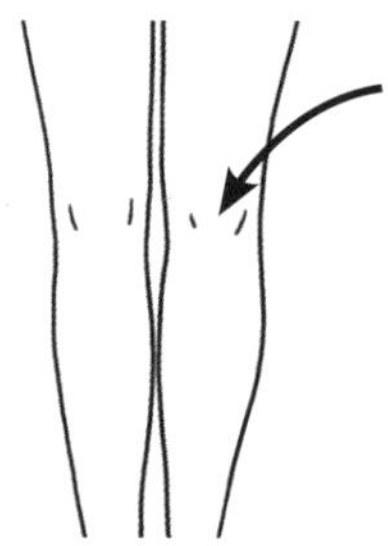

NOS CONSEILS EN +

- Ne forcez pas. Si vous avez mal, vous n'en aurez d'ailleurs guère envie ! Les escaliers, le vélo, tout ce qui impose des mouvements répétés pourraient vous mener au supplice.
- Perdez du poids si besoin : tout kilo en trop est une charge supplémentaire pour le genou.
- Hors cas très particulier, évitez la genouillère, qui donne une fausse impression de sécurité.
- En cas d'inflammation, préférez la glace (ou les gels réfrigérants) à une pommade anti-inflammatoire classique. Puis, la gaulthérie.
- Si les douleurs inflammatoires réapparaissent systématiquement après une même activité, vous avez probablement du matériel inadapté : vélo mal réglé, siège auto trop loin ou trop proche des pédales, chaussures trop vieilles (affaissées, même si ça ne se voit pas) ou inadaptées à votre physiologie, position non conforme pour bricoler, etc.

GINGIVITE

La gingivite est une inflammation des gencives. Ces dernières sont anormalement rouges, gonflées, douloureuses, elles saignent au brossage. Loin d'être seulement désagréable, la gingivite peut mettre en péril – à force – la santé dentaire tout entière. C'est en effet le premier stade de la maladie parodontale (le parodonte est le tissu qui soutient la dent). Si une mauvaise hygiène buccale est le responsable n° 1 de la gingivite, la grossesse est également un facteur bien connu pour cela : les femmes enceintes ont les gencives fragiles. Mais tout rentre dans l'ordre après l'accouchement. Ce n'est pas le cas des gingivites classiques, qu'il faut impérativement traiter sinon elles évoluent vers la parodontite (inflammation du parodonte) et à terme, les dents risquent de se déchausser !

Les gencives sont l'objet d'attaques permanentes par des bactéries. Comme elles sont garantes de la bonne santé des dents, il est important de les soutenir et, si besoin, de les réparer. En effet, négliger ses gencives, c'est laisser s'installer des maladies aux soins longs, douloureux et coûteux. Le mauvais état des gencives peut même être responsable de mauvaise haleine !

Le déchaussement des dents peut commencer très tôt, dès l'adolescence, même s'il reste invisible ou presque pendant de longues années. Par ailleurs, on ne peut pas imaginer un beau sourire sans de belles dents… et de belles gencives ! Ne laissez surtout pas s'installer un trouble gingival, même un petit saignement répétitif, une sensibilité au froid ou un simple gonflement, car ce n'est jamais normal.

LE RÉFLEXE

À APPLIQUER

Posez 2 gouttes pures de **laurier noble** directement sur la zone inflammée.

LES FORMULES COMPLÈTES

EN BAIN DE BOUCHE

ENFANT

Dans un flacon de 100 ml, mélangez à parts égales :

- **HA laurier**
- **HA ciste**
- **HA menthe poivrée**
- **HA thym à linalol**

▷ Rincez-vous la bouche avec 1 cuillère à café de ce mélange dilué dans ½ verre d'eau, 3 à 4 fois par jour.

⚠ **Attention !** HA = hydrolats. Ne pas confondre avec HE = huiles essentielles.

\+

À APPLIQUER

Mélangez :

- **HE laurier noble 1 goutte**
- **HE girofle 1 goutte**
- **HE lavande aspic 1 goutte**
- **HE ciste ladanifère 1 goutte**
- **EL calendula 3 gouttes**

▷ Massez les gencives et les zones lésées de la bouche avec ce mélange 3 à 4 fois par jour, du bout du doigt, jusqu'à amélioration totale. Pour une gingivite « simple », comptez 3 à 4 jours de soins.

À APPLIQUER

ENFANT BÉBÉ

Dans un flacon en verre coloré de 5 ml, mélangez :

- **HE lavande officinale 3 gouttes**
- **HE camomille romaine 3 gouttes**
- **EL calendula 1 cuillère à café**

▷ Massez les gencives avec 4 gouttes de ce mélange 4 à 5 fois par jour, du bout du doigt, pendant 3 à 4 jours.

NOS CONSEILS EN +

- La plaque dentaire est souvent la cause du problème. Une hygiène dentaire rigoureuse est absolument nécessaire. Ce qui ne veut pas dire se brosser les dents comme une furie jusqu'à faire saigner la fragile muqueuse gingivale ! Poils souples requis mais brossage après chaque prise alimentaire, dans l'idéal. Le fil dentaire permet, lui, d'extraire les bactéries qui adorent s'installer entre les dents.
- Attention au piercing dans la bouche, trop fréquemment le siège d'infections buccales vraiment problématiques.
- Consultez régulièrement votre dentiste pour vérifier que tout va bien.
- Les gencives sont plus fragiles pendant la grossesse. Prenez-en soin !
- Les dentistes le répètent inlassablement : un brossage 2 fois par jour est le meilleur moyen d'échapper aux maladies de la bouche, gingivite comprise. Se brosser les dents n'est pas seulement un geste anticarie !
- Si vous avez tendance à « faire du tartre », un détartrage annuel chez le dentiste peut être le bienvenu.
- Certains antidépresseurs et antiépileptiques peuvent favoriser les gingivites. Renseignez-vous si vous prenez ce type de traitement.
- Les conseils et les formules de cette page concernent aussi les parodontoses et toutes les inflammations de l'intérieur de la bouche : stomatite, alvéolite, odontalgie buccale…
- Massez légèrement tout au long des gencives afin de favoriser la circulation sanguine.

GOUTTE (CRISE)

Le gros orteil qui gonfle, qui gonfle et gonfle encore au point qu'on ne peut plus enfiler une chaussure… Le capitaine Haddock est l'archétype du candidat à la goutte : bon vivant, porté sur la dive bouteille. Il souffre d'ailleurs de crises de goutte régulières, c'est-à-dire d'accumulation de cristaux d'acide urique dans certaines articulations, dont presque toujours celle du gros orteil. La douleur qui en résulte provient de l'inflammation (arthrite). La crise de goutte est généralement déclenchée par des abus alimentaires, notamment des aliments trop « riches ». Et hélas, malheureusement, une crise peut en cacher une autre…

LE RÉFLEXE

À APPLIQUER

Appliquez 2 gouttes pures de **gaulthérie couchée** en massages légers sur les articulations douloureuses 3 fois par jour pendant 5 à 7 jours.

LES FORMULES COMPLÈTES

À APPLIQUER

Dans un flacon en verre coloré de 2 ml, mélangez :

- **HE gaulthérie couchée 5 gouttes**
- **HE genévrier commun 5 gouttes**
- **HE romarin à camphre 5 gouttes**
- **HE menthe poivrée 5 gouttes**
- **EL millepertuis qsp 2 ml**

▷ Appliquez en massages légers sur les articulations douloureuses 3 fois par jour pendant 5 à 7 jours.

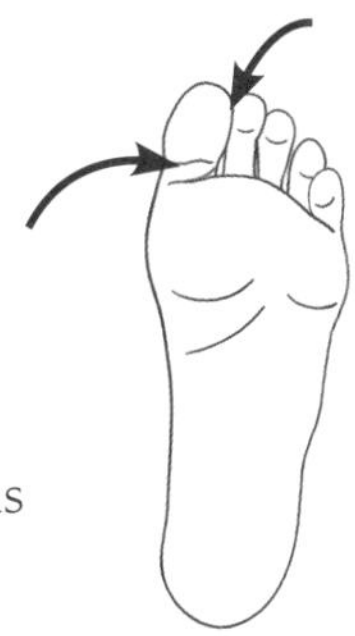

+

EN BAIN DE PIEDS

Mélangez :

- **HE gaulthérie couchée 2 gouttes**
- **HE eucalyptus citronné 2 gouttes**
- **HE romarin à camphre 2 gouttes**
- **Base pour bain 1 cuillère à café**

▷ Trempez vos pieds deux fois par jour dans un bon bain chaud (38 °C) pendant 10 minutes.

+

À AVALER

Mélangez :

- **HE genévrier commun 1 goutte**
- **Ess. citron 1 goutte**

▷ Posez les gouttes sur une toute petite cuillère de miel, ½ sucre ou une cuillère d'huile d'olive, 3 fois par jour pendant 1 semaine.

NOS CONSEILS EN +

- L'alcool provoque des crises de goutte, surtout les vins liquoreux tels que le porto, ou simplement le blanc. Méfiez-vous aussi de la viande, des abats, des fruits de mer et du gibier. En revanche, cap sur les légumes et fruits frais. Surtout les cerises, très « antigoutte ». Doucement sur les champignons, les épinards et l'oseille, ainsi que sur les légumes secs : à consommer en petite quantité !
- Buvez abondamment, de l'eau peu minéralisée et si possible alcalinisante, type Vichy.
- Corrigez les troubles métaboliques couramment associés : obésité, diabète, hyperlipidémie, hypercholestérolémie.
- Les médicaments diurétiques et la chimiothérapie augmentent le risque de souffrir de goutte.
- Attention aux régimes très déséquilibrés, trop restrictifs : c'est le plus court chemin pour faire une crise de goutte.

GRIPPE

Fièvre, frissons, épuisement partiel ou total, jambes en coton, impression de faiblesse, maux de tête, de gorge, de poitrine, de poumons, toux, « reins » douloureux, voire prostration : quand le virus de la grippe s'empare de nous, il ne fait pas semblant. Il nous force parfois à rester alité pendant 24 heures, voire plusieurs jours. En phase 2, nez qui coule comme une fontaine, poitrine douloureuse et toux sèche, yeux qui « brûlent » et transpiration importante peuvent accompagner une envie irrépressible de dormir ou de « comater ». En général, les 4 ou 5 premiers jours sont les plus pénibles, puis les symptômes s'estompent, laissant éventuellement place à une certaine fatigue capable de s'installer pendant deux semaines.

La grippe, due à des virus de souches différentes (tous appelés *« Influenza »*), est très contagieuse par voie aérienne et, même si on l'a déjà « attrapée », on peut très bien la contracter de nouveau dans la saison à cause d'une nouvelle souche. Une personne grippée peut en contaminer 80 000 en une seule journée ! Cependant, une épidémie de grippe classique ne dure que quelques semaines (4 à 5 maximum) car au fur et à mesure, la population s'immunise. Si vous y avez échappé, vous n'attraperez sans doute pas de grippe « isolément », plus tard. Rendez-vous l'année prochaine ! Par ailleurs, gardez surtout en tête que des tas de gens n'attrapent PAS la grippe, même au cœur de l'épidémie. Il ne faut donc pas craindre spécialement le virus, mais plutôt renforcer ses défenses. Trop tard ? Réagissez dès les premiers symptômes : plus vite vous riposterez, plus facilement le virus capitulera.

LE RÉFLEXE

À APPLIQUER

Appliquez 3 gouttes de **ravintsara** dans le bas du dos, le long de la colonne vertébrale et sur le thorax et renouveler 4 à 5 fois par jour.

+

À AVALER

Posez 1 goutte de **ravintsara** dans une toute petite cuillère de miel, d'huile d'olive ou ½ sucre, 4 fois dans la journée.

LES FORMULES COMPLÈTES

À APPLIQUER

Dans une soucoupe, mélangez :

- **HE ravintsara 2 gouttes**
- **HE eucalyptus radié 2 gouttes**
- **HE laurier noble 2 gouttes**
- **HE arbre à thé 2 gouttes**
- **HV noisette 1 cuillère à café**

▷ Appliquez en massages légers dans le bas du dos, le long de la colonne vertébrale et sur le thorax 4 à 5 fois par jour pendant 2 jours. Cette formule peut également être appliquée en prévention, 1 fois par jour (elle renforce remarquablement les défenses immunitaires).

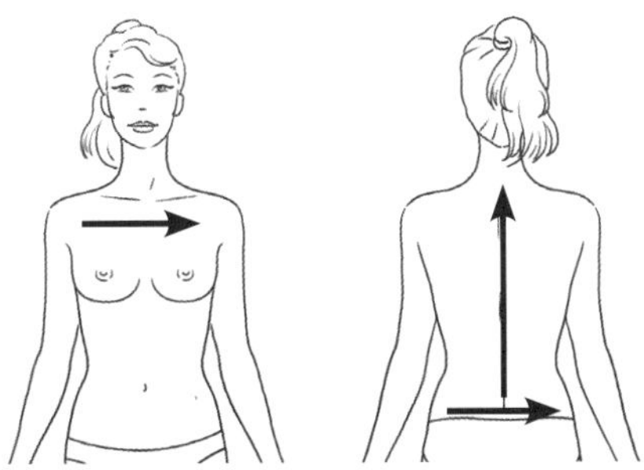

+

À DIFFUSER

Mélangez à parts égales dans un flacon de 10 ml :

- **HE ravintsara**
- **Ess. citron**
- **HE eucalyptus radié**

▷ Diffusez 10 gouttes du mélange 1 heure le matin et 1 heure le soir. Il est vivement conseillé d'employer cette formule également en prévention : diffusez dans les bureaux, les crèches ou les maisons de retraite, bref, dans tout lieu de collectivité. En période d'épidémie, cela peut restreindre le nombre de malades

À FAIRE PRÉPARER EN PHARMACIE

À AVALER

Demandez au pharmacien de préparer les gélules suivantes* :

HE thymus thymoliferum (thym à thymol)	25 mg
HE cinnamomum verum (cannelle de Ceylan)	25 mg
HE origanum compactum (origan compact)	25 mg
Excipient	qsp 1 gélule n° 30

▷ Avalez 2 gélules 3 fois par jour OU des oléocapsules d'**origan compact** dosées à 50 mg, 2 capsules 4 fois par jour.

+

EN SUPPOSITOIRES

Demandez au pharmacien de préparer les suppositoires suivants :

ENFANT

	Adulte	Enfant
HE cinnamomum camphora cineoliferum (ravintsara)	20 mg	10 mg
HE eucalyptus radiata (eucalyptus radié)	60 mg	30 mg
HE laurus nobilis (laurier noble)	20 mg	10 mg
HE thymus vulgaris thujanoliferum (thym à thujanol)	50 mg	20 mg
EL millepertuis	20 mg	20 mg

▷ Administrez 1 suppositoire 3 fois par jour pendant 2 jours puis 1 matin et soir pendant 3 jours.

NOS CONSEILS EN +

- Le froid crée un terrain favorable au développement de la grippe. Protégez-vous !
- La fatigue et le stress chronique contrarient les réactions immunitaires. Reposez-vous, détendez-vous.
- Les transports collectifs et autres espaces confinés publics (bureaux, marchés, grands magasins...) sont des réservoirs à virus. Un petit mouchoir avec des huiles essentielles sous le nez pendant votre trajet peut être une bonne idée. En tout cas, évitez de vous mettre juste en face des personnes qui éternuent ou toussent, et lavez-vous les mains dès que vous arrivez au travail ou chez vous.
- Le virus passe par les yeux et le nez. Protégez-vous : cache-nez, mains propres/gants, ne touchez pas votre visage.

* Ou à préparer vous-même (voir p. 164).

- Dès le début de la saison froide, procédez à une « vaccination » naturelle, avec l'homéopathie, Influenzinum 9 CH. Ça marche très, très bien. Avalez une dose régulièrement et vous passerez l'hiver sans grippe.
- Laissez la fièvre jouer son rôle (elle tue les microbes) mais si elle dépasse 40 °C, faites-la baisser tout doucement (en cas d'antécédents de convulsions, le seuil est de 38,5 °C), plutôt par des moyens mécaniques (bain frais, air frais). Ne vous couvrez pas trop, c'est inutile.
- Certains traitements médicaux abaissent les réactions immunitaires. Si vous prenez des médicaments immunosuppresseurs (cortisone, par exemple), êtes sous chimiothérapie, avez subi une transplantation, ou prenez des antibiotiques pour une raison quelconque, il est très important de renforcer votre terrain avant une épidémie de grippe.
- Grippé ? Si vous n'avez pas faim, ne mangez pas. Mais croquez si possible quelques morceaux de fruits et buvez de toutes façons de grandes quantités de liquides, chauds de préférence.
- Boire beaucoup permet d'une part de lutter contre la déshydratation, d'autre part de fluidifier les sécrétions, donc de faciliter leur expectoration (toux, etc.).
- Avalez plusieurs comprimés de vitamine C (de préférence naturelle) par jour. 1 par heure pendant 24 ou 48 h.
- N'hésitez pas à prendre des antalgiques (aspirine, par exemple) : personne ne vous oblige à souffrir en silence. En revanche, si vous le pouvez, évitez de donner de l'aspirine à un enfant pour baisser sa fièvre (ceci est valable uniquement en cas de maladie virale). Dans certains cas (très rares, mais il faut le mentionner), ce médicament peut provoquer chez le jeune malade un syndrome de Reye (troubles cérébraux graves).
- Après une grippe, surtout intestinale, il est fortement conseillé de faire une cure de probiotiques, car la flore intestinale a été perturbée et n'assure plus son rôle immunitaire : vous risquez d'attraper le premier microbe qui passe.
- Sauf exception, le vaccin « classique » contre la grippe est à éviter. Le principe même de la vaccination est de faire réagir l'organisme, mais si ce dernier est faible, il ne peut pas développer de défenses : non seulement le vaccin est alors inutile, mais il peut provoquer une « grippette », qui se transforme en vraie maladie respiratoire grave dans certains cas, surtout chez des personnes déjà fragilisées. Il faut bien peser le pour et le contre et ne pas se fier aveuglément aux campagnes de pub toujours très dramatisantes qui passent à la télé. En tout cas, si on se vaccine, c'est AVANT la période d'épidémie (en espérant que la souche du vaccin sera bien celle qui correspond au virus qui va circuler), donc en octobre.
- Rappelez-vous que le vaccin contre la grippe :
  - ne protège d'aucune autre maladie, notamment le rhume,
  - ne protège pas indéfiniment. Un an c'est le grand maximum, bien moins si une nouvelle souche virale de grippe débarque sur le territoire, et en plus les virus mutent très vite.
- Pour toutes ces raisons, plutôt que de chercher à traquer un virus sans garantie de réussite, mieux vaut renforcer énergiquement son terrain, qui fera face à tous les virus quels qu'ils soient.

HELICOBACTER PYLORI (GASTRITE, ULCÈRE)

Si vous avez mal à l'estomac (nausées, vomissements…) temporairement, c'est probablement à cause d'une gastro-entérite, d'une intoxication alimentaire ou autre petit problème passager. Mais des douleurs chroniques doivent faire penser à la bactérie *Helicobacter pylori*, responsable de 7 ulcères gastriques sur 10 (et 9 ulcères duodénaux sur 10 !). Cette vieille connaissance empoisonne l'existence de l'Homme depuis 11 000 ans, autant dire la préhistoire, et colonise aujourd'hui l'estomac de 50 % des habitants de la planète ! Mais seuls certains porteurs déclencheront un ulcère, d'autres non. Il semble en tout cas que l'infection débute dans l'enfance (avant l'âge de 10 ans) et reste silencieuse pendant de longues, très longues années. On ignore comment elle « s'attrape », donc aussi comment s'en protéger. Sur le long terme, *Helicobacter* est responsable (par ordre croissant de gravité) de douleurs à l'estomac, gastrite chronique, ulcère et est même considéré comme un facteur de risque de cancer de l'estomac. Elle pourrait même être impliquée dans des pathologies autres que digestives – maladies cardiaques, immunitaires, migraines... –, mais pour le moment ce n'est pas encore totalement certain. Il est donc impératif de se soigner, mais pas forcément en prenant le traitement classique habituellement prescrit : les huiles essentielles font largement aussi bien, effets secondaires en moins.

À FAIRE PRÉPARER EN PHARMACIE

À AVALER

Demandez au pharmacien de préparer les 30 gélules suivantes* :

1	
HE pistacia lentiscus (lentisque pistachier)	20 mg
HE satureja montana (sarriette des montagnes)	10 mg
HE cinnamomum verum (cannelle de Ceylan écorce)	10 mg
HE thymus linaloliferum (thym à linalol)	10 mg
Excipient	qsp 1 gélule n° 30

▷ Avalez 2 gélules le matin + 2 le soir au cours des repas avec un peu d'huile d'olive pendant 7 jours.

+

* Ou à préparer vous-même (voir p. 164).

Puis tout de suite après (donc faites préparer les 2 formules en même temps)

2	
HE cinnamomum camphora cineoliferum (ravintsara)	20 mg
HE melaleuca quinquenervia (niaouli)	10 mg
HE mentha piperita (menthe poivrée)	10 mg
HE lavandula spica (lavande aspic)	10 mg
Ess. citrus limon (citron zeste)	10 mg
Excipient	qsp 1 gélule n° 30

▷ Avalez 3 gélules par jour (1 le matin, 1 le midi, 1 le soir) au cours des repas avec un peu d'huile d'olive pendant 10 jours.
▷ Prenez-les plutôt au cours des repas, et même avec un peu d'huile d'olive si possible.

NOS CONSEILS EN +

- À condition de les consommer régulièrement et sous forme de cures (gélules, sachets fortement dosés), les probiotiques font régresser l'infection et abaissent l'inflammation dans les cas de gastrite. Ils n'éradiquent pas la bactérie *Helicobacter* (ça c'est le rôle des huiles essentielles) mais aident le corps à contrôler l'infection et donc à diminuer les risques qui lui sont associés. C'est déjà énorme !
- En outre, comme on prescrit habituellement aux patients des antibiotiques très puissants pour soigner cette maladie, il est crucial de soutenir la flore intestinale en même temps. Les études montrent que les probiotiques renforcent l'efficacité des antibiotiques et diminuent leurs effets indésirables. Choisissez de préférence des probiotiques spécifiques : 1 prise par jour pendant 2 mois.
- Avalez 1 cuillère à café d'EG réglisse-canneberge diluée dans 1 verre d'eau matin et soir pendant 1 mois.
- Forcez votre consommation de brocoli et de persil : tous les jours.
- Pour des conseils antidouleur et d'hygiène de vie, reportez-vous à « Estomac » (p. 313).

HÉMORROÏDES

Lorsque ces veines naturellement présentes à l'intérieur de l'anus « sortent » de leur zone attitrée, c'est la « crise hémorroïdaire ». Le phénomène est comparable à celui des varices. Généralement, une crise hémorroïdaire ponctuelle survient après un repas très riche et/

ou épicé et fortement arrosé ! Résultat : irritation locale, douleurs et/ou saignements légers lorsqu'on se rend à la selle. Avec un peu de pommade, ça passe et on oublie l'incident. Mais si les hémorroïdes deviennent « chroniques », c'est que les veines sont distendues, affaiblies. Hypergênant, hyperfréquent, ce problème très intime concerne 1 adulte sur 3 ! Ça fait mal, c'est pénible et ça peut saigner, mais c'est rarement grave !

LE RÉFLEXE

À APPLIQUER

Appliquez 1 goutte de **lentisque pistachier** diluée dans 3 gouttes d'HV de calophylle sur l'hémorroïde malade, du bout du doigt, après la toilette et après chaque selle.

LA FORMULE COMPLÈTE

À APPLIQUER

Dans un flacon en verre coloré de 5 ml, mélangez :

- **HE lentisque pistachier 3 gouttes**
- **HE hélichryse italienne 3 gouttes**
- **HE cyprès de Provence 3 gouttes**
- **HE ciste ladanifère 3 gouttes**
- **HE lavande aspic 3 gouttes**
- **HE menthe poivrée 2 gouttes**
- **EL millepertuis qsp 5 ml**

▷ Appliquez 2 gouttes du mélange localement matin et soir après la toilette + 1 fois après chaque selle, soit 3 à 4 applications par jour.

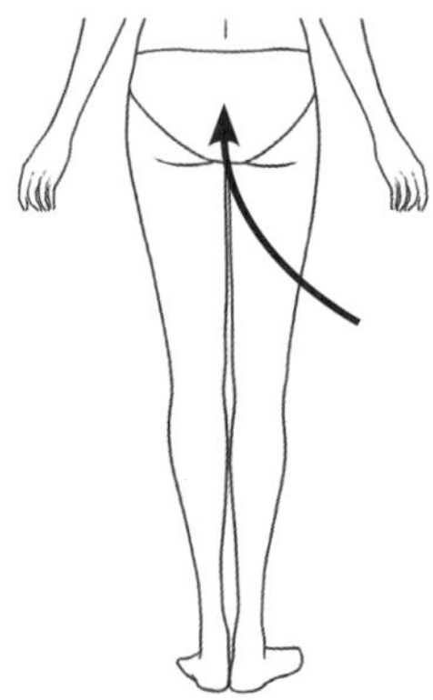

À FAIRE PRÉPARER EN PHARMACIE

EN SUPPOSITOIRES

Demandez au pharmacien de préparer les suppositoires suivants :

HE pistacia lentiscus (lentisque pistachier)	40 mg
HE helichrysum italicum (hélichryse italienne)	10 mg
HE cupressus sempervirens (cyprès de Provence)	30 mg
HE lavandula spica (lavande aspic)	40 mg
EL millepertuis	20 mg

▷ Conservez vos suppositoires au freezer ou au congélateur pendant 1 heure minimum (effet anesthésiant du froid). Administrez 1 suppositoire 2 fois par jour pendant 3 à 7 jours.

+

À AVALER

Demandez au pharmacien de préparer les gélules suivantes* :

HE pistacia lentiscus (lentisque pistachier)	30 mg
HE rosmarinus verbenoniferum (romarin à verbénone)	25 mg
HE cupressus sempervirens (cyprès de Provence)	30 mg
Excipient	qsp 1 gélule n° 30

▷ **En prévention et en entretien :** avalez 2 gélules 1 ou 2 fois par jour, 10 jours tous les mois.

▷ **En traitement :** 2 gélules 3 fois par jour pendant 5 jours puis 1 gélule 3 fois par jour pendant 10 jours + les suppositoires + la formule à appliquer.

NOS CONSEILS EN +

- Pratiquez un sport : il renforce tous les muscles, y compris ceux qui retiennent les hémorroïdes « à l'intérieur ». La sédentarité est l'un des pires ennemis des veines. Les chauffeurs (taxis, routiers, motards), assis toute la journée, souffrent souvent d'hémorroïdes, par simple manque d'activité physique. À l'inverse, les efforts disproportionnés peuvent aussi déclencher des crises (déménagement, équitation, sport violent).
- Évitez les laxatifs. Ils affaiblissent les muscles que le sport raffermit !
- Réglez les problèmes de constipation ou de diarrhée le cas échéant, en commençant par boire beaucoup d'eau et en mangeant des aliments riches en fibres (fruits, légumes, céréales complètes).
- Méfiez-vous des épices (y compris du poivre), de l'alcool, du café, des aliments lourds et gras.

HÉPATITE

Une hépatite est une inflammation du foie. Les plus courantes sont les hépatites virales (de A à G), consécutives à l'alcoolisme ou encore médicamenteuses (à cause de l'abus de médicaments, car c'est le foie qui se charge de les métaboliser). Et voilà qu'avec le surpoids, une nouvelle venue progresse à grands pas : la stéatose hépatique non alcoolique (NAFLD), caractérisée par un excès de graisses dans le foie, qui peut conduire à la stéato-hépatite non alcoolique (NASH), c'est-à-dire ce même foie gras avec fibrose et complications… Le tout peut se terminer, là encore, par une cirrhose voire pire. Résultats, toutes origines confondues, près d'une personne sur trois est hépatique, en France ! Si elle dure moins de 6 mois,

* Ou à préparer vous-même (voir p. 164).

une hépatite est dite aiguë ; au-delà, elle est chronique. La majorité des hépatites passent quasiment inaperçues (pas de symptômes) et ne sont pas dangereuses. Mais hélas, certaines peuvent évoluer vers une forme grave, une cirrhose voire même un cancer.

LE RÉFLEXE

À AVALER

Posez 1 goutte de **romarin à verbénone** sur une petite cuillère de miel ou d'HV d'olive et laissez fondre en bouche 3 fois par jour.

+

À APPLIQUER

Appliquez 1 goutte de **lédon du Groenland** pure ou diluée dans 3 gouttes d'HV de noisette sur la région du foie, 2 à 3 fois par jour.

LES FORMULES COMPLÈTES

À APPLIQUER

Dans le creux de la main, mélangez :

- **HE lédon du Groenland 1 goutte**
- **HE basilic exotique 1 goutte**
- **HE thym à thujanol 1 goutte**
- **HV noisette 3 gouttes**

▷ Appliquez sur la région du foie 2 à 3 fois par jour.

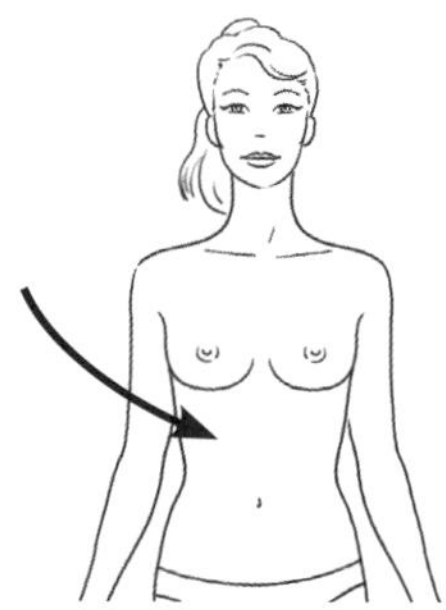

À FAIRE PRÉPARER EN PHARMACIE

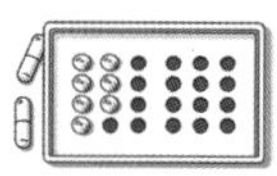

À AVALER

Demandez au pharmacien de préparer les gélules suivantes* :

HE rosmarinus officinalis verbenoniferum (romarin à verbénone)	10 mg
HE levisticum officinale (livèche)	20 mg
HE ocimum basilicum (basilic exotique)	10 mg
HE melaleuca quinquenervia (niaouli)	10 mg
HE myrrhe (commiphora myrrha)	20 mg
Excipient	qsp 1 gélule n° 60

▷ Avalez 1 gélule matin, midi et soir pendant 20 jours, arrêtez 10 jours, puis reprenez.

* Ou à préparer vous-même (voir p. 164).

NOS CONSEILS EN +

- Une consultation est obligatoire.
- L'ennemi n° 1 du foie : l'alcool. Il faut le dire, le redire et le répéter encore. Mais attention aussi à l'abus de médicaments.
- L'obésité, et même le simple surpoids, n'exposent pas seulement à des accidents cardiaques ou au diabète, mais aussi à des maladies très graves du foie. Il n'existe aucun traitement pour ces « nouvelles » hépatites.
- Les hépatites A, B, C, D, E, F et G sont toutes dues à un virus différent et peuvent s'attraper de diverses façons, selon le virus concerné. Nous n'allons pas en faire la liste ici. Juste pour information : l'hépatite À aiguë, c'est la fameuse jaunisse ! On la contracte en consommant des aliments souillés.
- Protégez votre foie, c'est un organe VITAL. Le lédon coûte cher mais c'est une huile essentielle extraordinaire, irremplaçable.

HERPÈS LABIAL (« BOUTON DE FIÈVRE »)

Picotements, démangeaisons, brûlures caractéristiques précédant l'apparition de vésicules suintantes près de la bouche, puis de croûtes quelques jours plus tard : les porteurs d'herpès savent trop bien que certains éléments sont susceptibles de déclencher une poussée. Le soleil, une maladie, le stress, les règles et la fatigue figurent parmi les plus fréquents. Mais quelques aliments ont également la faculté de favoriser une crise herpétique, tandis que d'autres ont le pouvoir de ralentir sa croissance.

Une fois qu'on a « attrapé » un herpès, on garde toute sa vie le virus, dissimulé dans son corps. Tout l'objectif ensuite est de limiter le nombre de « poussées », de restreindre leur étendue et d'accélérer la cicatrisation à chacune d'entre elles. Car il n'existe aucun traitement pour en guérir définitivement !

Le virus responsable de l'herpès appartient à la famille des *Herpes viridæ* qui regroupe de très nombreux virus. Chacun est responsable d'une maladie particulière, comme l'herpès simplex virus (HSV), le virus zona-varicelle (VZV), le cytomégalovirus (CMV), le virus Epstein-Barr (EBV). L'herpès simplex virus de type 1 (HSV-1) est responsable et coupable de l'herpès labial.

LE RÉFLEXE

À APPLIQUER

Appliquez 2 gouttes pures de **niaouli** toutes les 2 heures sur la zone atteinte. Si la région est ultra-sensible, vous pouvez diluer votre niaouli dans la même quantité d'EL de millepertuis ou de calendula (2 gouttes d'HE pour 2 gouttes d'EL).

LA FORMULE COMPLÈTE

À APPLIQUER

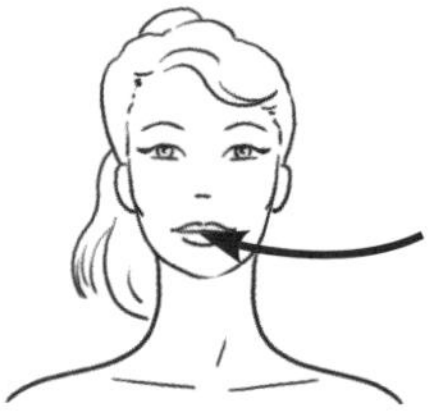

Dans un flacon en verre coloré de 2 ml, mélangez :

- **HE niaouli 10 gouttes**
- **HE lavande aspic 10 gouttes**
- **HE ravintsara 10 gouttes**
- **HE menthe poivrée 2 gouttes**
- **EL calendula qsp 2 ml**

▷ Dès les premiers picotements, appliquez 1 goutte de cette formule 10 fois par jour.

Trop tard, il est sorti ? Appliquez 2 gouttes du mélange 5 à 6 fois par jour sur l'herpès jusqu'à sa disparition.

NOS CONSEILS EN +

- Restez raisonnable avec le chocolat, la gélatine et les noix, grands pourvoyeurs d'arginine. Même les amandes, noisettes et petits pois doivent être consommés avec modération pendant la crise.
- L'herpès est hypercontagieux jusqu'à la formation de la croûte. Après, il ne l'est plus. Jusque-là, lavez-vous bien les mains avant et après chaque application de crème et évitez les embrassades trop intimes…
- Dans la mesure du possible, n'exposez pas votre visage au soleil.
- Le virus de l'herpès est en fait capable de s'installer sur n'importe quelle muqueuse, y compris celle de l'œil. Par ailleurs, en cas de pratique oro-génitale, on peut transmettre le virus de type 1 sur les organes génitaux du partenaire. À éviter, donc.
- Attention, l'autocontamination est fréquente : ne touchez pas votre herpès une fois « sorti », laissez-le vivre sa vie.
- Le virus se transmet le plus souvent par contact, surtout en cas de lésion de la peau, mais aussi par la salive, les sécrétions nasales et les larmes. Si vous consolez votre partenaire, pensez-y… En revanche il ne peut être transmis par le sang.
- Voir aussi les conseils de « Herpès génital » ci-après.

HERPÈS GÉNITAL

L'herpès génital est, tout comme l'herpès labial, une maladie virale, contagieuse. C'est une infection sexuellement transmissible (IST) causée par le virus de type 2 (HSV-2). En dehors de l'inconfort évident qu'elle provoque, c'est une maladie susceptible de poser de sérieux problèmes aux personnes fragilisées (déficit immunitaire), aux bébés ou aux femmes enceintes. Pour le reste de la population, l'herpès est une maladie bénigne. Ce qui ne dispense pas de la combattre avec détermination, afin de raccourcir son cycle (une fois la poussée enclenchée, le virus poursuit son cycle, mais… plus ou moins rapidement !).

LE RÉFLEXE

À APPLIQUER

Appliquez 2 gouttes de **niaouli** diluées dans la même quantité d'EL de millepertuis ou de calendula toutes les 2 heures sur la zone atteinte (2 gouttes d'HE pour 2 gouttes d'EL).

LES FORMULES COMPLÈTES

À APPLIQUER

Dans un flacon en verre coloré de 2 ml, mélangez :

- **HE niaouli 5 gouttes**
- **HE arbre à thé 5 gouttes**
- **HE menthe poivrée 1 goutte**
- **EL calendula qsp 2 ml**

▷ Appliquez 5 fois par jour sur les muqueuses atteintes.

Si herpès récidivant souvent

À AVALER

- **HE ravintsara 2 gouttes**

▷ Avalez matin et soir pendant 20 jours, arrêtez 1 semaine, reprenez 20 jours, arrêtez 2 semaines, puis reprenez 10 jours par mois. C'est un traitement de fond visant à stimuler l'immunité.

NOS CONSEILS EN +

- L'herpès génital est très contagieux, et certaines personnes peuvent le transmettre sans même le savoir. Il peut « déborder » un peu des parties génitales pour s'installer sur les cuisses ou les fesses.

- La première crise a peut-être été mémorable pour vous : fièvre, malaises… Mais elle a pu aussi passer quasiment inaperçue. En tout cas, ce ne sera jamais pire ensuite. Si vous faites ce qu'il faut pour, l'herpès devrait dormir la majeure partie de sa vie, donc de la vôtre.
- Attention : vous êtes porteur du virus, donc vous pouvez le transmettre notamment par voie sexuelle (baiser sur la bouche, rapport sexuel). La période de contagion est maximale en période de poussée, mais pas nulle en dehors. En cas de doute, utilisez toujours un préservatif, sauf si le test de dépistage, qui existe depuis peu, révèle que vous et votre partenaire n'êtes pas porteurs.
- Ça fait mal ? Confiez à la chaleur le soin de soulager vos douleurs (surtout pour la première « attaque »). Douche chaude, bouillotte, séchoir à cheveux (pas bouillant !).
- Évitez le contact de l'urine avec la plaie (déviez le jet à l'aide d'un mouchoir en papier par exemple).
- N'appliquez pas 50 pommades différentes sur l'herpès. Il est là, il est là, ne le traquez pas et n'y ajoutez pas une allergie cutanée… Les huiles essentielles vont s'occuper de son cas.
- Évitez de porter des vêtements ou sous-vêtements synthétiques et serrés. La peau doit pouvoir respirer, là encore plus qu'ailleurs.
- Voir aussi les conseils de « Herpès labial » (p. 351).

HOQUET

Le hoquet est une contraction spasmodique subite et involontaire du diaphragme qui s'accompagne d'une constriction de la glotte ainsi que de vibrations des cordes vocales. La signature : un bruit caractéristique, souvent nettement plus drôle pour l'entourage que pour celui qui l'émet ! Certains médecins pensent que cette bizarrerie est liée à l'aérophagie, mais tout le monde n'est pas d'accord sur ce point. En revanche, il y a un consensus pour dire que hoqueter est vraiment pénible !

LE RÉFLEXE

À AVALER

Posez une goutte pure d'**estragon** sous la langue. Renouvelez 10 minutes plus tard si nécessaire (sur 1 sucre, 1 comprimé neutre ou 1 petite cuillère d'huile d'olive si vous préférez).

NOTRE CONSEIL EN +

- Buvez un verre d'eau très très très vite, sans respirer. Il est rare que le hoquet résiste à ce traitement de choc.

HUMEUR (SAUTES D')

Qu'est-ce que des sautes d'humeur ? C'est passer sans préavis du rire aux larmes, de la volubilité gestuelle à la tristesse, du moulin à paroles au repli sur soi, de l'excitation à l'indifférence, à l'agressivité ou à la violence. Pas facile à suivre pour soi-même, mais extrêmement pénible également pour l'entourage, qui peut finir par jeter l'éponge d'être ainsi maltraité.

LE RÉFLEXE

À RESPIRER

Ouvrez le flacon de **lavande officinale** et respirez directement, profondément, lentement. Ne pensez à rien, juste au parfum de la lavande.

LES FORMULES COMPLÈTES

À APPLIQUER

Dans un flacon en verre coloré de 2 ml, mélangez :

- **HE lavande officinale 10 gouttes**
- **HE camomille romaine 5 gouttes**
- **HE néroli 2 gouttes**
- **HE basilic exotique 2 gouttes**
- **HE litsée citronnée 5 gouttes**
- **HV calophylle qsp 2 ml**

▷ Appliquez 2 gouttes de ce mélange sur le plexus solaire, la face interne des poignets et le dessus du pied quand le besoin s'en fait sentir.

+

À DIFFUSER

Mélangez à parties égales dans un flacon de 10 ml :

- **HE lavande officinale**
- **HE marjolaine des jardins**

🌢 **HE ylang-ylang**

▷ Diffusez 10 gouttes de ce mélange dans les pièces à vivre 1 heure le matin et 1 heure le soir.

NOS CONSEILS EN +

- Des cures régulières d'oméga 3 et de magnésium marin sont vivement recommandées.
- Pratiquez régulièrement un sport « qui fatigue ». Ça calme.
- Efforcez-vous d'avoir une vie la plus régulière possible, les changements de rythme ne vous valent rien.

HYPERTENSION (ET TACHYCARDIE / PALPITATIONS)

L'hypertension est l'élévation permanente de la pression sanguine dans les artères. Lorsqu'on est stressé ou que l'on a peur, c'est exactement le même phénomène, mais transitoire ! Alors que l'hypertendu reste en situation de tension artérielle excessive même au repos. Peu à peu, les artères s'abîment et se bouchent (artériosclérose), menaçant alors le cœur, le cerveau mais aussi les yeux, les reins… Oui, on le sait peu, mais l'hypertension ne prédispose pas seulement à l'accident cardiaque ou cérébral, elle peut aussi mener à la cécité. Il ne s'agit pas d'avoir peur mais de bien comprendre la mesure du problème. Et surtout, de tout faire pour ramener une tension à la normale, dont les chiffres dépendent de votre âge et de votre situation. Théoriquement, pour un adulte en bonne santé, la pression artérielle ne devrait pas dépasser 11,5/7,5. Une alimentation adaptée est le premier réflexe pour normaliser sa tension, les huiles essentielles en sont le second. Les deux réunis sont vraiment très efficaces ! Mais surveillez objectivement et régulièrement vos résultats. Voici le message que nous aimerions faire passer : l'hypertension n'est en aucun cas une fatalité, les personnes dont les habitudes de vie sont saines n'en souffrent pratiquement pas ! Par ailleurs, nombreux sont les facteurs d'hypertension qui sont à 100 % entre vos mains : le tabac, la sédentarité, l'alcool… tout cela est sous votre juridiction. À vous de faire ce qu'il faut pour protéger vos vaisseaux sanguins.

LE RÉFLEXE

À AVALER

Posez 1 goutte d'**ylang-ylang** sur une petite cuillère de miel et laissez fondre en bouche 3 fois par jour.

+

À RESPIRER

Appliquez 1 goutte d'**ylang-ylang** sur la face interne des poignets et respirez-les profondément. Même recommandation en cas de tachycardie, c'est-à-dire si vous sentez votre cœur « battre très vite » en dehors de tout événement stressant ou d'exercice physique.

LES FORMULES COMPLÈTES

À DIFFUSER

Dans un flacon en verre coloré de 10 ml, mélangez :

- **HE ylang-ylang 5 ml**
- **HE lavande officinale 2 ml**
- **HE litsée citronnée 3 ml**

▷ Diffusez 10 gouttes de cette formule dans les pièces à vivre 1 heure le matin + 1 heure le soir.

+/ou

À APPLIQUER

Dans un flacon en verre coloré de 5 ml, mélangez :

- **HE ylang-ylang 5 gouttes**
- **HE marjolaine des jardins 20 gouttes**
- **HE lavande officinale 20 gouttes**
- **HE camomille romaine 5 gouttes**
- **HV calophylle qsp 5 ml**

▷ Massez le plexus solaire et les épaules avec 5 gouttes de ce mélange, 2 fois par jour.

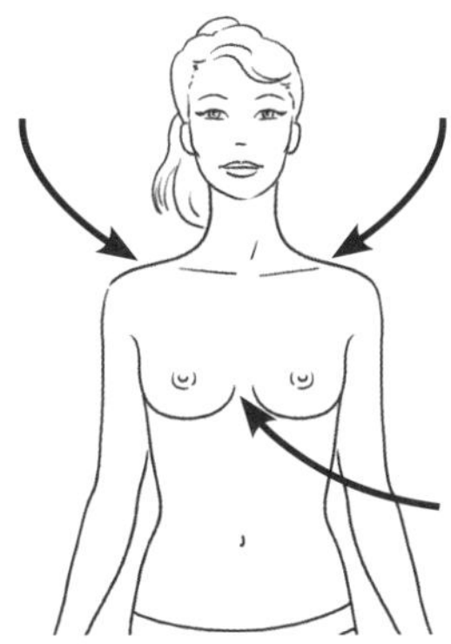

À FAIRE PRÉPARER EN PHARMACIE

À AVALER

Demandez au pharmacien de préparer les gélules suivantes* :

HE cananga odorata (ylang-ylang)	5 mg
HE lavandula angustifolia (lavande officinale)	20 mg
HE origanum majorana (marjolaine des jardins)	20 mg
HE rosmarinus officinalis verbenoniferum (romarin à verbénone)*	10 mg
Excipient	qsp 1 gélule n° 40

* *uniquement en cas de tachycardie.*

▷ Avalez 1 ou 2 gélules matin et soir jusqu'au retour à la normale (vous ne devez plus sentir votre cœur battre) + 1 capsule d'ail désodorisé.

---

* Ou à préparer vous-même (voir p. 164).

NOS CONSEILS EN +

- Important : si vous suivez un traitement anti-infectieux aux huiles essentielles comprenant du thym à thymol, de l'origan à carvacrol ou de la cannelle, ne le prolongez pas au-delà de 10 jours.
- Trop gros ? Perdez du poids : votre tension baissera automatiquement.
- Marcher au moins une heure par jour c'est réduire très notablement le risque de faire de l'hypertension. Toute activité sportive en plus est la bienvenue.
- Surveillez votre consommation de sel et d'aliments salés (plats cuisinés, biscuits apéritifs, fromages, charcuteries, conserves, soupes en sachets, crudités avec sauce industrielle, etc.). Méfiance aussi envers le couple sucre + sel (pâtisserie, sodas...), véritable association de malfaiteurs pour la tension. Au lieu de saler au sel de cuisine habituel, salez au sel de potassium (en vente en pharmacie) – uniquement sur les aliments crus ou déjà cuits (mais pas avant cuisson).
- Mangez 3 plats de poisson gras (saumon, maquereau, hareng) par semaine. Accompagnez de beaucoup de fruits et légumes frais (pas en beignets !), très riches en potassium : c'est capital !
- Évitez ou limitez drastiquement l'alcool.
- Détendez-vous. Respirez, faites des pauses, du yoga, de la méditation.
- L'hypertension prédispose aux troubles rénaux. Pensez à boire suffisamment (de l'eau...) et à protéger vos reins.
- Ces aliments aident à faire baisser la tension : ail (surtout cru), céleri, eau minérale calcique (et tous les aliments riches en calcium), fruits, légumes (et tous les aliments riches en potassium et en fibres), huile d'olive, poissons gras.
- Suivez le régime Mind, il est exactement conçu pour vous.

HYPOTENSION

L'hypotension, c'est exactement l'inverse de l'hypertension : une pression sanguine trop faible dans les artères. Si cela ne pose aucun problème strictement médical, au contraire – plus la tension est basse, plus on a de chance de vivre longtemps – la vie quotidienne n'est pas simple. Fatigue absolue, mouvements faibles, palpitations, malaises, vertiges voire évanouissements, c'est le principe d'avoir « 2 de tension ». Généralement, l'hypotension est passagère, elle fait suite à un surmenage ou un gros choc, voire un choc anaphylactique (allergie grave)... ou même plus temporaire encore : elle signale sa présence lorsqu'on se lève un peu vite et qu'on a l'impression de voir des points noirs devant les yeux ! Puis ça passe. Mais ce n'est pas le cas chez certains séniors, chez qui elle s'installe, perturbant le quotidien.

LE RÉFLEXE

À AVALER

Posez 2 gouttes de **menthe poivrée** dans une cuillère de miel, et avalez 2 fois par jour (de préférence le matin et le midi, en fin de repas – évitez le soir).

+

À RESPIRER

Appliquez 1 goutte de **menthe poivrée** sur la face interne des poignets et respirez-les profondément.

LES FORMULES COMPLÈTES

À APPLIQUER ET À RESPIRER

Dans un flacon en verre coloré de 2 ml, mélangez :

- **HE menthe poivrée 10 gouttes**
- **HE romarin à camphre 10 gouttes**
- **HE pin sylvestre 10 gouttes**
- **EL arnica qsp 2 ml**

▷ Massez le plexus solaire et les reins avec 5 gouttes de ce mélange, matin et soir.

▷ Appliquez également 1 goutte sur la face interne des poignets et respirez-les profondément.

+

À AVALER

Mélangez :

- **HE menthe poivrée 1 goutte**
- **HE thym à thymol 1 goutte**

▷ Posez ces 2 gouttes dans une petite cuillère de miel que vous laissez fondre dans une infusion de menthe. Ajoutez quelques gouttes de jus de citron. Buvez lentement.

NOS CONSEILS EN +

- Certains médicaments peuvent être à l'origine d'une baisse de tension. C'est le cas de plusieurs tranquillisants, antidépresseurs, antihypertenseurs, diurétiques, vasodilatateurs, neuroleptiques, anxiolytiques. Parlez-en à votre médecin ou votre pharmacien.
- Reposez-vous. Une baisse de tension fait souvent suite à des périodes de gros stress ou de travail intensif. Cependant, si elle persiste malgré le traitement aux huiles essentielles, mieux vaut consulter. Peut-être trahit-elle une anomalie métabolique, ou cardiaque, un problème après un accident ou une blessure à la tête.

- Il n'est pas rare d'avoir une petite hypotension après le repas. C'est que le sang, très demandé par le système digestif, n'est plus trop disponible ailleurs. Ce n'est pas le moment de faire du jogging ou de se lancer dans un triathlon !
- Pour limiter le risque de faire une hypotension, mangez et buvez suffisamment. Ce dernier point est primordial, surtout en cas d'activité sportive. L'absorption d'eau donne un petit coup de fouet au système nerveux, c'est bien !
- L'alcool favorise non seulement l'hypotension orthostatique (le petit malaise quand on se lève brusquement) mais aussi l'hypotension tout court. En effet, il dilate les vaisseaux, ce qui, mathématiquement, réduit la pression artérielle. Pas une goutte tant que vous n'êtes pas remis sur pied, c'est mieux.
- Levez-vous doucement, tranquillement. Sinon, le sang n'a pas le temps de remonter : il reste en bas, dans vos jambes ! Si vous le pouvez, faites quelques petits mouvements d'orteils avant de vous lever, juste pour relancer un peu la circulation.
- Faites une cure de plasma de Quinton.

IMMUNITÉ (RENFORCER)

Si vous tombez malade tout le temps, que vous enchaînez grippe, gastro-entérite et sinusite, votre immunité a besoin de renfort. Vous êtes probablement aussi fatigué : fatigue et faible immunité vont toujours de pair. Tenez-en compte, c'est un message du corps. En dehors d'origines pathologiques, la fatigue est bien souvent le résultat de stress répétés ou permanents, de manque de repos tout simplement. Et l'épuisement nerveux requiert un séjour « au vert » pour reposer ses nerfs malmenés. Ne négligez pas ces signaux, ne pensez pas que les huiles essentielles peuvent remplacer de bonnes nuits de sommeil, un sentiment de bien-être et de stabilité ni une hygiène de vie correcte.

LE RÉFLEXE

À APPLIQUER

Posez 1 goutte pure de **citron** sur le plexus solaire, chaque jour (surtout en automne !).

LES FORMULES COMPLÈTES

À APPLIQUER

Dans un flacon en verre coloré de 2 ml, mélangez :

- **Ess. citron 5 gouttes**
- **HE ravintsara 10 gouttes**

- **HE thym à linalol 10 gouttes**
- **HE laurier noble 10 gouttes**
- **HV noisette qsp 2 ml**

▷ Appliquez en massage 5 gouttes du mélange directement sur le thorax et le haut du dos, chaque matin 10 jours par mois, de septembre à décembre.

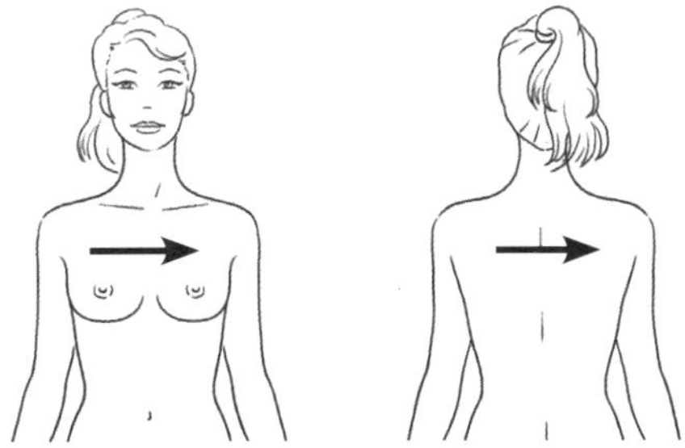

À AVALER

- **Oléocapsules d'origan compact**

▷ Avalez 1 océocapsule au cours de chaque repas pendant 3 semaines, arrêtez 7 jours, et recommencez 3 semaines.

À FAIRE PRÉPARER EN PHARMACIE

Pour les jeunes enfants qui attrapent maladie sur maladie, surtout en hiver, la stratégie préventive très efficace

ENFANT À PARTIR DE 3 ANS

1. EN SUPPOSITOIRES

Demandez au pharmacien de préparer les suppositoires suivants :

	Enfant à partir de 3 ans
HE melaleuca quinquenervia (niaouli)	20 mg
HE cinnamomum camphora linalol (bois de hô)	10 mg
HE melaleuca alternifolia (arbre à thé)	10 mg
EL millepertuis	20 mg

▷ Administrez 1 suppositoire par jour pendant 3 semaines.

2. À APPLIQUER

Huile de massage. Mélangez dans un flacon de 10 ml :

- **HE ravintsara 3 ml**
- **HE bois de Hô 2 ml**
- **HV amande douce 5 ml**

▷ Appliquez 5 gouttes du mélange 3 fois par jour sur le thorax et le haut du dos 10 jours par mois, de septembre à décembre.

▷ Alternez suppositoires et massages pendant 3 semaines, puis arrêtez 1 semaine et recommencez pendant 3 semaines.

NOTRE CONSEIL EN +

- Intéressez-vous de plus près à votre cas. Si vous êtes très pâle, très fatigué et vite essoufflé, peut-être manquez-vous de fer ? Ou de potassium ? Si vous avez tendance aux saignements, peut-être manquez-vous de vitamine C ? Prenez-vous des corticoïdes, connus pour abaisser les défenses immunitaires (c'est d'ailleurs précisément leur rôle) ? Faites le point sur votre santé générale, c'est peut-être de là que vient le problème. Ne tardez pas à prendre les mesures nécessaires sous peine de tomber VRAIMENT malade.
- Une cure de probiotiques peut être utile. Très utile même.
- L'activité physique quotidienne renforce l'immunité. La pratique d'un sport 1 à 2 fois par semaine, encore plus. Faites les deux !

IMPÉTIGO

L'impétigo est une infection bactérienne de la peau. Ces espèces de petites cloques qui se transforment en plaques bizarres, siégeant généralement autour de la bouche ou du nez, n'ont rien à voir avec de l'eczéma, de l'herpès, de la sécheresse et encore moins avec un manque d'hygiène, contrairement à ce que l'on croit trop souvent. C'est un staphylocoque ou un streptocoque qui est en cause. Par conséquent, il se soigne avec des moyens appropriés. D'autant qu'il est contagieux et même autocontagieux ! Si vous le touchez avec vos doigts, vous pouvez le « déplacer » sur une autre partie du corps (bras, cuir chevelu, jambes...), ce qui explique qu'une famille entière peut se le « repasser » facilement. Les enfants sont les plus souvent concernés mais les adultes peuvent aussi l'attraper.

LES FORMULES COMPLÈTES

À APPLIQUER

Liquide nettoyant et apaisant. Dans un flacon de 100 ml, mélangez, à parts égales :

- **HA laurier noble**
- **HA lavande**
- **HA menthe**

▷ Touchez la peau atteinte avec une compresse imbibée de cette formule, matin et soir, à l'heure de la toilette.

⚠ **Attention,** il s'agit d'hydrolats, pas d'huiles essentielles !

Puis

- **HE géranium rosat 1 goutte**
- **HE arbre à thé 1 goutte**

▷ Appliquez localement et lavez-vous bien les mains.

NOS CONSEILS EN +

- Le germe s'installe généralement sur une peau lésée (égratignure, piqûre, plaque d'eczéma). Prenez soin de votre peau, ne laissez pas les microbes profiter de la moindre porte d'entrée.
- Coupez vos ongles à ras, vos mains doivent être impeccables.
- Ne tripotez pas l'impétigo : vous éviterez les cicatrices et l'auto-inoculation. Attendez que ça passe.
- Le traitement doit durer plusieurs jours, voire plusieurs semaines, et il faut s'y astreindre scrupuleusement. Si l'impétigo est très étendu (+ de 2 % de la surface corporelle), un traitement interne pourra être envisagé.
- Ne prêtez pas vos affaires de toilette (serviette, etc.) et n'empruntez pas celles des autres.
- Certaines formes d'impétigo sont plus embêtantes que d'autres. C'est le cas de l'impétigo herpétiforme chez la femme enceinte, qui nécessite une hospitalisation.

INSOMNIE

C'est décidé, vous voulez arrêter votre élevage de moutons nocturnes et renouer avec les bras chaleureux de Morphée. Si possible dès ce soir. Bonne idée : retrouver le sommeil vous permettra évidemment de vous reposer, mais aussi de relativiser, de mieux mémoriser, de favoriser la détoxication du corps ainsi que sa réparation (plus belle peau, cicatrisation, etc.). Bref, tout ira mieux. Ponctuellement, le mauvais sommeil est extrêmement banal : il touche, une nuit ou l'autre, près de 100 % d'entre nous ! C'est lorsque l'insomnie se répète, soir après soir, que les choses se gâtent. D'autant que mal dormir, ce n'est qu'un volet du problème, le second étant, forcément, une vie quotidienne perturbée pour cause de fatigue, d'agressivité, de troubles de l'humeur et de la concentration, de risques d'accident et même… de tendance à manger tout et n'importe quoi. Eh oui, un sommeil insuffisant prédispose au surpoids ! Confier ses nuits à l'aromathérapie, c'est la garantie de résultats rapides et impressionnants. Qui peut faire mieux ? Les formules aux huiles essentielles de cette page sont conçues pour différents types d'insomnies : elles facilitent l'endormissement, prolongent le sommeil (évitent le réveil précoce) et aident à dormir profondément (empêchent les réveils nocturnes).

LE RÉFLEXE

À RESPIRER

Respirez directement au flacon ouvert de **camomille romaine** le temps de 4 à 5 inspirations profondes à l'extinction des feux (glissez vite le flacon refermé sous votre oreiller… avant qu'il ne soit trop tard !).

LES FORMULES COMPLÈTES

À DIFFUSER

Mélangez à parties égales dans un flacon de 10 ml :

- **Ess. mandarine**
- **HE lavande vraie**
- **HE petit grain bigarade**

▷ Diffusez 10 gouttes du mélange dans la chambre à coucher pendant 1 heure, avant d'aller au lit.

+/ou

À APPLIQUER

Mélangez dans un flacon de 10 ml :

- **HE marjolaine des jardins 0,5 ml**
- **HE lédon du Groenland 0,5 ml**
- **HE lavande officinale 1 ml**
- **HE ravintsara 0,5 ml**
- **Ess. mandarine 0,5 ml**
- **HE litsée citronnée 0,5 ml**
- **HV calophylle qsp 10 ml**

▷ Appliquez quelques gouttes en massage sur le plexus solaire 1 fois dans la soirée et 1 fois au coucher.

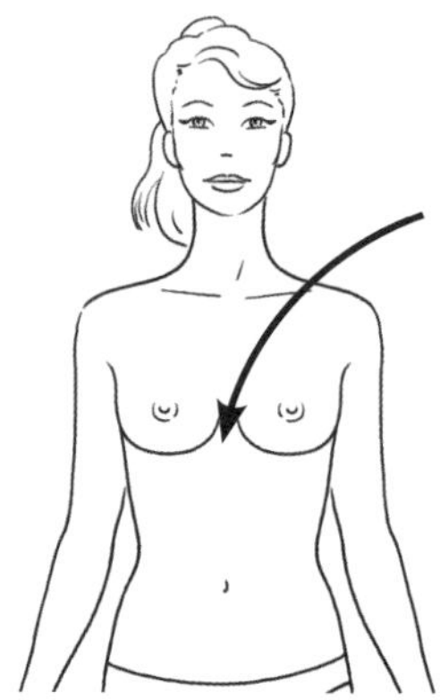

+/ou

À FAIRE PRÉPARER EN PHARMACIE

À AVALER

Demandez au pharmacien de préparer les gélules suivantes* :

HE origanum majorana (marjolaine des jardins)	25 mg
HE cinnamomum camphora cineoliferum (ravintsara)	20 mg
HE citrus aurantium aurantium (petit grain bigarade)	10 mg

* Ou à préparer vous-même (voir p. 164).

HE ocimum basilicum (basilic exotique)	10 mg
Ess. Citrus sinensis (orange douce)	5 mg
Excipient	qsp 1 gélule n° 20

▷ Avalez 1 gélule au dîner + 1 gélule au coucher pendant 10 jours ou plus.

+/ou

EN BAIN

Dans un bain chaud déjà coulé, versez :

- **Ess. orange douce 5 gouttes**
- **Ess. bergamote 5 gouttes**
- **HE lavande officinale 5 gouttes**
- **Base pour bain 1 cuillère à café**

▷ Plongez-vous dans ce bon bain chaud pendant 20 minutes avant de filer directement au lit (sans vous rincer). Recommencez tous les soirs pendant 2 semaines.

EN BAIN

ENFANT

Dans un bain chaud déjà coulé, versez :

- **HE petit grain bigarade 5 gouttes**
- **Ess. mandarine 5 gouttes**
- **Base pour bain 1 cuillère à café**

▷ Plongez l'enfant dans ce bon bain chaud pendant 20 minutes avant de le sécher sans le rincer puis de le mettre au lit. Recommencez tous les soirs pendant 2 semaines.

NOS CONSEILS EN +

- Évitez absolument de rentrer dans le cercle vicieux des somnifères classiques, sauf si vraiment vous avez tout essayé en vain, ce qui semble hautement improbable.
- Si, et seulement si, votre sommeil ne s'améliore pas avec tous ces conseils (ce qui serait extrêmement étonnant), vous pouvez envisager de recourir aux somnifères. Mais sachez qu'ils ne sont pas dénués d'effets secondaires (dont l'accoutumance) et qu'en outre, en écourtant certaines phases du cycle du sommeil, ils ne permettent pas un sommeil de qualité.
- L'alimentation influence le sommeil : thé, café, soda et parfois même chocolat sont excitants (caféine), de même que l'alcool et le tabac. Supprimez tout à partir de 15-16 h.
- Évitez la viande rouge le soir, privilégiez le poisson, la viande blanche, les œufs, les céréales complètes, les lentilles ou autres légumes secs, le riz complet, les pommes de terre, les légumes verts.
- Dînez suffisamment, ni trop (digestion lourde) ni trop peu (risque d'hypoglycémie dans la nuit).
- Ne vous couchez pas juste après le dîner. Dans l'idéal, c'est au moins 2 heures plus tard.

- Si vous prenez des médicaments diurétiques ou à visée cardiaque, sachez que nombre d'entre eux grignotent vos réserves en calcium, magnésium et/ou vitamines B. Et peuvent donc induire des insomnies. Supplémentez-vous automatiquement en cas de traitement de ce type (fréquent chez les personnes âgées).
- Comme on fait son lit on se couche, mais surtout comme on se couche on s'endort... Si vous vous traînez vers votre matelas, résigné à ne pas dormir, en embarquant avec vous tous vos soucis et le planning de demain à mettre en place, ça part très très mal. À certains moments de la vie, le sommeil coule de source, tandis qu'à d'autres, il faut le mériter. Le méritez-vous ? Votre chambre est-elle accueillante pour Morphée ? Température fraîche, de l'air en suffisance, une pièce propre, reposante, douce, CALME – c'est-à-dire sans bruit extérieur mais aussi sans télévision ! –, si vous dormez avec quelqu'un, avez-vous confiance, vous sentez-vous bien ? Plus il y a de « non » à ces questions, plus le doux voile du sommeil s'éloigne. Les traitements, quels qu'ils soient, ne régleront pas ces points-là à votre place.
- Il existe tout un tas d'insomnies. Difficultés d'endormissement, réveils nocturnes, sommeil long mais de mauvaise qualité (impression d'être fatigué le matin malgré une nuit correcte), réveil aux aubes vertes sans possibilité de se rendormir... Les huiles essentielles peuvent beaucoup, mais pas tout. Galères au travail ? À la maison ? Questions existentielles ? Chagrin d'amour ?... Il va falloir faire quelque chose.
- Le soir, mangez léger. Mais sûrement pas rien du tout, sinon votre estomac saura vous rappeler à l'ordre, ou tout simplement votre sommeil ne sera pas de bonne qualité.
- Occupez vos journées à fond, mais sans vous épuiser non plus. Curieusement, trop de fatigue empêche souvent de dormir.
- Pratiquez un sport plusieurs fois par semaine, mais pas en soirée. La fatigue physique est le chemin le plus court vers un sommeil réparateur.
- Laissez vos soucis derrière la porte de la chambre.
- Ne fumez pas, ne buvez ni alcool, ni thé, ni café, ni cola, surtout le soir.
- Le bruit fatigue, surtout la nuit, même si on a le sentiment de dormir correctement. Les bouchons d'oreille, en mousse ou en cire, vous connaissez ?
- Renouez avec un rituel d'endormissement, comme lorsque vous étiez enfant. Sans forcément demander à quelqu'un de vous raconter une histoire, prenez un bain, faites quelques pas dehors, admirez vos timbres, avancez dans votre œuvre de macramé : instaurez un sas de décompression entre « le dehors » et « le lit ».
- Évitez l'activité intellectuelle et sportive trop intense en fin de journée, après 20 h.
- La chambre ne doit pas être surchauffée. 18 °C, c'est parfait.
- Couchez-vous lorsque vous avez sommeil. Ni avant, ni après. Essayez de garder le même rythme chaque jour (même heure de coucher et de lever) y compris le week-end.
- Le lit sert à dormir ou à faire l'amour, pas à régler ses comptes ni à regarder la télé.
- Ne lisez pas sur une liseuse électronique rétro-éclairée, ne jouez pas avec une tablette, un smartphone juste avant de dormir (ou plutôt d'essayer de dormir). Leur lumière dite « bleue » perturbe l'endormissement et abîme les yeux en prime.

INTESTIN IRRITABLE

Lorsqu'on souffre de spasmes du côlon, on est victime de « colopathie fonctionnelle » ou de « syndrome de l'intestin irritable ». Ces spasmes intestinaux, dont on ignore généralement la cause, sont souvent associés à des troubles du transit et à des ballonnements, ainsi qu'à de nombreux autres symptômes. L'intestin irritable est un trouble compliqué à définir pour les médecins, qui ne « trouvent » rien malgré les divers examens : ni cause organique, ni altération de l'état général, ni lésion observable. Alors que pour les patients, décrire leurs maux est tout simple. Ils déclarent avoir « mal au ventre » (n'importe où : à gauche, à droite, partout), se plaignent de ballonnements (lorsque le médecin recherche la présence de gaz dans l'abdomen, il n'en trouve pas spécialement, mais le malade, lui, se « sent » ballonné), de dyspepsie (impression d'être « plein », que l'estomac ne se vide pas), subissent une « météo » interne fantasque (alternance de diarrhées et de constipation, ça va ça vient…). Les femmes, les premières à souffrir d'intestin irritable (elles représentent 9 malades sur 10, 15 à 20 % de la population féminine sont concernés !), rapportent également des soucis gynécologiques et peuvent parfois se plaindre de symptômes évoquant la fibromyalgie. Tous ces signes ne sont pas constants dans l'année : ils évoluent plutôt par « poussées » et peuvent gêner pendant plusieurs mois. Au total, l'impact sur la qualité de vie professionnelle comme privée peut être considérable.

S'il existe une inflammation de l'intestin, c'est alors une colite. Reportez-vous p. 260.

LE RÉFLEXE

À AVALER ET À APPLIQUER

Posez 1 goutte pure de **basilic exotique** directement sous la langue, ou sur un sucre à laisser fondre en bouche OU appliquez 2 gouttes sur le ventre et massez. Recommencez 2 ou 3 fois dans la journée.

LES FORMULES COMPLÈTES

À AVALER

Mélangez :

- **HE basilic exotique 1 goutte**
- **HE coriandre 1 goutte**

▷ Versez vos gouttes sur une cuillère d'huile d'olive ou de miel, matin, midi et soir en fin de repas, 20 jours par mois.

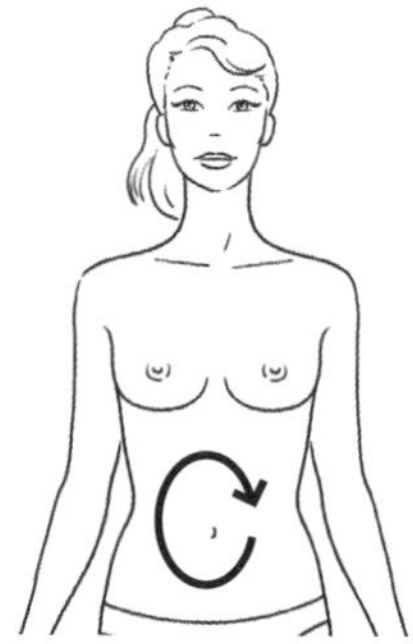

À APPLIQUER
Mélangez :
- **HE basilic exotique 1 goutte**
- **HE marjolaine des jardins 1 goutte**
- **HE camomille romaine 1 goutte**
- **HV noisette 3 gouttes**

▷ Appliquez sur le ventre en massages 2 à 3 fois par jour jusqu'à amélioration.

NOS CONSEILS EN +

- Nous vous recommandons vivement des cures de probiotiques adaptés. Si votre intestin « grince » depuis des années, peut-être faudra-t-il également reconstituer la barrière intestinale. Le traitement est long, mais le résultat en vaut la chandelle.
- L'inconfort intestinal concerne en grande majorité des personnes anxieuses et particulièrement préoccupées par leur santé. Il est important de tout mettre en œuvre pour se détendre.
- Côté transit, la constipation domine largement. Vous devez consommer suffisamment de végétaux (fruits, légumes, céréales complètes), boire 1 bon litre d'eau par jour et surtout vous astreindre à 1 heure d'activité physique quotidienne au minimum (marcher, monter les escaliers, etc.). Des séances de sport hebdomadaires sont vivement recommandées. La natation, le tennis, le vélo, choisissez ce que vous voulez, mais c'est obligatoire pour tout le monde, surtout dans votre cas !
- Reportez-vous aussi à « Colite » (p. 260).

IRRITABILITÉ

Un rien vous contrarie, rater un métro vous fait presque mal physiquement (alors que le suivant arrive dans 2 minutes), vous êtes bougon, on paye trop d'impôts, la météo est pourrie, il n'y a plus que des baguettes trop cuites, vous avez encore oublié votre portable au bureau, les voisins sont vraiment insupportables, un collant tout neuf et déjà filé, j'ai marché dedans et c'est même pas du pied gauche, comme d'habitude on attend l'ascenseur pendant 3 heures, comment ça il n'y a plus de plat du jour ?, que fabrique ce véhicule lent sur la voie rapide ?, je me suis encore coupé le doigt avec une feuille de papier, les trottoirs sont horriblement sales, les embouteillages quelle barbe, qu'est-ce que tu veux encore pourquoi tu me regardes comme ça ?, tout le monde m'en veut… On pourrait poursuivre la liste des petites contrariétés qui, chez vous, déclenchent des réactions disproportionnées. Vous vous reconnaissez ? Ces huiles essentielles sont faites pour vous.

LE RÉFLEXE

À APPLIQUER

Massez le plexus solaire et la voûte plantaire avec 2 gouttes de **marjolaine des jardins** le matin, l'après-midi et lors des conflits.

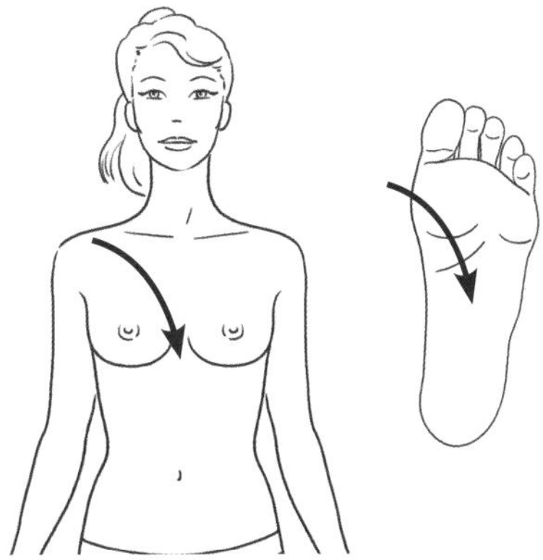

+

EN BAIN

Versez 15 gouttes de **marjolaine des jardins** mélangées à 5 ml de base pour bain dans un bain chaud (38 °C). Plongez-vous durant 20 bonnes minutes.

LA FORMULE COMPLÈTE

À APPLIQUER

Dans un flacon en verre coloré de 5 ml, mélangez :

- **HE camomille romaine 2 gouttes**
- **HE lédon du Groenland 2 gouttes**
- **HE marjolaine des jardins 2 gouttes**
- **HV noisette qsp 5 ml**

▷ Faites-vous masser le dos des reins vers la nuque, les épaules, les omoplates pendant 5 minutes le soir au coucher.

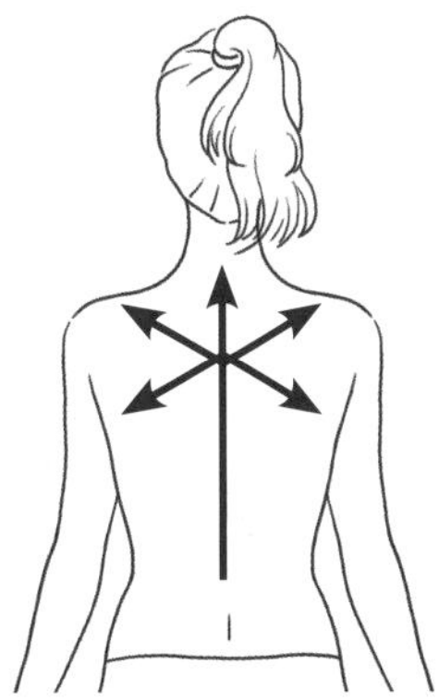

NOS CONSEILS EN +

- Les raisons pour lesquelles on peut devenir subitement irritable (ou cultiver une irritabilité légendaire) sont nombreuses. Parmi les plus courantes, on peut citer l'arrêt du tabac, la fatigue (mauvais sommeil, stress, surmenage), l'allergie (le rhume des foins notamment), la ménopause (ou autres dérèglements hormonaux), les personnalités dites « borderline » (prêtes à « basculer » en permanence vers une « crise », instables, impulsives, excessives, dépassées par des colères violentes sans raisons réelles et/ou des prises de risque inconsidérées). Les femmes sont les plus souvent touchées par cet « état limite », et peuvent aussi présenter des troubles tels que la boulimie.
- Faites une cure de magnésium marin (préférable à toute autre forme de magnésium) à raison de 4 gélules par jour jusqu'à amélioration, puis 2 gélules par jour au long cours.

- Faites des cures de tryptophane, un acide aminé que vous transformerez en sérotonine. Cette dernière, une substance naturelle produite par le cerveau, induit tranquillité, calme et maîtrise de soi.
- Prenez des oméga 3 à raison de 3 capsules au cours du dîner.
- Faites un effort pour ménager au maximum vos proches, qui risquent de se lasser de vos « sautes d'humeur ». On peut être un peu lunatique, mais il y a des limites. À vous de baliser les vôtres. Si vous n'y arrivez pas, sortez de la pièce ou éloignez-vous mais n'attaquez pas frontalement en permanence, ça fatigue tout le monde.
- Pratiquez une activité physique régulière. Et un sport plus physique. Très important, ça !

JAMBES LOURDES

Les jambes sont lourdes lorsque le sang n'arrive pas à remonter vers le cœur : il reste « coincé » en bas. C'est fréquent, surtout chez les femmes parce que leur circulation sanguine est plus « capricieuse » que celle des hommes. Les jambes lourdes sont souvent aggravées et/ou provoquées par la station debout prolongée (vendeur, serveur, coiffeur), la fatigue des voyages, le piétinement et la chaleur.

LE RÉFLEXE

À APPLIQUER

Mélangez 5 gouttes de **cyprès de Provence** et 5 gouttes d'HV de **calophylle**. Massez vos jambes matin et soir avec ce mélange en partant du bas (chevilles) vers le haut (mollets, genoux), pendant 20 jours.

+

À AVALER

Posez 2 gouttes de **cyprès de Provence** dans une petite cuillère de miel et laissez fondre en bouche 2 fois par jour. Cures de 10 jours (renouvelées).

+

EN BAIN

Versez dans l'eau du bain pas trop chaude et déjà coulée 10 gouttes de **cyprès de Provence** mélangées à 1 cuillère à café de base pour bain. Prenez des bains de 20 minutes, 2 fois par semaine. Si vous avez le courage, terminez par une petite douche froide des membres inférieurs.

LA FORMULE COMPLÈTE

À APPLIQUER

Dans un flacon en verre coloré de 5 ml, mélangez :

- **HE cyprès de Provence 10 gouttes**
- **HE menthe poivrée 10 gouttes**
- **HE niaouli 10 gouttes**
- **HE lentisque pistachier 10 gouttes**
- **HE genévrier commun 10 gouttes**
- **HV calophylle qsp 5 ml**

▷ Massez vos jambes matin et soir avec 10 à 20 gouttes du mélange en partant du bas (chevilles) vers le haut (mollets, genoux), voire plus haut, pendant 20 jours.

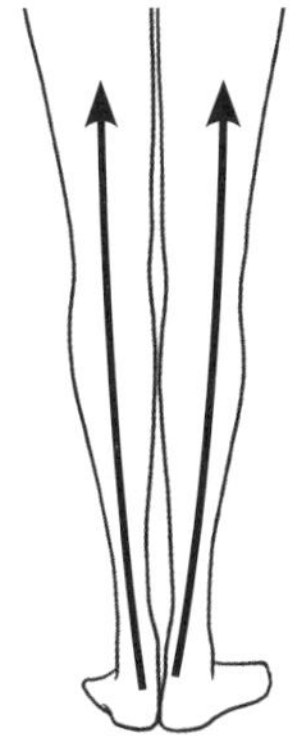

À FAIRE PRÉPARER EN PHARMACIE

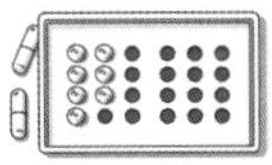

À AVALER

Demandez au pharmacien de préparer les gélules suivantes* :

HE cupressus sempervirens (cyprès de Provence)	15 mg
HE helichrysum italicum (hélichryse italienne)	15 mg
HE pistacia lentiscus (lentisque pistachier)	15 mg
Ess. citrus limonum (citron)	10 mg
Excipient	qsp 1 gélule n° 40

▷ Avalez 1 gélule matin et soir en cures de 20 jours.

NOS CONSEILS EN +

- C'est aujourd'hui que se préparent les jambes de demain. Si vous avez une tendance aux jambes lourdes et autres troubles de circulation veineuse, prenez les choses en main afin d'éviter de passer aux stades supérieurs (voir « Mauvaise circulation », p. 389).
- Surélevez vos jambes dès que possible (faites la chandelle, le poirier, allongez-les sur des coussins…).
- Marchez, nagez, pédalez… bougez. Surtout dans l'eau.
- Vérifiez avec votre médecin le dosage en œstrogènes de votre pilule.
- Finissez votre douche par un jet d'eau froide en remontant des pieds vers les cuisses.
- Ne croisez pas les jambes en position assise.

* Ou à préparer vous-même (voir p. 164).

- Ne restez pas trop longtemps immobile : faites quelques pas ou au moins bougez vos chevilles.
- Évitez les talons hauts et les talons plats. La bonne hauteur : entre 3 et 4 cm.
- Buvez suffisamment d'eau. La déshydratation épaissit le sang, qui circule moins bien.
- Buvez du thé plutôt que du café. Et des tisanes spéciales « circulation » (vigne rouge, hamamélis...).
- Ne fumez pas.

JAMBES SANS REPOS (« IMPATIENCES »)

Les syndromes des « jambes sans repos » et des « mouvements périodiques nocturnes » sont souvent associés, et s'accompagnent généralement d'une insomnie. Car dès que l'on prend la position allongée (ou même assise, parfois), voilà que les jambes « agacent », « brûlent », « picotent » et bien souvent forcent à se lever. Ou comment se transformer en véritable « promeneur nocturne », cherchant en vain la paix des jambes. Dans certains cas, ces dernières s'agitent même seules, sans moyen des les immobiliser. Et la journée, bien sûr, grosse fatigue... Souvent, on erre de consultations en bilans diagnostiques inutiles (doppler, radios, avis psychiatrique, prescription d'antidépresseurs, de somnifères...), parce que les causes peuvent être variées, depuis une maladie nerveuse jusqu'à un excès d'acide urique (hyperuricémie), en passant par une carence en vitamines (B12, B9), en magnésium ou en fer.

LA FORMULE COMPLÈTE

À APPLIQUER

Dans un flacon en verre coloré de 5 ml, mélangez :

- **HE lavande officinale 10 gouttes**
- **HE marjolaine des jardins 20 gouttes**
- **HE cyprès de Provence 30 gouttes**
- **EL arnica qsp 5 ml**

▷ Avant de vous coucher, massez les jambes de bas en haut (des chevilles jusqu'en haut des cuisses). Recommencez tous les soirs jusqu'à la disparition des « impatiences ».

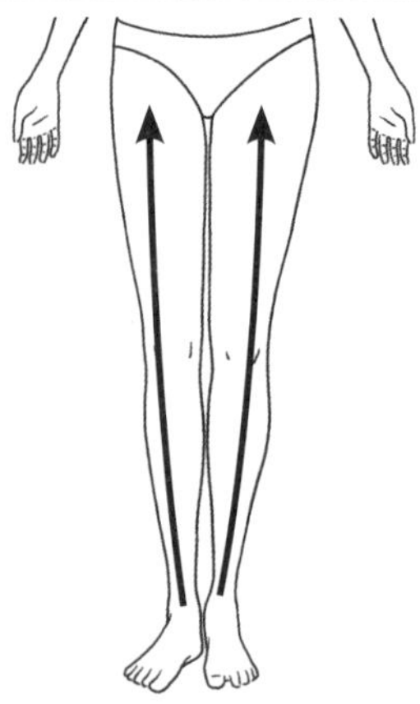

NOS CONSEILS EN +

- Identifiez la cause du problème : si elle n'est pas circulatoire, le traitement apportera peu ou pas d'amélioration. Chez certains malades, un dysfonctionnement du système dopaminergique (dans le cerveau) peut être responsable du problème et exiger un traitement lourd (médicaments antiépileptiques). Mais dans tous les cas, avant de passer à des traitements très lourds et non dénués d'effets secondaires, il faut absolument essayer les suppléments de vitamines B12, B9, de fer ou de magnésium : ils ont fait la preuve de leur efficacité et sont recommandés par les médecins.
- Le syndrome des jambes sans repos est aggravé par la caféine et... la grossesse. Allez-y doucement sur le café, voire le thé.

LARYNGITE / PHARYNGITE

Comme son nom l'indique, la laryngite est une inflammation du larynx. Et s'accompagne tout naturellement d'une inflammation du pharynx. Elle est donc forcément éprouvante, parce que qui dit gonflement et douleur dans cette zone, dit irritation de la gorge, toux, extinction ou « bizarreries » de la voix, difficultés respiratoires (si c'est un enfant) et déglutition pénible.

Le signe qui doit alerter, c'est la modification de la voix : en général, voix rauque chez l'enfant, et enrouement chez l'adulte. Les jeunes enfants (entre 1 et 3 ans) et les adultes sont le plus souvent concernés.

La laryngopharyngite s'installe souvent suite à une rhinopharyngite (enfants), ou encore après un rhume ou une bronchite (adultes). Le plus souvent, elle est virale : les antibiotiques ne la soignent donc pas. Le problème, c'est l'inflammation du larynx, autoalimentée par la toux. Plus on tousse, plus c'est inflammé, plus on tousse, etc. C'est contre cela (et la douleur qui accompagne toujours une inflammation) qu'il faut se battre. S'il s'agit d'un enfant et que les symptômes ne passent pas très vite, il faut consulter.

LE RÉFLEXE

À AVALER

Versez 1 goutte de **thym à thujanol** sur ½ sucre ou un comprimé neutre et laissez fondre sous la langue 4 à 6 fois par jour.

+

À APPLIQUER

Appliquez 1 goutte de **thym à thujanol** directement sur le cou, à l'endroit de la douleur, plusieurs fois par jour.

LES FORMULES COMPLÈTES

À AVALER ET EN GARGARISMES

Dans un flacon en verre coloré de 2 ml, mélangez :

- **HE thym à thujanol 10 gouttes**
- **HE niaouli 10 gouttes**
- **HE menthe poivrée 10 gouttes**
- **HE sarriette des montagnes 10 gouttes**

▷ Versez 2 gouttes sur ½ sucre ou un comprimé neutre et laissez fondre sous la langue 4 à 6 fois par jour.

+

▷ Diluez 4 gouttes de cette formule dans un verre d'eau tiède, ajoutez une pincée de gros sel et faites des gargarismes (bains de gorge) 3 à 4 fois par jour. N'avalez pas, recrachez !

+

À APPLIQUER

Mélangez :

- **HE bois de Hô 1 goutte**
- **HE arbre à thé 1 goutte**
- **HE thym à thujanol 1 goutte**
- **HV amande douce ½ cuillère à café**

▷ Massez le cou en insistant sur la région des amygdales 3 à 4 fois par jour.

À FAIRE PRÉPARER EN PHARMACIE

EN SUPPOSITOIRES

Demandez au pharmacien de préparer les suppositoires suivants :

	Adulte	Enfant
HE thymus vulgaris thujanoliferum (thym à thujanol)	50 mg	30 mg
HE cinnamomum camphora cineoliferum (ravintsara)	70 mg	40 mg
HE melaleuca alternifolia (arbre à thé)	30 mg	20 mg
EL millepertuis	20 mg	20 mg

▷ Administrez 3 suppositoires par jour pendant 2 jours, puis 2 par jour pendant 3 jours.

NOS CONSEILS EN +

- Chuuut ! Silence complet pendant plusieurs jours. On se tait.
- Humidifiez bien l'air ambiant, surtout si c'est une chambre d'enfant. Achetez un humidificateur, ou à défaut posez dans un coin une casserole pleine d'eau.
- Chez l'enfant, on constate souvent une toux « aboyante » et des difficultés respiratoires, mais rien de tout cela chez l'adulte. Il faut évidemment adapter le traitement à l'âge du malade et aux symptômes qu'il présente !
- N'agressez pas la fragile muqueuse, déjà irritée, par des boissons brûlantes. Chaudes, c'est suffisant et apaisant. Un thé ou une tisane, sucrés au miel, peuvent soulager quelque temps.
- Stoppez les produits laitiers jusqu'à l'arrêt des symptômes.
- Les laryngites à répétition doivent vous amener à rechercher la cause. Une consultation est nécessaire pour procéder à des examens.

LENDEMAINS DE FÊTE

Le système digestif est comme la plus belle fille du monde : il ne peut donner que ce qu'il a. Et quand c'est trop, c'est trop : il n'est pas conçu pour réceptionner et métaboliser 3 litres d'alcool, 2 chapons, 1 bûche aux marrons, des chocolats, etc., le tout en une seule soirée ! Alors forcément, lorsque vous le lui imposez malgré tout, il craque. À vous l'état nauséeux, le mal de tête, la fatigue immense, le mal-être indescriptible. Allez, ça ira mieux demain, ou dans quelques jours ! Ou dès tout à l'heure si vous avez la force d'ouvrir vos flacons d'huiles essentielles !

LE RÉFLEXE

À AVALER

Posez 1 goutte pure de **menthe poivrée** directement sous la langue, 2 à 3 fois dans la journée.

+

À APPLIQUER

Appliquez 1 goutte de **menthe poivrée** sur la tempe, là où ça fait mal. Massez lentement. Renouvelez si nécessaire jusqu'à 3 fois dans la journée.

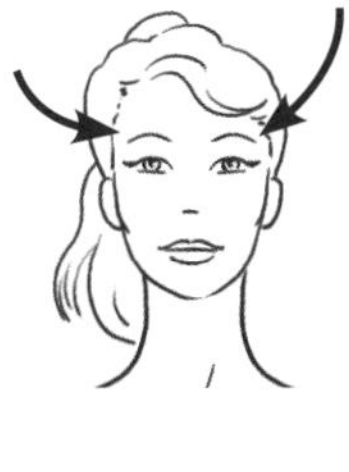

LA FORMULE COMPLÈTE

À AVALER

Mélangez :

- **HE menthe poivrée 1 goutte**
- **Ess. citron 1 goutte**

▷ Posez ces 2 gouttes sur une toute petite cuillère de miel, ½ sucre ou une cuillère à café d'huile d'olive, et avalez 3 fois dans la journée.

NOS CONSEILS EN +

- Anticipez. Avant les fêtes ou même un dîner très copieux et arrosé, préparez-vous !
  - Bougez un peu plus que d'habitude. Plus de sport ou, au moins, plus d'activité physique.
  - Faites « maigre » pendant une petite semaine avant le début des agapes. Descendez votre consommation de gras au niveau plancher (quelques cuillères d'huiles d'olive et de colza par jour suffisent) : limitez au maximum la viande, les fromages, les produits laitiers. Oui aux fruits et légumes, crus ou cuits. Et surtout, ne buvez pas une goutte d'alcool.
  - Le soir de fête, relaxez-vous, soyez à l'aise dans vos vêtements, avec vos amis, etc. Le stress est un mauvais compagnon gastrique.
  - Pour chaque verre de vin, buvez 2 verres d'eau. Toujours en ce qui concerne les boissons, le sucre des fruits (fructose) atténue certains effets de l'alcool, mais pas la « gueule de bois ». Dommage !
  - Prenez un peu l'air, ou au moins faites quelques pas : c'est fou ce que des petits « trucs » comme ceux-là peuvent faire du bien.
- Le lendemain, reprenez votre régime « maigre » : soupes, fruits, eau minérale. Évitez de tomber dans les restes de foie gras et autres plats gras de la veille.

LÈVRES GERCÉES

Il n'y a pas plus naturel, plus doux ni plus efficace qu'une association d'huiles cicatrisantes. Voici encore un bel exemple de synergie entre huile essentielle et huile végétale bien choisies.

LE RÉFLEXE

À APPLIQUER

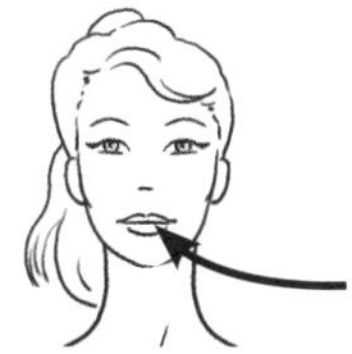

Dans un flacon de 2 ml, versez 10 gouttes de **lavande aspic** et complétez d'HV de **rose musquée**. Appliquez 1 ou 2 gouttes de ce mélange 2 à 3 fois par jour, jusqu'à cicatrisation complète.

NOTRE CONSEIL EN +

- Si vous avez tendance à gercer des lèvres à chaque saison froide, renforcez vos muqueuses et votre peau contre les agressions. Prenez 2 capsules d'huile de bourrache au petit-déjeuner et 2 capsules d'huile de rose musquée au déjeuner ou au dîner pendant tout l'hiver.

LUMBAGO (« TOUR DE REIN »)

Un lumbago, ou « tour de rein », est la plus courante des lombalgies aiguës. Il s'installe brutalement et bloque le bas du dos en lui infligeant une douleur sévère, généralement suite à une mauvaise posture : on se penche en avant les jambes raides et les fesses en l'air pour lacer ses chaussures, cueillir des champignons ou, pire, attraper le pack de 6 bouteilles d'eau minérale… et on ne se relève pas. C'est le mouvement brusque qui pose problème plus que la charge à porter. On peut se « faire un lumbago » en ramassant simplement sa fourchette ! Les huiles essentielles sont tout simplement extraordinaires dans ce cas, et soulagent incomparablement plus efficacement que toute autre thérapeutique.

LE RÉFLEXE

À APPLIQUER

Diluez 3 gouttes de **gaulthérie couchée** dans 12 gouttes d'EL d'arnica et massez longuement le bas du dos (mais sans appuyer pour ne pas aviver la douleur).

LA FORMULE COMPLÈTE

À APPLIQUER

Dans un flacon en verre coloré de 5 ml, mélangez :

- **HE gaulthérie couchée 10 gouttes**
- **HE eucalyptus citronné 10 gouttes**
- **HE romarin à camphre 10 gouttes**
- **HE laurier noble 5 gouttes**
- **HE lavandin super 5 gouttes**
- **HE hélichryse italienne 5 gouttes**
- **EL arnica qsp 5 ml**

▷ Dans les premières secondes (dès le dos coincé), appliquez du froid (glaçons ou poche réfrigérée), puis quand la douleur a disparu (anesthésie due au froid) et que la chaleur est revenue sur la peau, vous allez pouvoir appliquer vos huiles essentielles.

▷ Massez le bas du dos sur toute la zone bloquée. Prenez votre temps, et surtout ne vous faites pas mal. La chaleur des mains sur la peau favorise la pénétration des huiles essentielles. Non au froid, aux pièces fraîches, aux courants d'air dans le dos ! Recommencez l'application 4 à 5 fois par jour, puis espacez jusqu'à amélioration franche. Continuez ensuite 3 fois par jour, jusqu'à élimination totale de la douleur.

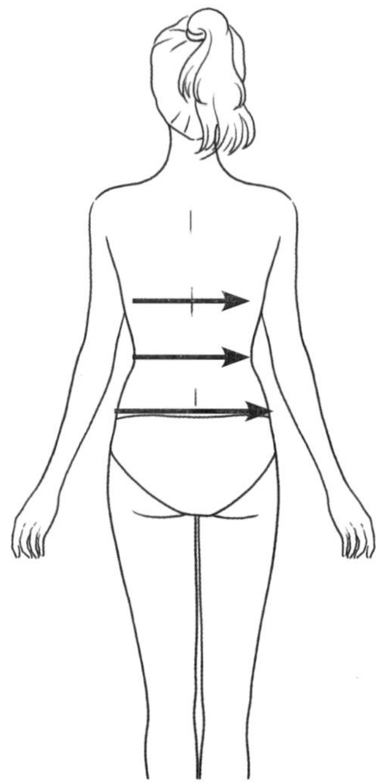

NOS CONSEILS EN +

- Le mal de dos a longtemps été traité par l'immobilisation. On sait aujourd'hui que c'est exactement l'inverse qu'il faut faire. Au pire de la crise, le repos est évidemment impératif en cas de douleur vraiment intense. Mais attention : il devient formellement déconseillé dès qu'elle s'estompe. Un lumbago peut vous clouer au lit quelques jours, mais jamais plus d'une semaine. Au-delà, rester immobile est inutile et même nocif ! Reprendre ses activités quotidiennes doit être l'objectif prioritaire, quitte à porter une ceinture lombaire ou un corset rigide pour éviter au dos toute fatigue superflue.
- Ne forcez jamais ! La douleur est un signal qu'il faut écouter. Que se passe-t-il ? Ne cherchez pas non plus à la faire taire sans avoir entendu son message.
- Respirez profondément, lentement. C'est un excellent antidouleur, toutes les femmes apprennent à s'en servir en vue de l'accouchement.
- L'exercice physique est un antidouleur naturel. Évidemment, à pratiquer avec modération et pas pendant une crise douloureuse (dans ce cas, le repos prime sur tout autre conseil). Mais une douleur modérée peut même céder tandis que vous nagez sur le dos ou que vous pédalez joyeusement dans les bois. Pendant le sport, le corps sécrète une hormone antidouleur. Génial !

- Méfiez-vous des antidouleurs (anti-inflammatoires, aspirine) utilisés au long cours : ils ne soulagent que momentanément et finissent par causer de vraies maladies (ulcères, saignements gastro-intestinaux). Certains d'entre eux augmentent les risques cardio-vasculaires. De plus, ils contribuent à détruire le cartilage, aggravant les douleurs articulaires !
- Ne fumez pas. Le tabac est responsable de nombreuses douleurs en perturbant la circulation. Notamment, il cause divers maux de dos. C'est méconnu !
- Vous prenez la pilule ? Si elle est évidemment incapable de déclencher, en soi, un lumbago, les spécialistes rappellent que ce médicament augmente la production d'hormones favorisant la distension de certains tissus musculaires. Du point de vue dorsal, à l'extrême, on se retrouve dans une situation comparable à celle de la femme enceinte.
- Attention à votre position lorsque vous écrivez des SMS. Pour ne pas faire souffrir votre dos, vos oreilles doivent être sur le même plan que vos épaules, omoplates rétractées. Plus vous vous cassez en deux, plus vous vous penchez, plus vos cervicales souffrent. Comme si vous portiez un enfant de 7 ans sur vos épaules !

MALADIES TROPICALES (PRÉVENTION)

Nous voyageons de plus en plus, généralement sans nous préoccuper des infections susceptibles de nous atteindre en pays chauds. Même dans un camp de vacances de luxe, les insectes peuvent transmettre des maladies, l'eau n'est pas toujours parfaite, on peut rencontrer des germes inconnus chez nous ! Sans en faire une psychose, il est sage de ne pas partir le nez au vent en se disant que tout ira bien. Oui, c'est probable, mais si ce n'est pas le cas ? Le réflexe malin, c'est de glisser dans son sac de voyage 2 flacons d'huiles essentielles qui pourront vous éviter de très gros problèmes. L'objectif : ne pas les lâcher pendant toutes les vacances. Et comme en plus vous pourrez facilement les utiliser de retour à la maison, il n'y a aucune raison de s'en priver.

LE RÉFLEXE

À AVALER

1 oléocapsule d'**origan compact** matin et soir. Du premier au dernier jour de votre séjour.

NOS CONSEILS EN +

- Pour les soins ou les recommandations spécifiques, reportez-vous aux pages concernées.
- Vous vous rendez dans une zone « à paludisme » mais vous n'avez pas envie de prendre le traitement classique habituellement proposé ? Voyez « Paludisme » (p. 418).
- Conformez-vous toujours aux vaccinations obligatoires selon chaque pays, en vigueur à la date de départ.

MAL À LA GORGE

Mal à la gorge, c'est mal à la gorge, et rien d'autre. Ce n'est ni angine, ni fièvre. Chez certaines personnes, le mal de gorge est un grand classique. Il faut dire que cette zone, constituée du pharynx (à l'arrière de la bouche) et du larynx (organe de la voix) est en plus un grand carrefour, situé à la jonction des voies respiratoires et digestives. D'où les répercussions fréquentes dans l'un ou l'autre de ces systèmes. Une simple irritation peut se transformer en véritable mal de gorge chez certains, de même qu'un coup de froid ou une soirée un peu « bruyante » entre amis, style karaoké ! Les formules de cette page sont adaptées au simple mal de gorge à son tout début. S'il s'est installé, reportez-vous plutôt aux conseils de la page « Angine ».

LE RÉFLEXE

À AVALER

Posez 2 gouttes de **thym à thujanol** sur une toute petite cuillère de miel et laissez fondre en bouche 3 à 5 fois par jour.

LES FORMULES COMPLÈTES

À APPLIQUER

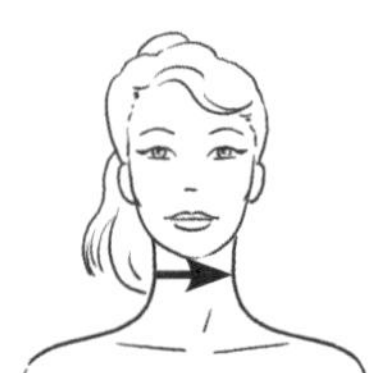

Dans un flacon en verre coloré de 2 ml, mélangez :

- **HE thym à thujanol 10 gouttes**
- **HE arbre à thé 10 gouttes**
- **HE niaouli 10 gouttes**
- **HE laurier noble 5 gouttes**
- **EL calendula qsp 2 ml**

▷ Appliquez en massage doux le long de la gorge, 3 fois par jour pendant 3 jours.

+

À AVALER

Mélangez :

- **HE thym à thunanol 1 goutte**
- **HE menthe poivrée 1 goutte**

▷ Posez vos gouttes d'HE sur une toute petite cuillère de miel que vous laissez fondre dans une infusion de thym. Buvez lentement.

NOS CONSEILS EN +

- Gorge au repos : silence, chaleur, douceur, foulard. Chhhhhut !
- Du citron et du miel pour nettoyer et apaiser. C'est toujours la combinaison gagnante. Pourquoi ne pas vous préparer de délicieux citrons chauds, comme aux sports d'hiver ? Un citron pressé au fond d'une tasse, de l'eau chaude par-dessus, une cuillère à café de miel dedans. C'est prêt !

MAL À LA TÊTE / MIGRAINE

Tempête sous un crâne… Si les éléments se déchaînent dans le vôtre, vous pouvez être tenté de croire que plus c'est douloureux, plus c'est grave puisque plus le cerveau peut être gravement atteint ! Il n'en est évidemment rien. Le mal de tête est directement lié à la souffrance d'un vaisseau sanguin, à la compression d'une racine nerveuse, à l'endolorissement des muscles de la nuque et du dos ou à un trouble de la transmission nerveuse. C'est que, là-haut, un circuit électrique hautement sophistiqué turbine à plein régime, alors parfois, ça surchauffe. Quant à la migraine, on pense qu'elle est directement liée à une vasoconstriction des vaisseaux de la tête, immédiatement suivie par une vasodilatation réactionnelle, à l'origine des douleurs.

Vous êtes migraineux si, selon les derniers critères de l'IHS (International Headache Society) :

- vous avez eu au moins 5 crises ayant duré entre 4 et 72 heures, avec aggravation par le bruit ou la lumière + nausées ou vomissements ;
- vos maux de tête ont au moins 2 des caractéristiques suivantes :
  - ils sont localisés d'un seul côté,
  - ils sont pulsatiles (douleurs pulsées),
  - ils vous forcent à rester alité ou il vous faut un gros effort pour accomplir les activités quotidiennes,
  - ils sont aggravés par l'activité physique « de base » (se relever, monter 3 marches, etc.).

LE RÉFLEXE

À APPLIQUER

Appliquez 2 gouttes pures de **menthe poivrée** sur les tempes et le front (attention, évitez les yeux). Si vous êtes chez vous, préparez plutôt des compresses humides fraîches imprégnées de menthe, c'est encore plus apaisant.

+

À DIFFUSER

Laissez s'évaporer quelques gouttes de **menthe poivrée** 2 fois par jour durant 10 minutes, si possible à l'aide d'un diffuseur électrique.

LA FORMULE COMPLÈTE

À APPLIQUER

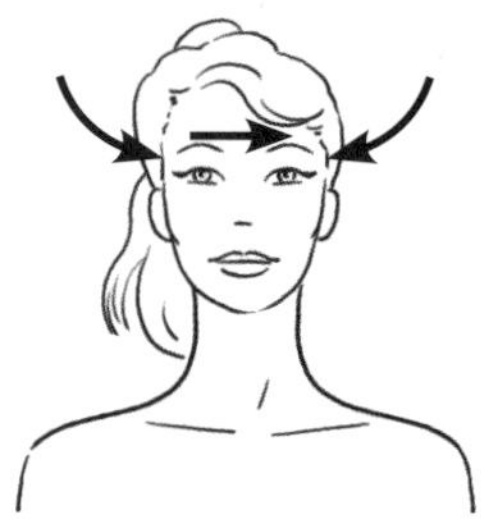

Dans un flacon en verre coloré de 5 ml, mélangez :

- **HE menthe poivrée 1 ml**
- **HE lavandin super 1 ml**
- **HE camomille romaine 0,5 ml**
- **HE basilic exotique 1 ml**
- **HE gaulthérie couchée 1 ml**
- **HE girofle 0,5 ml**

▷ Appliquez 2 à 3 gouttes de ce mélange en massages, sur les tempes et le front au niveau des sourcils (attention, évitez les yeux). Répétez au besoin toutes les heures.

À FAIRE PRÉPARER EN PHARMACIE

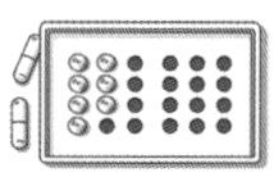

À AVALER

Demandez au pharmacien de préparer les gélules suivantes* :

HE chamaemellum nobile (camomille romaine)	10 mg
HE lavandula vera (lavande officinale)	20 mg
HE ocimum basilicum (basilic exotique)	20 mg
Ess. citrus limonum (citron)	10 mg
HE origanum majorana (marjolaine des jardins)	10 mg
Excipient	qsp 1 gélule n° 30

▷ Avalez 1 gélule 3 ou 4 fois par jour.

* Ou à préparer vous-même (voir p. 164).

NOS CONSEILS EN +

- De l'air ! Les pièces fermées, cloîtrées, sans air, c'est l'assurance d'avoir mal à la tête.
- Dans tous les cas, se mettre à l'aise (dégrafer pantalon, cravate, etc.) et s'allonger dans l'obscurité et le calme fait du bien.
- Posez du « froid » sur les tempes : menthe, glaçon (emballé dans un tissu !), gel réfrigérant… tout est bon pour calmer la douleur.
- Si vous vous réveillez systématiquement avec un bon mal de crâne, il est possible que cette douleur signe une dépression ou une anxiété importante. Surtout si vous êtes par ailleurs bien fatigué. Les médecins estiment qu'il s'agit là d'un indicateur fiable de « troubles de l'humeur », donc plutôt que d'avaler de l'antidouleur chaque jour, peut-être vaut-il mieux consulter ou, au moins, faire un point sur la situation. Quitte à prendre, pourquoi pas, des huiles essentielles contre la déprime ou l'anxiété ?
- Attention aux yeux : lumière trop vive, au contraire lecture dans une pièce mal éclairée, fatigue sur ordinateur, lunettes mal adaptées, défauts visuels non corrigés… c'est la porte ouverte courante à des maux de tête.
- Protégez-vous de l'insolation, c'est-à-dire du soleil sur le crâne et de l'excès de chaleur. Ils donnent lieu à de très violents maux de tête.
- Plus il fait chaud, plus il faut boire d'eau. Mais même au quotidien, en climat « tempéré », pensez à vos 8 verres d'eau minimum. Vous n'imaginez pas le nombre de maux de tête liés à la déshydratation.
- Les migraineux connaissent généralement les aliments qui déclenchent leurs crises, notamment le chocolat, le vin blanc, le gibier, le roquefort (et d'autres fromages), les harengs, et les aliments renfermant un taux élevé de glutamate (« syndrome du restaurant chinois »).
- Attention au café qui soulage certains mais déclenche des douleurs chez d'autres, ainsi que le tabac bien sûr.
- Les études sont formelles : la relaxation fait au moins aussi bien que les molécules les plus récentes pour soulager les maux de tête récurrents. Selon l'un des spécialistes de la question, le Dr John Astin, se relaxer (suivant un protocole particulier, ça ne veut pas dire prendre un bain ni dormir !) permet de diminuer les maux de tête récurrents de 43 %. C'est exactement le score atteint par les médicaments, et 3 fois plus efficace qu'un placebo. Le médecin précise que cette technique peut être recommandée comme traitement à part entière, à lui seul efficace dans le traitement des douleurs. Dans le cas de la migraine, il n'est pas non plus inutile d'y faire appel, mais les résultats sont plus mitigés.
- Maman j'ai mal à la tête ! La migraine chez l'enfant est trop peu étudiée et très mal prise en charge pour ne pas dire carrément ignorée. Pourtant elle toucherait entre 5 et 10 % d'entre eux ! Si ce mal de tête bien particulier sévit chez l'adulte et qu'il ne cède qu'avec des substances bien précises (médicaments ou plantes adaptées), il en va de même chez les enfants, pour qui la traditionnelle aspirine ou le paracétamol sont très peu efficaces, tout comme chez leurs parents migraineux. Et même, prédisposeraient à une aggravation de leur état, selon certains médecins. En tout cas, l'hérédité est

incontestable : un enfant risque nettement plus de développer ce trouble si l'un ou les deux parents sont eux-mêmes atteints. Si votre enfant associe douleur à :
- intolérance à la lumière et au bruit,
- irritabilité,
- troubles digestifs (nausées, vomissements),

• … peut-être est-ce une migraine. Si c'est un garçon qui en souffre, l'intensité des crises ira croissant, tandis que c'est la fréquence des attaques douloureuses dont se plaindra surtout une fille.

• Si la douleur est brusque, sans raison apparente et extrêmement intense, c'est peut être une urgence : consultez immédiatement.

MAL DES TRANSPORTS

Beurk. Le bateau, l'avion, la voiture… rien que d'y penser vous avez envie de… On vous laisse tranquille, alors. Non sans vous recommander un petit sucre qui fait vraiment du bien.

LE RÉFLEXE

À AVALER (ENFANT)

Posez 1 goutte de **menthe poivrée** sur ½ sucre ou directement sur la langue. Laissez fondre en bouche. Renouvelez autant de fois que nécessaire.
Femmes enceintes : remplacez la menthe poivrée par du **gingembre**.

+

À RESPIRER (ENFANT)

Respirez à même le flacon d'huile essentielle ouvert.

LA FORMULE COMPLÈTE

À APPLIQUER ET À RESPIRER (ENFANT)

Mélangez :
- **HE menthe poivrée 1 goutte**
- **HE basilic exotique 1 goutte**
- **HE mélisse 1 goutte**
- **Ess. citron 1 goutte**

▷ Appliquez ce mélange en massages sur le haut du buste lorsque la nausée monte. Vous pouvez aussi le respirer, c'est très efficace.

NOS CONSEILS EN +

- Mangez avant le départ.
- Allongez-vous ou, en tout cas, faites le moins de choses possible, économisez vos gestes.
- Évitez les odeurs fortes (cuisine, essence, parfum).
- Buvez de l'eau par petites gorgées.
- Ne fumez pas, ne buvez pas d'alcool.
- Si vous le pouvez, choisissez votre place dans votre engin de torture. Les moins pires sont les suivants.
  - Dans la voiture : la place du conducteur, ou celle du passager avant.
  - Dans un bateau : en cabine au milieu, près de la ligne de flottaison.
  - Dans l'avion : un siège au-dessus d'une aile. Sauf si en plus vous avez peur de l'avion et que vous ne voulez rien voir dehors…
  - Dans le train : un siège dans le sens de la marche, à côté d'une fenêtre si possible, et évidemment en classe non-fumeur.
- Et pour un enfant ?
  - Il doit être reposé avant de voyager. Une bonne nuit de sommeil est indispensable.
  - Faites-le manger avant le départ.
  - Faites-lui prendre l'air toutes les deux heures minimum.
  - Ne le couvrez pas trop : il a aussi chaud que vous.
  - Ne l'obligez pas à faire « autre chose » (lecture, jeux…). Certains enfants trouvent cela encore plus pénible.
  - Faites-le boire (même si ça ne l'enchante pas), toujours de l'eau, et encore plus s'il fait chaud. Une petite gorgée tous les ¼ d'heure n'est pas de trop.
  - Soyez vous-même détendu si vous ne voulez pas « propager » votre stress à l'enfant.
  - Voyagez dans le calme, sans odeurs (tabac, parfum, sandwich au pâté…).

MALADIE DE LYME

« Le Lyme » est une maladie provoquée par la piqûre d'une tique, d'un aoûtat ou autre insecte porteur de borrélies. On « l'attrape » lors d'une promenade en forêt. C'est une maladie difficile à détecter, difficile à traiter. Il est de loin préférable de s'en protéger. Mieux vaut toujours se balader l'été à la campagne sur des chemins ou sur l'herbe rase. Évitez les fourrés, les herbes hautes, les zones humides. Et enfin, être chaussé de bottes ou de chaussures et chaussettes montantes et de pantalons longs rentrés dans les chaussures, un vêtement couvrant, fermé, ajusté au niveau des bras et du cou, un chapeau ou une casquette. Emportez un spray anti-moustiques aux HE et aspergez-vous-en toutes les 2 heures.

Rentré de la promenade, observez bien vos bras et jambes, à la recherche d'une petite pointe noire piquée dans la peau. Si c'est le cas : l'enlever immédiatement avec un tire-tique, d'un mouvement rotatif visant à extraire la bestiole et son rostre en entier. Et désinfectez la place avec une compresse humide imprégnée d'HE de **niaouli** et de **lavande aspic**. Renouvelez l'opération 3 fois par jour pendant 2 jours et avalez 2 oléocapsules d'**origan compact** 3 fois par jour pendant 2 jours. On n'en parle plus.

Au contraire, vous n'avez rien vu et sans doute conservé votre locataire quelques jours incognito. Vous pouvez voir une auréole aux bords rosés sur un membre, qui volontiers migre au cours du temps. Vous n'y prêtez guère attention, elle finit par disparaître. Mais un beau jour, vous ressentez les symptômes de la grippe, frissons, courbatures, fièvre, une grande fatigue. Puis plus tard des douleurs dans le dos, les articulations, les genoux, vos muscles sont raides, vos jambes lourdes. Vous pouvez être essoufflé, votre cœur bat la chamade, puis plus rien. Vous oubliez. Puis une phase d'insomnies, de troubles de la mémoire s'installe, avec une anxiété permanente, voire une dépression. Si vous passiez des tests sérologiques valables, le labo vous identifierait bien une grosse élévation d'immunoglobulines mais ce n'est pas si simple. Bref, que le résultat du test soit positif ou non, vous commencez vraiment à suspecter la tique.

Voici comment agir.

LES FORMULES COMPLÈTES

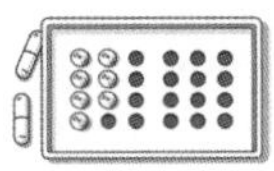

À AVALER

Demandez au pharmacien de préparer les deux formules de gélules suivantes* :

Formule 1

HE satureja montana (sarriette)	20 mg
HE origanum compactum (origan compact)	20 mg
HE eucalyptus polybractea CT cryptone (eucalyptus à polybractée)	20 mg
HE levisticum officinale (livèche)	10 mg
Excipient	Qsp 1 gélule n° 60

Et formule 2

HE sizygium aromaticum (girofle clou)	20 mg
HE melaleuca alternifolia (arbre à thé)	20 mg
HE chamaemellum nobile (camomille)	20 mg
Ess citrus limonum (citron)	10 mg
Excipient	Qsp 1 gélule n° 60

* Ou à préparer vous-même (voir p. 164).

▷ Prenez 1 gélule de la formule 1 aux 3 repas pendant 20 jours, stoppez 8 jours.
▷ Puis avalez 1 gélule de la formule 2 aux 3 repas pendant 20 jours
▷ Stoppez 8 jours et recommencez le même traitement aux mêmes doses en alternance et en observant bien une pause entre chaque formule.

NOS CONSEILS EN +

- En même temps, faites une détoxification hépato-rénale avec des extraits glycérinés de plantes (type Phytostandards) :
  - EG Radis noir
  - EG piloselle
  - EG curcuma
  - $\overline{aa}$ qsp 150 ml
- Avalez-en 1 cuillère à café diluée dans 1 verre d'eau matin et soir pendant tout le traitement.
- Si vous avez des douleurs articulaires reportez-vous à « Arthrite » (p. 204), « Arthrose » (p. 206).
- Si vous souffrez d'insomnies voir « Insomnie » (p. 363)
- Si vous avez des arythmies, des essoufflements, des troubles cardiaques, avalez 1 cuillère à café d'EG de passiflore et aubépine diluée dans un verre d'eau matin et soir.
- Si vous souffrez de déprime, de troubles de l'humeur voir « Déprime » (p. 295), « Humeur (sautes d') » (p. 355).
- En cas d'asthénie profonde, d'épuisement avalez 1 cuillère à café d'EG de guarana et cassis diluée dans un verre d'eau le matin et à midi.
- Dans tous les cas, pour booster votre immunité, faites une cure de probiotiques : 1 prise par jour pendant 1 mois, puis 1 prise 2 fois par semaine ensuite.
- Et avalez 2 gélules d'échinacée par jour.

MANQUE D'APPÉTIT

Nous savons tous qu'à certains moments, notre appétit chancelle : lorsqu'il fait très chaud, par exemple, qu'on est très triste ou encore en cas de forte fièvre. Ces anorexies passagères sont parfaitement normales et ne réclament aucun traitement quel qu'il soit. En revanche, un manque d'appétit qui s'installe peut rapidement poser problème pour des raisons évidentes. Soyez vigilant, surtout chez un enfant (voir page suivante), une personne âgée ou malade. La réponse aromathérapie toute simple devrait rapidement donner des résultats.

LE RÉFLEXE

À AVALER

Posez 1 goutte de **gingembre** sous la langue 3 fois par jour.

LA FORMULE COMPLÈTE

À AVALER

Mélangez :

- **HE gingembre 1 goutte**
- **HE menthe poivrée 1 goutte**

▷ Versez ces 2 gouttes dans sur un comprimé neutre à sucer ½ heure avant chaque repas.

NOS CONSEILS EN +

- Bien souvent, il faut traiter le problème à l'origine du manque d'appétit, et non ce dernier qui n'est qu'un symptôme.
- Dans la grande majorité des cas, un manque d'appétit est temporaire, lié à une infection (par exemple une bronchite). Il faut évidemment soigner l'infection, et non l'anorexie !
- Si le désintérêt, voire le dégoût, pour la nourriture, provient d'une mauvaise hygiène de vie – tabagisme, alcoolisme, toxicomanie, sédentarité extrême, prise à outrance de médicaments coupe-faim – là encore, c'est la cause qu'il faut corriger.
- L'anorexie se prolonge, apparemment sans raison ? Il faut consulter.
- Les enfants en panne d'appétit, c'est très fréquent. Les parents sont beaucoup plus inquiets qu'ils ne le devraient ! Généralement, ce n'est pas grave : suite d'une maladie, petite fatigue passagère voire chagrin d'amour pour les plus grands. N'en faites pas un drame. Certains parents ont tendance à suralimenter leur enfant et s'étonnent que ce dernier dédaigne son assiette. Or, comme se plaisent à répéter les médecins, on n'a jamais vu un enfant se laisser mourir de faim… Si le refus de manger persiste, il faut consulter, évidemment.
- Les mécanismes de l'appétit sont mieux réglés chez les enfants : quand ils n'ont pas besoin de manger, ils ne mangent pas. Tout simplement.
- Pensez au fénugrec, une plante :
  - en gélules pour les enfants qui savent les avaler, sinon ouvrez-les et versez leur contenu dans une cuillère de miel. Mélangez et faites absorber à votre petit bout de chou.
  - en extrait fluide, 30 gouttes dans de l'eau ou un jus de fruits frais ½ heure avant les repas.
- En cure de deux mois.

MAUVAISE CIRCULATION

Quand on parle de mauvaise circulation (les médecins disent « insuffisance veineuse »), il est admis qu'il s'agit de celle des veines. Et si l'on en connaît bien le premier des symptômes, à savoir les jambes lourdes, il faut garder en tête qu'il s'agit simplement d'un premier stade. Lorsqu'on ne fait rien, la situation risque peu à peu de s'aggraver, pour mener d'abord à des gonflements (œdèmes), des crampes nocturnes, des impatiences (« syndrome des jambes sans repos »), des bleus spontanés, des jambes marbrées, des varicosités, des varices, des ulcères de la jambe puis, enfin, une phlébite, ultime stade de la maladie veineuse. Avant d'en arriver là, il y a bien des étapes ! Plutôt que de laisser se dégrader l'état des veines, pourquoi ne pas les renforcer un petit peu chaque jour.

LE RÉFLEXE

À APPLIQUER

Appliquez 2 gouttes de **lentisque pistachier** diluées dans 5 gouttes d'HV de calophylle en massages des pieds et des mains 2 fois par jour.

+

À AVALER

Versez 1 goutte de **lentisque pistachier** sur 1 sucre ou un comprimé neutre et laissez fondre en bouche 3 fois par jour pendant 10 jours.

LA FORMULE COMPLÈTE

À APPLIQUER

Dans un flacon en verre coloré de 5 ml, mélangez :

- **HE lentisque pistachier 10 gouttes**
- **HE hélichryse italienne 10 gouttes**
- **HE cyprès de Provence 10 gouttes**
- **HV calophylle qsp 5 ml**

▷ Appliquez 10 gouttes du mélange en massages des jambes et des bras 2 à 3 fois par jour, toujours dans le sens du retour veineux vers le cœur (donc des pieds vers le haut et des mains vers le cœur).

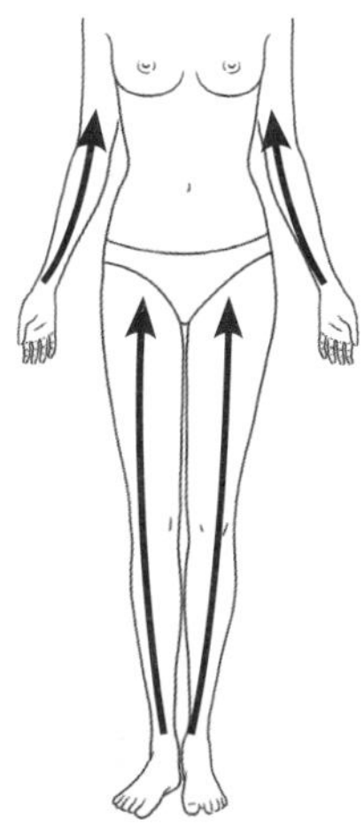

À FAIRE PRÉPARER EN PHARMACIE

À AVALER

Formule générique valable pour les problèmes circulatoires en général – frilosité, varices, phlébite, Raynaud… Demandez au pharmacien de préparer les gélules suivantes* :

HE pistacia lentiscus (lentisque pistachier)	30 mg
HE cupressus sempervirens (cyprès de Provence)	30 mg
Ess. citrus limonum (citron zeste)	20 mg
HE syzygium aromaticum (girofle)	20 mg
Excipient	qsp 1 gélule n° 60

▷ Avalez 3 gélules par jour pendant 20 jours, arrêtez 1 semaine et reprenez pendant 20 jours.

NOS CONSEILS EN +

- Marchez, marchez, marchez, il n'y a pas mieux pour la circulation : sous le pied se trouve une sorte de pompe, qui renvoie le sang dans tout le corps à chaque fois qu'elle est « pressée ». Donc à chaque pas. Pas de marche, pas d'effet pompe.
- Des cures de plantes circulatoires – cyprès, hamamélis, marron d'Inde, vigne rouge… – sont vivement conseillées, sous forme par exemple d'EPS (extrait phytostandard) plusieurs fois dans l'année.
- Évitez à tout prix la chaleur excessive, qui dilate les veines : douche et bain très chauds, hammam, chauffage par le sol, maison ou bureau surchauffé (pas plus de 18 °C)… En voiture, pas de chauffage dirigé sur les jambes. Même les pays tropicaux sont une destination à éviter si votre cas est « grave ».
- Vos vêtements doivent être amples et ne pas entraver la circulation. C'est aussi valable pour les chaussures, les chaussettes ou les sous-vêtements trop serrés : poubelle.
- Non aux talons trop plats et encore moins trop hauts (la bonne hauteur est de 3 à 5 cm).
- Le tennis, le ski et tous les sports à « à-coups » sont plutôt à limiter (à moins d'avoir une très bonne technique). En revanche, la natation et l'aquagym sont les activités les plus indiquées dans votre cas. Une séance à la piscine ou à la mer par semaine devrait être le minimum !
- Voir aussi « Jambes lourdes » (p. 370).

* Ou à préparer vous-même (voir p. 164).

MAUVAISE HALEINE

Peut-être souffrez-vous de mauvaise haleine, même si on ne vous l'a jamais dit. Si personne ne parvient à discuter longtemps face à vous, votre haleine n'est peut-être pas très fraîche. Dans la majorité des cas, le problème vient d'une mauvaise hygiène dentaire : la plaque se développe, et les bactéries qui prolifèrent joyeusement sont à l'origine des odeurs indésirables. Si, en plus, vous fumez ou buvez régulièrement de l'alcool, tout s'aggrave. Mais le trouble peut venir d'ailleurs : infection ORL ou digestive, maux d'estomac ou encore affection de la bouche non diagnostiquée. Haleine fétide et problèmes d'estomac sont très souvent liés.

LE RÉFLEXE

À AVALER

Cas d'urgence : versez 1 goutte de **menthe poivrée** directement sous la langue.

+

EN BAIN DE BOUCHE

En soin pluriquotidien : versez 1 goutte de **menthe poivrée** dans un petit verre d'eau. Prenez le tout en bouche (éventuellement en 2 fois), promenez le liquide partout le long des joues, de la langue, sous la langue, le long du palais, puis recrachez. Ce bain de bouche rafraîchit l'haleine pour quelques heures. Renouvelez après chaque repas, et dès que le besoin s'en fait sentir.

NOS CONSEILS EN +

- La bactérie responsable de la mauvaise haleine s'appelle *Treponema denticola*. Mais d'autres bactéries sécrètent des composés soufrés volatils, responsables de l'halitose, le nom savant de la mauvaise haleine. Notamment du sulfure d'hydrogène, à la délicate odeur d'œuf pourri, ou du méthylmercaptan et du diméthylsulfide, des cétones, du triméthylamine, de l'acide propionique, butyrique, de la putrescine, de la cadavérine… Pour se débarrasser de tout ça, l'arme fatale, c'est la brosse à dents !
- ⅓ des bactéries « de la mauvaise haleine » habite sur notre langue. Brossez aussi cette dernière au dentifrice puis au gratte-langue si besoin. Passez également soigneusement dans les espaces interdentaires (fil dentaire) et faites des visites de contrôle chez le dentiste : il vérifiera qu'aucune infection ou carie ne se développent à votre insu.
- Brossez-vous les dents après chaque repas. Traquez les interstices où peuvent se loger des petits morceaux d'aliments, substrat royal pour bactéries nauséabondes. Lorsque vous ne pouvez vraiment pas sacrifier à ce petit rendez-vous hygiénique, mâchez un chewing-gum spécial pour les dents (on en trouve en pharmacie ou en supermarché), sans sucre bien sûr.

- Mangez des fruits et légumes crus (surtout de la salade, notamment des épinards, très riches en chlorophylle) à chaque repas. Pour ceux qui aiment, le wasabi, cette sorte de moutarde verte ultra-relevée servie avec les sushis et les sashimis, est un assainissant buccal, donc anti-mauvaise haleine.
- Buvez suffisamment d'eau, soit environ 8 verres par jour. La déshydratation (même minime), donne mauvaise haleine.
- Évitez le sucre et toutes les sucreries ainsi que les boissons sucrées. C'est grâce au sucre que les bactéries se développent en bouche.
- En fin de repas, préférez une infusion « spécial haleine fraîche » à la menthe, la mélisse, la réglisse ou le thym, plutôt que le café.
- Ne fumez pas. Il n'y a pas pire que le tabac pour l'haleine, surtout s'il s'agit du cigare. A part peut-être le mariage café-tabac ou alcool-tabac.
- Certains aliments sont réputés ne pas donner une haleine qui « sent la rose ». C'est le cas de l'ail et l'oignon, mais aussi des aliments lents à digérer si l'on manque d'enzymes (poissons gras notamment). Le persil, le thé vert et la menthe, c'est l'inverse !
- Consultez un dentiste pour vérifier qu'aucune infection buccale ne se développe : une carie, un abcès... Une mauvaise haleine peut aussi traduire la présence d'aphtes en bouche ou encore une maladie respiratoire (rhinopharyngite, sinusite, bronchite...), surtout chez l'enfant.
- Certains régimes favorisent la mauvaise haleine. C'est le cas des diètes protéinées. Ce désagrément est temporaire mais inévitable.
- Pour la mauvaise haleine d'origine digestive (estomac), reportez-vous aux huiles essentielles qui améliorent la digestion. Et pensez à prendre des enzymes digestives.

MÉMOIRE (PERTE DE)

« Use it or loose it »... disent les Américains à propos de la mémoire : « Utilisez-la ou perdez-la ». Êtes-vous plutôt « visuel » ou « auditif » ? Dans le premier cas, vous retenez plus facilement un texte en le lisant, et les visages entrevus une seule fois sont à tout jamais gravés dans votre mémoire. Dans le second, vous vous remémorez au mot près les dialogues que vous avez entendus, même s'il y a fort longtemps de cela. Dans tous les cas, votre mémoire « sensorielle » s'entretient, et même se développe, quel que soit votre âge. Un raté de temps à autre n'est absolument pas grave : cela arrive à tout le monde, à tout âge. Souvent, des trous de mémoire sont dus à une grosse fatigue, un surmenage, ou font suite à un grand choc. C'est temporaire. En revanche, si le problème se répète et gêne votre vie quotidienne, mieux vaut s'en préoccuper. Les huiles essentielles ne demandent qu'à vous aider.

LE RÉFLEXE

À AVALER

Posez 1 goutte de **cyprès de Provence** ou d'**hélichryse italienne** sur 1 comprimé neutre, de l'une ou de l'autre (alternez, c'est encore mieux) et laissez fondre en bouche 3 fois par jour : 10 jours oui, 10 jours non.
Ces huiles essentielles favorisent la circulation du sang au niveau du cerveau (une mauvaise circulation est responsable de nombreuses pertes de mémoire). Un rééquilibrage avec suppléments nutritionnels adaptés est fortement conseillé.

NOS CONSEILS EN +

- Le ginkgo biloba lutte activement contre les trous de mémoire liés à l'âge, isolés ou liés à la maladie d'Alzheimer. C'est que cet arbre, merveilleux rescapé de la préhistoire, dilate les artères et capillaires, améliorant l'arrivée du sang jusqu'au cerveau. À l'inverse, il possède une action constrictrice sur les veines, ce qui permet un retour veineux amélioré puisque l'ensemble du système est tonifié. Or, on sait bien qu'avec l'âge, la circulation sanguine est entravée par des dépôts de plaques d'athérome, par l'oxydation, etc. Le ginkgo ralentit le processus et limite les dégâts. Faites des cures régulières.
- Pour mieux mémoriser des informations, pensez à toujours les associer avec une ou deux sensations : toucher des tissus, humer des odeurs, admirer une peinture... l'émotion imprimera plus facilement le nom de l'étoffe en question, le numéro de la rue où vous vous rendez (ah oui, c'est ici que ça sent le pain frais), etc. Ne ratez jamais une occasion d'utiliser vos sens juste comme ça, pour le plaisir.
- Adoptez le régime Mind, 100 % conçu pour vous.

MÉNINGITE

La méningite est une inflammation des méninges – enveloppes du cerveau et de la moelle épinière. Elle touche en France environ 1 000 personnes par an. Elle est le plus souvent virale (non grave mais contagieuse, de fait), et il « suffit » de traiter les symptômes – mal de tête, raideur de la nuque, léthargie totale – en attendant que cet incident se termine, d'ici une quinzaine. Nettement plus embêtante, et heureusement nettement plus rare, est la méningite bactérienne, qui peut être causée par différents germes plus ou moins dangereux. Dans un cas comme dans l'autre il est bien évident qu'une consultation en urgence est indispensable, de même que de se conformer exactement à la prescription médicale que vous établira le médecin. Mais l'aromathérapie est très intéressante ici, en complément, pour ses capacités exceptionnelles antivirales et antibactériennes.

Méningite d'origine virale

LE RÉFLEXE

À AVALER
Ajoutez à votre traitement allopathique la prise orale de 1 goutte de **cannelle de Ceylan écorce** + 1 goutte d'**arbre à thé** 3 fois par jour sur comprimé neutre, sucre, miel ou huile d'olive.

+

À APPLIQUER
Massez la peau au niveau du thorax ou du dos avec 2 gouttes de **niaouli** diluées dans quelques gouttes d'HV de noisette 3 fois par jour.

Méningite bactérienne (attention ! c'est une urgence hospitalière !)

LA FORMULE COMPLÈTE

À AVALER
Dans un flacon de 2 ml, mélangez à parts égales :

- **HE origan compact**
- **HE cannelle de Ceylan écorce**
- **HE arbre à thé**
- **HE thym à thymol**
- **HE ravintsara**

▷ Avalez 1 goutte du mélange sur un support neutre 3 fois par jour pendant et après le traitement allopathique (convalescence active).

NOS CONSEILS EN +

- Avalez 1 cuillère à café d'EG d'échinacée-cyprès diluée dans un verre d'eau 2 fois par jour.
- Surveillez en permanence le jeune malade (en général un enfant, un ado ou un jeune adulte) et surtout n'attendez pas pour mettre en place le traitement : plus on attend, plus le risque de séquelles graves (troubles mentaux, de la vue, de l'audition, de la parole…) augmente.

MORSURE (CHIEN, SERPENT...)

Les morsures ne sont pas seulement désagréables, douloureuses et potentiellement infectantes (elles lèsent la peau, donc n'importe quelle bactérie peut y pénétrer). Elles peuvent aussi véhiculer du venin (serpents) ou des zoonoses (maladies transmises par les animaux) allant de banales à extrêmement préoccupantes. Heureusement, lorsqu'on se fait mordre, on a mal, ce qui permet de soigner et désinfecter la plaie aussi vite que possible. Et côté désinfection, on ne fait vraiment pas mieux que les huiles essentielles !

LE RÉFLEXE

À APPLIQUER

Lavez la plaie (eau + savon) et appliquez immédiatement après séchage quelques gouttes de **lavande aspic**. Renouvelez très régulièrement dans la journée.

NOS CONSEILS EN +

- Une morsure ou un léchage (chat ou chien) sur une petite plaie peut transmettre à l'homme jusqu'à 16 bactéries différentes. Dont certaines très embêtantes. Méfiez-vous !
- Morsure de serpent ou de scorpion ? Ce sont ici les premiers soins, mais dès que vous le pouvez, rendez-vous en urgence à l'hôpital ou faites venir les secours. En attendant, bougez le moins possible.

MUGUET (CANDIDOSE DE LA BOUCHE DU BÉBÉ)

BÉBÉ

Il n'est pas rare que des bébés sortent de l'hôpital avec un magnifique muguet buccal : leur langue et leurs muqueuses sont noires, pleines de champignons microscopiques. Ceci est la conséquence directe de divers traitements antibiotiques. Les huiles essentielles vont rétablir l'équilibre buccal.

À FAIRE PRÉPARER EN PHARMACIE OU À PRÉPARER VOUS-MÊME

À APPLIQUER

Demandez au pharmacien de préparer la formule suivante :

HE cinnamomum camphora CT linalol (bois de Hô)	1 ml
HE laurus nobilis (laurier noble)	1 ml
HE cymbopogon martinii (palmarosa)	1 ml
EL calendula	1 ml

▷ Appliquez 2 ou 3 gouttes au doigt (propre), 3 fois par jour, dans la totalité de la bouche, sur les muqueuses, pendant 10 jours.

À APPLIQUER

Si le muguet ne disparaît pas totalement au bout des 10 jours, demandez au pharmacien de préparer cette formule (elle n'est pas plus forte, ni meilleure, elle est juste différente) :

HE cymbopogon martinii (palmarosa)	10 gouttes
HE cinnamomum camphora CT linalol (bois de Hô)	10 gouttes
HE melaleuca alternifolia (arbre à thé)	10 gouttes
HE pelargonium asperum (géranium rosat)	10 gouttes
HE lavandula spica (lavande aspic)	10 gouttes
EL calendula	qsp 10 ml

▷ Appliquez 2 ou 3 gouttes au doigt, 4 fois par jour, dans la totalité de la bouche sur les muqueuses, pendant 1 semaine ou plus.

NOTRE CONSEIL EN +

- Rechargez impérativement la flore intestinale du bébé, forcément perturbée par les traitements (le muguet en est la preuve éclatante), avec des probiotiques adaptés. Demandez conseil à votre pharmacien.

MUSCLE (DOULEUR) / COURBATURE, CONTRACTURE, ETC.

Nos 650 muscles ne servent pas seulement à faire joli. Ils sont absolument vitaux pour tout, y compris ouvrir les yeux et respirer. Et bien sûr marcher, sourire, parler, etc. Constitués de fibres qui se contractent et se relâchent, ils sont attachés à des ligaments. Lorsqu'on les fait travailler, ils se raccourcissent et se « renforcent », tandis qu'au repos ils se déplient et s'allongent. Ils sont extraordinairement souples et adaptables mais il y a des limites. Lorsqu'on les atteint, le premier stade est la courbature : pendant son travail, le muscle fabrique de l'acide lactique. Si ce dernier reste « emprisonné » dans les fibres musculaires, ça fait mal. Alors que si l'on s'étire, qu'on n'arrête pas brusquement l'effort ou que l'on masse rapidement, l'acide lactique est chassé et ne fait donc pas souffrir. Mais si on dépasse franchement les capacités du muscle, il se froisse, puis se déchire : la douleur change de registre et monte très nettement dans les « aigus ».

LE RÉFLEXE

À APPLIQUER

Appliquez 3 gouttes de **romarin à camphre** diluées dans ¼ de cuillère à café d'EL d'arnica en massage sur la zone concernée, à renouveler si nécessaire.

LES FORMULES COMPLÈTES

À APPLIQUER

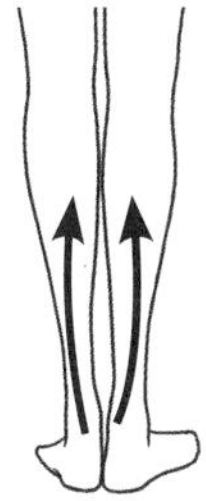

Dans un flacon en verre coloré de 2 ml, mélangez :

- **HE gaulthérie couchée 2 gouttes**
- **HE romarin à camphre 2 gouttes**
- **HE lavandin super 2 gouttes**
- **HE hélichryse italienne 2 gouttes**
- **HE eucalyptus citronné 2 gouttes**
- **HE menthe des champs 2 gouttes**
- **EL arnica qsp 2 ml**

▷ Massez localement selon les besoins, 2 à 3 fois par jour pendant 5 jours.

Si spasmes musculaires après le sport

À APPLIQUER

Dans le creux de la main, mélangez :

- **HE gaulthérie couchée 1 goutte**
- **HE estragon 1 goutte**

- **HE lavandin super 1 goutte**
- **HE petit grain bigarade 1 goutte**
- **EL arnica 5 gouttes**

▷ Appliquez en massage léger sur les muscles spasmés. Répétez toutes les ½ heures jusqu'à obtenir une nette amélioration.

NOS CONSEILS EN +

- Les douleurs musculaires les plus répandues se traduisent par… le mal de dos ! Dans l'immense majorité des cas, elles sont dues à une insuffisance d'activité physique : les muscles sont trop faibles pour accomplir ce qu'on leur demande, notamment de rester immobiles des heures durant, devant un écran d'ordinateur, ce pour quoi le corps n'est pas du tout conçu. Notamment les muscles lombaires et les genoux, qui portent la quasi-totalité de notre poids.
- Après un effort physique important, buvez une grande quantité d'eau minérale riche en bicarbonates (type Vichy St-Yorre).
- Douleurs musculaires = acidité. Adoptez le régime acido-basique.
- À l'inverse, l'excès d'effort physique engendre aussi un important contingent de victimes musculaires. Abus de sport, déménagement et port de lourdes charges sont des grands classiques.
- C'est entre 35 et 45 ans que l'on subit les plus grandes contraintes musculaires, et que l'on risque le plus d'en souffrir. Tandis que les articulations, elles, se manifestent un peu plus tard, usure aidant.
- Voir aussi « Crampe musculaire » (p. 282), « Déchirure musculaire » (p. 290), « Lumbago » (p. 377), « Torticolis » (p. 507).

MYCOSE CUTANÉE

À quoi sont dues les mycoses cutanées ? À un champignon microscopique, d'accord, mais lequel ?

Soit le *Candida*, qui provoque alors une candidose : il apprécie particulièrement les habitats douillets tels que la bouche, le pharynx, le vagin et les plis cutanés (sous les seins, entre les doigts, les orteils, sous les aisselles…). Les plaques rouges, suintantes, qui démangent beaucoup, c'est lui. Même les bébés le connaissent, sous son nom d'« érythème fessier » (fesses rouges).

Soit les *dermatophytes* qui, eux, préfèrent les surfaces planes de la peau, les cheveux, les ongles et les autres muqueuses. Les ongles épaississent, jaunissent, se décollent tandis que sur la peau, les champignons forment des taches rouges très délimitées.

LE RÉFLEXE

À APPLIQUER

Posez 1 goutte pure d'**arbre à thé** sur la région atteinte 2 à 3 fois par jour et jusqu'à guérison totale. Cela peut prendre du temps, 3 semaines ou plus !

LA FORMULE COMPLÈTE

À APPLIQUER

Dans un flacon en verre coloré de 2 ml, mélangez :

- **HE arbre à thé 5 gouttes**
- **HE laurier noble 5 gouttes**
- **HE thym à thujanol 5 gouttes**
- **HE géranium rosat 5 gouttes**
- **HE lavande aspic 5 gouttes**
- **HE palmarosa 5 gouttes**
- **HV calophylle qsp 2 ml**

▷ Appliquez 3 fois par jour jusqu'à guérison complète.

OU

À FAIRE PRÉPARER EN PHARMACIE

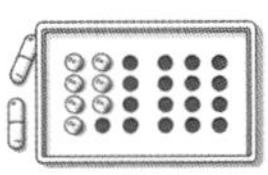

À AVALER

Demandez au pharmacien de préparer les gélules suivantes* :

HE melaleuca alternifolia (arbre à thé)	25 mg
HE origanum compactum (origan compact)	25 mg
HE cymbopogon martinii (palmarosa)	25 mg
HE cinnamomum verum (cannelle de Ceylan écorce)	25 mg
Excipient	qsp 1 gélule n° 60

▷ Avalez 3 gélules par jour (1 le matin, 1 le midi, 1 le soir) pendant 20 jours puis arrêtez 1 semaine et reprenez pendant 20 jours.

* Ou à préparer vous-même (voir p. 164).

NOS CONSEILS EN +

- Les champignons s'installent toujours lorsque le terrain est favorable, c'est-à-dire en cas de faiblesse immunitaire, à la suite d'un traitement antibiotique (ces médicaments tuent aussi les « gentilles » bactéries qui nous protègent des champignons !) et/ou de conditions optimales : chaleur et humidité, excès de sucre, fatigue…
- Trop d'hygiène mène exactement au même problème que les antibiotiques : des douches avec savon ou gel-douche agressif, plusieurs fois par jour, détruisent la flore bactérienne qui protège naturellement notre peau, détraque le système immunitaire local et ouvre la porte aux champignons. D'un autre côté, les champignons raffolent de la peau en sueur : inutile de leur offrir ce plaisir. Douche obligatoire en cas de chaleur intense ou juste après le sport. Mais sans décaper. Ni trop, ni trop peu !
- Évitez absolument les vêtements ou le linge de lit peu aéré, dans lequel on macère pendant des heures. C'est un vrai rêve pour champignon en quête d'habitat.
- Des champignons qui s'installent sur le cuir chevelu peuvent finir par faire tomber les cheveux par plaques. Soignez-vous !
- Voir « Une étude menée par la faculté de pharmacie de Montpellier aboutit à ces résultats » (p. 18 et 19).

MYCOSE DE L'ONGLE (UNGUÉALE)

Lorsque des champignons microscopiques envahissent l'ongle, cela donne une mycose unguéale. 1 adulte sur 10 en est atteint, c'est beaucoup, c'est même la maladie la plus fréquente de l'ongle ! Les dermatophytes sont les champignons les plus couramment impliqués dans ce problème, mais parfois ce sont les levures ou même les moisissures qui colonisent nos ongles. Lesquels se mettent alors à blanchir/jaunir, épaissir, se décoller. Attention, c'est très contagieux : si vous avez attrapé une mycose, vous pouvez facilement la transmettre !

LA FORMULE COMPLÈTE

À APPLIQUER

Dans un flacon en verre coloré de 5 ml, mélangez :

- **HE lavande officinale 1 ml**
- **HE laurier noble 1 ml**
- **HE arbre à thé 1 ml**
- **HV calophylle 2 ml**

▷ Appliquez quelques gouttes sur, sous et autour de l'ongle à l'aide d'un bâtonnet en buis de manucure, 2 à 3 fois par jour jusqu'à disparition complète de la mycose.

NOS CONSEILS EN +

- Le champignon commence généralement par infecter la peau entre les orteils, puis s'insinue sous l'ongle. Les piscines et les lieux de sport où l'on évolue pieds nus (tatamis, vestiaires…) sont des pépinières à mycoses, d'ailleurs joliment surnommées « pied d'athlète » pour cette raison. Le port de sandales en plastique dans ce genre de lieu protège un peu.
- L'humidité locale permanente et le port de chaussures fermées (baskets) sont certainement les meilleurs moyens pour attraper une mycose et… ne pas s'en débarrasser. Car, les mêmes causes produisant les mêmes effets, si vous ne changez rien, les champignons reviendront, même après avoir été délogés par les huiles essentielles !
- Plus on avance en âge, plus il faut se méfier, car l'ongle pousse plus lentement. En outre, des problèmes de circulation aux pieds et aux mains peuvent augmenter les risques.
- Lorsqu'on traite une mycose, où qu'elle siège, il faut toujours faire preuve de patience et ne pas se décourager. Les champignons microscopiques ont tendance à faire croire qu'ils disparaissent alors qu'en fait, ils restent tapis non loin, n'attendant qu'une fatigue passagère ou une quelconque perturbation pour réapparaître.
- Une supplémentation à base de probiotiques peut être utile, surtout si vous faites des mycoses à répétition, quelle que soit la zone corporelle (intestins, vagin, peau, ongles…). Dans ce cas, il faut entreprendre une cure d'huiles essentielles antimycose par voie orale. Par exemple, 1 goutte **d'arbre à thé** + 1 goutte **d'origan compact** par voie orale 3 fois par jour pendant 20 jours ; à partir du 10e jour du traitement, commencer la prise de probiotiques : tous les jours pendant 1 à 2 mois, puis 2 fois par semaine non-stop.
- Tant que vous n'êtes pas guéri, utilisez votre propre matériel de toilette (serviettes de bain, gants…), évitez de marcher pieds nus, portez des chaussettes pour dormir afin d'éviter de contaminer votre conjoint, douchez-vous en dernier si vous partagez le foyer avec d'autres personnes.
- Attention : ne confondez pas une mycose avec une simple anomalie de l'ongle due au frottement des chaussures. Dans ce cas, forcément, les traitements antimycosiques ne guérissent rien : il faut changer de chaussures ! Même les spécialistes peuvent se laisser prendre au piège, car les signes sont souvent très ressemblants.
- Voir aussi « Ongles fragiles » (p. 413).

MYCOSE DIGESTIVE / BUCCALE

MYCOSE DIGESTIVE

Lorsque le *Candida*, un champignon naturellement présent dans notre intestin, se développe de façon anarchique, cela donne une candidose, qui perturbe durablement l'équilibre de notre flore intestinale. Résultat : des troubles intestinaux qui n'en finissent pas (gaz, crampes intestinales, perturbations du transit), fringales de sucre, infections génitales ou urinaires répétitives (cystites, mycoses...), troubles de la concentration, vertiges, impression de ne pas pouvoir fixer son attention, troubles du sommeil, allergies (cutanée, respiratoire, digestive), maux de tête, humeur changeante (pour ne pas dire exécrable), fatigue, fatigue... grosse fatigue. La candidose est extraordinairement fréquente et tout aussi extraordinairement méconnue. Résultat : les patients errent de consultation gynéco en consultation digestive, en passant par le psy ou le dermato, alors qu'ils souffrent de candidose intestinale !

Note : *mycose digestive et mycose buccale sont toujours liées.*

LE RÉFLEXE

À AVALER

Posez 1 goutte de **cannelle de Ceylan** sur un comprimé neutre ou une cuillère à café d'huile d'olive et laissez fondre en bouche, de préférence sous la langue, 3 fois par jour pendant 20 jours. Arrêtez 10 jours et si nécessaire, recommencez 1 cure de 20 jours.

LA FORMULE COMPLÈTE

À AVALER

Mélangez :

- **HE cannelle de Ceylan 1 goutte**
- **HE arbre à thé 1 goutte**

▷ Posez ces 2 gouttes sur un comprimé neutre ou une cuillère à café d'huile d'olive et laissez fondre en bouche 3 fois par jour pendant 20 jours.

À FAIRE PRÉPARER EN PHARMACIE

À AVALER

Demandez au pharmacien de préparer les gélules suivantes* :

HE cinnamomum verum (cannelle de Ceylan : écorce)	10 mg
HE melaleuca alternifolia (arbre à thé)	10 mg
HE pelargonium asperum (géranium rosat)	10 mg
HE cymbopogon martinii (palmarosa)	10 mg
HE origanum heracleoticum (origan de Grèce)	10 mg
HE thymus vulgaris linaloliferum (thym à linalol)	10 mg
Excipient	qsp 1 gélule n° 60

▷ Avalez 3 gélules par jour aux repas (1 le matin, 1 le midi, 1 le soir) pendant 20 jours.

NOS CONSEILS EN +

- Une cure de probiotiques et de prébiotiques est absolument indispensable. Ils viendront renforcer la flore intestinale pour qu'elle reprenne le dessus et rétablisse l'équilibre. Il n'y a pas de santé sans flore intestinale harmonieuse !
- Attention au sucre. C'est la nourriture préférée du *Candida*. Tous les sucres, y compris ceux des céréales et des fruits…
- Évitez ou limitez au maximum les principaux agresseurs de la flore : antibiotiques, médicaments anti-inflammatoires, stress, alcool, anesthésie, chimiothérapie. Lorsque vous n'avez pas le choix (il est évidemment impensable de ne pas prendre son traitement par crainte d'un déséquilibre de la flore !), faites des cures de probiotiques pendant ledit traitement et prolongez-le 2 à 3 semaines ensuite.

MYCOSE BUCCALE

La candidose buccale (ou mycose de la bouche) peut toucher chacun d'entre nous, quel que soit notre âge. Du muguet des bébés (voir p. 395) à la glossite chez l'adulte (langue rouge et inflammée, ou noire), les symptômes sont assez variés, mais presque toujours dus à la prolifération de la levure *Candida albicans*. Plusieurs situations favorisent son développement : le diabète, une baisse immunitaire prolongée (VIH, traitement au long cours à base de corticoïdes), mais aussi bouche sèche, prise de médicaments antiacides (voir « *Helicobacter pylori* », p. 346)… Le traitement aroma fonctionne généralement très bien, comptez 1 à 3 semaines (avec parfois nécessité de traitement d'HE par voie orale pour les adultes).

* Ou à préparer vous-même (voir p. 164).

LE RÉFLEXE

À APPLIQUER

Appliquez 2 gouttes pures d'**arbre à thé** au doigt ou au Coton-Tige dans la bouche, sur la langue, les gencives, 3 à 5 fois par jour jusqu'à la guérison.

+

EN BAIN DE BOUCHE

Versez 6 gouttes de **laurier noble** dans un verre d'eau tiède ; faites 1 bain de bouche. Recommencez 3 fois dans la journée.

NOS CONSEILS EN +

- Le principe est de démarrer par un traitement aroma antifongique local et, si cela ne suffit pas, passer à un traitement aroma antifongique général par voie orale. Évidemment, en parallèle, il est indispensable de traiter la cause, sinon la candidose reviendra : équilibrer le diabète, lutter contre la sécheresse buccale… c'est la base.
- Tout ce qui est sucré aggrave les choses, surtout si le sucre reste en bouche longtemps (consommation fréquente d'aliments ou de boissons sucrées, brossages insuffisants), car il acidifie. Plutôt que de vous brosser les dents après avoir bu du jus d'orange par exemple, faites un bain de bouche au bicarbonate, tout simplement.
- Attention à l'usage trop fréquent de bains de bouche : les publicités à la télé vantent leur avantage antimicrobes et pour l'haleine. D'accord, mais comme ils sont antimicrobiens, ils peuvent perturber la flore buccale et donc favoriser le développement d'une mycose buccale. Il est fortement déconseillé d'utiliser ces produits au quotidien.
- Si vous portez un appareil dentaire ou tout type de prothèse amovible, pensez à les plonger dans un verre d'eau + HE afin de les décontaminer aussi (le même que pour votre bain de bouche aroma).
- Dans la bouche, la candidose s'appelle « le muguet » (muqueuse très rouge recouverte de plaques blanchâtres comme du fromage blanc). Elle peut provoquer des sensations bizarres, et des anomalies (goût métallique, modification du goût...). À l'extérieur, aux commissures des lèvres, c'est la perlèche.

MYCOSE DU PIED (PIED D'ATHLÈTE)

Il est particulièrement difficile de se débarrasser d'une mycose bien installée alors que, combattue à ses débuts, elle capitule rapidement. Dans bien des cas, les huiles essentielles sont de loin les plus efficaces pour traiter ce type de trouble. Elles seules renforcent les « barrières » des muqueuses et de la peau, afin d'éviter que la galère ne recommence. Or, toutes les victimes de mycoses savent que le problème, c'est la récidive…

LE RÉFLEXE

À APPLIQUER

Posez 3 gouttes d'**arbre à thé** diluées dans ¼ de cuillère à café d'HV de jojoba sur la région atteinte 2 à 3 fois par jour et jusqu'à guérison totale (cela peut prendre du temps, 3 semaines ou plus !).

LES FORMULES COMPLÈTES

À APPLIQUER

Dans un flacon en verre coloré de 5 ml, mélangez :

- **HE arbre à thé 10 gouttes**
- **HE laurier noble 10 gouttes**
- **HE thym à linalol 10 gouttes**
- **HE géranium rosat 10 gouttes**
- **HE lavande aspic 10 gouttes**
- **HE palmarosa 10 gouttes**
- **HV calophylle qsp 5 ml**

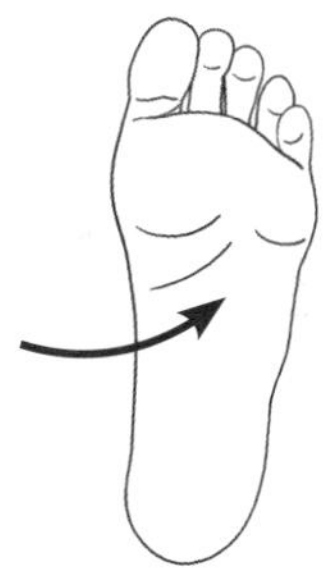

▷ Appliquez 3 fois par jour jusqu'à guérison complète.

+

EN BAIN

Chaque soir, plongez vos pieds dans le bain suivant :

- **HE arbre à thé 4 gouttes**
- **HE thym à linalol 2 gouttes**
- **HE origan compact 2 gouttes**
- **Base pour bain 1 cuillère à café**

▷ Versez intégralement ce mélange dans une bassine d'eau chaude ou un bidet dans lesquels vous laissez tremper vos pieds pendant 15/20 minutes. Puis séchez sans rincer. Pensez à bien passer la serviette entre vos orteils après chaque douche. Appliquez enfin 1 goutte d'**arbre à thé** pur directement sur les zones concernées.

NOS CONSEILS EN +

- Soyez seul à utiliser vos chaussettes, vos chaussures, votre serviette de bain. Les mycoses des pieds sont hypercontagieuses.
- Lavez vos pieds au moins 2 fois par jour (davantage en été) dans de l'eau pas trop chaude : 37 °C maxi. Séchez soigneusement ensuite.
- Au bord de la piscine et dans les vestiaires sportifs, marchez avec des claquettes.

MYCOSE VAGINALE

Ça démange, ça brûle et vous avez constaté des pertes blanches ? Un champignon microscopique s'est probablement développé dans votre vagin. Les causes les plus fréquentes de mycose sont une hygiène inadaptée (soit insuffisante, soit excessive), une grosse fatigue, un traitement antibiotique ou/et une alimentation déséquilibrée. Toutes les mycoses devraient être traitées en première intention par des huiles essentielles, qui, seules, évitent la récidive. Hélas fréquente avec les traitements classiques…

À FAIRE PRÉPARER EN PHARMACIE

À AVALER

Demandez au pharmacien de préparer les gélules suivantes* :

HE melaleuca alternifolia (arbre à thé)	20 mg
HE syzygium aromaticum (girofle)	20 mg
HE thymus thujanoliferum (thym à thujanol)	20 mg
Excipient	qsp 1 gélule n° 60

▷ Avalez 3 gélules par jour (1 à chaque repas) pendant 20 jours.

EN OVULES

Demandez au pharmacien de préparer les ovules suivants :

HE lavandula officinalis (lavande officinale)	100 mg
HE syzygium aromaticum (girofle)	50 mg
HE melaleuca alternifolia (arbre à thé)	50 mg

* Ou à préparer vous-même (voir p. 164).

HE thymus thujanoliferum (thym à thujanol)	50 mg
HE cymbopogon martinii (palmarosa)	50 mg
EL calendula	20 mg

▷ Introduisez 1 ovule dans le vagin 6 soirs de suite, au coucher.

NOS CONSEILS EN +

- Si les mycoses récidivent, il y a un problème immunitaire et, probablement, une flore intestinale et/ou vaginale perturbées. Prenez des probiotiques adaptés (en pharmacie) par voie orale et par voie locale.
- Évitez les déodorants intimes, serviettes protectrices quotidiennes et autres poudres désodorisantes. Toutes les poudres sont d'ailleurs à bannir, car elles contiennent de l'amidon, nourriture idéale pour les mycoses.
- Attention à l'excès de sucre : s'il ne déclenche pas la mycose, il peut l'entretenir. Le sucre est la « nourriture » préférée des champignons microscopiques !
- Les champignons adorent les endroits chauds et humides : préférez les vêtements ou sous-vêtements qui laissent passer l'air. Et oubliez définitivement les protège-slips à porter quotidiennement.
- Faites bouillir tous les tissus en contact avec la zone génitale (sous-vêtements, pyjamas, serviettes de bain ou gants de toilette), ou laissez-les tremper dans l'eau de Javel pendant un quart d'heure ou/et encore, mettez-les à l'épreuve du fer à repasser.
- Voir aussi les conseils de « Démangeaisons vaginales (hors mycoses) » (p. 293).

NAUSÉES / VOMISSEMENTS

Les nausées, ces sensations extrêmement désagréables, donnent l'impression que l'on va vomir. Ce qui peut d'ailleurs tout à fait arriver. Et lorsqu'on vomit, on rejette brusquement, par la bouche, le contenu de l'estomac. Les contractions des abdominaux et du diaphragme permettant le vomissement sont totalement hors contrôle conscient : une fois que l'organisme a décidé de se débarrasser de ce qui le gêne, rien ne peut l'arrêter. En général, nausées et vomissements s'accompagnent de malaises, de pâleur et de sueurs, voire d'une fièvre modérée. On se sent généralement mieux après avoir vomi, même si cela peut revenir quelques minutes ou heures plus tard.

LE RÉFLEXE

À AVALER

Posez 2 gouttes de **menthe poivrée** sur ½ sucre et laissez fondre en bouche. Répétez si besoin, autant de fois que nécessaire. Si vous préférez éviter le sucre, vous pouvez poser alors 1 goutte (une seule) de menthe poivrée sous la langue.

LA FORMULE SPÉCIALE NAUSÉES POST-OPÉRATOIRES

À RESPIRER

Dans un petit flacon de verre coloré de 2 ml, mélangez :

- **HE menthe poivrée 5 gouttes**
- **HE gingembre 10 gouttes**
- **Ess citron 10 gouttes**

▷ Respirez profondément à même le flacon ouvert jusqu'à 5 fois par 24 heures.

LA FORMULE COMPLÈTE

À AVALER

Dans un flacon en verre coloré de 2 ml, mélangez :

- **HE menthe poivrée 10 gouttes**
- **Ess. citron 10 gouttes**
- **HE gingembre 10 gouttes**
- **HE estragon 10 gouttes**

▷ Versez 2 gouttes de ce mélange sur 1 sucre brun (ou directement sous la langue) et laissez fondre en bouche, autant de fois que souhaité jusqu'à obtenir une nette amélioration.

⚠ **Attention,** cette formule ne convient pas aux femmes enceintes. Si c'est votre cas, reportez-vous page suivante. Ne convient pas non plus aux jeunes enfants.

NOS CONSEILS EN +

- Les principales causes de nausées et de vomissements sont bien sûr la grossesse, mais aussi le mal des transports (voir p. 384), l'intoxication alimentaire ou alcoolique, la toxicomanie, un médicament agressif. Ou encore une infection (respiratoire, urinaire, digestive), un problème gynécologique ou même psychologique (anorexie, hystérie, énorme stress). Éventuellement une appendicite. Bref : si ces sensations pénibles ne passent pas rapidement ou se répètent régulièrement, il est indispensable de consulter.
- Pour les enfants, reportez-vous à « Mal des transports » (p. 384) ou « Manque d'appétit » (p. 387).

NAUSÉES (FEMME ENCEINTE)

La grossesse est un événement merveilleux, qui se déroule au mieux dans 95 % des cas. Ce qui n'empêche pas quelques petits soucis liés aux grands bouleversements hormonaux sans lesquels vous ne pourriez pas fabriquer votre bébé ! Les nausées figurent parmi les plus répandus. Tristement célèbres… Encore un coup des hormones. Mais comme elles travaillent à l'élaboration du placenta, on ne peut trop y redire. Pour autant, nul n'oblige à subir stoïquement les nausées matinales ! L'idéal dans votre cas est de faire appel à celle de citron, mais si vous avez l'une ou l'autre de celles mentionnées, essayez.

⚠ **Attention** ! Les conseils de cette page sont efficaces et sans aucun danger ni pour la maman ni pour le futur bébé. Ne remplacez pas une huile essentielle par une autre. Aucune automédication pendant la grossesse. Reportez-vous à nos mises en garde p. 39 à 42.

LE RÉFLEXE

À AVALER

Diluez 1 goutte de **citron** OU de **gingembre** dans une cuillère à café de miel, ou posez-la sur un sucre ou encore sur un comprimé neutre et laissez fondre en bouche. En cas « d'urgence », vous pouvez poser directement la goutte d'huile essentielle sur le dos de la main et la laper.

La première prise se fera avant le lever et vous renouvellerez jusqu'à 4 ou 5 fois dans la journée si nécessaire.

LA FORMULE COMPLÈTE

À APPLIQUER ET À RESPIRER

Mélangez :

- **Ess. citron 1 goutte**
- **HE basilic exotique 1 goutte**
- **HE mélisse 1 goutte**

▷ Appliquez ce mélange en massages sur le haut du buste lorsque la nausée monte.

▷ Vous pouvez aussi le respirer, c'est très efficace. Dans ce cas, nous vous suggérons de remplir un flacon à parties égales avec chacune de ces huiles essentielles, et de ne plus le quitter !

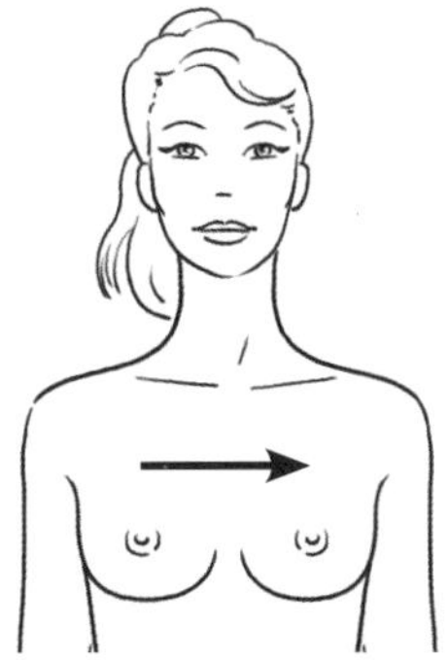

NOS CONSEILS EN +

- Stoppez toute ingestion de produits toxiques : alcool, tabac, médicaments si possible…
- Mangez correctement : des protéines et des sucres lents à chaque repas, 5 fruits et légumes par jour, du poisson gras (saumon, truite de mer, hareng, anguille, maquereau…) au moins 3 fois par semaine.
- Détendez-vous : tout est prévu par la nature ! Même si ces nausées sont très désagréables, elles ne sont pas graves et soyez sûre qu'elles vont finir par passer.
- Évitez les grosses chaleurs (sauna, hammam…), surtout en début de grossesse.
- Bougez ! Une activité physique, d'intensité adaptée évidemment, est bénéfique à tous points de vue.
- Buvez des tisanes de gingembre, glissez-en dans les plats (surtout frais, c'est plus efficace que sec), cette merveilleuse racine a largement prouvé son efficacité antinausée, supérieure à celle des médicaments classiques habituellement prescrits.
- Si grignotage il y a, craquez plutôt pour les amandes, fruits secs et noix : leur magnésium et leur vitamine B6 sont antinausée. Gardez-en une petite réserve dans la table de nuit pour les écœurements matinaux qui peuvent surprendre au saut du lit.
- Mangez des fruits et des légumes verts à chaque repas. Leurs vitamines et minéraux sont précieux, et encore plus en cas de vomissements.
- Les céréales complètes (dont le pain aux céréales) et les légumes secs (lentilles, pois chiches…) sont vivement conseillés, d'une manière ou d'une autre, toutes les 2 ou 3 heures : ils distilleront lentement mais sûrement leurs « bons » sucres, aptes à maintenir un équilibre glycémique idéal. L'hypoglycémie peut générer, entre autres problèmes, de mémorables nausées.
- Buvez une bouteille d'eau bien minéralisée par jour (type Hépar, Contrex, Vittel, Badoit, Courmayeur), y compris pour préparer vos infusions de gingembre.
- Attention aux pommes de terre, au pain blanc, pâtes blanches, riz blanc, susceptibles de provoquer des hypoglycémies. Même chose pour le sucre, les aliments sucrés et même les jus de fruits. Consommez toujours ces aliments avec autre chose : viande ou poisson pour les premiers, noix, noisettes ou pain aux céréales pour les seconds.
- Vous n'aurez sans doute pas envie de plats épicés, gras, en sauce, lourds à digérer… tant mieux !

NÉVRALGIE

Une névralgie est par définition ultradouloureuse car elle touche un nerf, sur les racines qui le rattachent au système nerveux central. Le paroxysme (moment où la douleur est la plus intense) peut être à la limite du supportable. Les névralgies du visage (névralgies d'Arnold, du trijumeau, de la mâchoire…) sont assez fréquentes et laissent souvent leurs victimes épuisées, démunies face à la douleur. Cette dernière peut irradier loin de son point de départ. Mais elles peuvent aussi toucher d'autres parties du corps, comme le sacrum, le bras, la sphère génitale ou les côtes. Et bien sûr le célèbre nerf sciatique, à la jambe. Partout où passe un nerf, il peut y avoir une névralgie ! Cette dernière peut fort bien apparaître sans aucune raison, ou à la suite d'une simple pression, et ne plus jamais revenir. Ou au contraire s'inviter régulièrement, en crises répétées ultradouloureuses. Les traitements classiques sont souvent décevants et non spécifiques (repos, anti-inflammatoires, etc.). Certaines huiles essentielles, au contraire, sont extraordinairement antidouleur.

LE RÉFLEXE

À APPLIQUER

Appliquez 1 goutte de **lavande aspic** et 1 goutte de **camomille romaine** le long du nerf atteint. Renouvelez si besoin.

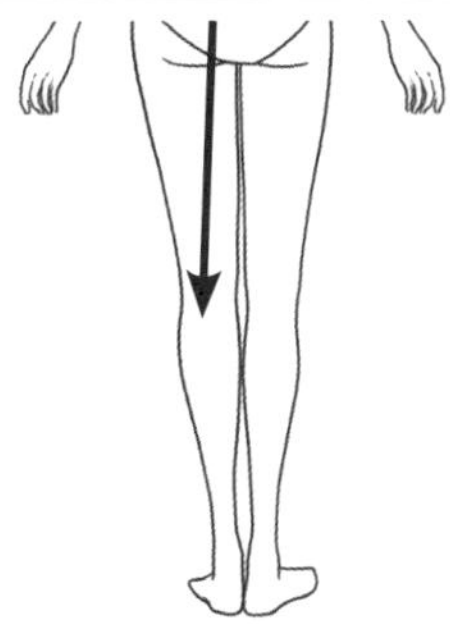

LA FORMULE COMPLÈTE

À APPLIQUER

Dans un flacon en verre coloré de 10 ml, mélangez :

- **HE lavande aspic 20 gouttes**
- **HE camomille romaine 20 gouttes**
- **HE hélichryse italienne 10 gouttes**
- **HE achillée millefeuille 10 gouttes**
- **HE litsée citronnée 10 gouttes**
- **EL millepertuis qsp 10 ml**

▷ Appliquez 6 gouttes sur la zone douloureuse et faites pénétrer. Répétez si nécessaire.

NOS CONSEILS EN +

- De simples étirements peuvent éviter certaines névralgies faciales. Si vous en souffrez régulièrement, consultez un kiné, un ostéopathe ou un chiropracteur afin qu'il vous indique les mouvements à faire.
- Malgré leur fréquence, certaines névralgies, comme celle dite de pudendale (de la fesse et des régions génitales), sont parfois confondues avec d'autres maladies. Les erreurs de diagnostic conduisent évidemment à une mauvaise prise en charge (les

patients repartent avec un traitement pour la prostate, contre la cystite ou autre), retardant d'autant la guérison et le soulagement. Si vous avez une très vive sensation de brûlure, comme l'impression de « cuire » de l'intérieur, en zone génitale, c'est possible qu'il s'agisse de cela. Surtout si vous présentez d'autres symptômes tels que la sensation d'un corps étranger, des décharges électriques et autres sensations de tiraillements dans la sphère génitale. Les douleurs sont aggravées en position assise, et montent en intensité au fil de la journée. Le tout parfois accompagné de troubles urinaires, fécaux et/ou sexuels, d'où les difficultés à poser le bon diagnostic.

NEZ BOUCHÉ / NEZ QUI COULE

Rhume, rhume des foins, allergie, rhinite, rhino-pharyngite, sinusite, polype (petite excroissance de chair) dans le nez, déviation de la cloison nasale, abus des médicaments « antirhume » à vaporiser dans le nez, climatisation (et air trop sec)… il existe mille raisons d'avoir le nez bouché… ou qui coule sans cesse.

Le nez est naturellement conçu pour être « débouché » et « vide », afin de remplir sa fonction : laisser passer l'air, tout en le filtrant et en le réchauffant, afin qu'il parvienne doux, relativement propre et à température « raisonnable » dans les poumons. Si le vôtre ne remplit plus son rôle, vérifiez que vous n'êtes pas allergique à quelque chose (mais à quoi ?).

LE RÉFLEXE

À RESPIRER

Posez 5 gouttes de **niaouli** sur un mouchoir, respirez 4 fois par jour.

LA FORMULE COMPLÈTE

À RESPIRER

Mélangez :

- **HE niaouli 1 goutte**
- **HE thym à thujanol 1 goutte**
- **HE ravintsara 1 goutte**
- **HE eucalyptus radié 1 goutte**

▷ Commencez par vous moucher et lavez vos fosses nasales avec un spray à l'eau de mer.

▷ **Inhalations sèches en journée** : versez vos 4 gouttes sur un mouchoir, et respirez à fond. Recommencez 4 à 6 fois par jour.

▷ **Inhalation humide le soir**, avant le coucher : dans un bol d'eau frémissante, versez vos huiles essentielles. Procédez à une inhalation comme indiqué en début de livre (p. 53).

EN GOUTTES NASALES

Dans un flacon de 30 ml muni d'un compte-gouttes arrondi, spécial gouttes nasales, mélangez :

- **HE menthe poivrée 0,5 ml**
- **HE lavande officinale 1 ml**
- **HE estragon 1 ml**
- **HE tanaisie annuelle 1 ml**
- **HV amande douce qsp 30 ml**

▷ Instillez 1 goutte du mélange dans chaque narine 3 fois par jour, la tête bien en arrière pour que les huiles essentielles circulent partout.

NOS CONSEILS EN +

- Nettoyez les muqueuses nasales à l'aide d'un spray d'eau de mer 3 à 5 fois par jour. Faites-le systématiquement avant de respirer vos huiles essentielles.
- N'utilisez pas de produits vasoconstricteurs à pulvériser dans le nez (ils se présentent parfois sous forme de gouttes). S'ils « marchent » dans un premier temps, ils aggravent le problème car ils resserrent ensuite les tissus des fosses nasales, bouchant davantage le nez.
- Menez l'enquête. Il n'est pas normal d'avoir le nez bouché. Peut-être êtes-vous allergique à quelque chose, dans la maison ou au bureau ? Ou peut-être vivez-vous en atmosphère climatisée ? Avez-vous toujours le nez bouché ou seulement lorsque vous vous déplacez (vacances, etc.) ? Essayez de trouver l'origine du problème.
- Supprimez le lait et les produits laitiers jusqu'à disparition des symptômes.

ONGLES FRAGILES

Qui n'a jamais déploré des ongles cassants, dédoublés, fragiles, qui accrochent les vêtements, blessent la peau en guise de caresse ? Deux possibilités : soit vous les brusquez en les exposant aux intempéries, au tabac, à diverses pollutions, à un excès ou à un manque d'hygiène ; soit vous êtes fatigué, suivez un régime trop strict (notamment vous manquez de vitamine A). Faites le point !

LE RÉFLEXE

À APPLIQUER
Dans un flacon, versez 10 gouttes de **citron** et 5 ml d'HV de **germe de blé** ou d'**onagre**. Massez les mains et les ongles avec quelques gouttes de ce mélange 2 à 3 fois par semaine.

NOS CONSEILS EN +

- Faites des cures internes de silice organique (à avaler, à raison d'une cuillère à soupe tous les jours pendant 2 mois) et baigner vos ongles en plongeant l'extrémité de vos doigts dans un fond de cette silice organique 2 à 3 fois par semaine (en pharmacie).
- Trempez régulièrement le bout de vos doigts dans un bain d'huile d'olive pendant 10 bonnes minutes.
- Attention aux détergents, produits d'entretien, toutes substances chimiques susceptibles d'agresser les ongles.
- Coupez les ongles en rond (pas en carré) en suivant leur courbure naturelle. Limez-les s'ils « accrochent ».
- Votre grand-mère, comme toute femme avisée et coquette, possédait sans doute un polissoir. Accessoire magique ! Si ce petit objet doux vous « chauffe » lorsque vous l'utilisez régulièrement, talquez-le un peu avant toute séance de polissage, dans l'idéal à faire une fois par mois.
- Petite manucure facile : 1) je coupe, 2) je lime, 3) je polis. Vos ongles vous le rendront au centuple.
- On n'ose croire que vous vous rongez encore les ongles… comme c'est vilain !
- Fumer est probablement ce qu'il y a de pire pour la beauté de l'ongle.
- Voir aussi « Mycose de l'ongle » (p. 400).

ORGELET

C'est un furoncle qui s'installe à la base d'un cil. Ça enfle, ça tire, ça fait mal, c'est rouge… tout cela à cause d'une bactérie, généralement le staphylocoque doré. Le matin, on peut se réveiller avec les yeux collés par un liquide jaunâtre.

LE RÉFLEXE

EN BAIN D'YEUX

Mélangez à parties égales dans un flacon de 100 ml : HA camomille, HA bleuet, HA lavande. Faites des « bains d'yeux » en versant ce mélange très doux directement dans l'œil (ou éventuellement à l'aide d'une compresse imbibée, si vous avez du mal à verser du liquide dans l'œil ouvert).

Puis utilisez votre pommade ophtalmique classique : l'équivalent d'un grain de blé, 3 fois dans la journée + 1 autre fois au coucher.

⚠ **Attention ne confondez pas !** Il s'agit d'hydrolats (HA), et non d'huiles essentielles (HE). On ne met jamais d'huiles essentielles dans l'œil !

NOS CONSEILS EN +

- Un orgelet est banal. S'il revient régulièrement, il y a un problème : soit votre immunité est faible, soit vous ne respectez pas les consignes d'hygiène de base (lavage de mains avant et après l'installation de lentille ou l'utilisation de maquillage, produits cosmétiques de mauvaise qualité).
- Une autre infection ophtalmologique, par exemple la blépharite, inflammation chronique de la paupière, favorise l'apparition d'orgelets. Ne laissez pas traîner une « anomalie ».
- L'œil est très sensible à l'environnement : pollution, lumière, soleil, air trop sec, trop froid, trop chaud, il subit tout cela de plein fouet. Protégez-le dans la mesure du possible. Les maîtres mots : ni tabac, ni soleil.
- Pour le confort de l'œil après une journée fatigante, offrez-lui une pause « bleuet ». Deux disques de coton, on verse de l'eau de bleuet dessus, et on en applique un sur chaque paupière fermée. On s'allonge, on se détend quelques minutes. Ça fait un bien fou !
- Attention à tous les accessoires oculaires : même si certaines lentilles de couleur sont vendues sans ordonnance, il est vivement conseillé de consulter son ophtalmo. Les lentilles, notamment, doivent impérativement être adaptées à la forme et à la taille de la cornée. Prudence !

OTITE

L'otite est une inflammation siégeant dans l'oreille. On « l'attrape » suite à une rhinopharyngite, à un bain de mer ou en piscine, à un traumatisme de l'oreille (avion, plongée sous-marine). Elle peut être aiguë ou chronique, et s'associe souvent à des rhinopharyngites à répétition. Il faut donc désinfecter la gorge et le nez en même temps que les oreilles. L'aromathérapie est le traitement le plus rapide, le plus efficace et le plus naturel des otites. Mais une consultation reste obligatoire, d'une part pour poser le bon diagnostic, d'autre part pour surveiller l'évolution de l'infection. Très banale, l'otite n'en est pas forcément toujours bénigne. Ses complications sont très rares, mais très graves (méningite principalement).

Dans la majorité des cas, les huiles essentielles viennent facilement à bout des otites. Correctement employées, elles remplacent avantageusement les antibiotiques, qui ne sont d'ailleurs pas systématiquement prescrits, s'il s'agit d'une simple inflammation due à un accident barotraumatique (type plongée sous-marine ou avion). Des études ont même montré que les patients sous antibiotiques sont plus sujets aux récidives que les autres !

Mais si vous devez tout de même prendre des antibiotiques, appelez aussi les huiles essentielles à la rescousse, elles éviteront les rechutes.

LE RÉFLEXE

À APPLIQUER

Appliquez 1 goutte d'**eucalyptus radié** en massage autour de l'oreille concernée (ou des deux) 3 fois par jour jusqu'à amélioration.

LA FORMULE COMPLÈTE

À APPLIQUER

Dans un flacon en verre coloré de 2 ml, mélangez :

- **HE eucalyptus radié 5 gouttes**
- **HE niaouli 5 gouttes**
- **HE arbre à thé 5 gouttes**
- **HE thym à linalol 5 gouttes**
- **EL millepertuis qsp 2 ml**

▷ Appliquez 2 gouttes du mélange en massage autour de l'oreille concernée (ou des deux), 3 fois par jour jusqu'à amélioration.

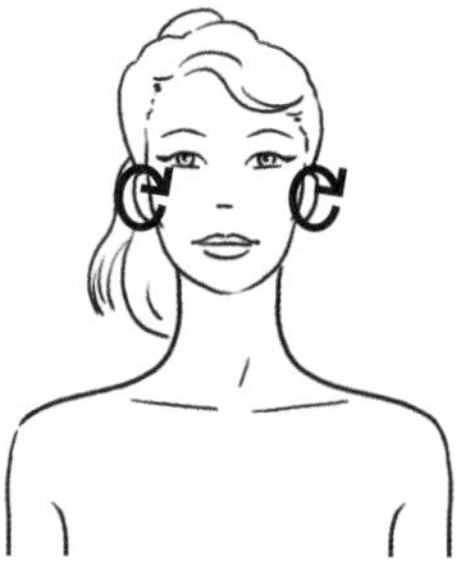

À FAIRE PRÉPARER EN PHARMACIE

ENFANT

EN SUPPOSITOIRES

Demandez à votre pharmacien de préparer les suppositoires suivants :

	Adulte	Enfant
HE eucalyptus radiata (eucalyptus radié)	40 mg	30 mg
HE melaleuca quinquenervia (niaouli)	40 mg	30 mg
HE helichrysum italicum (hélichryse italienne)	20 mg	15 mg
HE tanacetum annuum (tanaisie annuelle)	20 mg	15 mg
EL millepertuis	20 mg	20 mg

▷ Administrez 1 suppositoire 3 fois par jour pendant 2 jours, puis 2 fois par jour pendant 3 jours.

NOS CONSEILS EN +

- Seul un médecin ORL pourra diagnostiquer votre type d'otite. Il en existe 3 grandes familles : l'externe (douleur très violente, parfois écoulement de l'oreille), la moyenne (même chose avec baisse de l'audition) et la séreuse (la plus fréquente, la douleur est moindre mais parfois permanente, on a l'impression d'avoir l'oreille qui se bouche et se débouche au fil des repas ou du mouchage, il n'y a pas de fièvre).
- Les huiles essentielles anti-inflammatoires (en version classique, le médecin ne prescrit que des médicaments anti-inflammatoires) possèdent, en plus, des propriétés antiseptiques, indéniable plus qui évitera les complications.
- L'otite cède normalement dans les 72 heures. Mais pour éviter les récidives, les séquelles – baisse auditive – ou les complications, poursuivez le traitement pendant 1 petite semaine, à raison de 2 fois par jour seulement, et éventuellement encore 1 fois par jour pendant quelques jours encore. Une otite séreuse peut nécessiter jusqu'à 3 mois de traitement.
- **Attention :** soyez très prudent avec vos oreilles. Si vous n'êtes pas sûr de vous, mieux vaut consulter, afin que le médecin regarde, par exemple, si le tympan est perforé ou non. Cette précaution est bien évidemment impérative s'il s'agit d'un tout petit enfant ou d'une personne fragile (diabétique par exemple).
- Si ça ne va pas mieux dans les 24 à 48 heures, méfiance : vous n'avez pas posé le bon diagnostic, ou vous n'avez pas respecté les posologies. Les douleurs aux oreilles sont très fréquentes, et parfois la cause se situe ailleurs (gorge). Essayez de bien distinguer le point de départ du mal.
- Ne paniquez pas. Les complications de l'otite sont rares, et l'intensité de la douleur n'a aucun rapport avec la gravité de l'affection.

- Évitez le recours trop fréquent aux Coton-Tige : souvent mal utilisés, ils poussent le cérumen vers le fond du conduit auditif, permettant le développement des bactéries. Une hygiène normale (douche, shampooing…) suffit à nettoyer la zone.
- Pensez à régénérer votre flore intestinale grâce à une cure de probiotiques. Demandez conseil à votre pharmacien.
- Supprimez temporairement tout produit laitier et tout sucre.
- Forcez la dose en ce qui concerne le citron, l'oignon et l'ail (adultes).
- L'otite est extrêmement fréquente chez l'enfant pour des raisons anatomiques : les canaux sont étroits et les trompes d'Eustache ne fonctionnent pas très bien, empêchant le drainage normal de l'oreille. Résultat, son nettoyage naturel s'effectue mal, les liquides ORL du nez et de la gorge s'accumulent, et les bactéries se développent. Pratiquez la prévention (notamment avec l'homéopathie) si votre enfant est sujet aux otites chroniques, particulièrement avant l'hiver – infections ORL – et avant l'été – baignades.
- Traitez systématiquement tout problème ORL : laryngite, par exemple. C'est un bon moyen d'éviter les otites.
- Renforcez le terrain en cas d'otites répétitives. Et cherchez du côté des allergies. Une étude montre que 70 % des otites seraient liées à une allergie, soit à un polluant, soit à un aliment, soit aux deux ! Éliminer l'allergène, c'est réduire de 92 % le risque de développer une otite chronique (les traitements médicaux ne diminuent ce taux que de 50 %).

PALUDISME

Le paludisme (ou malaria) est un véritable fléau, qui nous est fort heureusement épargné… dès lors qu'on ne voyage pas. À partir du moment où on fait ses valises pour les pays chauds, principalement en Afrique, il faut y penser. Inutile d'entamer une chimioprophylaxie intense si votre objectif est de visiter quelques châteaux en Espagne, mais dès qu'on dépasse les 2 h 30 d'avion, la situation peut devenir problématique. Le palu est la maladie infectieuse la plus répandue dans le monde : 400 millions de personnes malades, dont 2 millions qui succombent chaque année au parasite *plasmodium*. Il est véhiculé par les moustiques femelles d'une espèce bien particulière, qui évoluent en toute impunité dans nombre de pays. Vous risquez surtout d'attraper cette maladie dans les zones humides (marécages, rizières, fleuves, lacs), comme son nom l'indique (palu = marais, ou malaria = mauvais air). Mais on peut aussi rencontrer de l'eau stagnante dans des endroits nettement moins bucoliques tels que des vieux pneus, des empreintes de pas gorgées d'eau ou des boîtes de conserves usagées…

On n'attrape pas forcément le paludisme, même si l'on est piqué par un moustique en zone de palu ! Mais s'il transporte le virus, que peut-il advenir ? Cas n° 1 : il transportait dans ses glandes salivaires le *Plasmodium vivax* (le plus courant). Rien, ou alors vous faites une belle fièvre avec accès de tremblements. Puis ça passe. Puis la maladie peut rester muette pendant des mois, et la fièvre caractéristique, dite « tierce » (1er, 4e et 7e jour), vient vous infliger un coup de chaleur et les tremblements habituels. Mais finalement rien de mortel. Cas n° 2 : il transportait le *Plasmodium falciparum*, beaucoup plus violent. Là, le pronostic vital est en jeu (troubles neurologiques). Mais si le mal est traité rapidement, il n'y aura pas de problème.

En tout cas, sachez qu'il est devenu encore plus rare qu'avant d'attraper le paludisme en France. Malgré la nette hausse de la fréquence des voyages en zones de palu, et donc le transport de moustiques clandestins depuis les pays chauds, les cas de paludisme d'importation baissent régulièrement.

La protection pendant tout votre séjour est de toute façon indispensable.

LES FORMULES COMPLÈTES

À APPLIQUER

Dans un flacon en verre coloré de 10 ml, mélangez :

- **HE eucalyptus à cryptone 2 ml**
- **HE citronnelle de Java 2 ml**
- **HE girofle 1 ml**
- **HV noisette qsp 10 ml**

▷ **Prévention de la piqûre** : appliquez 2 gouttes de ce mélange 2 fois par jour sur le thorax, le dos ainsi que sur les zones exposées aux piqûres, et ce pendant toute la durée du voyage/séjour.

▷ **Traitement de la piqûre** : procédez exactement de la même façon, mais multipliez les doses par 3 c'est-à-dire 6 fois 2 gouttes dans la journée.

+

À AVALER

Demandez au pharmacien de préparer les gélules suivantes* :

HE satureia montana (sarriette des montagnes)	20 mg
HE cinnamomum verum (cannelle de Ceylan : écorce)	20 mg
HE origanum heracleoticum (origan de Grèce)	20 mg
Excipient	qsp 1 gélule n° 40 ou plus

▷ Avalez 2 gélules le matin pendant le séjour, et poursuivez pendant 3 semaines après le retour.

NOS CONSEILS EN +

- Le palu se déclare souvent au retour de voyage, et pas sur place. Jusqu'à preuve du contraire, toute fièvre survenant entre 7 et 10 jours après un retour doit être considérée comme un paludisme. Consultez !

* Ou à préparer vous-même (voir p. 164).

- La panoplie indispensable du voyageur : répulsif antimoustique + moustiquaire imprégnée de répulsif (la citronnelle est efficace). Ces simples moyens de prévention remplissent parfaitement leur rôle s'ils sont utilisés correctement.
- Concernant le « traitement préventif classique » (les 4 molécules principales sont Malarone, Doxycycline, Lariam, Savarine), les avis sont partagés. Les médicaments en question sont loin d'être anodins (danger de maladie de la rétine, prudence en cas d'insuffisance rénale, troubles cutanés ou digestifs possibles, interdits en cas d'allaitement maternel, incompatibles avec certains autres médicaments, hospitalisation d'urgence en cas de surdosage… la liste est longue !), il faut prendre les comprimés très régulièrement, parfois pendant longtemps après le retour, et en plus le traitement est cher et non remboursé ! C'est pourquoi nous vous proposons nos formules d'aromathérapie, très efficaces.
- Dans tous les cas, le traitement par voie orale (qu'il soit classique ou aux huiles essentielles) ne dispense pas de l'utilisation des moustiquaires ni de l'application des HE sur la peau.
- Un peu de bon sens : évitez de voyager dans une zone à fort risque, surtout avec un jeune enfant.
- Reportez-vous à tous les conseils « Antimoustiques » (p. 199).

PANARIS

Le panaris est une infection provoquée par une bactérie – un staphylocoque ou un streptocoque – pouvant siéger n'importe où sur un doigt ou un orteil. Il s'installe le plus souvent à la faveur d'une humidité ambiante, après une manucure trop agressive ou chez les personnes qui se rongent les ongles. Durant les premières heures, la douleur est discrète, juste une gêne. Puis elle s'amplifie et devient pulsatile, la zone gonfle peu à peu : on a l'impression que quelqu'un tape dans le doigt.

LE RÉFLEXE

À APPLIQUER : POUR LE FAIRE MÛRIR

Versez quelques gouttes de **lavande officinale** sur une compresse d'eau chaude (très chaude) et appliquez tous les ¼ d'heure, ou au moins 4 ou 5 fois par jour.

LES FORMULES COMPLÈTES

À APPLIQUER : SUR LE PANARIS VIDÉ

Dans un flacon de 100 ml, mélangez à parts égales :

- **HA lavande**
- **HA ciste**
- **HA laurier**
- **HA thym à thymol**

▷ Appliquez largement (il s'agit d'hydrolats) 4 ou 5 fois par jour sur la zone inflammée sur compresses stériles.

Puis

À APPLIQUER

Dans un flacon en verre coloré de 5 ml, mélangez :

- **HE lavande officinale 1 goutte**
- **HE laurier noble 1 goutte**
- **HE thym à thujanol 1 goutte**
- **HE sarriette des montagnes 1 goutte**
- **HE girofle 1 goutte**
- **HE niaouli 1 goutte**
- **Alcool à 60° qsp 5 ml**

▷ Après l'application des compresses d'HA, posez 3 à 4 gouttes de ce mélange directement sur la région atteinte.

NOS CONSEILS EN +

- Lavez-vous les mains régulièrement.
- Coupez vos ongles correctement : courts mais pas trop ras. Désinfectez régulièrement (à l'alcool à 70° par exemple) vos petits instruments de manucure.
- Ne vous rongez pas les ongles : c'est souvent par la salive que le microbe s'introduit dans la place.
- Ne triturez pas en permanence vos petites peaux, ne les repoussez pas trop non plus. Laissez-les vivre !

PAPILLOMAVIRUS (HPV ONCOGÈNES)

Les papillomavirus contractés par contacts sexuels sont plus ou moins à risque selon leur variété : les HPV 16 et 18 sont les plus fréquents et oncogènes (= ils peuvent dégénérer en cancers). Ils s'éliminent spontanément dans les mois qui suivent la contamination ou non. Ils peuvent créer des condylomes acuminés, verrues génitales bénignes sur la vulve, le pénis, le périnée, ou autour de l'anus. Ils peuvent aussi être à l'origine de lésions précancéreuses (dysplasies de grades 1, 2 ou 3) voire, si celles-ci ne sont pas traitées, de cancer du col de l'utérus. 20 % des cancers de la gorge sont dus aux papillomavirus (rapport sexuel oral).

Ces virus peuvent être mis en évidence lors d'une visite chez le gynécologue qui pratique un frottis vaginal envoyé au laboratoire pour analyse. Si la réponse est positive vous pourrez mettre en route ce traitement naturel souvent efficace pour s'en débarrasser.

À FAIRE PRÉPARER EN PHARMACIE

À AVALER

Demandez au pharmacien de préparer les gélules suivantes* :

HE eucalyptus polybractea cryptonifera (eucalyptus à cryptone)	75 mg // 2 gouttes/gélule
Excipient	qsp 1 gélule n° 60

▷ Avalez 3 gélules par jour pendant 20 jours.

+

À APPLIQUER : GEL PERCUTANÉ

HE eucalyptus polybractea cryptonifera (eucalyptus à cryptone)	1 g
Gel neutre	50 g

▷ Appliquez 2 fois par jour sur le bas-ventre et massez pour faire pénétrer.

+

OVULES

Demandez au pharmacien de préparer les ovules suivants :

HE eucalyptus polybractea cryptonfera (eucalyptus à cryptone)	100 mg
HE melaleuca alternifolia (arbre à thé)	50 mg
HE melaleuca quinquenervia (niaouli)	50 mg
HE sizygium aromaticum (girofle)	30 mg
HE thymus thujanoliferum (thym à thujanol)	30 mg
HE cymbopogon flexuosus (lemongrass)	50 mg
EL calendula	20 mg

▷ Introduisez 1 ovule matin et soir pendant 21 jours, arrêt 8 jours, reprendre 21 jours.

* Ou à préparer vous-même (voir p. 164).

NOS CONSEILS EN +

- Même si vous vous êtes fait vacciner, la vaccination ne protège pas de tous les papillomavirus : le frottis reste indispensable, pour dépistage, même s'il n'est pas parfait (faux positifs et faux négatifs). Demandez à votre médecin de vous prescrire aussi un test viral, pour compléter le frottis (c'est un test récent, non remboursé par la Sécurité sociale, qui est surtout recommandé après 30 ans.
- Rappel : ce n'est pas parce que l'on « a des papillomavirus » que l'on va forcément développer un cancer de l'utérus. Loin s'en faut ! Ainsi, les verrues génitales, sortes de petits « bouts de peau » accrochés sur l'appareil génital, signent le plus souvent une contamination de papilloma à bas risque. C'est bien plutôt en cas d'absence de symptômes que le papilloma « à risque » se développe, sournoisement, d'où l'utilité d'un suivi régulier.
- Même si ce virus se transmet sexuellement, ce n'est pas forcément votre partenaire actuel qui en est responsable. Votre contamination peut dater de facile 10 ans, même s'il n'est détecté que maintenant. Ce virus peut rester inactif pendant des années.
- En cas de verrues génitales, le médecin prescrit le plus souvent des crèmes ou autres traitements physiques/chimiques antiverrue pour les « faire tomber ». Risque de récidive en vue. Essayez les solutions aroma d'abord !

PARASITES (INTESTINS) AMIBIASE, OXYURE, ASCARIS...

Les parasitoses, c'est-à-dire l'infestation par des vers, est extraordinairement répandue. Même dans notre pays ! Les premiers touchés sont les enfants car ils portent leurs mains à la bouche fréquemment, mais qui dit enfant touché dit famille à traiter. Donc, tout le monde dans le même panier ! Les vers ne sont pas vraiment dangereux en soi, en tout cas dans nos contrées, mais ils perturbent la vie quotidienne. Par exemple, les oxyures, que l'on attrape à cause des mains sales, viennent pondre durant la nuit à l'anus : de quoi empêcher de dormir, induire des terreurs nocturnes et des changements de comportements, mais aussi des démangeaisons locales, troubles digestifs et une réelle irritabilité. Ou encore les ascaris, que l'on ingère via des fruits et légumes mal lavés, peuvent déclencher une petite toux insistante (pendant 8 à 10 jours) et fatiguent même s'ils ne rendent pas vraiment malades. Il est donc indispensable de traiter, d'autant que les vers ne partent pas tout seuls : ils sont si bien, là où ils se trouvent ! Quant à l'amibiase, c'est très différent : il s'agit d'une infection parasitaire tropicale, que l'on attrape là encore par les mains sales ou l'alimentation souillée – c'est le « péril fécal ». Heureusement, certaines huiles essentielles ont des propriétés extrêmement antiparasitaires.

Pour tous types de parasites

LE RÉFLEXE

À AVALER

Posez 2 gouttes de **thym à linalol** dans une cuillère à café de miel ou sur un comprimé neutre et laissez fondre en bouche 3 fois par jour.

Amibiase

LA FORMULE COMPLÈTE

À AVALER

Dans un flacon en verre coloré de 2 ml, mélangez :

- **HE thym à linalol 10 gouttes**
- **HE girofle 10 gouttes**
- **HE cannelle de Ceylan 10 gouttes**
- **HE eucalyptus à cryptone 10 gouttes**

▷ Posez sur un comprimé neutre ou dans de l'huile d'olive, 2 gouttes de ce mélange, 3 fois par jour durant 3 semaines.

Oxyures

À FAIRE PRÉPARER EN PHARMACIE

EN SUPPOSITOIRES

Demandez au pharmacien de préparer les suppositoires suivants :

HE thymus vulgaris linaloliferum (thym à linalol)	20 mg
HE coriandrum sativum (coriandre)	10 mg
HE boldea fragrans (boldo)	10 mg
HE rosmarinus cineoliferum (romarin à cinéole)	20 mg
Ess. citrus limonum (citron zeste)	20 mg
EL millepertuis	20 mg

▷ Administrez 1 suppositoire matin et soir pendant 3 jours. Renouvelez 15 jours plus tard, en essayant de choisir les périodes de pleine lune ou de sans-lune.

Ascaris

À FAIRE PRÉPARER EN PHARMACIE

EN SUPPOSITOIRES

ENFANT À PARTIR DE 3 ANS

Demandez au pharmacien de préparer les suppositoires suivants :

HE thymus vulgaris linaloliferum (thym à linalol)	20 mg
HE melaleuca alternifolia (arbre à thé)	30 mg
HE chamaemelum nobile (camomille romaine)	30 mg
HE santalum austrocaledonicum (santal de Calédonie)	10 mg
EL millepertuis	20 mg

▷ Administrez 1 suppositoire 2 fois par jour pendant 3 jours, puis renouvelez tous les 15 jours 2 fois (de manière à ce que cela fasse 3 traitements en tout) à la nouvelle et à la pleine lune.

+

À AVALER

Mélangez à parties égales dans un flacon de 100 ml :

- **HA thym à linalol**
- **HA sarriette**
- **HA camomille romaine**

▷ Versez une cuillère à café dans un verre d'eau, à boire 2 fois par jour aux changements de lune, plusieurs mois de suite, les mêmes jours du traitement suppositoire (c'est un complément).

⚠ **Attention,** il s'agit d'HA et non d'HE !

À AVALER

Demandez au pharmacien de préparer les gélules suivantes* :

HE melaleuca alternifolia (arbre à thé)	30 mg
HE syzygium aromaticum (girofle)	30 mg
HE boldea fragrans (boldo)	10 mg
HE chamaemelum nobile (camomille romaine)	10 mg
Excipient	qsp 1 gélule n° 30

▷ Avalez 1 gélule 4 fois par jour pendant 1 semaine. Répétez 2 fois à 3 semaines d'intervalle.

* Ou à préparer vous-même (voir p. 164).

NOS CONSEILS EN +

- Les médecins spécialistes les plus « classiques » ont coutume de dire que si un enfant change brusquement de comportement, devient irascible, grognon, fatigué, sans aucune raison, il y a de fortes chances pour que les responsables soient des vers. Pensez-y avant de vous lancer dans une longue et coûteuse psychothérapie !
- Autre aspect à bien comprendre : traiter contre les parasites, c'est 50 % de la guérison. Les 50 % restants, ce sont des gestes d'hygiène à accomplir obligatoirement. Pas d'hygiène ? Le traitement n'aura strictement aucun effet, qu'il soit « classique » ou aux huiles essentielles. Les bases :
- Lavage de mains obligatoire, avec brossage des ongles – les œufs d'oxyures se cachent dessous et survivent plusieurs jours à l'air libre, donc l'enfant peut en transporter un peu partout, laissant quelques œufs sur sa table de travail, ses vêtements, sa brosse à dents… il n'y a pas mieux pour se recontaminer ou passer le parasite à ses frères, sœurs ou parents ! Direction le lavabo dès que l'on sort des toilettes, rentre de l'école, des courses, du parc, que l'on vient de caresser un animal ou avant de se mettre à table.
- On l'a dit, les femelles oxyures pondent la nuit. Or, leurs œufs sont éliminés par la douche, qu'il vaut mieux donc prendre le matin (plutôt qu'un bain le soir).
- En cas d'oxyures, il est impératif de laver les jouets, les peluches, de nettoyer l'ensemble du linge touché ou porté par la personne contaminée.
- Pour les parasitoses de type « candidose » (champignon), reportez-vous à « Mycose digestive » (p. 402).

PEAU GRASSE

Une peau grasse est une peau qui sécrète plus de gras (sébum) que les autres. Son aspect un peu luisant est une calamité pour le maquillage, qui tient difficilement. Comme la peau respire mal, les pores se bouchent et les points noirs se développent facilement. La bonne nouvelle c'est que cette peau est résistante, épaisse, plutôt moins propice à l'installation des rides… lesquelles marquent hélas souvent plus profondément.

LES FORMULES COMPLÈTES

À APPLIQUER

Dans un flacon, mélangez à parts égales HA rose et HA sarriette. Après la toilette, appliquez ce mélange sur le visage à l'aide d'un mouchoir jetable ou d'un coton.

⚠ **Attention,** il s'agit d'HA et non d'HE !

+

À APPLIQUER

Mélangez :

- **HE géranium rosat 1 goutte**
- **Ess. mandarine 1 goutte**

▷ … à votre dose de crème hydratante de jour et appliquez-la comme d'habitude.

EN SAUNA FACIAL

(en cas d'acné avec des microkystes et des points noirs)

Dans un bol d'eau très chaude, versez :

- **HE patchouli 1 goutte**
- **HE lavande officinale 1 goutte**
- **HE niaouli 1 goutte**
- **Ess. mandarine 1 goutte**

▷ Tenez-vous au-dessus du bol, le visage baigné des vapeurs d'eau aromatique, pendant 15 minutes.

+

À APPLIQUER

Appliquez (le matin) une compresse imbibée d'HA de rose et (le soir) 3 gouttes du mélange antiacné suivant.

Dans un flacon en verre coloré de 10 ml, mélangez :

- **HE lavande officinale 10 gouttes**
- **HE géranium rosat 10 gouttes**
- **Ess. mandarine 10 gouttes**
- **Ess. citron 10 gouttes**
- **HV argan qsp 10 ml**

NOS CONSEILS EN +

- Vous ne pouvez rien contre certains facteurs : hérédité, hormones – règles, puberté, grossesse, cycles… – tous activent les glandes sébacées, qui fabriquent le sébum. En revanche, les autres dépendent de vous : hygiène locale trop agressive (plus on décape, plus la peau produit du gras pour se protéger), tendance au stress et à l'anxiété (on peut au moins atténuer ce « terrain » grâce aux huiles essentielles), exposition au soleil.
- Certaines pilules sont de vraies machines à faire des boutons : rien ne vous empêche d'en changer ! Et certains médicaments (antibiotiques, antidépresseurs) font de même. Voyez avec votre médecin s'il peut vous proposer des molécules plus adaptées à votre peau.
- L'état de la peau résulte d'un fragile équilibre. Si vous souhaitez vraiment lui faire plaisir, ne vous en tenez pas aux huiles essentielles. Choyez-la au quotidien. Les 10 bons gestes indispensables :

- une hygiène quotidienne suffisante ;
- un gommage du corps et du visage une fois par semaine ;
- une hydratation quotidienne de la peau, du corps comme du visage ;
- le moins possible d'expositions solaires ;
- un sommeil suffisant et réparateur ;
- une alimentation équilibrée, riche en fruits et légumes, en poisson et en « bonnes graisses » (huiles d'olive et de colza) ;
- peu d'alcool ;
- zéro tabac (actif ou passif) ;
- pas de soins locaux agressifs ;
- pas de régimes irraisonnés.

- … Et le moins possible d'« entorses » à ce contrat !
- Voir aussi « Acné » (p. 172) et « Points noirs » (p. 446).

PEAU RELÂCHÉE (VIEILLISSEMENT)

Avec l'âge, la peau devient plus fine, plus pâle, « cassée/fendue » (rides). Ce n'est pas lorsqu'on est senior qu'elle vieillit brusquement ! Elle commence à se relâcher dès l'âge de 25-30 ans. Bien sûr, au début, c'est imperceptible, bien sûr il faut attendre de longues années avant de voir les premiers signes flagrants. Mais regardez bien dans les coins des yeux. Et pile au milieu du front. Ou ailleurs selon la constitution de chaque visage. C'est un processus inéluctable que l'on peut seulement ralentir (ou accélérer).

LES FORMULES COMPLÈTES

Formule visage (matin)

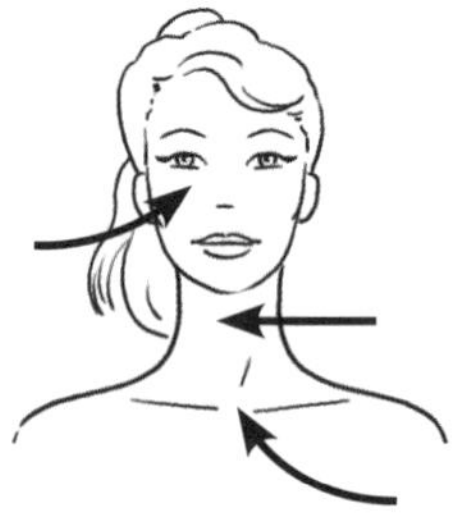

À APPLIQUER

Dans un flacon de 30 ml, mélangez :

- **HE bois de Hô 20 gouttes**
- **HE géranium rosat 20 gouttes**
- **HE sauge sclarée 10 gouttes**
- **HE ciste ladanifère 10 gouttes**
- **HV rose musquée 13 ml**
- **HV argan qsp 30 ml**

▷ Après la toilette, appliquez quelques gouttes de ce mélange sur le visage parfaitement nettoyé, le cou et le décolleté.

+

Formule visage (soir)

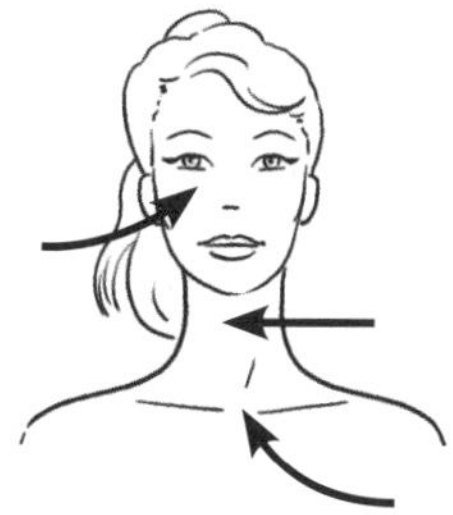

À APPLIQUER

Dans un flacon de 30 ml, mélangez :

- **HE géranium rosat 20 gouttes**
- **HE lavande officinale 20 gouttes**
- **HE ylang-ylang 5 gouttes**
- **HE ciste ladanifère 20 gouttes**
- **HV germe de blé qsp 30 ml**

▷ Après la toilette, appliquez quelques gouttes de ce mélange sur le visage parfaitement nettoyé, le cou et le décolleté.

Huile raffermissante pour le corps

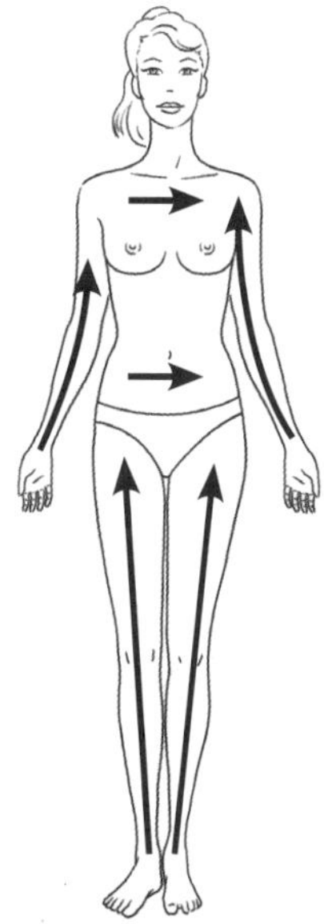

À APPLIQUER

Dans un flacon de 60 ml, mélangez :

- **HE bois de Hô 3 ml**
- **HE géranium 3 ml**
- **HE romarin à verbénone 3 ml**
- **HV argan qsp 60 ml**

▷ Appliquez sur tout le corps après la douche, massez jusqu'à pénétration totale.

NOS CONSEILS EN +

- Chacun vieillit à son rythme. La peau reflète assez fidèlement notre âge biologique, c'est-à-dire notre véritable âge, contrairement à l'âge chronologique, inscrit sur nos papiers d'identité. Car le vieillissement résulte de nombreux facteurs ; certains contre lesquels on ne peut rien (hérédité, maladies), d'autres que l'on peut maîtriser tout au long de notre vie (hygiène de vie).
- Les deux pires ennemis de la peau sont le soleil (on peut emmagasiner des coups de soleil sans trop broncher pendant des années et d'un coup d'un seul, brusquement, paf ! la peau nous présente la note) et le tabac (il empêche une bonne oxygénation de la peau, ce qui la rend jaune, grisâtre et très terne).

- Le meilleur moyen de freiner les signes du temps qui passe, sur le corps comme sur le visage, c'est de prendre soin de sa peau toute sa vie.
- Arrêtez une fois pour toutes les régimes trop restrictifs, qui ne mènent à rien d'autre qu'à reprendre du poids ensuite et à abîmer votre corps, peau, ongles et cheveux compris.
- Mangez suffisamment de protéines (volailles, œufs, poissons, fruits de mer, viandes blanches). Vous devriez en consommer un petit peu à chaque repas.
- Choisissez les « bons » gras : huiles d'olive, de colza, poissons gras, amandes, noix…
- Certains petits problèmes de peau (boutons, plaques, réactions diverses) peuvent être dus à l'ingestion excessive de produits laitiers. Stoppez totalement ces aliments pendant une semaine, et voyez si les choses ne s'arrangent pas.
- Pour vos repas, attablez-vous dans le calme, ne dévorez pas en regardant la télévision. Manger dans le stress perturbe la digestion, donc brouille le teint.
- Évitez les plats tout préparés, souvent indigestes et qui, en plus, ne nourrissent pas vraiment (on a toujours faim rapidement ensuite).
- Buvez beaucoup d'eau minérale riche en magnésium et calcium, ou type Vichy Célestins pour mieux digérer, de thé (vert), de tisane type verveine-menthe.
- Évitez les sucreries, propices au développement bactérien, le grignotage, les sodas (même light), l'abus d'alcool. Tous sont des ennemis jurés de votre beauté.
- Une grande étude montre qu'en suivant les conseils alimentaires préconisés ici, on obtient plus de résultats « anti-âge » qu'en appliquant des crèmes « antirides » quelles qu'elles soient !
- Marchez, prenez l'air, faites du sport, ça donne le teint rose !
- Voir aussi « Peau ridée » ci-après.

PEAU RIDÉE

La ride est à la peau mature ce que l'acné est à celle des ados : une hantise. Pourtant, elle n'a rien d'une maladie. Elle imprime juste sa marque au fil des années, rendant l'épreuve du temps qui passe quelque peu inéluctable. Les huiles essentielles atténuent les rides d'expression, considérées comme charmantes, jusqu'au sillon nasogénien très creusé nettement moins apprécié. Mais pensez aussi à l'aromathérapie pour préserver, voire faire fructifier, votre « capital jeunesse », elle vous donnera entière satisfaction !

LE RÉFLEXE

À APPLIQUER

Dans votre dose de crème de jour, versez 2 gouttes d'HE de **bois de Hô**. Appliquez normalement. OU versez 1 ml d'HE de **bois de Hô** dans un pot de 60 g de crème de jour. Mélangez intimement. Utilisez comme d'habitude.

+

Dans votre dose de crème de nuit, versez 1 goutte de **géranium rosat** + 1 goutte de **romarin à verbénone**. Mélangez intimement. Utilisez comme d'habitude.

LES FORMULES COMPLÈTES

À APPLIQUER

Dans un flacon de 50 ml, mélangez :

- **HE palmarosa 10 gouttes**
- **HE géranium rosat 8 gouttes**
- **Ess. citron 8 gouttes**
- **HE bois de Hô 8 gouttes**
- **HV germe de blé 25 ml**
- **HV argan qsp 50 ml**

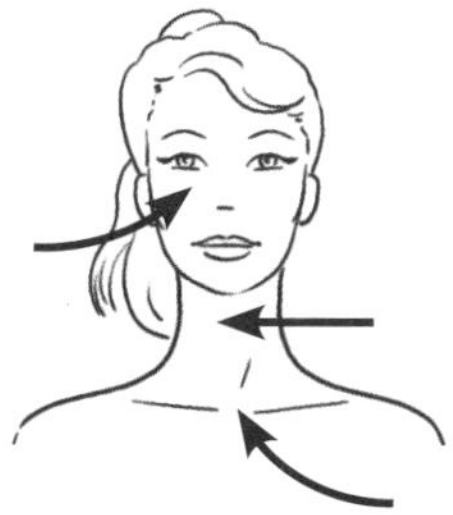

▷ Appliquez sur le visage, le cou et le décolleté, tous les soirs après le démaquillage.

EN MASQUE

Mélangez :

- **HE romarin à verbénone 3 gouttes**
- **HE bois de Hô 3 gouttes**
- **Miel 2 cuillères à soupe**

▷ Appliquez 2 fois par semaine, laissez agir 5 minutes puis rincez à l'eau froide.

NOS CONSEILS EN +

- Une cure de 2 mois de silice organique, précurseur du collagène, est vivement conseillée. Avalez 1 dose par jour, à jeun.
- Le meilleur soin antirides, de très très loin, c'est l'hygiène de vie. Les cosmétiques anti-âge et soins divers et variés seront totalement vains si vous ne buvez pas assez d'eau, si vous mangez mal et si vous fumez, c'est très clair. Et rappelez-vous qu'une peau se défend d'autant mieux contre les rides qu'elle est suffisamment hydratée.
- Faites preuve de bon sens. N'essayez pas de ressembler à celle que vous étiez à l'âge de 20 ans : non seulement c'est impossible, mais ce serait de plus très étrange. En

revanche, améliorer son image, c'est faire la paix avec soi-même. Peut-être le début de la sagesse.

- Des chercheurs australiens ont montré que lorsqu'on consomme régulièrement de l'huile d'olive, des fruits, des légumes verts et des légumes secs, les résultats anti-âge visibles préventifs sont franchement plus nets qu'avec des cosmétiques anti-âge. La peau, comblée, rayonne de bonheur. Tout l'inverse de celle des amateurs exclusifs de viandes et de produits laitiers.
- Voir aussi « Peau relâchée » (p. 428).
- Les lignes en collier au niveau du cou (dues aux SMS, jeux addictifs de type Candy Crush et aux heures passées sur smartphone) concernent avant tout les jeunes femmes dès 20/25 ans, qui peuvent passer jusqu'à 15 heures par jour penchées sur leur écran (ça se passe en Asie, mais si le phénomène est extrême là-bas, il existe bel et bien chez nous, en atténué). Ces rides s'appellent désormais les « text neck wrinkles ».
- Les grandes rides en Y entre les seins et les épaules sont dues, cette fois-ci, aux heures passées voûtées devant un écran d'ordinateur.
- Bon à savoir : les techniques classiques de type peeling ou laser ne sont pas utilisées sur ces zones, fragiles et qui cicatrisent difficilement. Raison de plus pour s'habituer aux bons gestes (massages) antirides aroma !

PEAU SÈCHE

Non seulement la peau sèche ne produit pas assez de gras, mais en plus elle est déshydratée puisque le gras retient l'eau. Comme elle est mal protégée des agressions extérieures, elle peut facilement devenir réactive, ultra-sensible. Donc parfois rouge, avec des plaques, des dartres, etc. Au toucher elle est sèche et un peu rugueuse. À « porter », elle est souvent désagréable : elle picote, tire au moindre frimas, en sortant de la piscine, de la douche, à cause de la climatisation ou même sans raison. Peu souple, elle manque généralement d'éclat.

LE RÉFLEXE

À APPLIQUER

Mélangez 2 gouttes de **bois de Hô**, 3 gouttes d'HV de **germe de blé**. Appliquez normalement, comme produit de soin.

LA FORMULE COMPLÈTE

À APPLIQUER

Dans un flacon de 50 ml, mélangez :

- **HE palmarosa 10 gouttes**
- **HE bois de Hô 10 gouttes**
- **HV bourrache 25 ml**
- **HV germe de blé qsp 50 ml**

▷ Appliquez quelques gouttes de ce mélange matin et soir, sur une peau parfaitement nettoyée.

NOS CONSEILS EN +

- Faites des cures d'huile d'onagre ou de bourrache à raison de 2 capsules dosées à 500 mg, à avaler au petit-déjeuner et 2 capsules d'oméga 3 au dîner. Poursuivez longtemps.
- Évitez les régimes trop stricts, notamment en matières grasses.
- Buvez suffisamment et par petites gorgées dans la journée : une peau naturellement « déshydratée » souffre encore plus du manque d'eau.
- Fuyez les décapants, les cosmétiques contenant de l'alcool (hyper-répandus, notamment en cosmétiques bio) et même les exfoliants, tout ce qui pourrait contribuer à l'affiner encore davantage car une peau sèche est presque toujours ultrafine. Même les absorbants, type argile, ne lui conviennent pas : pour absorber quoi ? Seuls les gommages doux et les nettoyants sans savon lui sont vraiment adaptés.
- Évitez l'excès d'eau (douche, lavage du visage) et tamponnez doucement votre visage dès la fin de la toilette – ne le laissez pas sécher seul.

PEAU SENSIBLE

La peau est naturellement « sensible » dans le sens où elle est réactive à son environnement. Cette propriété est non seulement agréable (caresses) mais aussi vitale (lorsqu'on se brûle, on ressent une vive douleur et on se recule instantanément). C'est lorsque la peau devient hypersensible, c'est-à-dire réagissant exagérément aux mini-agressions extérieures qu'elle est dite « sensible ». Froid, chaud, calcaire, vent, produits cosmétiques... un rien peut l'agresser. Et la voilà qui rougit, tiraille, s'assèche, est inconfortable. C'est pourquoi les dermatologues l'appellent aussi généralement « peau réactive ». Cet excès de réactivité concerne 60 % des femmes et 30 % des hommes ! C'est un peu comme une allergie, mais sans les mécanismes habituels de l'allergie (inflammation, système immunitaire activé, etc.). Les spécialistes distinguent 3 types de peau sensible :

- **la sensibilité héréditaire**, souvent accompagnée de sécheresse, d'allergie, d'atopie ou encore de couperose (merci Maman !) ;
- **la sensibilité acquise**, qui s'installe peu à peu à force d'agressions : régimes répétés, climat peu clément (vent, froid, soleil), traitements médicaux internes notamment contre l'acné, climatisation… La peau se défend moins bien et finit par s'irriter de tout ;
- **la sensibilité sans cause apparente** – de loin la plus courante. On ignore à quoi elle est due, on a l'impression que la peau « ne supporte plus rien ».

Ce qu'il faut bien comprendre, c'est que notre revêtement cutané peut devenir sensible à n'importe quel âge et quel que soit son type. Nul ne doit se croire épargné !

LES FORMULES COMPLÈTES

À APPLIQUER

Dans un flacon, mélangez à parts égales :

- **HA camomille**
- **HA lavande**
- **HA sauge**
- **HA menthe**

▷ Après la toilette normale, matin et soir, imbibez un coton de ce mélange et passez-le sur votre visage. Confort instantané.

⚠ **Attention,** il s'agit d'HA et non d'HE !

Procédez ensuite au soin suivant :

+

Dans un flacon en verre coloré de 30 ml, mélangez :

- **HE ylang-ylang 5 gouttes**
- **HE lavande officinale 5 gouttes**
- **HE géranium rosat 5 gouttes**
- **EL calendula qsp 30 ml**

▷ Appliquez quelques gouttes de ce mélange après votre soin aux HA ci-dessus. Étalez comme huile de soin.

NOS CONSEILS EN +

- Toutes les agressions peuvent provoquer une hypersensibilité. Y compris le tabac, le café et, dans une moindre mesure, le thé, les épices et même les émotions intenses.
- Les peaux claires et/ou sèches sont plus susceptibles d'être sensibles.
- Le stress aggrave la sensation de sensibilité.

- L'exposition aux produits chimiques (pressing, chlore de la piscine...), aux détergents et aux ingrédients cosmétiques irritants (solvants, tensio-actifs, rétinoïdes, peroxyde de benzoyle, urée, acide lactique, alphahydroxyacides...) favorisent la réactivité cutanée.
- Les allergies, les irritations cutanées, les fragilités suite à des coups de soleil et autres dermatites sont souvent liées à la sensibilité, sans que l'on sache si l'une est la conséquence ou la cause de l'autre.
- Attention à tout ce que vous mettez sur votre peau : crème hydratante, parfum, gel-douche... Si vous sentez un petit tiraillement dès la pose, les choses empireront forcément par la suite.
- L'utilisation d'eau thermale (spray) est vivement conseillée pour les soins quotidiens, surtout si votre eau du robinet est calcaire.

PELLICULES

Les pellicules sont de minuscules morceaux de peau naturellement produits par notre cuir chevelu. Détachées de notre crâne, elles tombent sur nos épaules et le haut de notre dos, couvrant nos vêtements d'une sorte de neige fort disgracieuse. Si elles n'ont rien de grave, elles gênent terriblement, au point parfois de provoquer une obsession.

LA FORMULE COMPLÈTE

À APPLIQUER

Dans un flacon de 200 ml de shampooing à l'argile, versez :

- **HE arbre à thé 10 gouttes**
- **HE géranium rosat 10 gouttes**
- **HE cèdre de l'Atlas 5 gouttes**
- **HE genévrier commun 5 gouttes**

▷ Lavez vos cheveux normalement, comme d'habitude, avec votre nouveau shampooing « antipelliculaire » ! Massez le cuir chevelu en le décollant sous les doigts, laissez poser 2 minutes avant de rincer.

NOS CONSEILS EN +

- Il existe d'excellents compléments alimentaires pour la beauté des cheveux. Ils renferment des acides aminés soufrés, des vitamines, des minéraux et de la prêle (silice). Une cure de 2 mois est vivement conseillée.
- Comme toutes les cellules de la peau, celles du crâne se renouvellent normalement en 3 semaines. Les cellules mortes sont évacuées naturellement lors du brossage et des shampooings. Mais si le rythme s'accélère (moins de 3 semaines), la chute des petits morceaux de peau est visible… à l'œil nu. À l'inverse, si le rythme se rallonge (plus de 3 semaines), les cellules mortes empêchent les neuves de faire leur travail correctement, et le cuir chevelu démange.
- Il existe deux grandes familles de pellicules. Les **sèches** (responsables de la « neige » mentionnée plus haut) : elles sont détestées car très visibles. En outre, à la desquamation excessive s'ajoute souvent la présence d'un champignon qui aggrave la situation. Les **grasses**, plus grosses et pourtant un peu moins « démonstratives » car collées entre elles et souvent restant fixées au cuir chevelu, empêchent ce dernier de « respirer », ce qui accroît le déséquilibre local, provoquant un redoublement de pellicules et, hélas, à terme, la chute des cheveux.

PERTES BLANCHES (LEUCORRHÉES)

Une perte blanche est un écoulement vaginal non sanguin, donc « blanc » ou de toute autre couleur que « rouge ». Ne confondez pas avec les sécrétions génitales normales, qui varient en importance et en consistance au fil du cycle ! Seuls doivent vous inquiéter les écoulements anormalement importants, qui brûlent, démangent, irritent ou sont accompagnés d'odeur désagréable.

LE RÉFLEXE

À AVALER

Posez 1 goutte de **cannelle de Ceylan (écorce)** sur un comprimé neutre, un petit sucre ou une cuillère à café de miel et laissez fondre en bouche 4 fois par jour pendant 3 jours.

À FAIRE PRÉPARER EN PHARMACIE

À AVALER

Demandez au pharmacien de préparer les gélules suivantes* :

HE cinnamomum verum (cannelle de Ceylan)	10 mg
HE melaleuca alternifolia (arbre à thé)	10 mg
HE satureja montana (sarriette des montagnes)	10 mg
HE salvia officinalis (sauge officinale)	20 mg
Excipient	qsp 1 gélule n° 50

▷ Avalez 1 gélule 4 fois par jour pendant 5 jours. Puis 1 gélule 3 fois par jour pendant 10 jours.

+

EN OVULES

Demandez au pharmacien de préparer les ovules suivants :

HE salvia officinalis (sauge officinale)	30 mg
HE syzygium aromaticum (girofle)	30 mg
HE laurus nobilis (laurier noble)	40 mg
HE melaleuca alternifolia (arbre à thé)	40 mg
EL millepertuis	100 mg

▷ Insérez 1 ovule matin et soir dans le vagin, pendant 9 jours.

+

EN INJECTION VAGINALE

Dans un flacon de 200 ml, mélangez à parts égales :

- **HA lavande**
- **HA laurier**
- **HA sarriette**
- **HA romarin**
- **HA inule**

▷ À l'aide d'une poire vaginale à jet rotatif, introduisez 20 ml dans le vagin, chaque matin pendant 10 jours.

⚠ **Attention,** ce sont des hydrolats (HA), pas des huiles essentielles (HE) !

* Ou à préparer vous-même (voir p. 164).

NOS CONSEILS EN +

- Évitez l'hygiène trop agressive, les douches vaginales à répétition, l'utilisation de produits déodorants et autres parfums intimes. Le vagin se défend parfois en produisant des sécrétions dans l'espoir d'évacuer tous ces intrus.
- Si vous avez un début d'infection gynécologique, les formules aux huiles essentielles la stopperont rapidement.

PEUR DE L'AVION

20 % des voyageurs aériens ont plus ou moins peur de l'avion et 80 % d'entre eux sont des hommes. Un chiffre qui grimpe peu à peu avec l'augmentation du nombre de voyages aériens et, mathématiquement, le nombre de crashs rapportés par les médias. Irrationnelle, comme toutes les peurs (on sait depuis longtemps que l'avion est, de loin, le moyen de transport le plus fiable), cette véritable phobie peut gâcher les vacances, voire empêcher tout déplacement hors de son pays. Dommage tout de même ! Plutôt que de se résigner, pourquoi ne pas faire face et démonter ses mécanismes ? La compagnie aérienne Air France classe les phobiques en 3 catégories : les décideurs, qui ne font pas confiance d'une manière générale (aux pilotes, aux hôtesses, au matériel, à la météo...), les anxieux (le pire est toujours certain : à chaque bruit suspect, c'est sûr, on va s'écraser), les terriens (qui ne voient pas comment un tel objet si lourd peut voler et saisissent mal l'intérêt de quitter le plancher des vaches). Les conseils généraux sont différents pour chacun de ces profils, mais nos huiles essentielles mettront tout le monde d'accord !

LE RÉFLEXE

À APPLIQUER
Posez 2 gouttes de **camomille romaine** sur le plexus solaire. Étalez lentement.

À RESPIRER
Respirez à même le flacon de **camomille romaine** ouvert, tout simplement. Renouvelez autant de fois que nécessaire.

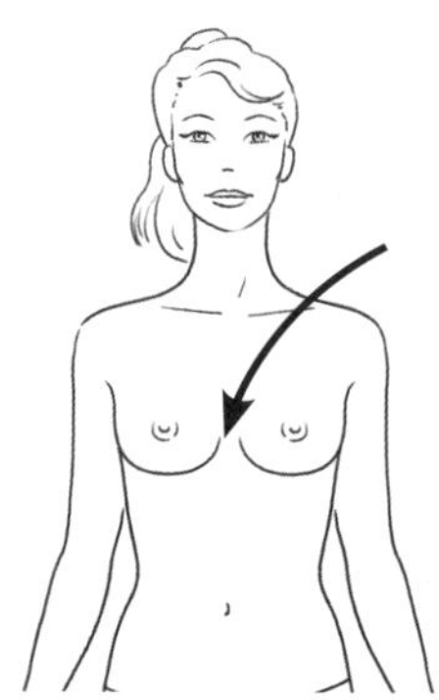

LA FORMULE COMPLÈTE

À APPLIQUER ET À RESPIRER

Dans une soucoupe, mélangez :

- **HE camomille romaine 1 goutte**
- **HE petit grain bigarade 1 goutte**
- **HE lavande officinale 1 goutte**
- **HE marjolaine des jardins 1 goutte**
- **HE laurier noble 1 goutte**
- **HV calophylle 5 gouttes**

▷ Massez doucement le plexus solaire et les poignets ; approchez vos mains de votre nez pour respirer profondément les huiles essentielles.

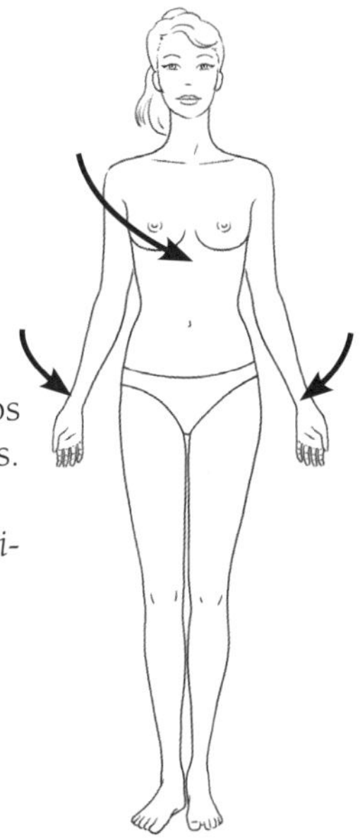

Remarque : *utilisez cette formule contre d'autres peurs paralysantes (araignées, prise de parole en public, timidité sociale…).*

NOS CONSEILS EN +

- Planifiez, maîtrisez, gérez tout ce qui est entre vos mains dans le calme et la sérénité : valises, horaires de transport vers l'aéroport, papiers en règles dans une pochette, petit sac pour voyager léger dans l'avion. Rien de plus anxiogène que de tout faire à la dernière minute, de débouler hors d'haleine à l'enregistrement des bagages, d'être séparés pendant le trajet parce qu'on est arrivé trop tard pour choisir sa place, etc.
- Lâchez prise, surtout si vous partez en vacances. C'est le moment ou jamais de déléguer. Vous êtes en de très bonnes mains. Respirez très profondément, lentement, en fermant les yeux. Occupez-vous avec des jeux, la lecture d'un bon roman, de la presse people, l'écoute d'un CD. Ne stressez pas tout votre entourage (conjoint comme voisin de siège) et comptez surtout sur vous pour vous maîtriser.
- Ne buvez pas d'alcool (pas une goutte !). Ne prenez pas de médicaments anxiolytiques. En avion, l'un et l'autre peuvent provoquer des effets carrément opposés à ceux recherchés.
- En revanche, buvez beaucoup d'eau : l'air climatisé de la cabine déshydrate et participe au mal-être. De plus, boire vous forcera à vous rendre régulièrement aux toilettes : faire quelques pas le plus souvent possible est vivement recommandé.
- N'échafaudez pas des scénarios catastrophes au moindre petit « roulis » : les trous d'air n'existent pas (en tout cas pas comme vous les imaginez), les bruits suspects ne sont pas du tout suspects, les pannes sont non seulement quasi impossibles mais en plus tout est doublé dans un avion, donc si par une extraordinaire malchance un moteur tombait en panne, l'autre ramènerait l'avion tout à fait à bon port. Tout va bien.

- Si nos conseils et l'aromathérapie n'ont pas réussi à vous rendre le voyage au moins supportable, il y a un vrai problème. Pourquoi ne pas suivre un stage antistress mis en place par Air France ? C'est cher, mais parfois indispensable, notamment pour les personnes obligées de voyager pour leur travail. Renseignez-vous.
- Les sédatifs sont déconseillés par l'OMS (ils accroissent le risque de phlébite en avion), de même que les anxiolytiques.
- La probabilité de décéder lors d'un voyage en avion est de 1 sur 3 675 000 (elle était de 1 sur 138 000 dans les années 1970). On se détend.

PHLÉBITE

Une phlébite, c'est un caillot de sang coincé dans une veine. Il peut être associé à une inflammation de la paroi veineuse (thrombophlébite).

Double problème : 1) le flux sanguin est bloqué par la veine obstruée, et ne remonte donc pas vers le cœur ; 2) la veine subit une hyperpression en amont du caillot.

Certaines phlébites peuvent être superficielles, à fleur de peau, mais la plupart sont profondes, c'est-à-dire situées dans une veine profonde des jambes. Dans tous les cas, cela se solde par des douleurs, soit spontanées, soit à la palpation de la zone congestionnée. La jambe enfle. Parfois, la phlébite s'accompagne de fièvre et d'une augmentation du rythme cardiaque. L'évolution dépend de chacun : globalement, soit la veine se désengorge totalement, seule ou presque, et tout va bien, soit le caillot se fragmente et certains « morceaux » risquent de se loger dans des veines du cœur ou une branche de l'artère du poumon, menaçant d'embolie pulmonaire. Ce dernier cas, grave, ne survient que lorsque la phlébite n'a pas été diagnostiquée et traitée à temps. Les huiles essentielles fluidifient le sang, sont « anticaillot » et renforcent les parois veineuses, trois points essentiels, vitaux !

LE RÉFLEXE

À APPLIQUER

Appliquez localement quelques gouttes d'**hélichryse italienne** diluées dans 1 cuillère à café d'HV de calophylle en massage, avec douceur, plusieurs fois par jour jusqu'à amélioration de votre circulation.

LA FORMULE COMPLÈTE

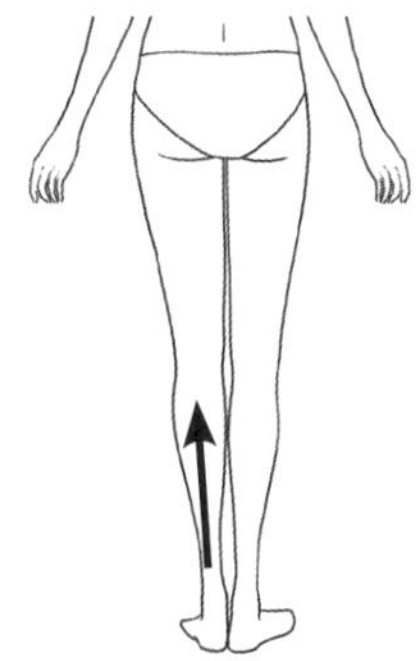

À APPLIQUER

Dans un flacon en verre coloré de 5 ml, mélangez :

- **HE hélichryse italienne 10 gouttes**
- **HE laurier noble 5 gouttes**
- **HE litsée citronnée 10 gouttes**
- **Ess. citron 5 gouttes**
- **HV calophylle qsp 5 ml**

▷ Appliquez avec douceur le long du trajet enflammé, 5 à 6 fois par jour pendant 20 jours, ou plus longtemps si nécessaire.

À FAIRE PRÉPARER EN PHARMACIE

À AVALER

Demandez au pharmacien de préparer les gélules suivantes* :

HE helichrysum italicum (hélichryse italienne)	25 mg
HE cupressus sempervirens (cyprès de Provence)	25 mg
HE eucalyptus citriodora (eucalyptus citronné)	25 mg
Ess. citrus limonum (citron)	10 mg
Excipient	qsp 1 gélule n° 60

▷ Avalez 1 gélule 3 fois par jour pendant 20 jours.

NOS CONSEILS EN +

- Marchez, bougez…
- Si vous êtes immobilisé pour quelque temps, faites-vous masser.
- Portez des collants, bas ou chaussettes de contention lorsque vous voyagez, surtout en avion. Même chose si vous piétinez toute la journée (profession derrière un comptoir, à l'accueil…).
- Si vous portez un plâtre, contractez régulièrement vos muscles en dessous. C'est très important. Astreignez-vous à une véritable gymnastique adaptée, chaque jour.

* Ou à préparer vous-même (voir p. 164).

PIERCING

Le piercing est très à la mode. Reste que, pour le corps, ce n'est rien d'autre qu'une agression, donc une aubaine pour les bactéries. Choisissez avec soin votre pierceur, faites faire votre « trou » dans les règles de l'art, pas n'importe comment dans une arrière-boutique douteuse. Les médecins sont effarés des conséquences de certains piercings : infections locales voire hépatites (B ou C), sida voire maladies cardiaques. C'est cher payé le bijou !

LE RÉFLEXE

À APPLIQUER

Appliquez quelques gouttes pures de **lavande officinale** sur la zone agressée. Recommencez plusieurs fois dans la journée.

LA FORMULE COMPLÈTE

À APPLIQUER

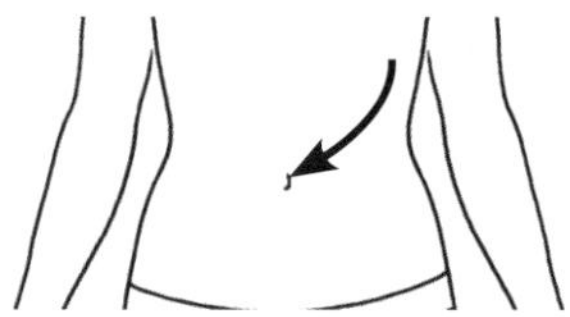

Mélangez dans un flacon :

- **HE lavande officinale 2 ml**
- **HE arbre à thé 1 ml**
- **HE ciste ladanifère 2 ml**

▷ Appliquez 1 à 2 gouttes sur la zone, laissez agir, séchez, renouvelez 2 ou 3 fois.

NOS CONSEILS EN +

- Ne vous faites pas piercer pendant que vous êtes malade, affaibli ; attendez d'avoir récupéré, sinon vous risquez d'avoir du mal à cicatriser, avec tous les risques que cela comporte.
- Vérifiez que votre « pierceur » pratique son art dans de bonnes conditions d'hygiène afin d'éviter la transmission possible d'une hépatite B ou C par voie sanguine ou, plus grave, d'une infection à VIH (sida). Y compris chez le bijoutier, qui vous perce innocemment les oreilles !
- Attention au choix du bijou qui peut provoquer douleur et allergies s'il est mal toléré (nickel).
- Respectez les conseils d'hygiène propres au piercing : non seulement ils évitent l'infection, mais en plus ils facilitent la cicatrisation. En particulier, ne touchez jamais votre piercing avec des mains sales (c'est-à-dire non lavées depuis quelques minutes !) : ce geste malheureux est la première cause d'infection. Mais aussi : astreignez-vous à des soins quotidiens, évitez les baignades (mer, piscine), n'approchez

pas les animaux. Tout ce qui est en contact avec le piercing (téléphone, lunettes, vêtements, serviettes, draps de lit, oreillers, cheveux…) doit être propre.
- Évitez au moins la bouche, particulièrement riche en bactéries, si vous avez décidé de vous faire perforer. Piercer cette zone (lèvres, joues, langue) peut augmenter le volume salivaire (moyen sexy), modifier la façon de parler, compliquer le fait de mâcher et d'avaler. De grosses cicatrices peuvent se former et gêner le confort buccal, des nerfs de la langue peuvent être lésés. Cette dernière, très vascularisée, peut saigner abondamment. Même les dents peuvent être traumatisées, lors de l'insertion ou d'un coup de dent involontaire contre le bijou. Jusqu'à l'étouffement, qui ne peut être totalement écarté (allergie dans la gorge ou inhalation malencontreuse de l'anneau). Et lorsque vous serez sorti de votre phase « piercing », elle vous laissera un petit trou en héritage. Du plus bel effet, non ? Si vous avez tout de même cédé aux sirènes du piercing buccal, les recommandations hygiéniques sont encore plus drastiques. Changez souvent de brosse à dents, ne fumez pas (ceci est également valable en cas de piercing du nez ou de la cloison nasale), ne portez jamais les mains à la bouche, évitez toute relation sexuelle orale non protégée, etc.

PIPI AU LIT

L'énurésie, ou « pipi au lit », concerne les enfants de 5 ans et plus qui « s'oublient » au lit régulièrement. Entre les partisans du facteur « psy » (l'enfant veut attirer l'attention) et ceux qui rétorquent qu'au contraire, c'est 100 % organique (l'enfant aurait une vessie immature), les parents n'ont plus qu'à continuer de changer les draps au milieu de la nuit. Laissons de côté les querelles de chapelle, et aidons les 400 000 enfants (5 à 10 ans) qui en souffrent, les 100 000 ados (10 à 20 ans !) qui n'osent même plus s'en plaindre, et… les 4 000 adultes de plus de 18 ans qui ne gèrent toujours pas leur vessie la nuit !

À FAIRE PRÉPARER EN PHARMACIE

À APPLIQUER

ENFANT

Dans un flacon en verre coloré de 15 ml, mélangez :
- **HE cyprès de Provence 3 ml**
- **HE marjolaine des jardins 2 ml**
- **HE myrrhe amère 1 ml**
- **HV noisette qsp 15 ml**

▷ Appliquez 3 à 4 gouttes sur le plexus solaire, la voûte plantaire, la face interne des poignets et 5 gouttes le long de la colonne vertébrale matin et soir.

NOS CONSEILS EN +

- Patience : ça va s'améliorer avec l'âge.
- Pas de réprimande ! Cela ne sert strictement à rien, sauf à rendre votre enfant plus malheureux.
- Ne le faites pas moins boire, mais décalez sa consommation avant 18 heures. Après ce seuil, réduisez un peu les quantités.
- Supprimez les boissons sucrées (soda, jus de fruits) et/ou riches en calcium (lait), qui augmentent l'envie de boire et de faire pipi.
- Lorsque l'origine du problème est à l'évidence psy (arrivée d'un petit frère par exemple), prenez éventuellement rendez-vous avec un psychothérapeute ou un micro-kinésithérapeute. Les signes caractéristiques : le trouble apparaît après au moins 6 mois de propreté, et n'a pas lieu toutes les nuits.
- Évitez les grandes manœuvres nocturnes. Organisez-vous : sur le lit, installez une alèse, puis un drap, puis une alèse, puis un drap. Dans la nuit, retirez simplement la première « strate », et retournez vous coucher !

PIQÛRES (MOUSTIQUES, ARAIGNÉES, GUÊPES, MÉDUSES, SCORPIONS, TIQUES)

Les animaux piquent généralement pour nous voler du sang : leur repas (puces, tiques, moustiques). Mais d'autres attaquent pour se défendre, parce qu'ils ont peur (guêpes, scorpions), ou carrément sans le faire exprès, parce que vous passez par là, et eux aussi (méduses). Dans tous les cas, cela se solde par du rouge, des démangeaisons plus ou moins intenses, des douleurs voire des brûlures. Sauf si vous avez un flacon de lavande aspic sur vous : vous ne craignez plus rien, vous voilà presque invincible, en tout cas de ce côté-là.

LE RÉFLEXE

À APPLIQUER

Appliquez 1 goutte pure de **lavande aspic** directement sur le bouton, le plus vite possible après la piqûre. La démangeaison va passer presque instantanément. Vous pouvez renouveler l'application tous les ¼ d'heure si besoin.

LA FORMULE COMPLÈTE

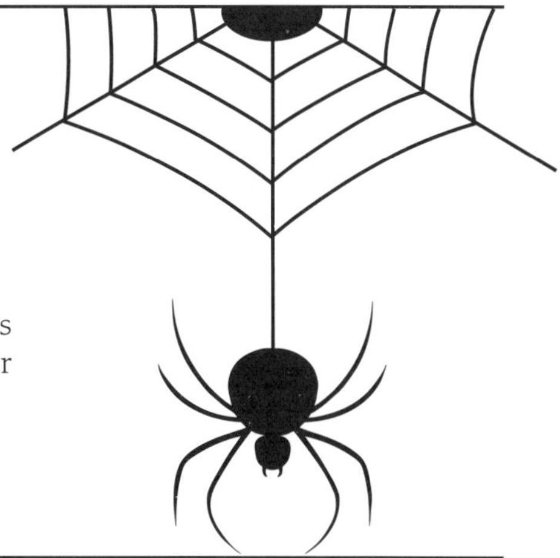

À APPLIQUER

Dans un flacon en verre coloré de 2 ml, mélangez :

- **HE lavande aspic 10 gouttes**
- **HE menthe poivrée 3 gouttes**
- **HE eucalyptus citronné 5 gouttes**
- **HE géranium rosat 5 gouttes**
- **HE arbre à thé 10 gouttes**

▷ Appliquez 1 à 2 gouttes sur les piqûres toutes les 3 minutes jusqu'à amélioration, puis 3 fois par jour jusqu'à guérison complète.

NOS CONSEILS EN +

- Ne passez pas à côté de ce médicament homéopathique, à garder sur soi pendant toutes les vacances : *Apis mellifica* en 9 CH. Sucez 3 granules toutes les 5 minutes jusqu'à amélioration.
- S'il s'agit d'animaux marins (méduses, coraux), rincez à l'eau de mer avant d'appliquer la lavande. Mais ne tardez pas, et ne rincez surtout pas à l'eau douce, les brûlures seraient encore pires !
- Si vous avez l'intention de partir « à l'aventure » ou même simplement en randonnée dans la nature, il est prudent d'emporter avec vous un Aspivenin® : c'est une boîte qui contient de grosses seringues vides en plastique, que l'on utilise pour aspirer le venin en cas de piqûre ou de morsure. Ce procédé purement mécanique est très efficace.
- Vous avez été piqué mais vous ne savez pas par quoi ? Les piqûres les plus fréquentes sont dues aux moustiques, aux araignées, aux aoûtats et aux hyménoptères (guêpes, abeilles, frelons). L'un des risques majeurs est la réaction allergique de l'organisme. Il faut toujours surveiller quelqu'un qui a été piqué, et ce pendant plusieurs heures. Mais l'animal piqueur peut inoculer aussi une zoonose (maladie transmise par l'animal) : ces infections sont de plus en plus répandues. Problème : certaines zoonoses se manifestent plusieurs jours, semaines voire mois après la piqûre… Mais essayez d'y penser en cas de symptômes généraux inexpliqués (fièvres, douleurs…).
- Attention : la tique transmet la maladie de Lyme (voir p. 385), mais c'est aussi le cas de plein d'autres insectes (aoûtats, araignées…) dès lors qu'ils sont porteurs de l'une des 30 souches de borrélies, des bactéries très embêtantes.

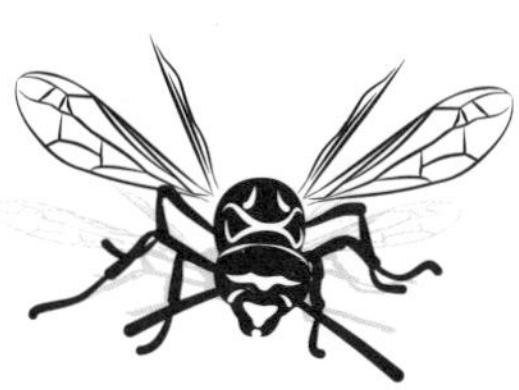

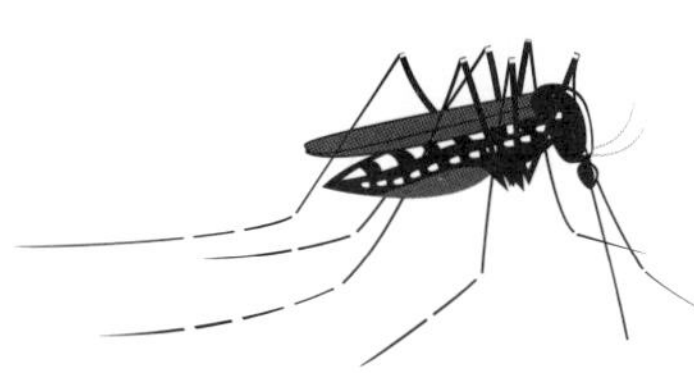

Petit bestiaire de l'été

- *Les moustiques* : ce sont les femelles qui piquent, car elles ont besoin de sang pour pondre. Les piqûres sont douloureuses et peuvent se surinfecter si on les gratte trop. Ce qui démange, c'est la salive antiseptique que l'insecte bienveillant nous distille afin que nous n'attrapions pas d'infection.
- *Les araignées* : elles sont plus repoussantes que violentes, sauf certaines d'entre elles, bien perfides. Leurs piqûres peuvent être responsables d'agitation, de crampes musculaires, voire de difficultés respiratoires.
- *Les aoûtats* : on croise leur chemin surtout au mois d'août (vous l'aviez deviné), particulièrement si on se roule dans l'herbe fraîche ou si on s'assoit par terre lors de randonnées. Ces bestioles se nourrissent de sang, pompé plus volontiers au niveau des élastiques vestimentaires, et leurs morsures démangent vivement. Ils laissent derrière eux des lésions rouges.
- *Les hyménoptères* : là, ça se corse, car non contents de nous piquer avec rage, ces tueurs volants nous injectent au passage des toxines. Ces poisons sont toujours très douloureux, et peuvent provoquer des chocs allergiques *mortels*. Tout dépend de la sensibilité de la personne, du lieu de la piqûre et du nombre de piqûres.

POINTS NOIRS

Les huiles essentielles purifient la peau du visage. Contrairement aux désinfectants classiques, elles préservent et même renforcent la flore cutanée, ce qui permet à la peau de mieux se défendre contre les agressions, la pollution, etc. Un double bon point donc !

LES FORMULES COMPLÈTES

À APPLIQUER

Dans un flacon en verre coloré de 10 ml, mélangez :

- **Ess. citron 10 gouttes**
- **HE géranium rosat 10 gouttes**
- **HE lavande officinale 10 gouttes**
- **HV jojoba qsp 10 ml**

▷ Appliquez 1 à 2 fois par jour sur chaque point noir.

Dans la journée, en cas d'urgence, passez un roll-on renfermant un mélange d'huiles essentielles spécifiques sur les zones concernées.

+

EN MASQUE

Mélangez :

- **HE lavande officinale 3 gouttes**
- **Ess. citron 3 gouttes**
- **Argile verte ou blanche 2 cuillères à café**
- **Eau en quantité suffisante pour obtenir une pâte**

▷ Mélangez bien, rajoutez un tout petit peu d'eau si c'est trop épais. Puis appliquez cette pâte sur la partie médiane du visage (menton, nez, front) et toutes les zones atteintes. Laissez poser 10 minutes. Rincez bien à l'eau.

NOS CONSEILS EN +

- Comment se forme un point noir ? La peau fabrique une fine couche de graisse (le sébum) pour se protéger. Ce sont les glandes sébacées qui s'en chargent, et elles déversent leur production à travers un minuscule canal. Lorsque ce petit canal se bouche, le point noir apparaît. Il peut rester « point noir » ou s'infecter et devenir « bouton ». Si vous ne pouvez pas faire grand-chose au niveau de la fabrication, l'idée est d'agir pour éviter que le canal s'obstrue et de ne pas accélérer la fabrication de sébum.
- Reportez-vous aux conseils « Peau grasse » (p. 426) et « Acné » (p. 172).

POLLUTION (PURIFIER L'AIR DE LA MAISON/DU BUREAU)

L'Institut de veille sanitaire estime que la pollution tue 48 000 à 50 000 personnes chaque année en France. La pollution est donc désormais le 3e facteur de mortalité le plus important, juste après le tabac (78 000 morts) et l'alcool (49 000 morts). La majorité décède de troubles cardio-vasculaires ou respiratoires. Sans aller jusque-là, nous inspirons environ 50 000 litres d'air chaque jour. Les toxiques agressent donc en priorité les voies respiratoires, et y génèrent une flopée d'éléments oxydants (radicaux libres) responsables de crises d'asthme, de troubles respiratoires divers, favorisant les infections – surtout ORL – et empêchant l'ensemble des cellules du corps d'être correctement oxygénées avec de l'air pur. Les cellules cardiaques, notamment, n'apprécient pas… Celles de la peau, guère plus. Cette entrée en matière est peut-être un peu brutale, mais il n'est plus question de considérer la pollution comme simplement gênante. La pollution est indéniablement mauvaise pour la santé, elle ne fait pas que détériorer notre qualité de vie. Mais les voitures et l'industrie ne sont pas les seuls éléments polluants. N'oublions pas notre propre auto-intoxication (tabac), les innombrables produits chimiques que nous nous imposons et imposons aux autres (désodorisants, produits pour nettoyage à sec, peinture, solvants, moquettes, contre-plaqué, etc.), bref, la pollution intérieure, que nous respirons lorsque nous sommes enfermés au bureau ou à la maison… soit pendant 90 % du temps !

LA FORMULE COMPLÈTE

À VAPORISER

BÉBÉ

ENFANT

Mélangez dans un flacon vaporisateur de 200 ml :

- **HE pin sylvestre 2 ml**
- **HE thym à thymol 2 ml**
- **HE lavande officinale 2 ml**
- **HE girofle 2 ml**
- **HE citronnelle 2 ml**
- **HE arbre à thé 2 ml**
- **HE genévrier commun 2 ml**
- **HE cannelle de Chine 2 ml**
- **HE eucalyptus globulus 2 ml**
- **Ess. citron 2 ml**
- **Alcool à 70° qsp 200 ml**

▷ Vaporisez dans chaque pièce 2 fois par semaine, voire plus fréquemment.

▷ Vous pouvez aussi diffuser un peu de ce mélange dans un diffuseur électrique ½ heure par jour.

NOS CONSEILS EN +

- Dès que vous pouvez respirer ailleurs qu'en ville, offrez ce luxe à vos poumons.
- N'oubliez pas que l'air intérieur est au moins aussi pollué qu'à l'extérieur. Aérez en permanence, ou au moins ouvrez grandes les fenêtres une dizaine de minutes plusieurs fois par jour.
- L'endroit le plus pollué, c'est dans l'habitacle de votre voiture, alors que vous vous croyez bien à l'abri, au milieu des embouteillages. Un petit flacon d'huiles essentielles dépolluantes serait le bienvenu, surtout si vous êtes souvent dans votre automobile. Nettement préférable aux diffuseurs d'odeurs chimiques, qui ne font que rajouter une pollution en plus de toutes les autres ! Il existe d'ailleurs, maintenant, des diffuseurs d'HE à brancher sur l'allume-cigare. Pratiques !

POUSSÉE DENTAIRE (BÉBÉ)

BÉBÉ

Chez certains bébés, les poussées dentaires passent comme une lettre à la poste. Pour d'autres, c'est un calvaire à chaque dent : fesses en feu, fièvre, douleurs… le tout revenant à la normale dès la dent « sortie », parfois dans la journée même ! Certains dentistes expliquent que la douleur est inévitable, ne serait-ce que parce que la gencive a durci, à partir de 6 mois-1 an, elle n'est plus du tout tendre comme « avant » : la dent qui perce conduit forcément à une inflammation. D'autres estiment qu'en réalité, les poussées dentaires ne causent pas vraiment de douleur, provoquant seulement une grosse fabrication de bave et des joues parfois un peu rouges… Pour les parents sceptiques, sachez que ces dentistes s'appuient sur de nombreux cas effectivement sans problème. Comme d'habitude, c'est une affaire individuelle ! Certains enfants, souffrent, d'autres pas. Voilà !

LE RÉFLEXE

À APPLIQUER

Posez 1 goutte pure de **camomille romaine** directement sur la dent ou sur la gencive douloureuse, et massez au doigt.

LA FORMULE COMPLÈTE

À APPLIQUER

Dans un flacon en verre coloré de 5 ml, mélangez :

- **HE camomille romaine 4 gouttes**
- **HE girofle 1 goutte**
- **EL millepertuis qsp 5 ml**

▷ Massez les gencives avec 2 à 3 gouttes de ce mélange, 2 à 3 fois par jour.

NOS CONSEILS EN +

- Des bisous, des câlins et de l'amour… programme antidouleur garanti.

POUX

5 à 20 % des écoliers, et éventuellement de leurs parents ou frères et sœurs, ont des poux au moins une fois. Voilà ce qui explique le succès phénoménal des produits antipoux. Et lorsqu'on a des « cheveux à poux » (oui, ça existe bel et bien), on peut en attraper plusieurs fois dans l'année. Pendant longtemps, des antipoux chimiques vraiment toxiques ont été utilisés par des familles entières, avec des effets secondaires démesurés par rapport au bénéfice recherché. Heureusement, on revient à davantage de bon sens aujourd'hui. D'autant que le pou ne nécessite pas vraiment une artillerie lourde, mais plutôt des armes appropriées. Sachez, par exemple, que si l'eau ne le dérange pas le moins du monde (il ferme ses orifices respiratoires le temps qu'il faut, et les rouvre tranquillement lorsque vous êtes à nouveau bien au sec, éventuellement plusieurs heures plus tard – un bain de mer ou de piscine très prolongé ne lui fait donc pas peur du tout), il est facilement tué par… l'huile végétale ! Celle-ci, à condition d'être fine, comme l'huile de coco par exemple (ça ne marche pas avec l'huile d'olive !), s'infiltre dans les opercules respiratoires, et fait tout simplement périr le pou. Mais c'est encore pire avec les huiles essentielles : certaines d'entre elles possèdent de redoutables propriétés antiparasitaires, auxquelles notre pou ne résiste guère. C'est pourquoi les antipoux qui se vendent désormais le mieux sont à base d'huiles essentielles. Rien d'étonnant !

LE RÉFLEXE

À APPLIQUER

Posez 1 goutte pure de **lavandin super**, à différents endroits du cuir chevelu et sur la nuque.

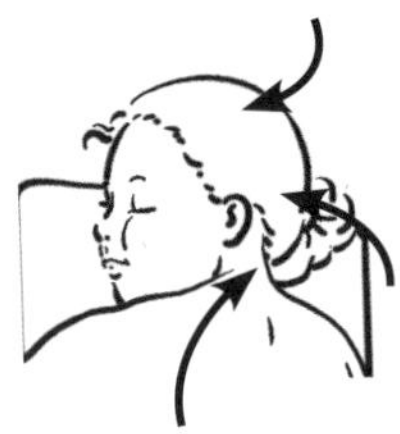

ENFANT

LES FORMULES COMPLÈTES

Répulsif (prévention)

EN SHAMPOOING

Dans un flacon, mélangez à parts égales :

- **HE lavande officinale**
- **HE romarin à cinéole**
- **HE romarin à camphre**
- **HE genévrier commun**
- **HE géranium rosat**

▷ Chaque jour, versez 3 gouttes de ce mélange dans votre dose de shampooing et lavez normalement vos cheveux. Posez également quelques gouttes pures sur les tempes et le cuir chevelu ; frictionnez.

Traitement

(interdit aux enfants de moins de 3 ans)

À APPLIQUER

Dans un flacon en verre coloré de 10 ml, mélangez :

- **HE lavandin super 4 ml**
- **HE arbre à thé 2 ml**
- **HE romarin à cinéole 2 ml**
- **HE cèdre de l'Atlas 1 ml**
- **HE menthe pouliot 1 ml**

▷ Appliquez quelques gouttes 2 soirs de suite sur la nuque, l'arrière des oreilles et en divers points du cuir chevelu. Gardez toute la nuit. Au matin, faites un shampooing comme indiqué à « répulsif ». Renouvelez le lendemain puis 8 et 15 jours plus tard, c'est-à-dire dès que les lentes auront donné des nouveaux poux.

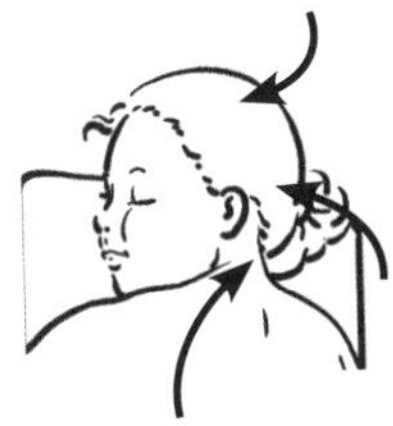

NOS CONSEILS EN +

- Attraper des poux n'a aucun rapport avec l'hygiène. En revanche, inspecter quotidiennement la tête des enfants, notamment en période d'épidémie, est un geste d'éducation sanitaire de base. Observez attentivement car les poux ont des propriétés « caméléon » : ils sont blonds sur les cheveux blonds, bruns sur les bruns, etc. Profitez-en pour dédramatiser, expliquer à votre enfant que ça n'est pas de sa faute s'il attrape des poux, qu'il n'est pas sale, et l'informer que justement, les poux résistent à l'eau et au savon. Ce n'est pas une raison pour ne pas se doucher !
- Un pou repéré ? Traitez immédiatement. Et faites examiner toutes les chevelures du foyer. Une semaine collective de shampooing antipoux aux huiles essentielles n'est pas superflue, loin de là.
- Il faut toujours poursuivre le traitement, quel qu'il soit, pendant plusieurs semaines, afin de tuer non seulement les poux mais aussi leurs œufs (les lentes). Sinon, évidemment, ça ne sert à rien.
- Les peignes antipoux ont une réelle utilité, démontrée dans diverses études. Insuffisants pour traiter une infestation, ils jouent cependant un rôle important.
- Si vos enfants ont les cheveux longs, proposez-leur de les attacher, au moins pendant la période « à risque ». Les poux ne sautent pas, ne volent pas, ils se contentent d'agripper un cheveu à leur portée. Forcément, un cheveu long, c'est plus facile.
- Votre ado adore mettre du gel coiffant ? Il fait bien : les poux ont horreur de ça…
- En cas de poux à la maison, passez tout en machine (taies d'oreillers, peluches, cagoules…) mais soyez conscient que les poux vivent davantage dans les cheveux, pas vraiment dans l'environnement.

PRÉMÉNOPAUSE

La préménopause, période plus ou moins longue avant la ménopause – s'étirant parfois durant plusieurs années – est délicate à « gérer » car les ovaires fonctionnent encore, mais de façon aléatoire. Les médecins estiment qu'il est prématuré de conseiller un traitement hormonal substitutif classique à ce moment-là, car alors un excès d'hormones est possible, celles du traitement venant s'ajouter à celles des ovaires qui travaillent « en pointillé ». Les huiles essentielles représentent par conséquent une aide plus qu'appréciable, car elles permettent de lutter très efficacement contre les sueurs nocturnes si répandues pendant ce délicat moment.

Si l'âge moyen de la survenue de la ménopause est de 51 ans, avec de grandes disparités selon les femmes, celui de la préménopause est encore plus aléatoire ! Des troubles persistants du cycle à partir de 45 ans, sont considérés comme point de départ de la préménopause, appelée à durer environ 4 ans, jusqu'à l'arrivée de la ménopause. Les symptômes qui ne trompent pas : les cycles sont plus courts ou plus longs, les règles elles-mêmes sont modifiées (abondance, fréquence, durée). Mais aussi, les femmes se plaignent d'un syndrome prémenstruel exacerbé : seins gonflés, tendus et douloureux, œdème du visage (yeux ou face un peu bouffis), utérus congestionné (gros et « on le sent »), pertes blanches, ballonnements et surtout instabilité du caractère, souvent accompagnée d'insomnie.

Les désagréments de la préménopause sont dus à la diminution de la sécrétion de progestérone, tandis que la sécrétion d'œstrogènes reste normale. D'où un déséquilibre entre ces deux hormones habituellement très « en phase » l'une avec l'autre. Plus tard, la ménopause correspondra à la chute des œstrogènes qui, à leur tour, « suivront l'exemple » de la progestérone. On comprend donc facilement que les symptômes de la préménopause puissent être bien différents de ceux de la ménopause puisque les hormones concernées ne sont pas les mêmes.

LE RÉFLEXE

À AVALER

Posez 1 goutte de **sauge sclarée** sur un comprimé neutre ou dans une cuillère à café d'huile d'olive. Avalez 3 fois par jour pendant 2 mois.

+

À APPLIQUER

Appliquez 2 gouttes de **sauge sclarée**, 3 fois par jour sur le bas-ventre ou le bas du dos pendant 2 mois.

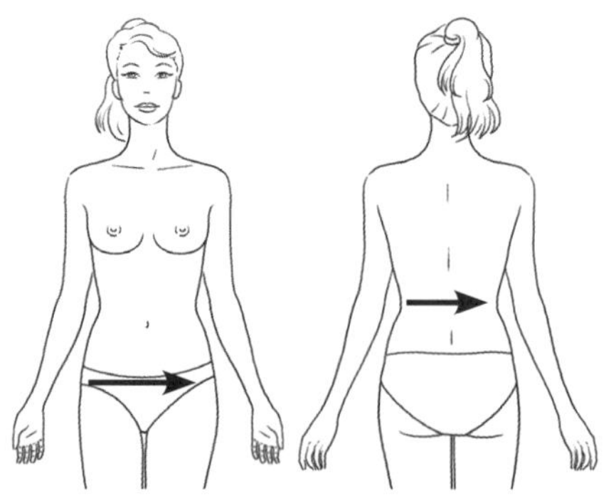

NOS CONSEILS EN +

- Nous vous recommandons également un traitement de fond à base d'isoflavones de soja et de plantes adaptées à votre cas personnel, à voir avec votre médecin ou votre pharmacien spécialistes en phyto-aromathérapie.
- La préménopause, c'est le moment ou jamais de mettre en place une bonne hygiène de vie que vous poursuivrez après la ménopause. Protéger son cœur, ses os, préserver son capital musculaire, mental, c'est essentiel ! La ménopause se passe toujours mieux lorsqu'elle a été préparée, anticipée.
- Si vous souffrez de sueurs nocturnes, vous pouvez aussi prendre un extrait de houblon (sous forme de gélules) au coucher. Appliquez également de la crème à la progestérone naturelle le soir au coucher : 1 noisette sur le bas-ventre, les seins ou l'intérieur des bras ou des cuisses.
- Vous pouvez vous recharger en progestérone en appliquant 1 noisette de crème à la progestérone naturelle tous les soirs au coucher (voir « Prénoménopause, règles irrégulières », page précédente).
- Prenez 2 capsules d'huile d'onagre par jour, du 14e au 28e jour + 2 gélules d'extrait sec de gattilier dosées à 300 mg, du 8e au 21e jour.

PROSTATE GONFLÉE / ADÉNOME

Avec l'âge, sous l'effet de facteurs hormonaux, la prostate peut grossir au point de perturber gravement la vie quotidienne. C'est l'hypertrophie bénigne de la prostate (HBP). Géographiquement, cette petite glande exclusivement masculine, pas plus grosse qu'une châtaigne, se situe à un carrefour génital et urinaire, ce qui explique son incidence sur ces deux fonctions. Son rôle est de fabriquer les sécrétions entrant dans la composition du sperme. L'HBP est une tumeur a priori sans gravité mais plus ou moins pénible à vivre. En effet, en gonflant, la glande « compresse » les organes urinaires, gênant plus ou moins son hôte. Si votre prostate rythme vos jours, vous forçant à de fréquents passages aux toilettes, et gouverne vos nuits pour des séances du même genre, prenez les choses en main.

Vous souffrez probablement d'HBP si vous êtes concerné par l'un ou l'autre de ces 3 principaux troubles urinaires :

- la *pollakiurie* : vous urinez 10 à 15 fois dans la journée et 2 fois dans la nuit ;
- la *dysurie* : votre jet d'urine est faible et en plus il se fait attendre. C'est souvent encore pire le matin au réveil ;
- l'*impériosité mictionnelle* : vous avez des envies très pressantes, à la limite du contrôlable. D'ailleurs parfois, vous vous laissez légèrement déborder par la situation, au point que vous pensez devenir incontinent.

Et aussi…

- vous avez l'impression que votre vessie ne se vide pas totalement lorsque vous avez uriné ;
- vous avez tendance à uriner en plusieurs fois (arrêt, reprise, arrêt de nouveau…) ;
- vous devez « pousser ».

Ces manifestations courantes, liées à l'augmentation du volume de la prostate, s'atténueront ou disparaîtront lorsque vous vous traiterez avec les huiles essentielles.

LE RÉFLEXE

À AVALER

Posez sous la langue 2 gouttes de **santal jaune**, 3 fois par jour, pendant 10 jours.

LA FORMULE COMPLÈTE

À APPLIQUER

Dans un flacon en verre coloré de 2 ml, mélangez :

- **HE santal jaune 10 gouttes**
- **HE niaouli 5 gouttes**
- **HE eucalyptus à cryptone 5 gouttes**
- **HE cyprès de Provence 5 gouttes**
- **HE lentisque pistachier 10 gouttes**
- **HV calophylle qsp 2 ml**

▷ Massez le bas-ventre et le bas du dos avec 5 gouttes de ce mélange matin et soir pendant 3 semaines. Arrêtez 10 jours. Renouvelez.

À FAIRE PRÉPARER EN PHARMACIE

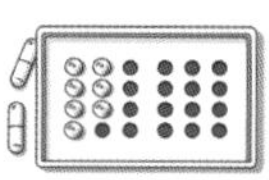

À AVALER

Demandez au pharmacien de préparer les gélules suivantes* :

HE ocimum basilicum (basilic exotique)	20 mg
HE laurus nobilis (laurier noble)	10 mg
HE pistacia lentiscus (lentisque pistachier)	10 mg
Excipient	qsp 1 gélule n° 40

▷ **Prévention** : avalez 1 gélule 2 fois par jour pendant 20 jours. Arrêtez 10 jours puis renouvelez.

* Ou à préparer vous-même (voir p. 164).

▷ **Traitement** : avalez 2 gélules 3 fois par jour pendant 20 jours. Arrêtez 10 jours puis renouvelez 5 jours sur 7 pendant plusieurs mois (stoppez votre traitement le week-end).

NOS CONSEILS EN +

- Si les hormones jouent un rôle dans l'HBP, elles ne sont pas les seules. En effet, ce trouble touche 47 % des peuples en général contre seulement 6,6 % des Chinois vivant en Chine. Les Chinois expatriés rejoignent le peloton des 47 ! D'autres facteurs entrent donc en ligne de compte, notamment l'hygiène de vie, l'environnement et l'alimentation qui, tous, influencent la santé de la prostate.
- Si vous avez des doutes, il est préférable de consulter afin que votre médecin confirme le diagnostic et surtout procède à deux examens obligatoires :
  – *le toucher rectal*, normalement annuel à partir de l'âge de 50 ans, afin d'éviter de passer à côté d'un pépin grave, type cancer ;
  – *le dosage des PSA* (Prostate Specific Antigen) pour évaluer l'activité de votre prostate. C'est un indicateur potentiel du cancer.
- Certains médicaments, dits « vasoconstricteurs », peuvent déclencher ou aggraver vos troubles urinaires. C'est le cas d'antidiarrhéiques ou de décongestionnants nasaux, ainsi que de certains psychotropes et de bien d'autres familles de produits. Si vous êtes sous traitement et que vous souffrez de troubles urinaires, peut-être existe-t-il un autre médicament mieux adapté pour vous. Voyez avec votre médecin.
- Les graines de pépins de courge améliorent nettement le confort de vie et empêchent l'adénome de progresser. Hautement recommandées. Par ailleurs, selon le stade de l'HBP, on peut recourir à des plantes surtout décongestionnantes (petit-houx, hamamélis, prunier d'Afrique) ou régulatrices hormonales (ylang-ylang, gingembre, palmier de Floride, prunier d'Afrique, serenoa repens). Les extraits d'ortie, de pollen et de courge jouent eux aussi des rôles, maintes fois démontrés au cours d'études scientifiques. Les principaux compléments alimentaires et les médicaments classiquement prescrits contre les troubles de la prostate sont à base de ces végétaux.
- Pratiquez un sport (sauf équitation, moto, VTT). La vessie est un muscle, l'activité physique facilite son fonctionnement. C'est d'ailleurs souvent la nuit (au repos donc), ou au réveil que la difficulté à uriner est la plus évidente. Faire quelques pas facilite parfois les choses.
- Mangez des tomates ! Cuites dans l'huile d'olive à la provençale, c'est la meilleure façon de faire le plein de lycopène, une substance très protectrice contre le cancer de la prostate.
- Vive les poissons gras et l'huile de colza ! Leurs acides gras oméga 3 sont anticancer et anti-inflammatoires.
- Consommez du soja, du tofu. Leurs isoflavones protègent votre prostate.
- Il faut boire beaucoup d'eau. Cela ne vous donnera pas plus envie d'uriner, au contraire. Une vessie insuffisamment pleine ne fournira pas de « jet » suffisant. Plus grave, vous risquez de faire une infection urinaire si vous buvez trop peu. En

revanche, évitez l'excès de boissons ou d'aliments liquides après 19 heures. Les dîners « soupe » ou la tisane ne sont pas indiqués si vous vous levez la nuit.

- En revanche, méfiez-vous des alcools blancs (champagne, vin blanc), de la bière, du pastis, de toutes les boissons (ou aliments) renfermant de la caféine (café, cola, glace au café, chocolat…) qui « donnent envie ». Les plus sensibles doivent même éviter le thé et le déca, qui contient encore des traces de caféine !
- Les épices piquantes peuvent aussi déclencher des envies impérieuses.
- Attention aux produits laitiers, y compris les yaourts. Diverses études montrent que les grands amateurs multiplient par plus de 5,5 fois le risque de développer un cancer de la prostate par rapport à ceux qui n'en consomment pas (ou peu).
- Méfiez-vous de la viande rouge. Même remarque que pour le lait, en moins spectaculaire : les amateurs de viande rouge (charcuterie comprise) auraient 2 fois plus de risque de développer un cancer de la prostate.

PROSTATITE

Contrairement à l'adénome de la prostate, la prostatite touche plus particulièrement les hommes jeunes. Cette inflammation génito-urinaire, congestive, infectieuse, peut être aiguë ou chronique. Lorsqu'elle est aiguë, elle s'installe brutalement, avec fièvre à 40 °C et troubles urinaires allant des brûlures à la multiplication des pauses « toilettes » inefficaces (on urine souvent mais trop peu), voire à une vraie rétention vésicale. À l'examen, la prostate est gonflée et douloureuse. Le traitement classique est à base d'antibiotiques, mais les huiles essentielles, dont certaines sont elles aussi extrêmement antibiotiques, s'en chargent de façon magistrale, et renforcent le terrain. L'aromathérapie permet, de plus, d'éviter la récidive ainsi que la prostatite chronique, elle aussi bien gênante au quotidien (douleurs de la zone vessie-anus-aine, troubles urinaires, éjaculation douloureuse, difficultés sexuelles) et difficile à soigner. Elle conduit à 2 millions de consultations chaque année en France ! Les médicaments classiques sont longs et parfois décevants.

À FAIRE PRÉPARER EN PHARMACIE

EN SUPPOSITOIRES

Demandez au pharmacien de préparer les suppositoires suivants :

HE pogostemon cablin (patchouli)	10 mg
HE pistacia lentiscus (lentisque pistachier)	25 mg
HE cupressus sempervirens (cyprès de Provence)	20 mg

HE helichrysum italicum (hélichryse italienne)	20 mg
HE cymbopogon flexuosus (lemongrass)	20 mg
EL millepertuis	20 mg

▷ Administrez 1 suppositoire matin et soir pendant 20 jours. Arrêtez 7 jours puis reprenez si besoin.

+

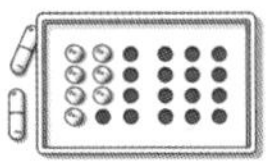

À AVALER

Demandez au pharmacien de préparer les gélules suivantes* :

HE ocimum basilicum (basilic exotique)	20 mg
HE laurus nobilis (laurier noble)	10 mg
HE cupressus sempervirens (cyprès de Provence)	10 mg
Excipient	qsp 1 gélule n° 40

▷ **Prévention** : avalez 1 gélule 2 fois par jour pendant 20 jours. Arrêtez 10 jours puis renouvelez.

▷ **Traitement** : avalez 2 gélules 3 fois par jour pendant 20 jours. Arrêtez 10 jours puis renouvelez si besoin.

NOS CONSEILS EN +

- La prostatite chronique est « entretenue » par de micro-abcès et une inflammation permanente de la prostate. Elle est favorisée par l'adénome de la prostate, des infections urinaires à répétition, un rétrécissement de l'urètre, ou une prostatite aiguë mal traitée. Soignez-vous correctement, respectez les posologies et les temps de traitement !
- Évitez les aliments épicés et l'alcool (surtout la bière), les boissons gazeuses (sodas, même eaux minérales), le thé et le café.
- Attention : prostate et vélo ne font pas toujours bon ménage…
- Le renforcement des muscles pelviens est un vrai plus, d'autant qu'il améliore de toute façon la vie sexuelle (même hors prostatite). Ces muscles, liés à la prostate, entourent le pénis et renforcent sa vaillance. De plus, les faire travailler améliore toutes les fonctions de la région génitale, et repousse l'arrivée des troubles urinaires des seniors.
- On ne trouve pas forcément de raison à une prostatite qui s'installe, si ce n'est le stress (qui affaiblit le tonus musculaire), une mauvaise hygiène de vie ou alimentaire, la pratique intensive du vélo, etc. Une « enquête » est souvent nécessaire.

* Ou à préparer vous-même (voir p. 164).

PSORIASIS

Le psoriasis est une anomalie du renouvellement de l'épiderme. Il touche près de 5 % de la population, soit 60 000 nouvelles personnes chaque année en France. Le corps se met à produire des cellules cutanées en grande quantité sans laisser le temps d'éliminer la peau morte. Résultats : plaques rouges recouvertes d'épaisses squames blanches sur le corps (et, beaucoup plus rarement, sur le visage, les oreilles, éventuellement sur la région génitale – pénis), pellicules, démangeaisons, atteinte des plis (aine, aisselles, coudes, genoux), ongles épaissis, striés, cassés… Mais le pire est peut-être le désarroi psychologique dans lequel le psoriasis plonge les patients, surtout les femmes. Il faut dire qu'il ne passe guère inaperçu, et que ses manifestations sont très inesthétiques.

Certaines caractéristiques du psoriasis sont assez décourageantes. D'abord, il peut toucher n'importe qui, n'importe quand : un stress, une angine ou une infection buccale peut le révéler s'il « sommeillait » en vous. Ensuite, les traitements existants sont à la fois contraignants et peu efficaces. Enfin, la maladie peut s'accompagner, dans 8 % des cas seulement, de complications rhumatismales.

LE RÉFLEXE

À APPLIQUER

Appliquez 2 gouttes de **romarin à verbénone** directement sur les plaques de psoriasis, 2 ou 3 fois par jour.

LES FORMULES COMPLÈTES

À APPLIQUER

Dans un flacon en verre coloré de 5 ml, mélangez :

- **HE romarin à verbénone 10 gouttes**
- **HE hélichryse italienne 10 gouttes**
- **HE palmarosa 10 gouttes**
- **HE géranium rosat 10 gouttes**
- **HV bourrache 2 ml**
- **HV rose musquée qsp 5 ml**

▷ Appliquez 6 à 8 gouttes du mélange 2 ou 3 fois par jour sur les plaques psoriasiques jusqu'à amélioration.

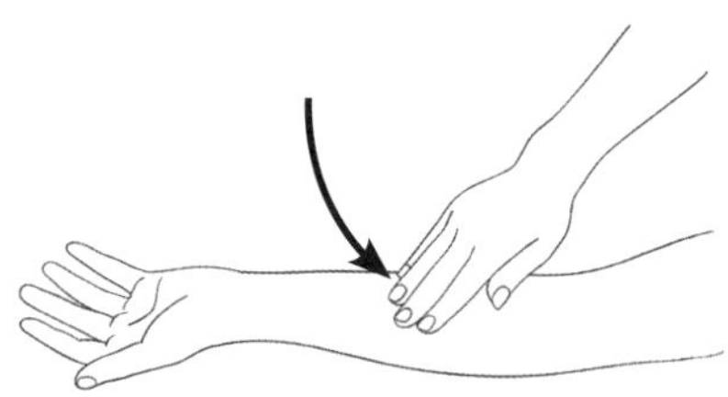

Pour lutter contre le facteur « stress nerveux », une des causes des crises

À RESPIRER

Mélangez :

- **HE myrrhe amère 2 gouttes**
- **HE rose de Damas 1 goutte**

▷ Posez les huiles essentielles sur la face interne des poignets et respirez profondément en approchant vos mains de vos narines. Renouvelez plusieurs fois par jour.

NOS CONSEILS EN +

- Le psoriasis n'est pas contagieux, il n'y a donc aucune mesure particulière à prendre sur ce plan.
- Un plat de poissons gras (hareng, saumon, sardine, maquereau) par jour serait idéal. Comme cela paraît un peu lassant, vous pouvez baisser votre consommation à 1 ou 2 poissons gras par semaine, mais une supplémentation en huile de poissons à doses suffisantes (6 g d'oméga 3) et d'huile de bourrache ou d'onagre (2 g d'oméga 6) par jour est alors nécessaire. Ces acides gras sont anti-inflammatoires et apaisants.
- En revanche, évitez au maximum l'apport de graisses saturées (viandes grasses, fritures, frites, produits laitiers animaux), lesquelles, au contraire, sont propices à l'inflammation.
- Le soleil fait toujours du bien.
- Attention à l'aspirine et aux anti-inflammatoires, bêta-bloquants (voie orale), anti-paludéens classiques (= de synthèse), lithium. Ils aggravent le psoriasis.

RAYNAUD (MALADIE DE)

Si les extrémités de vos doigts (orteils compris) sont désespérément froids en hiver, que votre conjoint râle à cause de la température « glacier » de vos pieds dans le lit, que dès que vous passez dans les rayons surgelés des supermarchés vous êtes « assaillie » par une crise, vous êtes victime de la maladie de Raynaud. Les traitements habituellement proposés sont peu voire pas efficaces. Ces deux huiles essentielles, en revanche, réchauffent et activent la circulation. Vous allez très vite constater une amélioration !

LE RÉFLEXE

À APPLIQUER

Appliquez 2 gouttes de **cyprès de Provence** en massage sur l'extrémité des doigts et des orteils.

LA FORMULE COMPLÈTE

À APPLIQUER

Mélangez :

- **HE cyprès de Provence 2 gouttes**
- **HE thym à thujanol 2 gouttes**
- **HV calophylle 5 gouttes**

▷ Appliquez localement sur les extrémités et massez.

NOS CONSEILS EN +

- Faites tout pour faciliter la circulation du sang : chaussures, chaussettes et ceintures larges, mesures « Anti-rétention d'eau » (voir p. 464), marche quotidienne (1 heure minimum par jour).
- Protégez-vous du froid : port de gants en hiver, pas de manipulation de glace (plateaux de fruits de mer…), pas de station prolongée devant les surgelés du supermarché.
- Lorsque vous revenez d'une promenade au froid, surtout n'approchez ni vos mains ni vos pieds d'une source de chaleur (radiateur, feu de cheminée, bain très chaud, sauna, hammam…). Frictionnez plutôt vos doigts et orteils, sous une couverture si vous souhaitez accélérer le retour au « chaud ».
- Ne portez pas de sacs qui « scient » les doigts.
- Une supplémentation en oméga 3 peut être utile pour assouplir la membrane des vaisseaux sanguins et des veines ainsi que pour améliorer la circulation. Prenez 3 capsules de 1 g d'huile de poisson, 2 à 3 fois par jour, pendant les repas.

RÈGLES DOULOUREUSES (AVANT ET PENDANT)

Le tristement célèbre syndrome prémenstruel regroupe des symptômes aussi désagréables que temporaires puisqu'ils disparaissent normalement dès le premier jour des règles, le deuxième dans le pire des cas. À vous les « crampes » au ventre et le mal aux « reins », les maux de tête, les malaises et bien souvent les nausées et vomissements. Même les diarrhées s'y mettent, pour faire bonne mesure ! Dites-vous bien que vous n'êtes pas seule et que ces signes sont certes fort pénibles mais également bénins. Il est cependant fort légitime de vouloir s'en débarrasser. Les huiles essentielles sont là pour ça. Si les douleurs surviennent (ou persistent) pendant les règles, on sort par définition du cadre du syndrome prémenstruel.

LE RÉFLEXE

À AVALER ET À APPLIQUER

Posez 1 goutte d'**estragon** sous la langue + 1 goutte sur le bas-ventre (massez légèrement). Renouvelez toutes les heures jusqu'à obtenir une nette amélioration.

LA FORMULE COMPLÈTE

À APPLIQUER

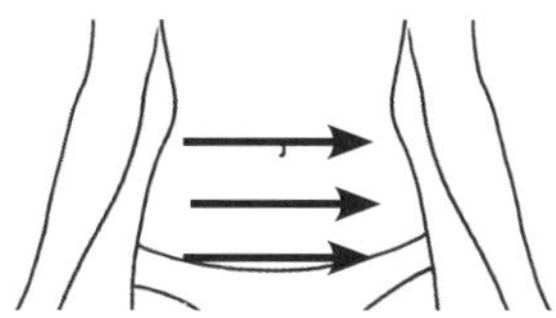

Mélangez :

- **HE estragon 5 gouttes**
- **HE lentisque pistachier 5 gouttes**
- **EL arnica 1 cuillère à café**

▷ Appliquez 2 fois par jour ce mélange en massage sur l'abdomen, pendant 3 jours, avant et durant les douleurs menstruelles.

À FAIRE PRÉPARER EN PHARMACIE

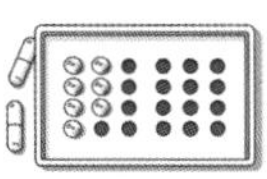

À AVALER

Demandez au pharmacien de préparer les gélules suivantes* :

HE artemisia dracunculus (estragon)	25 mg
HE pimpinella anisum (anis vert)	20 mg
HE cupressus sempervirens (cyprès de Provence)	20 mg
HE salvia sclarea (sauge sclarée)	10 mg
Excipient	qsp 1 gélule n° 10

▷ Avalez 1 gélule 3 fois par jour pendant 3 cycles. Commencez 3 jours avant la date des règles.

* Ou à préparer vous-même (voir p. 164).

NOS CONSEILS EN +

- Avalez 6 capsules d'huile végétale d'onagre ou de bourrache dosées à 500 mg non-stop pendant 3 mois (sauf 5 jours par mois pendant les règles). Au bout des 3 mois, il est très fréquent d'être débarrassée à jamais de ses douleurs prémenstruelles. Si elles reviennent, recommencez votre cure. Mais attention : seules ces grosses doses sont efficaces.
- En général, rester allongée en chien de fusil, une bouillotte sur le bas-ventre, soulage. Cependant, prenez vos précautions car la chaleur favorise le saignement…
- Détendez-vous. Plus vous êtes stressée, crispée, plus vous risquez d'avoir mal.
- Buvez de l'eau minérale riche en magnésium, type Hépar.
- L'activité physique douce soulage toujours. Ce sont les premiers pas qui coûtent, après on ne le regrette jamais.

RÈGLES HÉMORRAGIQUES

Lorsqu'on perd beaucoup de sang, on fait une hémorragie. Même si c'est impressionnant, ce n'est pas dramatique en soi si c'est ponctuel et que vous maîtrisez rapidement la situation. Pendant les règles, le sang qui s'écoule provient de l'utérus. C'est tout à fait normal, de même qu'il est fort possible d'avoir des règles très abondantes sans qu'il n'y ait là rien d'inquiétant. Si ce n'est qu'à force, une importante perte de sang chaque mois peut fatiguer (il suffit généralement de compenser en se reposant et en mangeant suffisamment et équilibré). C'est lorsque le flux devient brusquement très important qu'il faut se poser des questions.

LA FORMULE COMPLÈTE

À AVALER

Versez :

- **HE ciste ladanifère 1 goutte**
- **HE géranium rosat 1 goutte**

▷ … sur un comprimé neutre, que vous laisserez fondre en bouche jusqu'à 5 fois par jour, 1 jour ou 2.

NOS CONSEILS EN +

- En cas de récidive, appliquez 1 noisette de crème à la progestérone naturelle chaque soir sur le bas-ventre du 13e au 25e jour du cycle pendant 3 cycles (avec l'accord de votre gynécologue).
- Si tout ne rentre pas dans l'ordre très vite ou que la perte de sang excessive se répète, il faut consulter. Il est, par exemple, possible que vous ayez une carence en fer (ferritine ou réserve de fer). Dans ce cas, il faut se recharger en prenant du fer amino-complexé (c'est la forme de fer la mieux assimilée par l'organisme). Et mangez du boudin noir une fois par semaine, c'est l'aliment le plus riche en fer !
- Si vos hémorragies surviennent plusieurs fois entre les règles, il est impératif de consulter car une maladie à traiter rapidement peut en être la cause.
- Si vos hémorragies surviennent pendant votre grossesse, consultez en urgence.

RÈGLES INSUFFISANTES (OLIGOMÉNORRHÉES)

On peut avoir toute sa vie des règles peu abondantes sans que cela soit un problème. Chaque femme est différente et connaît bien son cycle menstruel. Ce qui doit alerter n'est donc pas un cycle spécialement long ou court, ni des règles spécialement abondantes ou pas, mais une modification récente de vos règles. Par exemple, une oligoménorrhée, c'est-à-dire des règles devenues trop peu abondantes. Rappel : un cycle dure théoriquement 28 jours. Mais il est parfaitement normal d'avoir un cycle court (22-25 jours) ou long (30-32 jours). En deçà ou au-delà, une consultation peut être nécessaire pour vérifier que « tout va bien ».

LE RÉFLEXE

À AVALER

Posez 1 goutte de **sauge sclarée** sur un comprimé neutre ou dans une cuillère à café d'HV d'olive. Avalez 3 fois par jour du 1er au 14e jour du cycle, 3 cycles de suite.

+

À APPLIQUER

Appliquez 2 gouttes de **sauge sclarée** en massage sur le bas-ventre et le bas du dos, 3 fois par jour pendant quelques jours, juste avant et pendant les règles.

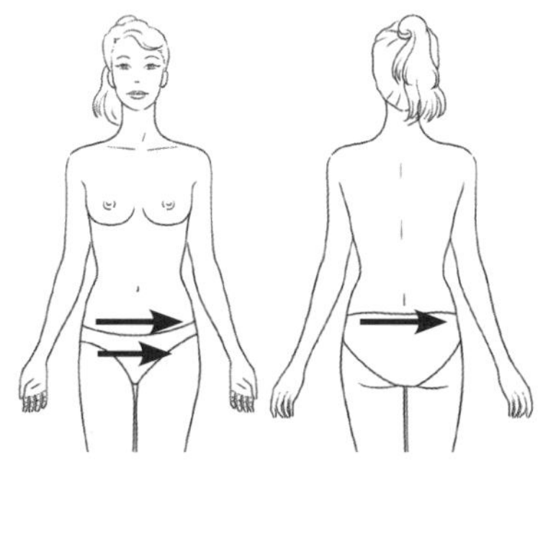

NOS CONSEILS EN +

- Les règles rares ou/et très irrégulières peuvent faire craindre un risque supérieur de développer un diabète. Consultez un médecin endocrinologue (diabétologue), surtout si votre cycle est récemment passé à plus de 40 jours, ce n'est peut-être pas normal.
- Prenez 2 capsules d'huile d'onagre dosées à 500 mg, 3 fois par jour pendant 3 mois.
- Mangez-vous suffisamment ? Les régimes drastiques perturbent les règles.
- Voir aussi « Aménorrhées » (p. 193).

RÉTENTION D'EAU

La rétention d'eau, c'est une accumulation de liquide dans tout ou partie de l'organisme. Le massage doux est en lui-même bénéfique pour la circulation lymphatique. Mais les huiles essentielles accentuent notablement l'élimination de l'eau emprisonnée dans les tissus, redonnent un aspect lisse et ferme à la peau et favorisent le drainage superficiel. Vous pouvez aussi demander à votre kiné d'employer l'huile de massage ci-dessous lors d'un drainage lymphatique (massage très léger pour relancer la lymphe).

LE RÉFLEXE

À AVALER

Posez 1 goutte de **citron** sur un comprimé neutre et laissez fondre en bouche 3 fois par jour pendant 10 jours.

LA FORMULE COMPLÈTE

À APPLIQUER

Dans un flacon en verre coloré de 15 ml, mélangez :

- **HE cèdre de l'Himalaya 1 ml**
- **HE cyprès de Provence 1 ml**
- **HE géranium rosat 1 ml**
- **HV calophylle qsp 15 ml**

▷ Massez les zones disgracieuses – jambes, bras – en partant toujours de la partie la plus éloignée pour revenir vers le cœur (commencez aux mollets pour remonter vers les genoux, par exemple, ou des genoux pour remonter vers les cuisses, ou encore des coudes pour monter vers les épaules… selon votre situation).

+

À FAIRE PRÉPARER EN PHARMACIE

À AVALER

Demandez au pharmacien de préparer les gélules suivantes* :

Ess. citrus limonum (citron)	15 mg
HE apium graveolens (céleri)	15 mg
HE daucus carota sativa (carotte cultivée)	15 mg
HE cupressus sempervirens (cyprès de Provence)	15 mg
Excipient	qsp 1 gélule n° 30

▷ Avalez 1 gélule aux 3 repas pendant 10 jours. Renouvelez lorsque c'est nécessaire, par cures de 5 ou 10 jours.

NOS CONSEILS EN +

- Méfiez-vous de l'excès de sel et des produits salés (plats préparés, charcuterie, fromage, soupes déshydratées, conserves, pain très salé…). Même chose pour le sucre, lui aussi retient l'eau ! Prudence aussi envers tout ce qui entrave la circulation sanguine. En revanche, oui aux fruits et légumes frais, excellents draineurs.
- Un drainage régulier par voie interne, à base de plantes, est vivement conseillé. Par exemple des cures d'orthosiphon et/ou de piloselle.
- Si votre maman faisait de la rétention d'eau, il y a des chances pour que vous repreniez dignement le flambeau. Oui, il est des flammes dont on se passerait bien… Mais une femme avertie en vaut deux : prenez grand soin de votre circulation sanguine et instaurez dès à présent les 3 règles d'or : « Je n'abuserai pas des aliments salés ni sucrés, tous deux capteurs d'eau », « Je boirai suffisamment d'eau », « Je marcherai le plus souvent possible ».
- « Moins je bois, moins je retiendrai d'eau » : surtout ne raisonnez pas comme cela, vous ne feriez qu'aggraver les choses, car l'eau seule permet de diluer le sel afin de l'éliminer… Buvez normalement, suffisamment, mais il est inutile de dépasser le litre par jour en dehors des boissons prises au cours des repas.
- L'eau, autour de votre corps cette fois, ne vous veut elle aussi que du bien. Natation, thalasso, aquagym, toutes ces activités aquatiques affinent comme par miracle, en une seule séance parfois, les membres gonflés ! Dans l'idéal, plongez dans le bassin ou la mer au minimum 1 ou 2 fois par semaine ; davantage si vous le pouvez. Vous êtes sûre que la piscine à côté de chez vous ne dispense pas de cours d'aquagym ? Il y en a vraiment partout maintenant !

* Ou à préparer vous-même (voir p. 164).

- Si vous prenez la pilule, vérifiez avec votre médecin qu'elle n'est pas trop dosée en œstrogènes. Il existe désormais des pilules microdosées qui n'en veulent pas à votre circulation.

RHUMATISMES

Les douleurs articulaires ne sont pas réservées aux seniors, loin de là ! 20 millions de Français en souffrent quotidiennement, soit plus de 41 % des + de 18 ans, et plus d'1 Français sur 2 après 45 ans ! Surtout les Françaises d'ailleurs, puisque les femmes sont plus touchées que les hommes (58,3 % contre 41,7 %). Tous ces chiffres un peu rébarbatifs pour dire qu'on peut avoir mal à tout âge et qu'on est loin d'être seul... Par douleurs articulaires, on entend « arthrite, arthrose, mal de dos... » un concept assez large, donc. Bien sûr, l'âge joue un rôle en usant les articulations, surtout chez les femmes ménopausées, pour lesquelles la baisse hormonale accentue le risque d'ostéoporose. Mais les travailleurs manuels et les sportifs paient aussi un lourd tribut articulaire. Et surtout, le surpoids devient un problème majeur pour l'appareil locomoteur aussi : trop de kilos = trop de pression, notamment sur les hanches et les genoux avec, au bout du chemin, une arthrose prématurée susceptible de dégénérer en arthrite.

LE RÉFLEXE

À APPLIQUER

Appliquez quelques gouttes pures de **gaulthérie couchée** sur le genou, le coude ou toute autre partie enflammée 3 fois par jour.

LES FORMULES COMPLÈTES

À APPLIQUER

Dans un flacon en verre coloré de 5 ml, mélangez :

- **HE gaulthérie couchée 10 gouttes**
- **HE romarin à camphre 10 gouttes**
- **HE laurier noble 5 gouttes**
- **HE lavandin super 10 gouttes**
- **HE eucalyptus citronné 5 gouttes**
- **EL arnica qsp 5 ml**

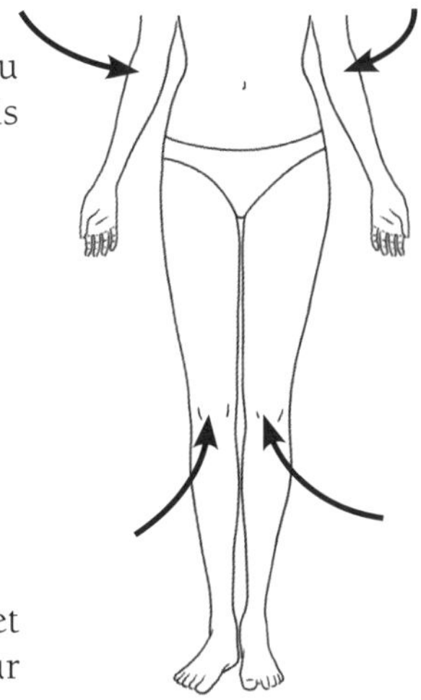

▷ Avec quelques gouttes ou la totalité de ce mélange, massez le ou les membres atteints pendant 1 minute. Renouvelez 3 à 5 fois par jour jusqu'à amélioration.

+

EN BAIN

Mélangez :

- **HE gaulthérie couchée 5 gouttes**
- **HE genévrier commun 5 gouttes**
- **HE térébenthine 5 gouttes**
- **HE lavandin super 5 gouttes**
- **Base pour bain 1 cuillère à café**

▷ Versez tous ces ingrédients dans un bain chaud (38,5 °C) et restez dans l'eau pendant 20 minutes. Renouvelez chaque jour jusqu'à amélioration.

À FAIRE PRÉPARER EN PHARMACIE

À AVALER

Demandez au pharmacien de préparer les gélules suivantes* :

HE juniperus communis (genévrier commun)	20 mg
HE mentha piperita (menthe poivrée)	20 mg
Ess. citrus limonum (citron zeste)	10 mg
Excipient	qsp 1 gélule n° 60

▷ Avalez 1 gélule matin, midi et soir pendant 3 semaines.

NOS CONSEILS EN +

- Les rhumatismes causent des douleurs ou au moins des gênes continues, gâchant la vie du matin au soir, quels que soient l'âge et l'activité. Les gestes simples du quotidien peuvent tourner au cauchemar. Pourtant, c'est justement en conservant une activité physique suffisante et régulière que l'on peut espérer au moins stopper la progression voire faire régresser le problème. Mais sûrement pas en ne faisant plus rien ni, autre extrême, en sollicitant trop violemment ses articulations !
- Reportez-vous aussi à « Arthrose » (p. 206) et « Arthrite » (p. 204).

* Ou à préparer vous-même (voir p. 164).

RHUME

200 virus sont capables de boucher votre nez et de le faire couler, d'irriter votre gorge, de vous fatiguer, de vous faire éternuer et pleurer, de vous donner un peu de fièvre et mal à la tête en même temps, autrement dit : de vous enrhumer. Vraiment banal mais vraiment gênant, le rhume empoisonne la vie de bon nombre d'entre nous, particulièrement en hiver. Et en plus, mal soigné, il peut dégénérer en infection bactérienne : otite, bronchite ou sinusite pour ne citer que les plus courantes.

C'est donc un ennemi à ne pas considérer à la légère, mais au contraire à prendre de vitesse. Réagissez rapidement. D'autant qu'il sévit en toute saison. Eh non, le rhume n'est pas une maladie exclusivement hivernale !

LE RÉFLEXE

À AVALER

Versez 1 goutte d'**eucalyptus radié** sur un comprimé neutre ou un petit sucre, et absorbez 4 fois par jour pendant 2 à 3 jours.

À APPLIQUER

Appliquez aussi 1 goutte en massage local, sur la peau du visage, juste au niveau des sinus, 2 fois par jour.

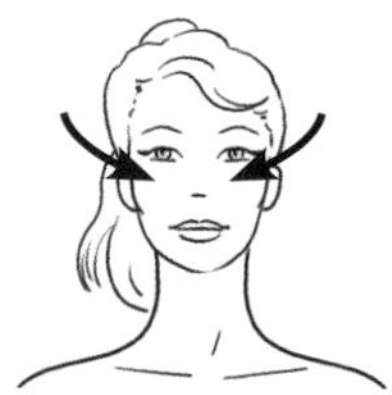

LES FORMULES COMPLÈTES

EN GOUTTES NASALES

Dans un flacon de 30 ml muni d'un compte-gouttes rond, mélangez :

- **HE eucalyptus radié 1 ml**
- **HE estragon 0,5 ml**
- **HE géranium rosat 1 ml**
- **HE camomille romaine 1 ml**
- **EL calendula qsp 30 ml**

▷ Nettoyez vos fosses nasales à l'eau de mer. Pour cela, procurez-vous impérativement un pulvérisateur en pharmacie, et non les antiques gouttes de sérum physiologique moins efficaces.

▷ Instillez 1 goutte de ce mélange aux huiles essentielles dans chaque narine, 4 fois par jour.

+

EN INHALATION

Dans un bol d'eau frémissante, versez :

- **HE menthe poivrée 2 gouttes**

- **HE eucalyptus radié 2 gouttes**
- **HE niaouli 2 gouttes**

▷ Respirez cette formule à fond, bien au chaud chez vous, pendant 10 minutes. Respectez les consignes concernant les inhalations, prodiguées p. 53.

ou

À AVALER

Sur 1 sucre de canne, versez :

- **HE menthe poivrée 1 goutte**
- **HE ravintsara 1 goutte**

▷ Laissez fondre en bouche 4 fois par jour.

et/ou

À APPLIQUER

Dans un flacon en verre coloré de 2 ml, mélangez :

- **HE eucalyptus radié 10 gouttes**
- **HE laurier noble 10 gouttes**
- **HE ravintsara 10 gouttes**
- **HV calophylle qsp 2 ml**

▷ Massez le dos et le thorax avec cette formule, 6 fois par jour pendant 3 jours.

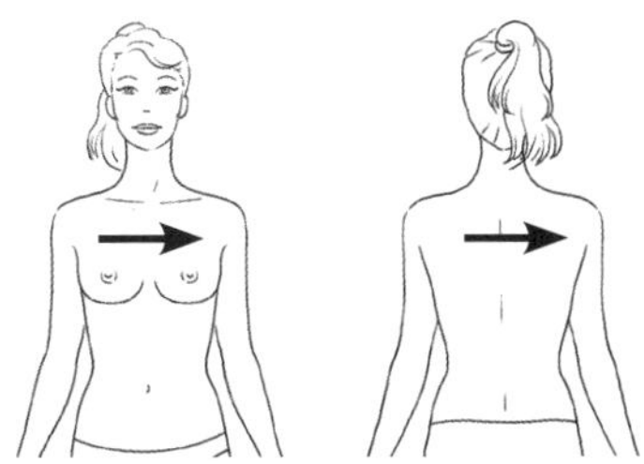

NOS CONSEILS EN +

- Un virus tel que celui du rhume s'attrape par définition en période virale, c'est-à-dire « à cause des autres ». Dans le métro, au magasin, au bureau, dans l'ascenseur : c'est forcément quelqu'un qui vous le passe.
- Ce qui compte, c'est la rapidité. Il faut frapper vite et fort, sur tous les fronts. 90 % des refroidissements cèdent à ces bons gestes. En plus des gouttes à appliquer ou à respirer et du bain formulés plus haut :
  - prenez de la vitamine C naturelle (plusieurs grammes par jour), vous pouvez commencer immédiatement, même si c'est l'après-midi ou le soir. La vitamine C naturelle n'énerve pas, c'est un des avantages indéniables par rapport à la vitamine C de synthèse ;
  - lavez vos muqueuses nasales au minimum matin et soir, à l'aide de produits adaptés, type Sterimar ou Quinton pour dégager le passage. Procédez aux inhalations ensuite.
- Couvrez-vous bien, de la tête aux pieds, vous êtes fragilisé. Pensez notamment à l'écharpe – surtout si vous avez une nette tendance aux angines – ou au bonnet si votre faiblesse ce sont les oreilles. Mais évitez absolument les atmosphères surchauffées, notamment dans la chambre pendant la nuit. Un peu d'air n'a jamais fait de mal, une température tropicale ne vous aidera pas, au contraire.

- Mouchez-vous régulièrement, avec nettoyage des fosses nasales comme précisé plus haut. Mais allez-y doucement pour ne pas faire éclater les petits vaisseaux du nez. Ne reniflez pas. C'est agaçant et inutile !
- Les virus se propagent par l'air. Instaurez autour de vous le lavage de mains fréquent obligatoire, notamment chez les enfants.
- Le stress affaiblit l'immunité. Si vous êtes en période « à risque » (automne/hiver) et que vous êtes fatigué, vous avez tout intérêt à prévenir l'apparition du rhume : hygiène de vie, échinacée, probiotiques, huiles essentielles dans la pièce pour assainir l'air... des mesures simples mais efficaces pour le tenir à distance. Et reposez-vous, évidemment.
- Une atmosphère très sèche amplifie l'écoulement nasal. Humidifiez les pièces.
- Les rhumes répétitifs doivent faire rechercher une allergie. C'est elle qu'il faudra traiter, et non les rhumes un par un !
- Miel + citron = combinaison gagnante !
- Renforcer son immunité passe obligatoirement par la restauration de la barrière immunitaire digestive : la flore intestinale. Si la vôtre est perturbée (cela se traduit notamment par des troubles digestifs types diarrhées ou constipation), une cure de probiotiques est vivement conseillée. Ces ferments, vendus en pharmacie, se présentent sous forme de gélules à avaler ou de sachets à diluer dans l'eau. Demandez des probiotiques spécial « anti-rhumes à répétition ». Les études montrent que c'est très efficace, surtout chez les enfants qui ont tendance à additionner les épisodes ORL pendant l'hiver.
- Le rhume est d'origine virale. Les antibiotiques n'ont aucun effet sur les virus, ils ne combattent que les bactéries. Ils sont totalement inutiles ici ! Les médicaments « antirhume » classiques, qui ne luttent pas contre les virus mais contre les symptômes, ne sont pas recommandés en raison de leurs effets secondaires.
- N'utilisez pas de gouttes nasales vasoconstrictrices qui aggravent le problème : on finit par ne plus pouvoir respirer sans.
- Un enfant attrape en moyenne 6 rhumes par an. C'est normal, il fabrique son système immunitaire. Il faut être patient... mais pas passif ! Veillez à ce que le rhume ne se transforme pas en maladie plus gênante : c'est ça l'objectif.

RHUME DES FOINS

Grâce au pollen, les végétaux ont pu se reproduire sur la terre depuis des millions d'années. Bien plus tard, les êtres humains ont colonisé la planète et tous les êtres vivants cohabitent désormais harmonieusement sur la Terre. Voilà pour la version bucolique. Parce que vous, les pollens, peut-être que vous les haïssez, mais alors profondément. C'est le cas si vous avez le rhume des foins et que vous n'avez jamais essayé les huiles essentielles. Prenez le bon remède au cœur de la crise : l'amélioration est INSTANTANÉE.

LE RÉFLEXE

À AVALER

Versez 2 gouttes d'**estragon** sur un comprimé neutre ou un petit sucre et laissez fondre en bouche 2 à 3 fois par jour.

Remarque : *ce traitement « réflexe » est particulièrement efficace en prévention. Si le mal est fait, les résultats seront moindres. Passez alors aux formules ci-dessous.*

LES FORMULES COMPLÈTES

À APPLIQUER ET À RESPIRER

ENFANT À PARTIR DE 7 ANS

Mélangez :

- **HE estragon 1 goutte**
- **HE ravintsara 1 goutte**

▷ Appliquez vos 2 gouttes sur les sinus (la robe sinusale), le thorax, le haut du dos ainsi que sur un mouchoir afin de le respirer régulièrement, 2 à 3 fois par jour jusqu'à amélioration. Massez avec douceur toute la zone congestionnée mais évitez au maximum de vous approcher des yeux.

+/ou

À DIFFUSER

ENFANT À PARTIR DE 7 ANS

Dans un flacon de 10 ml, mélangez à parts égales :

- **HE niaouli**
- **HE eucalyptus radié**
- **Ess. citron**

▷ Diffusez 10 gouttes du mélange dans les pièces à vivre (maison, bureau), 3 fois 20 minutes par jour.

À FAIRE PRÉPARER EN PHARMACIE

EN GOUTTES NASALES

ENFANT À PARTIR DE 7 ANS

Facultatif mais vivement recommandé si vous êtes très gêné pour respirer. Demandez à votre pharmacien de réaliser les gouttes nasales suivantes dans un flacon compte-gouttes rond :

HE artemisia dracunculus (estragon)	0,5 ml
HE eucalyptus radiata (eucalyptus radié)	1 ml
HE chamaemellum nobile (camomille romaine)	1 ml
HE pelargonium asperum (géranium rosat)	1 ml
EL calendula	Qsp 30 ml

▷ Après mouchage et lavage des fosses nasales à l'eau de mer, versez 1 goutte de ce mélange dans chaque narine, 4 fois par jour, pendant 5 jours ou + si nécessaire.

+

À AVALER

Cette formule traite le terrain et soulage sur le long terme. Elle est plébiscitée par les clients. Demandez au pharmacien de préparer les gélules suivantes* :

HE artemisia dracunculus (estragon)	10 mg
HE chamaemelum nobile (camomille romaine)	10 mg
HE pelargonium asperum (géranium)	10 mg
HE lavandula angustifolia (lavande officinale)	10 mg
Excipient	qsp 1 gélule n° 3

▷ Avalez 1 gélule par jour avant la période à risque, et 3 par jour pendant toute la période sensible. Poursuivez le traitement durant 2 à 3 semaines.

NOS CONSEILS EN +

- Repérez vos ennemis : les crises allergiques du printemps sont plutôt dues au pollen des arbres, celles de l'été viennent de l'herbe, et celles de l'automne des mauvaises herbes.
- Aérez bien la maison le matin, l'air de fin de journée est chargé de pollen. Donc, évitez de faire le ménage le soir.
- Le pic pollinique (le moment où les pollens sont les plus concentrés dans l'air) des graminées se situe entre le 15 mai et le 15 juillet en plaine, mais 1 mois plus tard en montagne. Attention à vos dates de vacances ! Entre nous, d'ailleurs, mieux vaut aller à la mer : il y a nettement moins de pollens en région maritime.
- Respectez quelques précautions élémentaires : pas de randonnée en plein champ, surtout dans l'après-midi, surtout s'il fait beau et s'il y a du vent. Quand on sort, on couvre tout ce qui dépasse (lunettes de soleil, chapeau, vêtements que l'on rince ensuite ou que l'on change en rentrant).
- Évitez de tondre la pelouse, et de planter des végétaux hyper-allergisants, type noisetier, bouleau ou cyprès. Mieux vaut du lilas ou des magnolias. C'est très joli, le lilas, non ?
- Si vous êtes allergique aux pollens des arbres, c'est plutôt une chance. Ils sont plus lourds que les autres pollens et se dispersent donc moins facilement. En évitant la proximité des arbres, vous limitez la casse.
- Votre voiture possède-t-elle un filtre antipollen ? Si oui, calfeutrez-vous quand vous roulez.

* Ou à préparer vous-même (voir p. 164).

- Si vraiment vous ne pouvez pas faire autrement que de prendre des médicaments antihistaminiques, sachez que les huiles essentielles agiront en synergie avec eux. Vous verrez que vous pourrez rapidement baisser les doses de médicament, plutôt que d'entrer dans le cercle antihistaminiques, cortisone, etc.
- Voir aussi « Allergie respiratoire ».
- Savez-vous exactement à quel pollen vous êtes allergique ? Voici le calendrier pollinique, pour mettre un nom sur vos bourreaux… et surtout pour le préciser à votre médecin homéopathe si toutefois vous vous lancez dans une désensibilisation homéopathique. Pour certains la « saison des pollens » est derrière, pour d'autres l'allergie saisonnière se profile à l'horizon : tout dépend des végétaux auxquels vous réagissez !

DE JANVIER À MAI (ARBRES)	DE MAI À FIN JUILLET (GRAMINÉES)	DE JUILLET À OCTOBRE (HERBACÉES)
Aulne	Avoine	Ambroisie
Bouleau	Chiendent	Armoise
Érable	Froment	Marguerite
Hêtre	Pâturin des prés	Ortie
Noisetier	Pelouse	Petite oseille
Orme	Roseaux	Pissenlit
Peuplier	Seigle	Plantain
Saule	Vulpin des prés	Solidage

RONFLEMENTS

Le ronflement se donne en concert lorsque les tissus mous du palais et de la luette vibrent au passage de l'air. Comme vous l'avez remarqué, ceci ne se produit que durant le sommeil (enfin, ce qui devrait être une période de sommeil pour tous…). Il faut donc un relâchement, notamment musculaire, pour que le mécanisme s'enclenche.

On ne va pas décrire les signes du ronflement : si vous lisez cette page, vous ne les connaissez que trop bien. Et sans doute, ce ne sont pas les vôtres qui vous posent problème, mais ceux de votre conjoint. En dehors de l'aspect gênant (parfois insupportable) de la situation, les implications médicales doivent faire réfléchir. En effet, le ronflement dégrade le sommeil, et pas seulement celui du conjoint : le ronfleur aussi en pâtit, même s'il ne s'en rend pas compte. Songez qu'un ronfleur « moyen » produit un son répété d'environ 50-60 décibels, soit le bruit d'une voiture. S'il est très « en forme », cela peut grimper à 90 décibels, soit… le passage d'un camion ! En plus, ronfler prédispose aux problèmes cardiaques ! Fini de rire…

Dernier détail : avant 50 ans, 60 % des ronfleurs sont des… ronfleurs. Mais ensuite, les femmes les « rattrapent » à la ménopause. Au total, environ 1 adulte sur 2 ronfle. Donc, pas de sexisme déplacé !

LE RÉFLEXE

EN GOUTTES NASALES

Le soir au moment du coucher, hydratez le pharynx à l'aide de pulvérisations d'eau de mer dans le nez et la gorge, puis mélangez 2 gouttes de **citron** à 2 gouttes d'HV d'amande douce et instillez 1 goutte du mélange dans chaque narine.

NOS CONSEILS EN +

- Attention à tout ce qui aggrave le ronflement : le surpoids, les repas lourds, gras, l'excès d'alcool, le tabac, le nez bouché (rhume, allergie, rhume des foins), l'âge, la ménopause. Vous ne pouvez rien changer à certains paramètres, mais personne ne vous oblige à boire et manger beaucoup au dîner, par exemple.
- Bouchons d'oreilles obligatoires, y compris chez le ronfleur, qui se sentira beaucoup plus reposé le matin s'il se protège de son propre bruit.
- Certains ronfleurs prennent des calmants pour mieux dormir… parce qu'ils ronflent. Cela n'a aucun sens et aggrave le problème.
- Si l'atmosphère de votre chambre est trop sèche, il faut l'humidifier. Humidificateur, simple saladier (ou casserole) remplis d'eau feront l'affaire. Pour la déco, c'est vous qui voyez…
- Ne fumez pas.
- Les ronflements peuvent être associés à une apnée du sommeil. La personne arrête alors de respirer de temps à autre, parfois pendant 30 secondes. À force, cela finit par accroître l'hypertension artérielle et, au final, le risque cardiaque, jusqu'à mener à un accident vasculaire cérébral nocturne. Donc il faut faire quelque chose, si ce n'est pour vos oreilles et celles de votre conjoint, au moins pour votre cœur.
- Si vous vivez seul(e), peut-être n'avez-vous pas conscience de vos ronflements. Quelques pistes doivent vous alerter : la fatigue le matin au réveil, associée à des maux de tête, un sommeil entrecoupé de multiples réveils, une (ou plusieurs) envie d'uriner la nuit, une certaine transpiration peuvent signer une apnée du sommeil. Mieux vaut consulter.
- Les tranquillisants favorisent les ronflements. Encore une bonne raison pour essayer de ne plus en prendre, en se faisant aider des huiles essentielles, par exemple. Dans ce domaine aussi, elles ont leur mot à dire !

SAIGNEMENT DE NEZ

Un saignement de nez (épistaxis) peut être discret ou franchement hémorragique. De quoi, parfois, susciter l'affolement. Et pourquoi saigne-t-il ce nez ? Pour mille raisons. Les plus courantes : une fragilité capillaire, la fièvre, un mouchage trop violent, les fortes chaleurs ou un stress font éclater une petite veine dans la narine. À moins que les doigts ne s'aventurent trop fréquemment dans les délicats orifices respiratoires et que le grattage ne lèse la muqueuse. Voilà, ce n'est pas grave. Et l'huile essentielle de ciste ladanifère est un antihémorragique extrêmement puissant, capable d'arrêter quasi instantanément l'hémorragie.

LE RÉFLEXE

À APPLIQUER

Posez 2 gouttes de **ciste ladanifère** sur une mèche de coton et introduisez délicatement cette mèche dans la narine, mais ne la laissez pas longtemps : en l'ôtant, vous risqueriez d'arracher les croûtes de cicatrisation et de refaire saigner. Comprimez éventuellement la narine avec votre doigt.

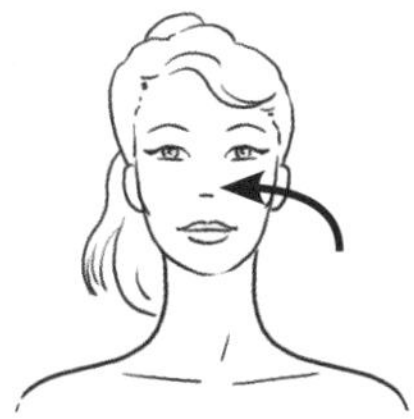

NOS CONSEILS EN +

- Vous vous sentez plutôt mal, angoissé, vous avez le pouls qui s'accélère ? C'est normal. Le saignement ne cesse pas, vous avez un fort mal de tête, vous êtes vraiment en état de choc ? Ce n'est pas normal du tout : consultez rapidement.
- Mouchez-vous doucement pour éliminer les petits caillots, même si vous n'en avez pas du tout envie et craignez un redoublement de saignement.
- Une cure de vitamine C naturelle avec bioflavonoïdes vous sera salutaire : elle renforcera la paroi des vaisseaux sanguins.
- Humidifiez l'atmosphère surchauffée et déshydratée des maisons et bureaux, surtout en hiver. Le chauffage assèche l'air et donc les muqueuses. Si vous n'avez pas d'humidificateur, un simple saladier plein d'eau dans chaque pièce devrait déjà être utile.
- N'essayez pas d'arrêter le saignement en mettant la tête en arrière : c'est exactement l'inverse qu'il faut faire. Quand ça saigne, penchez la tête un peu en avant : mieux vaut que le sang s'écoule dehors plutôt que dans la gorge.
- Ne vous agitez pas. Reposez-vous au calme.
- Attention à certains médicaments tels que l'aspirine ou les anticoagulants.
- Tout va bien du côté de la tension ?

SCIATIQUE

Lorsque le nerf sciatique est malencontreusement comprimé, souvent par l'extrémité d'un disque intervertébral qui s'aventure hors de ses limites normales – hernie discale –, d'une excroissance osseuse liée à l'arthrose ou à cause d'une mauvaise posture, une douleur fulgurante déchire d'abord le bas du dos, s'empare de la fesse, puis dégringole le long de la cuisse, de la jambe et du pied pour venir enfin s'échouer à l'extrémité des orteils. Et le calvaire recommence à chaque mouvement, même minime.

Si la compression a lieu entre la 4e et la 5e vertèbre lombaire, la douleur descend dans la partie externe de la jambe, alors que si elle siège entre la 5e vertèbre lombaire et le sacrum, la douleur suivra le trajet nerveux par l'arrière de la jambe – elle passe alors par le talon. Enfin, si la localisation du pincement se situe un tout petit peu plus haut (entre la 4e et la 5e lombaire), c'est le nerf crural qui est concerné. La douleur court alors le long d'un trajet comparable, mais sur le devant de la jambe (cruralgie). Ce cas de figure est bien plus rare que la sciatique.

Généralement, si l'on bouge avec prudence, elle passe en quelques jours et ne nécessite alors pas d'investigation particulière. Mais qui vous oblige à souffrir en attendant ?

LE RÉFLEXE

À APPLIQUER

Posez 3 gouttes pures de **gaulthérie couchée** sur le bas du dos et le long de la jambe, et massez longuement, mais surtout sans appuyer pour ne pas aviver la douleur.

LA FORMULE COMPLÈTE

À APPLIQUER

Dans un flacon en verre coloré de 2 ml, mélangez :

- **HE gaulthérie couchée 5 gouttes**
- **HE eucalyptus citronné 5 gouttes**
- **HE romarin à camphre 5 gouttes**
- **HE laurier noble 5 gouttes**
- **HE lavandin super 5 gouttes**
- **HE hélichryse italienne 5 gouttes**
- **EL arnica qsp 2 ml**

▷ Massez légèrement le long du trajet nerveux. Prenez votre temps, et surtout ne vous faites pas mal. La chaleur des mains sur la peau favorise la pénétration des huiles essentielles.

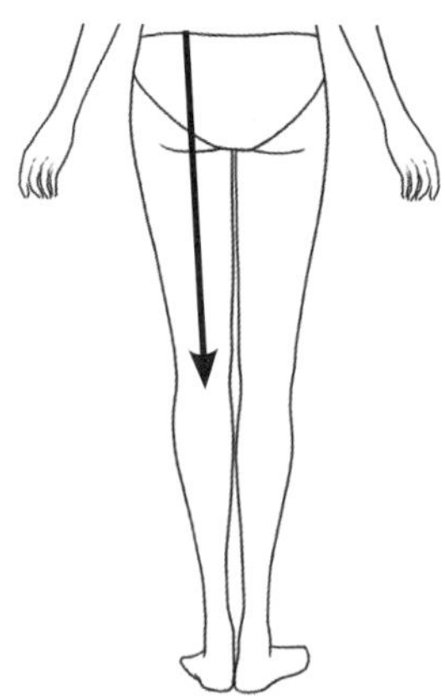

NOS CONSEILS EN +

- La sciatique, comme le lumbago, a longtemps été traitée par le repos. On sait aujourd'hui que c'est exactement l'inverse qu'il faut faire. Au pire de la crise, le repos est évidemment impératif en cas de douleur vraiment intense. Mais attention : il devient formellement déconseillé dès qu'elle s'estompe. Une sciatique peut vous clouer au lit quelques jours, mais jamais plus de deux semaines. Au-delà, le repos est inutile et même nocif ! Reprendre ses activités quotidiennes doit être l'objectif prioritaire, quitte à ménager ses efforts.
- Pendant la grossesse, la prise de poids (9 à 12 kg) et l'assouplissement excessif des muscles et des ligaments de la région pelvienne (le corps se prépare à l'accouchement) peuvent conduire à de véritables sciatiques à partir du milieu du deuxième trimestre. Ménagez-vous, faites attention à vos gestes, évitez le faux mouvement.
- Il existerait des « familles à sciatique ». Encore une transmission héréditaire dont on se passerait bien !
- La hernie discale est responsable de 2/3 des sciatiques, qui surviennent habituellement sur un disque déjà abîmé. Seul votre médecin pourra décider de l'utilité d'un examen radiologique, rarement indispensable, sauf peut-être si la sciatique ne disparaît pas au bout de quelques semaines ou refait régulièrement surface par exemple.

SCLÉROSE EN PLAQUES

Votre médecin, aidé de l'IRM et d'autres tests (Babinski) montrant des plaques témoins de régions nerveuses lésées, a diagnostiqué la SEP.

C'est une maladie auto-immune, chronique, inflammatoire qui conduit à la destruction de la myéline protectrice des fibres nerveuses et, donc, empêche la bonne transmission de l'influx nerveux. Elle évolue par poussées espacées de périodes silencieuses et touche le cerveau, les nerfs optiques, la moelle épinière.

Vous souffrez de quelques-uns des symptômes suivants :

- douleurs brèves en décharges électriques dans le dos ou un membre, qui s'engourdit
- fourmillements et picotements
- spasmes musculaires
- tremblements
- troubles de l'équilibre, de la mémoire, de l'élocution, de l'humeur
- troubles visuels
- constipation
- incontinence
- grande fatigue physique et mentale.

Les causes peuvent être multiples : héréditaires et environnementales. Et un lien existe très nettement avec une hyperperméabilité intestinale.

Il faut prévenir et espacer les poussées, les rendre moins douloureuses et réparer la muqueuse intestinale.

LE RÉFLEXE

À APPLIQUER

Massez les organes douloureux avec 3 gouttes de **gaulthérie couchée** diluées dans ½ cuillère à café d'HV de noisette.

+

Appliquez 2 gouttes d'**épinette noire** sur les reins après la douche matinale.

LES FORMULES COMPLÈTES

EN BAIN

Mélangez :

- **HE laurier noble 5 gouttes**
- **HE lavande officinale 5 gouttes**
- **HE térébenthine 5 gouttes**
- **Base pour bain 1 cuillère à café**

▷ Versez le mélange dans l'eau du bain coulée, plongez-y 20 à 30 minutes et sortez-en sans vous rincer.

À APPLIQUER

Dans un flacon en verre coloré de 10 ml, mélangez :

- **HE gaulthérie couchée 10 gouttes**
- **HE romarin à camphre 10 gouttes**
- **HE eucalyptus citronné 10 gouttes**
- **EL millepertuis qsp 10 ml**

▷ Avec 10 gouttes du mélange, massez les zones douloureuses 2 à 3 fois par jour.

NOS CONSEILS EN +

- Faites préparer en pharmacie le mélange d'extraits glycérinés :
  - EG curcuma
  - EG scrofulaire
  - EG cassis
  - $\overline{aa}$ qsp 150 ml

- Pendant les périodes de répit avalez 1 cuillère à café du mélange diluée dans 1 verre d'eau, 2 fois par 24 heures en cures de 10 jours renouvelables.
- Complémentez-vous en oméga 3 : avalez 4 capsules d'huile de poissons des mers froides aux repas, presque constamment.
- Réparez votre flore et votre muqueuse intestinale en faisant des cures de probiotiques associés à la L-glutamine.
- Rechargez votre stock en magnésium marin B6 : prenez-en 400 mg par jour

SÉCHERESSE VAGINALE

La sécheresse vaginale concerne près d'1 femme ménopausée sur 2. Mais ce désagrément peut aussi frapper bien plus tôt puisque 1 femme jeune sur 6 en souffre ou a déjà rencontré ce problème ! Résultat, là où il ne devrait y avoir que plaisir et volupté, on ressent des picotements, des brûlures, des démangeaisons et une sensation générale d'inconfort. Pour le partenaire non plus, ce n'est pas idéal !

LE RÉFLEXE

À APPLIQUER

Massez le bas du ventre avec 1 goutte de **sauge sclarée** 2 fois par jour pendant 20 jours.

Alternez

À AVALER

Posez 1 goutte de **sauge sclarée** sur un comprimé neutre et laissez fondre en bouche 2 fois par jour les 20 jours suivants.

À FAIRE PRÉPARER EN PHARMACIE

Demandez au pharmacien de préparer les ovules suivants :

HE salvia sclarea (sauge sclarée)	50 mg
HE rosmarinus verbenoniferum (romarin à verbénone)	50 mg
HV onagre	100 mg

▷ Introduisez 1 ovule le soir 5 jours/semaine, 3 semaines/mois, pendant 2 mois. Refaire la cure si besoin.

NOS CONSEILS EN +

- Les sécrétions vaginales sont éminemment personnelles et varient même au cours du cycle. On en fabrique aussi plus ou moins abondamment selon son état de fatigue, de stress, si l'on fume ou si l'on boit de l'alcool. Une sécheresse vaginale passagère ne pose aucun problème particulier et peut être liée à un « coup de fatigue ». Mais la pilule, certains médicaments, une toilette intime inadaptée, un changement de rythme de vie ou enfin l'accouchement et, bien sûr, la ménopause peuvent installer plus durablement le problème. Il faut y remédier car outre leur fonction lubrifiante pour les rapports intimes, ces sécrétions protègent le système génital d'attaques microbiennes.
- Manque de désir = manque de lubrification. L'absence d'« envie » explique bien des sécheresses vaginales. Est-ce vraiment raisonnable de prendre un traitement, quel qu'il soit, pour pallier une insatisfaction dans le couple ?
- Les lubrifiants artificiels sont utiles ponctuellement, pour les rapports sexuels, et il est recommandé d'en garder un tube dans sa table de nuit. Mais ils ne règlent pas le problème de fond. Pour cela, nous vous recommandons d'appliquer localement 1 noisette de crème à la progestérone naturelle chaque soir sur le bas-ventre ou précisément sur la vulve.
- Une alimentation inadaptée n'arrange jamais les choses... Par exemple, la vitamine E s'oppose à la sécheresse vaginale : mangez-vous régulièrement des noix, du soja, de l'huile de germe de blé ou même du germe de blé ?

SEXE (OBSESSION)

Oui c'est vrai, « c »'est important, mais il y a aussi d'autres choses intéressantes dans la vie ! Lorsque le sexe tourne à l'obsession au point de perturber votre quotidien, peut-être faut-il calmer quelque peu vos ardeurs. Naturellement mais fermement. Les huiles essentielles vous viennent encore une fois en aide, notamment la **myrrhe**, carrément anaphrodisiaque.

LE RÉFLEXE

À RESPIRER

Posez 2 gouttes de **rose de Damas** sur la face interne des poignets et inspirez profondément, ou respirez directement dans le flacon.

À APPLIQUER

Appliquez 2 gouttes de **rose de Damas** sur le plexus cardiaque (juste au-dessus du plexus solaire).

LA FORMULE COMPLÈTE

À RESPIRER ET À AVALER

Dans un flacon de 5 ml, mélangez :

- **HE cyprès de Provence 1 ml**
- **HE verveine citronnée 1 ml**
- **HE myrrhe 1 ml**
- **HE camomille romaine 2 ml**

▷ Posez quelques gouttes sur la face interne des poignets, et respirez-les aussi souvent que nécessaire dans la journée ou la nuit (aucune limitation de durée).

+

▷ Versez 1 à 2 gouttes du mélange sous ou sur la langue 3 fois par jour et dès que nécessaire.

NOS CONSEILS EN +

- Vous êtes une femme ? Votre cas est moins fréquent que celui de vos sœurs, qui aimeraient au contraire avoir « plus » envie. Voilà, les dames sont toujours dans les extrêmes, c'est bien connu !
- Vous êtes un homme ? Vous ne voyez probablement pas où est le problème…

SINUSITE

À quoi servent les sinus ? À s'enflammer ! Si vous posez la question à un habitué des sinusites, la réponse ne se fera guère attendre. Une sinusite est une inflammation des sinus. Elle peut être aiguë ou chronique (voir symptômes ci-dessous), mais se soigne de la même manière : seule la durée du traitement change, elle est à adapter à votre cas.

En fait, la sinusite est un problème de communication. Les sinus sont des paires de cavités muqueuses qui communiquent avec les fosses nasales par de petites ouvertures. Selon leur emplacement ils s'appellent différemment : sinus maxillaire, frontal, sphénoïdal ou ethmoïdal. En cas d'infection dentaire ou ORL (virale ou bactérienne) les voies aériennes s'enflamment et enflent, empêchant l'aération normale des sinus, qui ne communiquent plus avec l'extérieur. Le mucus n'est plus drainé normalement et les bactéries ou les virus pullulent tranquillement, bien au chaud.

Mauvaise nouvelle : en fonction de son emplacement, la sinusite peut être très douloureuse. Bonne nouvelle : les huiles essentielles sont remarquablement efficaces contre tous les types d'inflammation. N'attendez pas ! Correctement traitée, la sinusite aiguë disparaît en une petite semaine.

SINUSITE AIGUË	SINUSITE CHRONIQUE
• Mal de tête parfois très intense, éventuellement accompagné de nausées. • Douleur au visage, surtout dans la région du sinus atteint : zone des yeux, au-dessus des sourcils ou des dents du haut. • Sensation gênante et/ou douloureuse de pression, toujours dans la zone concernée. • Impression que la tête pèse 500 kg quand on se penche en avant. • Éventuellement sécrétions nasales plus ou moins épaisses et colorées en fonction du degré d'infection. • Fièvre légère.	• Nez « pris » en permanence. • Gêne ou douleur dans les yeux. • Sensation gênante et/ou douloureuse de pression, toujours dans la zone concernée (souvent l'os de la joue, derrière le nez et les yeux). • Sécrétions nasales, surtout le matin. • Mauvaise haleine. • Mal de tête. • Éventuellement toux sèche (surtout si tabac).

Ce qui provoque une sinusite

- Les suites d'une grippe, d'un rhume, d'une bronchite ou de toute autre maladie ORL.
- Une infection dentaire.
- Des bains de mer, la plongée sous-marine.
- Une allergie (surtout respiratoire : rhume des foins, asthme…).
- La pollution de l'air.
- L'air froid et/ou humide.
- Le tabagisme (actif ou passif).
- La cloison nasale déviée.
- Un polype (petits amas de muqueuse dans le sinus, sans gravité mais qui obstrue).

LE RÉFLEXE

À RESPIRER

Après lavage de nez à l'eau de mer, respirez 2 gouttes pures d'**eucalyptus radié** sur le mouchoir 4 à 5 fois par jour.

LES FORMULES COMPLÈTES

À APPLIQUER

Dans un flacon en verre coloré de 2 ml, mélangez :

- **HE eucalyptus radié 10 gouttes**
- **HE arbre à thé 10 gouttes**
- **HE menthe poivrée 5 gouttes**

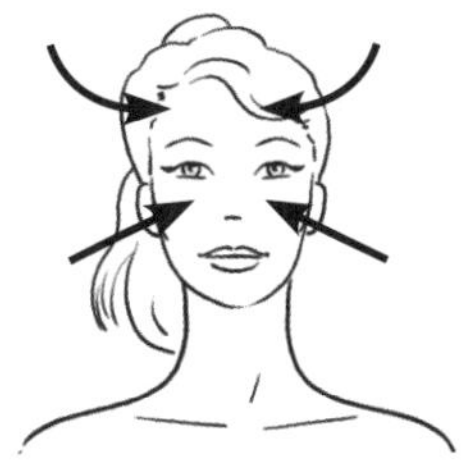

- **HE ravintsara 10 gouttes**
- **EL calendula qsp 2 ml**

▷ Appliquez 2 gouttes du mélange en massage 6 fois par jour, localement, sur la peau, au niveau des sinus maxillaires et frontaux.

+

À AVALER

Mélangez :

- **HE eucalyptus radié 1 goutte**
- **HE thym à thujanol 1 goutte**
- **HE lavande aspic 1 goutte**

▷ Posez les gouttes sur un comprimé neutre ou dans une cuillère à café d'huile d'olive et laissez fondre en bouche 4 fois par jour pendant 5 jours.

+

EN INHALATIONS

Dans un flacon en verre coloré de 2 ml, mélangez :

- **HE arbre à thé 10 gouttes**
- **HE bois de Hô 10 gouttes**
- **HE menthe poivrée 5 gouttes**
- **HE ravintsara 20 gouttes**

▷ Après lavage des sinus à l'eau de mer, versez 6 gouttes de cette formule dans un bol d'eau frémissante et inhalez pendant 10 minutes, 2 fois par jour. Il ne faut pas sortir à la pollution après, ni fumer bien sûr. Le reste de la journée, vous pouvez faire des inhalations sèches en versant simplement quelques gouttes de votre mélange sur un mouchoir, à respirer profondément 4 fois par jour.

À FAIRE PRÉPARER EN PHARMACIE

EN GOUTTES NASALES

Demandez à votre pharmacien de préparer les gouttes nasales suivantes dans un flacon coloré muni d'un compte-gouttes rond :

HE eucalyptus radiata (eucalyptus radié)	8 gouttes
HE melaleuca alternifolia (arbre à thé)	12 gouttes
HE inula graveolens (inule odorante)	8 gouttes
HE mentha piperita (menthe poivrée)	4 gouttes
HV amande douce	qsp 30 ml

▷ Instillez 1 goutte dans chaque narine, 4 à 5 fois par jour.

NOS CONSEILS EN +

- Encore une affection qui ne nécessite que très rarement un traitement antibiotique. Ne vous découragez pas, ne stoppez pas en cours de route parce que « ça va mieux », poursuivez jusqu'à ce que les symptômes aient totalement disparu. Cependant soyez prudent : si les symptômes ne régressent pas rapidement, il est impératif de consulter.
- Reportez-vous aux conseils « Rhume » (p. 468).
- Surélevez votre tête pour dormir si cela vous soulage : asseyez-vous presque dans le lit. La position allongée aggrave souvent les douleurs.
- Il est inutile de trop vous moucher, surtout si c'est très douloureux. Essayez d'être le plus « confort » possible : vous avez déjà mal à la tête, les yeux irrités, les sinus « lourds »..., pas la peine d'en rajouter.
- Si vos sinusites se répètent, consultez un dentiste afin qu'il vérifie l'état de vos dents.

SPASMOPHILIE

La spasmophilie est une hypersensibilité tous azimuts. Ce n'est pas une maladie à proprement parler, mais les symptômes sont suffisamment pénibles pour parfois perturber la vie quotidienne. Sur fond latent d'anxiété, on gravit différents « stades » allant du simple mal-être permanent à des crises d'angoisse violentes, avec diverses manifestations physiques telles que fourmillements, muscles douloureux ou bloqués, tremblements, douleurs à la respiration (sensation de poids énorme sur la poitrine empêchant d'inspirer), avec à l'extrême crise de tétanie (contractions musculaires de tout le corps).

La spasmophilie concerne 10 millions de personnes en France, dont la plupart sont des femmes. Le sujet est donc d'importance. Même si elles ne sont pas graves en soi, la soudaineté des crises peut parfaitement gâcher la vie. On garde toute son existence un terrain spasmophile, mais en apprenant à gérer son stress, en adoptant une hygiène de vie rigoureuse et, surtout, en veillant à bien équilibrer ses apports en magnésium et en calcium, il est tout à fait possible de passer de longues années sans ressentir la moindre crise. Et quand elle se présente, vite, les huiles essentielles !

LE RÉFLEXE

À AVALER (CRISE)

Posez 1 goutte d'**estragon** directement sous la langue. Renouvelez si besoin 1 ou 2 fois.

LA FORMULE COMPLÈTE

À AVALER ET À APPLIQUER

Dans un flacon en verre coloré de 5 ml, mélangez :

- **HE estragon 1 ml**
- **HE ylang-ylang 1 ml**
- **HE marjolaine des jardins 1 ml**
- **HE mélisse 1 ml**
- **HE petit grain bigarade 1 ml**

▷ Versez 2 gouttes de ce mélange sur un comprimé neutre, dans une petite cuillère de miel ou d'huile d'olive et laissez fondre en bouche 3 fois par jour pendant 10 jours.

+

▷ Appliquez 3 gouttes de la formule sur le plexus solaire et les poignets 2 à 3 fois / jour pendant 10 jours.

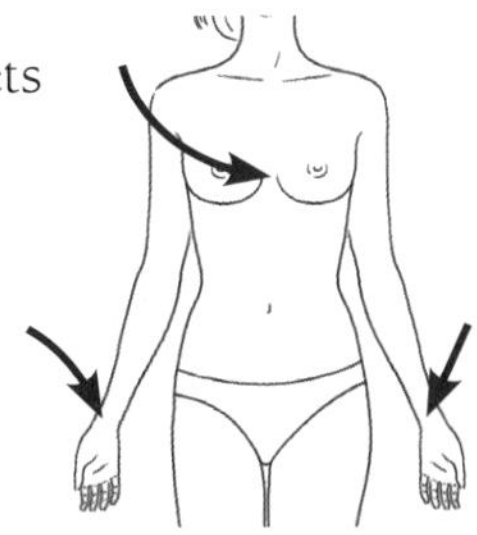

NOS CONSEILS EN +

- En cas de crise, faites vite fondre 1 comprimé de calcium effervescent dosé à 500 mg dans un verre d'eau et buvez à petites gorgées. Cela calme instantanément.
- Prenez du magnésium marin (préférable à toute autre forme de magnésium) **non-stop** à raison de 2 gélules par jour réparties en 2 prises.
- Méfiez-vous de tout ce qui « perturbe » : une alimentation pauvre en vitamines et minéraux, une grosse fatigue, un long trajet en voiture, une contrariété, une inquiétude, un stress, tout peut mener à la crise de spasmophilie. Apprenez à en reconnaître les signes précurseurs chez vous pour y couper court.
- Les personnes spasmophiles ont besoin, encore plus que les autres, de calme, d'hygiène de vie, d'alimentation saine et équilibrée.
- Pratiquez un sport ou, au moins, une activité physique relaxante. Yoga, tai-chi, Pilates… natation, aquagym (tout ce qui est aquatique est très relaxant), comme vous voulez. Mais régulièrement !
- Seule l'hygiène de vie viendra à votre secours : les médicaments de type « anxiolytiques » n'apportent aucune solution définitive.

SPORT

41 % des hommes et 50 % des femmes n'atteignent pas le seuil minimal d'activité physique recommandé, seuil pourtant très, très, très bas : 30 minutes de marche rapide par jour. Nous ne nous attarderons pas sur ces chiffres attristants. Heureusement, de nombreux sportifs amateurs s'adonnent avec plaisir aux joies de l'activité physique !

Le sport, pratiqué raisonnablement, est générateur de nombreux bienfaits : diminution de la fréquence cardiaque, amélioration de la vascularisation des muscles, augmentation du taux de « bon » cholestérol et chute du « mauvais », élévation du taux naturel de coenzyme Q10 (très bénéfique), etc. Les pratiquants réguliers maîtrisent également bien mieux leur poids, subissent moins d'infarctus et, le cas échéant, ont moins de risque d'en décéder. L'activité physique possède également une indéniable action antistress, grand voleur de vie.

Revers de la médaille, le sport est également pourvoyeur de nombreuses douleurs, surtout musculaires et articulaires.

LE RÉFLEXE ANTIDOULEUR

À APPLIQUER

Appliquez 2 gouttes pures de **gaulthérie couchée** sur la zone douloureuse. Massez, mais sans faire mal !

LE RÉFLEXE POUR AMÉLIORER SES PERFORMANCES

À AVALER

Versez 3 gouttes de **menthe poivrée** diluées dans ½ cuillère à café de miel dans 1 litre d'eau. Buvez au cours de la séance de sport.

LES FORMULES COMPLÈTES

À APPLIQUER

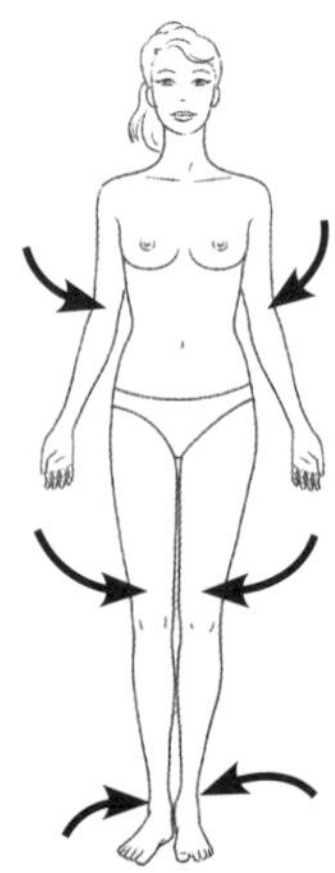

Avant l'entraînement

Dans un flacon en verre coloré de 5 ml, mélangez :

- **HE eucalyptus citronné 3 gouttes**
- **HE romarin à camphre 3 gouttes**
- **HE ylang-ylang 5 gouttes**
- **HE cyprès de Provence 5 gouttes**
- **HV noisette qsp 5 ml**

▷ Appliquez en massages afin d'assouplir les muscles et les articulations.

Après l'entraînement, en cas d'œdème post-traumatique ou de muscles endoloris

Dans un flacon en verre coloré de 5 ml, mélangez :

- **HE gaulthérie couchée 30 gouttes**
- **HE menthe poivrée 5 gouttes**
- **HE eucalyptus citronné 30 gouttes**
- **HE hélichryse italienne 10 gouttes**
- **HE romarin à camphre 20 gouttes**
- **EL arnica qsp 5 ml**

▷ Appliquez en massages prolongés de toute la zone traumatisée, 2 à 3 fois par jour pendant 2 ou 3 jours.

NOS CONSEILS EN +

- Si vous avez mal, si vous êtes très fatigué après une séance de sport, ce n'est pas forcément parce que vous en faites « trop » mais parce que vous ne protégez pas suffisamment votre organisme. Car, hormis chez les athlètes de haut niveau, faire « trop de sport » est plutôt rare. La « dose » de sport idéale dépend de ce que l'organisme peut supporter. Elle est donc individuelle ! On peut être en surentraînement avec 30 minutes de sport par jour, si on n'a pas les défenses adéquates, et au contraire se porter fort bien malgré 3 heures d'exercice au quotidien ! Ce n'est pas la quantité de sport qu'il faut baisser (ou augmenter), mais l'adéquation entre l'exercice physique et la capacité du corps à le supporter. Il faut évidemment augmenter cette dernière pour pouvoir accroître sa pratique sportive sans dommage. C'est par la pratique mesurée, intelligente, et l'augmentation progressive de l'effort qu'on y arrive. C'est à la portée de n'importe lequel d'entre nous.
- Ne « tirez pas trop quand même sur la machine ». Le sport est très bénéfique, mais peut aussi devenir très néfaste s'il est pratiqué à outrance. Pas la peine d'aller chercher la misère, c'est-à-dire par exemple la fracture de fatigue, l'aponévrosite... tout ce qui cloue un sportif à la maison (et le rend très irascible durant de longs, de très très longs mois).
- Attention aux sports de montagne : l'altitude provoque une flambée de radicaux libres. Augmentez impérativement vos apports en antioxydants, même si vous ne partez qu'une semaine par an au ski.
- 80 % des sportifs ne boivent pas pendant l'effort. C'est incroyable mais vrai ! Conséquences attendues : performances en baisse, mais aussi plus de douleurs (crampes, tendinites, claquage, courbatures) et de calculs rénaux. Les articulations et les muscles sont particulièrement sensibles à la déshydratation, qui survient très vite pendant l'activité sportive, même s'il fait froid, même si on a l'impression de ne pas transpirer. Boire de l'eau nature n'est pas idéal, même si c'est évidemment beaucoup mieux que rien. Attention aux boissons sucrées, déconseillées durant l'exercice car elles augmentent la déshydratation en provoquant un transfert d'eau des cellules vers

le tube digestif. En outre, elle n'apporte pas les nutriments nécessaires au sportif, comme la vitamine B1 par exemple.

- S'il fait très chaud et/ou que l'effort dure longtemps (+ de 2 heures), ajoutez du sel (sodium).
- Nous vous recommandons d'adopter au quotidien les principes de l'alimentation acido-basique.

STRESS

Les spécialistes ont beau nous affirmer que le stress est plutôt positif, qu'il donne du piment à notre vie et nous permet d'agir, on reste sceptiques. Pour nous, le stress serait plutôt connoté « mal de ventre », « migraine », « boutons », « insomnie », « tension permanente » et autre « dos coincé ». 50 000 Français consultent chaque jour parce qu'ils se sentent « stressés » ! Sans compter tous ceux qui ne consultent pas… Le stress est effectivement très positif puisqu'il nous permet de réagir à une situation donnée. Par exemple, à une époque reculée, le stress augmentait le rythme cardiaque et faisait transpirer nos ancêtres lorsqu'ils se trouvaient face à une bête sauvage ; ils pouvaient ainsi courir à perdre haleine afin de sauver leur vie. Puis, tout se calmait, soit parce qu'ils avaient réussi à se mettre à l'abri, dans une grotte ou un arbre, soit parce qu'ils s'étaient fait croquer par ladite bête, disons un tigre. En tout cas, le stress restait ponctuel.

Aujourd'hui, les réflexes du corps persistent, alors que les bêtes sauvages ont disparu, ce dont on ne peut que se féliciter. Résultat : l'organisme est sur la défensive, mais sans moyen d'exprimer son stress, sauf par un beau sprint par exemple, du plus mauvais effet en cas de crise au bureau ! Autre problème : nos stress à nous sont globalement moins intenses mais plus prolongés que celui engendré par le tigre. Plongés dans un environnement stressant (famille, bureau…), nous finissons par nous épuiser à résister contre un « tigre » que nous ne pouvons fuir. À moins de tout plaquer pour partir habiter sur Mars, mais c'est une autre histoire.

Donc, premier point : prendre conscience de son stress. Deuxième point : le gérer afin, non pas de le faire disparaître (c'est impossible !), mais de devenir un « bon » stressé.

LES EFFETS POTENTIELS DU STRESS	
Somatiques (dans le corps)	Troubles du sommeil, de la libido, de l'appétit. Perturbations cardiaques (20 % des maladies cardiaques sont dues au stress !). Ulcères, douleurs abdominales… Douleurs (dos, tête, lourdeur des membres et des articulations). Problèmes de peau (plaques, eczéma, démangeaisons…). Cancer (en discussion mais probable).
Psychologiques (réactions émotionnelles)	Anxiété, dépression, peurs, tension permanente. Perte du plaisir. Pessimisme, dévalorisation voire autoaccusation.
Comportementaux	Susceptibilité, intolérance à la frustration, qui génèrent rritabilité et agressivité. Précipitation (jamais de calme). Isolement et mauvaises relations générales avec les autres. Tendance à consommer n'importe quoi n'importe comment (alimentation, tabac, alcool…). Fatigue et tendance à être fatigué très vite (fatigabilité).
Intellectuels	Perturbations de la mémoire, erreurs de raisonnement, de jugement. Difficultés d'attention, de mémorisation, de compréhension, de concentration… menant au doute, à l'hésitation.

LE RÉFLEXE

À AVALER

Posez 1 goutte de **petit grain bigarade** sur la face interne du poignet, 2 à 3 fois par jour. Respirez profondément en rapprochant vos mains de votre visage.

LES FORMULES COMPLÈTES

À DIFFUSER

Dans le diffuseur, versez un mélange de 10 gouttes de l'ensemble de ces huiles essentielles :

- **HE petit grain bigarade**
- **HE ylang-ylang**
- **Ess. orange douce**
- **HE lavande officinale**

▷ Diffusez ½ heure matin et soir dans les pièces à vivre, de préférence à l'aide d'un diffuseur électrique.

+

À RESPIRER ET À APPLIQUER

Mélangez :

- **HE petit grain bigarade 1 goutte**
- **HE marjolaine des jardins 1 goutte**

- **Ess. mandarine 1 goutte**

▷ Appliquez sur les poignets et approchez-les de vos narines. Respirez-les profondément. Renouvelez 3 fois par jour.

▷ Appliquez également sur le plexus solaire.

et/ou

À RESPIRER

En cas de stress avant une échéance précise (prise de parole, examen, permis de conduire), préférez cette formule :

- **HE laurier noble 2 gouttes**
- **HE marjolaine des jardins 2 gouttes**

▷ Versez les huiles essentielles sur tissu et respirez-le avant l'épreuve.

À FAIRE PRÉPARER EN PHARMACIE

À AVALER

Demandez au pharmacien de préparer les gélules suivantes* :

HE origanum majorana (marjolaine des jardins)	20 mg
HE lavandula vera (lavande officinale)	20 mg
HE lippia citriodora (verveine citronnée)	10 mg
Ess. citrus reticulata (mandarine)	10 mg
Excipient	qsp 1 gélule n° 30

▷ Avalez 1 gélule 3 fois par jour (matin, midi et soir au coucher) pendant 10 jours. La dernière prise permettra de lutter contre les troubles légers du sommeil.

NOS CONSEILS EN +

- Certains stress sont inévitables. Mais nous avons l'art de nous en rajouter d'autres, superflus et fort envahissants. Faites le tri, revoyez votre organisation, armez-vous de courage pour régler vos comptes avec votre boss/votre homme/vos voisins/vos enfants, interdisez-vous tout réveil hystérique avec une préparation olympique dès le petit orteil posé à terre, apprenez à dire non (c'est dur, mais vital) et aussi à dire oui (à un week-end sympa, un dîner relax, une balade en forêt, un chocolat chaud…).
- Ne reportez pas votre stress sur les autres en les agressant injustement, ils vous le renverront automatiquement avec quelques bonus en prime.
- Vos proches ne demandent qu'à vous aider : ne prenez pas tout en charge, déléguez, acceptez de ne pas savoir tout faire et de ne pas être parfait. Une grande partie de notre stress prend naissance dans ce malentendu.

* Ou à préparer vous-même (voir p. 164).

- Instaurez de toute urgence les grandes lignes d'une hygiène de vie humainement supportable : « repos, alimentation correcte, promenade en plein air, activités sportives et/ou artistiques, sorties entre amis. » À comparer à « vie à 500 à l'heure, menus cacahuètes-café-barres chocolatées, métro-boulot-voiture-dodo, pas de loisirs ni de passion, pas ou peu d'amis (pas le temps) ».
- Votre corps est certainement tendu comme une arbalète, même si vous ne vous en rendez plus compte. Offrez-lui un peu de relaxation et de repos absolu, après tout sans lui vous n'iriez pas loin. Grasse matinée, massage, bain, jacuzzi, étirements… il va être tout content !
- Supplémentation en magnésium marin o-bli-ga-toi-re ! Considérez ce minéral comme quelque chose de précieux. N'en perdez pas plus que nécessaire, donc évitez : les régimes drastiques, la consommation excessive d'alcool, l'abus de lactose (produits laitiers), de phosphore (sodas), de fibres. Attention : les personnes qui souffrent de diabète, de maladie digestive (Crohn…), de névrose et de psychose, d'hyperthyroïdie et de trop d'œstrogènes (syndrome prémenstruel, gonflements…) s'exposent à coup sûr au déficit en magnésium.
- Certaines personnes prennent du poids en cas de stress, tandis que d'autres fondent comme neige au soleil. La raison est hormonale. C'est que sous l'influence du stress, certaines personnes produisent de la cortisone (elles grossissent), tandis que d'autres fabriquent de la noradrénaline (cette substance déstocke les graisses et les brûle !).
- Le stress fait chuter la teneur en vitamine C de la glande surrénale (celle qui fabrique la noradrénaline). Et plus il se prolonge, plus les stocks en vitamine C se vident. À terme, si vous n'en avez plus assez, votre glande surrénale ne peut plus fabriquer de noradrénaline, et vous risquez de passer (horreur !) dans la case « cortisone »… et de vous mettre à grossir sans pourtant modifier votre alimentation ! Donc, le bon réflexe : un stress qui se prolonge = vitamine C obligatoire.
- Si vous prenez des médicaments, vérifiez qu'ils n'augmentent pas la fuite de calcium – et le cas échéant, supplémentez-vous en magnésium pendant toute la durée du traitement.
- Prenez le temps. De respirer, de manger, de rire, de penser, de ne rien faire, de vivre…
- Inspirez à fond, en faisant descendre l'air jusque dans le ventre. Bloquez votre respiration quelques secondes. Soufflez à fond. Encore. Encore. C'est bien. Recommencez plusieurs fois par jour.
- Cessez de subir. On peut toujours améliorer les choses.
- Rappelez-vous que nous n'avons qu'une vie : organisez bien vos priorités.
- Débarrassez-vous des relations toxiques. Et ce n'est pas ce qui manque.
- Mangez bien, ou au moins mieux.
- Dormez bien, ou au moins mieux (pas forcément plus).
- Parlez. À un ami, à un professionnel, à qui vous voulez. Si un souci vous pèse, il faut absolument lui faire face pour le régler, quelle qu'en soit la manière. Aucun complément alimentaire ne remplacera cette étape indispensable.
- Faites du sport plusieurs fois par semaine.
- Intéressez-vous aux autres, à l'art, à l'information… à autre chose qu'à vous.
- Voir aussi « Trac » (p. 513).

SUCRE (ATTIRANCE POUR LE)

Le sucre, carburant des muscles et du cerveau, est véhiculé dans tout le corps par le sang. Lorsque notre taux de sucre sanguin chute (hypoglycémie), il s'ensuit presque immédiatement une baisse de forme et d'humeur parfois spectaculaire, souvent accompagnée de maux de tête, de sueurs, voire carrément de malaises, mais surtout des fringales difficiles à calmer autrement qu'avec des orgies de sucre, de chocolat ou d'autres aliments extra-gras. Rien de bon, ni pour la ligne, ni pour la santé. Mais l'attirance pour le sucre va plus loin. En dehors des dérapages alimentaires, il trahit souvent une difficulté du corps à équilibrer la glycémie, et un petit dysfonctionnement de la sérotonine (substance naturellement fabriquée par le cerveau). Le stress passe souvent par là...

LA FORMULE COMPLÈTE

Son rôle est de modérer l'attirance pour sucre, alcool, tabac, toutes drogues.

À RESPIRER ET À AVALER

Dans un flacon en verre coloré de 5 ml, mélangez :

- **HE cannelle de Ceylan 15 gouttes**
- **Ess. bergamote 20 gouttes**
- **Ess. pamplemousse 20 gouttes**
- **HE camomille romaine 15 gouttes**
- **HV amande douce qsp 5 ml**

▷ Posez quelques gouttes du mélange sur la face interne des poignets, et respirez-les aussi souvent que nécessaire dans la journée ou la nuit (aucune limitation de durée).

+

Versez 1 à 2 gouttes du mélange sous ou sur la langue dès qu'une pulsion pour le sucré survient, jusqu'à 6 fois par jour.

NOS CONSEILS EN +

- Un ajustement alimentaire est indispensable. La première des choses à faire est d'éviter au maximum tous les sucres à IG élevé (anciens « sucres rapides ») : bonbons, confiture, miel, céréales classiques de petit-déjeuner (hypersucrées), baguette, pain de mie, coca, riz et pâtes blanches, frites et purée en flocons. La seconde est de consommer plus de sucres à charge glycémique basse et index glycémique faible qui apportent une énergie continue. On trouve tout dans les céréales complètes et leurs dérivés (pain aux céréales, pâtes complètes, riz basmati, lentilles, haricots secs...), les fruits et légumes, les légumes secs et... le chocolat noir préférable aux bonbons. Ne faites surtout pas l'impasse sur les protéines : poisson, jambon, œuf ou viande (ou encore céréales + légumes secs) sont nécessaires, en quantités suffisantes, à chaque repas.

- Dans l'organisme, le chrome est un des éléments majeurs permettant de calmer ces « envies de sucre ». Il aide l'insuline (l'hormone qui régule notre équilibre interne en sucre) à faire pénétrer le sucre dans les cellules. Sans lui, ces dernières crient famine, alors que le sucre est là, tout près, dans le sang ! Elles réclament alors encore des produits sucrés, pour compenser. Notre organisme emploie en permanence du chrome pour bien métaboliser les sucres, réduire le taux de cholestérol et protéger les artères. On sait depuis longtemps qu'il améliore l'efficacité de l'insuline chez les diabétiques, mais il rend aussi service à tous ceux qui sont « presque » diabétiques. Si vous êtes prédiabétique ou régulièrement sujet aux « coups de pompe », une supplémentation en chrome vous ferait sans doute beaucoup de bien.
- On trouve essentiellement le chrome dans le foie et le jaune d'œuf... Mais aussi dans les fruits et légumes et dans les céréales complètes. Si vous ne mangez que des céréales « blanches » (pain blanc, céréales pour petit déjeuner transformées, riz basmati...), vous en manquez probablement.
- Diabétiques, sportifs et personnes (excessivement) attirées par le sucré ont besoin de plus de chrome que les autres.
- Ne remplacez pas le sucre par du « faux sucre » (sucrettes, stévia...). Habituez-vous plutôt à **ne pas** sucrer.
- Le faux sucre perturbe la flore intestinale (et facilite au final le stockage des graisses, même si le mécanisme n'a rien à voir avec celui du « vrai » sucre). Une étude très récente conclut qu'il favoriserait la survenue du diabète chez les femmes. Méfiez-vous, vraiment.
- Et si vous aviez une candidose digestive ? Savez-vous qu'elle provoque des fringales de sucre quasi irrépressibles (voir p. 402) ?

SURPOIDS

FEMMES

Qui dit kilos en trop dit rondeurs mal placées (ou considérées comme telles). Mais aussi risque de diabète, de maladies diverses plus ou moins graves, de douleurs, de troubles hormonaux. C'est désormais une certitude : le corps n'est pas conçu pour peser « trop ».

Les huiles essentielles aident à perdre du poids mais ne pourront bien évidemment rien pour vous si vous ne modifiez pas votre hygiène de vie. Meilleure alimentation et activité physique suffisante restent les piliers de votre réussite.

Pour maigrir, il est avant tout nécessaire de manger mieux (pas forcément moins) et de bouger plus. Si vous ne vous pliez pas à ces deux bases, n'espérez rien des huiles essentielles.

Alors, direz-vous, d'accord, mais si je mange mieux et que je fais du sport, du coup les huiles essentielles sont inutiles. Logique, mais faux. Si c'était le cas, cela se saurait ! Nous avons tous des raisons différentes d'avoir grossi ou de ne pas parvenir à maigrir. L'aromathérapie est un aide-minceur appréciable, permettant de poursuivre un régime qu'on aurait abandonné sinon, de mieux gérer son stress (et les plongées dans le réfrigérateur qu'il provoque), de mieux équilibrer sa glycémie, donc d'échapper aux fringales, de déclencher le processus minceur qui tarde à venir ou de lutter contre la rétention d'eau, parfois confondue avec un vrai surpoids (trop de graisse). Pourquoi s'en priver ?

LE RÉFLEXE

À AVALER

Posez 1 goutte pure de **citron** sur un comprimé neutre et laissez fondre en bouche 3 fois par jour, en fin de repas.

LA FORMULE COMPLÈTE

À APPLIQUER : POUR AFFINER LA SILHOUETTE

Dans un flacon en verre coloré de 5 ml, mélangez :

- **HE cyprès de Provence 20 gouttes**
- **HE genévrier commun 20 gouttes**
- **HE romarin à verbénone 20 gouttes**
- **HE romarin à camphre 20 gouttes**
- **HE cèdre de l'Atlas 20 gouttes**
- **HV calophylle qsp 5 ml**

▷ Appliquez en massage sur le ventre, le bas du dos et les cuisses 2 fois par jour.

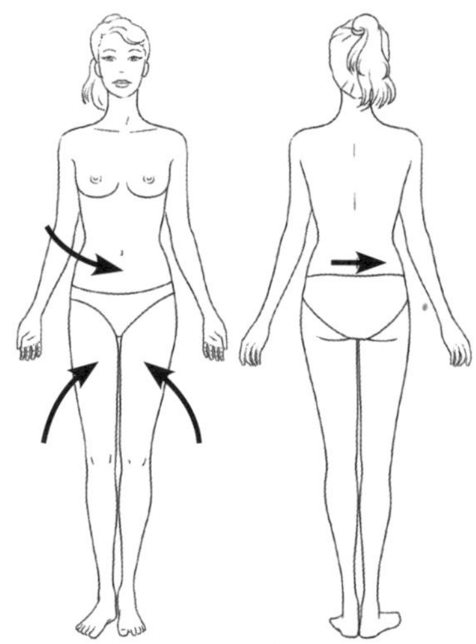

+

À FAIRE PRÉPARER EN PHARMACIE

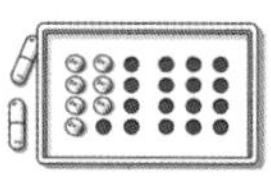

À AVALER

Demandez au pharmacien de préparer les gélules suivantes* :

Ess. citrus limonum (citron)	10 mg
HE levisticum officinale (livèche)	10 mg

* Ou à préparer vous-même (voir p. 164).

HE apium graveolens (céleri)	10 mg
HE daucus carota (carotte)	10 mg
HE ocimum basilicum (basilic exotique)	10 mg
HE cinnamomum cassia (cannelier de Chine)	10 mg
Excipient	qsp 1 gélule n° 60

▷ Avalez 1 gélule 3 fois par jour (petit-déjeuner, déjeuner et dîner) pendant 20 jours. Cessez pendant 1 semaine puis reprenez.

HOMMES

Le surpoids gagne du terrain dans tous les pays. Or, il n'est pas seulement inesthétique : ses conséquences sur la santé peuvent être d'autant plus graves que les kilos excessifs sont nombreux. Les maladies dites « métaboliques » sont aux premières loges : diabète, troubles lipidiques (taux de cholestérol, de triglycérides…) ou encore hypertension artérielle, responsables d'une augmentation notable du risque de décès. Leur fréquence progresse de façon vertigineuse et les prévisions sont alarmantes. Aujourd'hui, les maladies cardio-vasculaires sont la première cause de mortalité en France – 140 000 décès par an – très loin devant les accidents de la circulation et bien moins médiatisées !

Par ailleurs, les études montrent que plus le tour de taille est élevé, plus le risque de développer un adénome de la prostate s'accroît. Pour parler « chiffres », les hommes dont le tour de taille atteint les 109 cm ont 2,5 fois plus de risques de souffrir d'hypertrophie bénigne de la prostate que ceux qui n'affichent qu'un petit 89 cm. Or, entre 30 et 40 ans, 1 homme sur 6 devient trop gros, et ce chiffre grimpe à 1 sur 3 au-delà de 40 ans ! En outre, près d'1 homme sur 2 se déclare insatisfait de sa silhouette. Mais ces messieurs sont rarement prêts à fournir des efforts démesurés, tant du côté de l'assiette que du terrain de tennis pourtant au bout de la rue.

La nature se moquant de la parité, hommes et femmes ne sont pas égaux devant les kilos en trop. Si les causes de leur surpoids sont évidemment globalement identiques à celles des femmes, c'est-à-dire « trop d'entrées » et « pas assez de sorties », les réponses ne sont cependant pas tout à fait les mêmes. Car les hommes ne sont pas des femmes ! Ainsi, ils ont peu besoin de produits drainants ou anticellulite ; leur problème se situe plutôt au niveau du gras… qui remplace peu à peu leur belle musculature. Récapitulons les différences entre les sexes.

1. Injustice profonde, ils maigrissent plus vite et plus facilement qu'elles.

Parce que…
- leurs cellules graisseuses sont moins « commandées » par leurs hormones ;
- elles répondent à un dispositif différent – par exemple leur tissu graisseux est plus mince ;
- le tissu graisseux n'a pas exactement la même composition que celui des femmes ;

- lorsqu'ils utilisent leurs muscles, ces derniers brûlent davantage de calories ;
- et pour bien d'autres raisons morphologiques, anatomiques, hormonales, etc.

2. Leurs kilos ne se logent pas aux mêmes endroits !

Le gros problème des hommes, c'est le ventre, qui peut s'orner de délicates poignées d'amour, puis se transformer peu à peu en volumineuse bedaine, et enfin en bouée de sauvetage. Ce surpoids localisé à l'abdomen est gênant d'un point de vue esthétique, mais c'est aussi le plus dangereux pour la santé.

Parce que :
- il augmente les risques d'infarctus et de maladie cardiaque ;
- il accroît le taux de cholestérol ;
- il prédispose au diabète ;
- il perturbe le métabolisme hormonal ;
- il favorise les troubles de l'érection (impuissance).

Et voici encore 3 bonnes raisons de s'en débarrasser :
- la graisse du ventre est celle dont les hommes se débarrassent le plus facilement. Elle résiste mal à l'effort. La nature est bien faite !
- les hommes plus musclés brûlent davantage de calories, y compris en dormant !
- perdre du poids, c'est se sentir plus en forme et plus beau !

LE RÉFLEXE

À AVALER

Posez 1 goutte de **pamplemousse** et 1 goutte de **genièvre** sur un comprimé neutre et laissez fondre en bouche 3 fois par jour, entre le repas du matin et du soir, lorsque c'est nécessaire (sensation de faim).

NOS CONSEILS EN +

- Cessez le sucre, les boissons sucrées, les sucreries.
- Consommez des protéines (poisson, viande, œufs, fruits de mer, jambon, tofu…) à chaque repas.
- Ne mangez pas moins, mais mieux. Commencez par fractionner vos repas : mieux vaut 4 petits repas (incluant un goûter « raisonnable ») que 2 pantagruéliques.
- Privilégiez les aliments à index glycémique bas (anciennement « sucres lents ») et à charge glycémique faible : lentilles, haricots secs, fruits et légumes frais et surgelés, riz basmati ou complet, pâtes complètes cuites *al dente*. Limitez ceux à index et à

charge glycémiques élevés (ex « sucres rapides ») : pomme de terre, riz blanc, pain blanc, sucreries…

- Oubliez tous les régimes « loufoques », surtout hypocaloriques très stricts. Mieux vaut encore ne rien changer que de s'affamer, perdre quelques kilos et en reprendre le double après.
- Vous n'arriverez à rien sans augmenter votre consommation de fruits et légumes : 5 par jour, c'est le minimum.
- 3 poissons gras (saumon, maquereau, sardine…) par semaine + des amandes et des noix. Cela doit devenir un réflexe.
- Doucement sur les produits laitiers (y compris fromage, beurre) et la viande.
- Buvez de l'eau riche en calcium et magnésium, préparez vos soupes ou boissons chaudes avec.
- Apprenez par cœur la liste des meilleurs aliments antifringales : poisson, avoine, orange, pomme, steak, haricot blanc, raisin, produits à base de céréales complètes (pain, pâtes), œuf.
- Méfiez-vous des graisses « cachées » (fromages, quiches, salades du traiteur, biscuits, viandes, produits laitiers…) ainsi que de l'excès de sucre (sucreries et boissons sucrées notamment).
- Non aux faux sucres : ils sont souvent peu digestes, perturbent la flore intestinale et ne déshabituent pas de la saveur sucrée. Entre autres inconvénients !
- La pratique d'un sport est nécessaire, surtout pour ne pas reprendre les kilos perdus. Il y a bien une activité qui vous tente, non ? Non. Alors de longues balades à pied, peut-être ? Ce sera déjà très bien.
- Si vous êtes préménopausée ou ménopausée, un petit bilan hormonal peut vous en apprendre long sur votre métabolisme. Par exemple, il n'est pas rare que certaines de vos hormones, comme celles de la thyroïde ou du pancréas, soient légèrement déséquilibrées. Ruinant tous vos efforts alimentaires ou d'hygiène de vie. Dans ce cas, un petit réglage hormonal aura des effets spectaculaires.

SYNDROME DE FATIGUE CHRONIQUE

Cette affection neurologique qui anéantit le système immunitaire peut être d'origine bactérienne ou virale. Elle se manifeste par :

- une intense fatigue, épuisement, zéro énergie,
- un mal-être général,
- un sommeil non récupérateur,
- des douleurs articulaires.

Elle peut guérir au bout de plusieurs mois voire années.

LE RÉFLEXE

À APPLIQUER

Après la douche chaude du matin, appliquez 2 gouttes d'**épinette noire** sur la région des reins et faites pénétrer en massant rapidement.

LES FORMULES COMPLÈTES

EN BAIN

Versez dans le bain déjà coulé :

- **HE romarin à camphre 10 gouttes**
- **HE laurier noble 10 gouttes**
- **Base pour bain 1 cuillère à café**

▷ Plongez-y et restez-y 20 bonnes minutes au moment qui vous agrée le mieux, 2 fois par semaine.

À APPLIQUER

Dans un flacon en verre coloré de 5 ml, mélangez :

- **HE gaulthérie couchée 10 gouttes**
- **HE romarin à camphre 10 gouttes**
- **HE laurier noble 10 gouttes**
- **EL arnica qsp 5 ml**

▷ Faites-vous masser les endroits douloureux avec 10 gouttes du mélange 2 fois par jour.

NOS CONSEILS EN +

- Faites une cure de Coenzyme Q10 : 1 capsule (liquide) dosée à 100 mg par jour le matin + 1 gélule de magnésium marin + B6 + Taurine toutes les 12 heures.
- Faites préparer en pharmacie le mélange d'extraits glycérinés :
  - EG curcuma
  - EG scrofulaire
  - EG cassis
  - $\overline{\text{aa}}$ qsp 150 ml

  Avalez 1 cuillère à café du mélange diluée dans un verre d'eau, 2 fois par 24 heures.
- Améliorez la qualité de votre sommeil (voir p. 363).
- Consommez une nourriture saine, fraîche, la plus riche en vitamines et minéraux possible.
- Bougez au moins ½ heure chaque jour : marche, vélo, natation…

TABAC (ARRÊTER DE FUMER)

Le tabac tue. On le sait, on le répète, et pourtant, on continue à fumer. Pourtant, le tabac est extraordinairement néfaste pour tout le corps, et pas seulement les poumons ! Il augmente à peu près tous les risques possibles et imaginables (ceux de subir un cancer, une attaque cardiaque, un accident vasculaire cérébral, une infertilité, une grossesse à risque, des troubles urinaires, une accélération vertigineuse du vieillissement, etc.). Il faut dire que chaque cigarette apporte généreusement 1 million de milliards de radicaux libres par bouffée (10^{15}) : un score époustouflant. Aucun autre poison ne fait mieux.

Le minimum du minimum, quand on fume ou qu'on subit la fumée des autres (ce qui est aussi mauvais, on le sait maintenant), c'est de protéger son organisme… en attendant d'arrêter, bien évidemment. Et rappelez-vous que les méfaits du tabac sont aussi violents à l'extérieur (rides, peau sèche…) qu'à l'intérieur (agression du cœur, des poumons, des reins, de la vessie…).

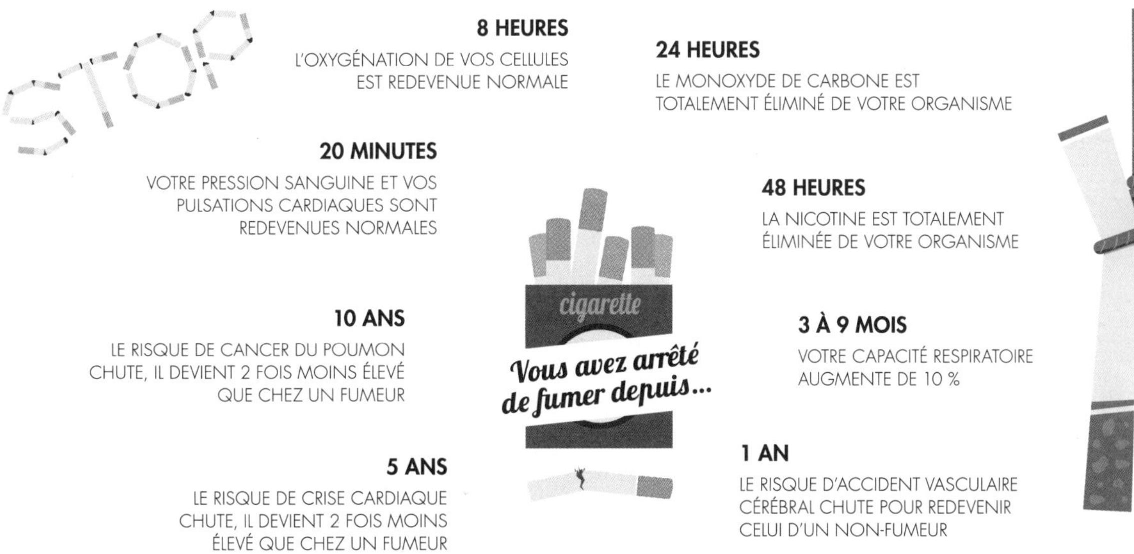
STOP
cigarette
Vous avez arrêté de fumer depuis…
20 MINUTES
VOTRE PRESSION SANGUINE ET VOS PULSATIONS CARDIAQUES SONT REDEVENUES NORMALES
8 HEURES
L'OXYGÉNATION DE VOS CELLULES EST REDEVENUE NORMALE
24 HEURES
LE MONOXYDE DE CARBONE EST TOTALEMENT ÉLIMINÉ DE VOTRE ORGANISME
48 HEURES
LA NICOTINE EST TOTALEMENT ÉLIMINÉE DE VOTRE ORGANISME
3 À 9 MOIS
VOTRE CAPACITÉ RESPIRATOIRE AUGMENTE DE 10 %
1 AN
LE RISQUE D'ACCIDENT VASCULAIRE CÉRÉBRAL CHUTE POUR REDEVENIR CELUI D'UN NON-FUMEUR
5 ANS
LE RISQUE DE CRISE CARDIAQUE CHUTE, IL DEVIENT 2 FOIS MOINS ÉLEVÉ QUE CHEZ UN FUMEUR
10 ANS
LE RISQUE DE CANCER DU POUMON CHUTE, IL DEVIENT 2 FOIS MOINS ÉLEVÉ QUE CHEZ UN FUMEUR

(Source : Comité régional d'éducation pour la santé d'Île-de-France)

LE RÉFLEXE

À DIFFUSER

Diffusez dans l'atmosphère quelques gouttes de **mandarine** et/ou d'**orange douce**, dans la journée.

LA FORMULE COMPLÈTE

À RESPIRER ET À AVALER

Dans un flacon en verre coloré de 5 ml, mélangez :

- **HE angélique 10 gouttes**
- **HE romarin à verbénone 10 gouttes**
- **HE santal de Calédonie* 10 gouttes**
- **HE eucalyptus radié 10 gouttes**
- **HE cyprès de Provence 10 gouttes**
- **HE camomille romaine 10 gouttes**
- **HE menthe des champs 10 gouttes**

▷ Appliquez 2 gouttes de ce mélange au milieu du front, ainsi que sur la face interne des poignets, que vous respirerez aussi souvent que nécessaire dans la journée ou la nuit (aucune limitation de durée). Vous constaterez que vous en aurez de moins en moins besoin, au fur et à mesure que l'envie de fumer s'estompera, pour disparaître.

+

▷ Posez 1 goutte du mélange sur ou sous la langue, 3 à 5 fois par jour.

NOS CONSEILS EN +

- Le matin au petit-déjeuner, avalez 3 gélules d'extrait sec de valériane, qui diminue l'envie de fumer + 2 gélules d'un complexe phytothérapie « tonus » + 2 gélules de radis noir ou d'artichaut pour détoxifier l'organisme. Oui, ça fait bien 7. Vous pouvez même reprendre quelques gélules de valériane dans la journée si l'envie d'en griller une revient vous hanter.
- Ce que le tabac fait à l'intérieur se voit à l'extérieur : la peau d'un fumeur est toujours plus altérée que celle d'un non-fumeur, car la cigarette n'est constituée que de poisons violents qui asphyxient les cellules jusqu'à ce que mort s'ensuive. Et la sentence concerne absolument tous les tissus : cerveau, muscles, peau… tout le corps est « sous-nourri » et pollué.
- Les fumeurs mangent souvent mal, et même très mal. C'est normal : le tabac altère AUSSI le goût, et incite à consommer plus de graisses, de sucre, de sel, et moins d'aliments sains. Cap sur les fruits et légumes (au moins 2 à 3 fruits + 2 à 3 portions de légumes par jour, dont la moitié crus), le poisson sans sauce (remplacez-la par des épices et fines herbes et arrosez d'un filet de citron), l'huile d'olive et de colza ! D'urgence !
- Si vous arrêtez de fumer, pratiquez un sport (ou augmentez votre activité si vous êtes déjà sportif) de façon à compenser les effets de la nicotine sur la dépense calorique.

---

* Cette huile essentielle dévoile ses extraordinaires propriétés depuis peu. Surtout, elle est disponible maintenant alors que le santal blanc est protégé, on en trouve difficilement.

- Remplacez la cigarette par un verre d'eau minérale riche en magnésium, des fruits frais et secs ou des bâtonnets de carottes ou des tomates cerise par exemple. C'est mieux que les bonbons et chewing-gums, même sans sucre.
- Fumer est nocif quels que soient l'âge et le sexe. Mais c'est peut-être encore pire chez les femmes ! En effet le tabac déséquilibre toutes les hormones, surtout les œstrogènes (typiquement féminins) responsables de l'ovulation, du développement pubertaire, de la santé des organes génitaux, des seins, des os, de la circulation sanguine, de l'intégrité cardiaque et de l'état de la peau. Mesdames, voici 7 raisons supplémentaires d'arrêter tout de suite.
  - Le tabac favorise la formation de caillots et d'accidents circulatoires, surtout si l'on prend la pilule.
  - Les fumeuses mettent 4 fois plus de temps à être enceinte que les non-fumeuses. Lorsque le bébé est « en route », le risque de faire une grossesse extra-utérine est multiplié par 1,5, celui des fausses couches par 3, celui d'accoucher prématurément et de mettre au monde un bébé d'un poids inférieur à la normale (de 200 grammes en moyenne) par 2. Si les parents fument pendant les 9 mois, le risque de mort subite du nourrisson est augmenté.
  - Après 40 ans, fumer expose clairement aux maladies cardio-vasculaires. On risque 10 fois plus de faire un infarctus et 22 fois plus de faire une attaque cérébrale si on fume et qu'on est sous pilule ! Sans cette dernière, les chiffres sont « moins pires » mais les risques sont tout de même nettement plus élevés que chez les non-fumeuses.
  - Le tabac avance jusqu'à 3 ans l'âge de la ménopause et augmente les risques d'ostéoporose, donc de fractures.
  - Rides et pattes-d'oie sont plus précoces et plus marquées chez les fumeuses.
  - Le tabac teinte les dents en gris et « parfume » l'haleine…
  - Les doigts des fumeuses sont jaunes, leurs ongles sont tachés.
- … Tout pour plaire !

TACHES DE VIEILLESSE

Les taches brunes qui se développent avec l'âge sont appelées communément « taches de vieillesse » ou, plus poétiquement, « fleurs de cimetière ». Résultant d'une perturbation des pigments de la peau (la mélanine), elles commencent généralement par de timides apparitions sur le dos des mains, puis sur le visage et le décolleté. En fait, toutes les zones exposées à l'air et, surtout, aux rayons solaires. Le crâne des hommes en est souvent parsemé !

LES FORMULES COMPLÈTES

À APPLIQUER

Dans un flacon en verre coloré de 5 ml, mélangez :

- **HE géranium rosat 10 gouttes**
- **HE céleri 10 gouttes**
- **HE hélichryse italienne 10 gouttes**
- **HV rose musquée qsp 5 ml**

▷ Appliquez quelques gouttes 2 fois par jour sur les taches pendant 15 jours.

Ou

Vous pouvez aussi simplement verser :

- **HE céleri 1 goutte**
- **HE carotte 1 goutte**

▷ … dans vos doses habituelles de crèmes de jour et de nuit (soit 1 goutte de chaque huile essentielle par application ou, mieux, 2,5 ml de l'une et de l'autre dans vos pots, ainsi vous n'y pensez plus…). Appliquez quelques gouttes 2 fois par jour sur les taches pendant 15 jours minimum.

⚠ **Attention :** fuyez le soleil pendant les 4 ou 5 heures qui suivent l'application de ces deux formules.

NOS CONSEILS EN +

- Prenez 1 comprimé antioxydant chaque jour. Attention, pas n'importe quelle formule ! Demandez conseil à un pharmacien spécialisé en nutrithérapie.
- En prévention et pour éviter leur aggravation, se protéger du soleil est absolument essentiel. N'oubliez pas les oreilles, les yeux ni les lèvres. Écran total de rigueur et, dans l'idéal, utilisez plutôt des autobronzants si vous voulez paraître hâlée plutôt que du « vrai soleil ». Et surtout pas de séances d'UVA !
- Ne confondez pas les taches de vieillesse, qui apparaissent avec l'âge, avec les grains de beauté et les taches de rousseur.
- Attention aux produits dépigmentants classiques, souvent décevants et dont la composition ne fait pas forcément l'unanimité. Mais certains sont utiles et tout à fait recommandables ! Là encore, votre pharmacien vous indiquera ses préférences. S'il vous dit : « Ils se valent tous », méfiance !

TEIGNE

« Quelle teigne ! » dit-on d'une personne un peu pénible au caractère bien trempé. Franchement, ce n'est pas très gentil. Car la teigne, infection du cuir chevelu due à un micro-champignon du groupe des dermatophytes (la même famille responsable du pied d'athlète ou de la mycose des ongles), laisse vraiment un mauvais souvenir à ses victimes. À cause d'elle, on peut perdre ses cheveux par plaques, arborant alors un crâne chauve par endroits. Comme la maladie s'attaque surtout aux enfants, le résultat est d'autant plus étrange. Si les cheveux ne tombent pas forcément, ils sont « cassés » et très abîmés, avec une peau de cuir chevelu éventuellement suppurante en dessous. La tache est rouge et se couvre de squames – ne pas confondre avec des pellicules…

La teigne peut aussi s'en prendre aux poils de la barbe.

À FAIRE PRÉPARER EN PHARMACIE

GRAND ENFANT

À APPLIQUER

Demandez au pharmacien de préparer la crème suivante :

HE melaleuca alternifolia (arbre à thé)	3 ml
HE litsea citrata (litsée citronnée)	3 ml
HE syzygium aromaticum (girofle)	3 ml
HE mentha piperita (menthe poivrée)	3 ml
HE tanacetum annuum (tanaisie annuelle)	1 ml
Crème épaisse à l'oxyde de zinc	300 ml

▷ Appliquez le soir sur tout le corps. Bandez tout du long pour garder la crème en contact avec la peau pendant 10 heures. Répétez 3 jours de suite.

▷ Respectez impérativement la posologie et les temps de pose.

+

GRAND ENFANT

À AVALER

Demandez au pharmacien de préparer les gélules suivantes* :

HE melaleuca alternifolia (arbre à thé)	25 mg
HE cymbopogon martinii (palmarosa)	25 mg
HE thymus vulgaris geranioliferum (thym à géraniol)	25 mg
HE pelargonium asperum (géranium rosat)	25 mg
Excipient	qsp 1 gélule n° 60

▷ Avalez 3 gélules par jour, 1 à chaque repas, pendant 20 jours.

* Ou à préparer vous-même (voir p. 164).

NOS CONSEILS EN +

- C'est une affection assez rare en France, mais qui peut s'en prendre particulièrement aux personnes en contact fréquent avec des animaux ou aux enfants et ados transplantés. Il faut y penser.
- Une consultation est obligatoire pour faire un prélèvement et s'assurer qu'il s'agit bien de teigne. Auquel cas, l'éviction (retrait de l'école) est obligatoire, c'est la loi.

TEINT TERNE

Le teint est une subtile combinaison entre notre état interne et celui de la surface de notre peau. Un teint éclatant n'a rien de magique ! Il résulte d'une bonne hygiène de vie (notamment des balades quotidiennes à l'air), d'un sommeil suffisant et de soins locaux réguliers. Un petit coup de pouce des huiles essentielles sera toutefois fortement apprécié.

LA FORMULE COMPLÈTE

À APPLIQUER LE SOIR

Mélangez :

- **Ess. citron 10 gouttes**
- **HE géranium rosat 10 gouttes**
- **HV argan qsp 5 ml**

▷ Appliquez quelques gouttes de ce mélange en tapotant vos joues. Ne vous exposez pas au soleil pendant les 4 ou 5 heures qui suivent.

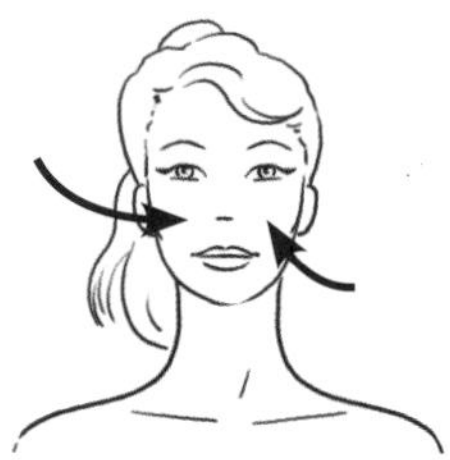

NOS CONSEILS EN +

- Le teint terne, c'est la lumière qui ne se reflète plus sur notre peau. Cette dernière l'absorbe au lieu de la renvoyer. Et pourquoi donc ? Parce qu'au fil des jours, l'épiderme se couvre de cellules mortes. Invisibles à l'œil nu, ces cellules forment pourtant une sorte de barrière irrégulière, qui emprisonne du sébum (gras) et de la saleté. Seul un gommage ou un exfoliant peut « décaper » cette couche un peu rebelle. Attention, peaux sèches et sensibles, s'abstenir des exfoliants : seuls des gommants très doux vous conviennent. Et encore…

- Un masque absorbant une fois par semaine est conseillé. Pour nettoyer en profondeur sans agresser la peau, ceux à l'argile sont recommandés, surtout aux peaux grasses à tendance acnéique. Mais ils n'éliminent pas la couche de cellules mortes ! Les peaux sèches peuvent aussi en bénéficier à condition que la teneur en absorbant (argile ou autre) ne soit pas trop importante et que le temps de pose soit réduit.

TENDINITE (GOLF-ELBOW, TENNIS-ELBOW, TENDON D'ACHILLE...)

La tendinite est une inflammation des tendons. Elle peut se manifester sur n'importe quel tendon, mais évidemment principalement sur ceux que nous sursollicitons. Résultat : une douleur très particulière, même au repos, aggravée à la palpation ou au mouvement dans la zone concernée. Pauvres tendons, nous nous en préoccupons bien peu... c'est pourtant grâce à eux que les muscles sont rattachés aux os, et ils ne se privent pas de nous rappeler leur importance lorsque vraiment nous exagérons. Dans le meilleur des cas nous nous inquiétons de nos muscles, de nos os ou de notre bidon d'eau avant une séance de sport, mais qui s'intéresse un tant soit peu à ses tendons ? Et notez qu'une journée de jardinage ou de grève de transports en commun peut être tout aussi éprouvante pour eux, peu concernés par les records sportifs. D'accord, ils sont très résistants (le tendon d'Achille peut supporter une traction de 300 kg !), mais ils ne sont pas souples, ça, c'est le rôle du muscle. Et ils ont besoin d'eau pour fabriquer un lubrifiant antidouleur, d'où les tendinites très douloureuses chez les sportifs qui ne s'hydratent pas assez.

LE RÉFLEXE

À APPLIQUER

Appliquez 2 gouttes pures de **gaulthérie couchée** 3 à 4 fois par jour si nécessaire sur le ou les tendons douloureux, surtout sans insister pour ne pas raviver la douleur.

LA FORMULE COMPLÈTE

À APPLIQUER

Dans un flacon en verre coloré de 2 ml, mélangez :

- **HE gaulthérie couchée 6 gouttes**
- **HE eucalyptus citronné 6 gouttes**
- **HE romarin à camphre 3 gouttes**

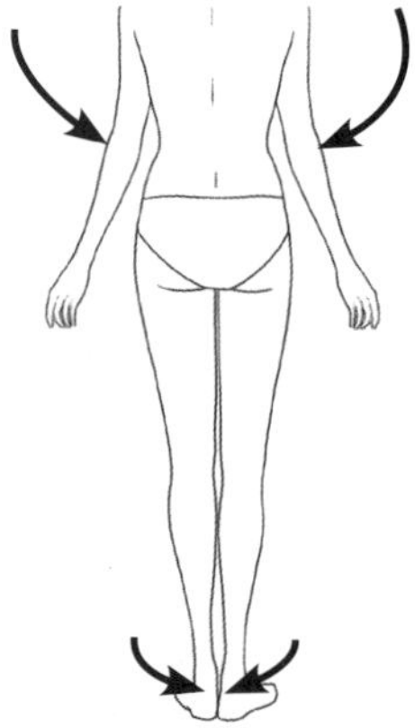

- **HE hélichryse italienne 3 gouttes**
- **HE menthe poivrée 3 gouttes**
- **EL arnica qsp 2 ml**

▷ Appliquez 4 fois par jour au niveau de la zone douloureuse, jusqu'à guérison complète.

À FAIRE PRÉPARER EN PHARMACIE

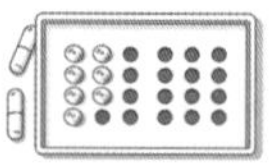

À AVALER

Demandez au pharmacien de préparer les gélules suivantes* :

HE laurus nobilis (laurier noble)	10 mg
HE citrus aurantium (petit grain bigarade)	10 mg
HE ocimum basilicum (basilic exotique)	30 mg
Excipient	qsp 1 gélule n° 20

▷ Avalez 1 gélule matin et soir pendant 10 jours.

NOS CONSEILS EN +

- Vous aimez vos tendons ? Prenez-en soin :
  - échauffez-les ;
  - buvez suffisamment d'eau ;
  - méfiez-vous de l'hypoglycémie (ayez toujours une pâte d'amande dans la poche, ou quelques fruits secs) ;
  - adaptez toujours le matériel (chaussures, vélo, raquettes…) à votre morphologie, pas l'inverse !
  - limitez les mouvements répétitifs ;
  - ne portez pas de sac lourd sur une seule épaule.
- Traitez soigneusement vos tendinites, ne laissez pas s'installer de tendinite chronique, car à terme le tendon peut se fragiliser, voire casser (rupture tendineuse). Et là, c'est une autre histoire.
- Les tendons sont très peu vascularisés, raison pour laquelle ils mettent longtemps à guérir. Les massages tendineux sont un peu désagréables mais **très** efficaces.
- Voir aussi « Sport » (p. 486).

* Ou à préparer vous-même (voir p. 164).

- Adaptez vos soins (prévention et traitement) en fonction de l'activité concernée. Si c'est la frappe sur ordinateur, les coudes et les poignets sont très certainement les premières victimes. Mais pour les différents sports, vous avez au choix :

	ÉPAULE	COUDE	POIGNET	GENOU	CHEVILLE
Équitation			*		
Jogging					*
Danse					*
Gymnastique			*	*	*
Natation	*				
Golf		*	*		
Football				*	
Rugby				*	
Sports d'équipe	*			*	
Tennis	*	*			
Ski				*	
Aviron/canoë			*		
Vélo				*	
Escrime		*	*	*	

TORTICOLIS

Le torticolis, en latin *Tortum collum* (« cou tordu ») possède un nom fort explicite ! Qui n'a jamais ressenti cette douleur fulgurante dans la région du cou, empêchant parfois tout mouvement et pouvant irradier jusque dans le bas du dos ? Le torticolis « bloque » la tête, interdisant de la tourner ou de la pencher, même de quelques millimètres. Normalement, le torticolis disparaît en quelques jours grand maximum, et même en quelques heures (voire minutes) avec les huiles essentielles.

LE RÉFLEXE

À APPLIQUER

Appliquez 2 gouttes de **romarin à camphre** en massage léger sur l'endroit douloureux. Renouvelez 3 à 4 fois dans la journée.

LA FORMULE COMPLÈTE

À APPLIQUER

Dans un flacon en verre coloré de 2 ml, mélangez :

- **HE romarin à camphre 6 gouttes**
- **HE hélichryse italienne 6 gouttes**
- **HE menthe des champs 3 gouttes**
- **HE gaulthérie couchée 6 gouttes**
- **EL millepertuis 10 gouttes**
- **EL arnica qsp 2 ml**

▷ Massez localement avec cette formule, 3 à 5 fois par jour pendant 2 à 3 jours si besoin.

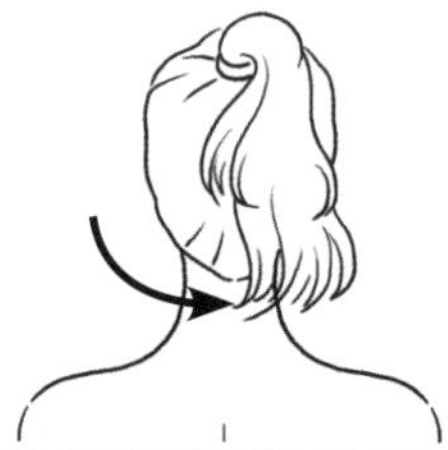

NOS CONSEILS EN +

- Même en l'absence de torticolis, prenez soin de cette zone fragile de votre anatomie qu'est le cou. Ce qu'il déteste le plus : les courants d'air et les mauvaises positions dans le lit. Offrez-lui un foulard en soie pour le protéger des premiers, et des oreillers plutôt plats pour lui épargner les secondes.
- Le cou peut être exposé à d'autres agressions : froid, stress, chaud, fatigue. En retour, les muscles du cou, hypersensibles, se contractent et ne consentent à s'assouplir que sous la caresse d'une bonne douche chaude et apaisante.

TOUX GRASSE

La toux grasse est « productive », utile, elle permet de se débarrasser des microbes, c'est bon signe. Il ne faut surtout pas la calmer, l'étouffer, mais au contraire, il est nécessaire de fluidifier les sécrétions bronchiques afin de faciliter leur expulsion. Les huiles essentielles sont là pour ça.

Ce qui fait tousser gras

Toute infection respiratoire (laryngite, grippe, trachéite, bronchite…) et, par extension, toute maladie pulmonaire (coqueluche, Sras – syndrome respiratoire aigu sévère – pneumonie, légionellose…).

LE RÉFLEXE

À AVALER

Versez 2 gouttes de **myrte vert** dans une cuillère de miel ou sur un comprimé neutre, et avalez 3 à 4 fois par jour.

LES FORMULES COMPLÈTES

À APPLIQUER ET À RESPIRER

Mélangez :

- **HE myrte vert 1 goutte**
- **HE inule odorante* 1 goutte**
- **HE eucalyptus globuleux 1 goutte**

▷ Appliquez ce mélange sur le thorax, le dos et la gorge 3 à 5 fois par jour.

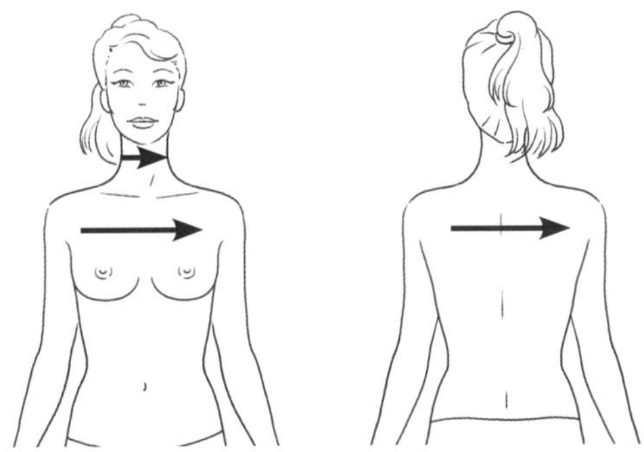

+

▷ Versez ces 3 gouttes directement sur un mouchoir propre et respirez 5 à 6 fois dans la journée.

+

À DIFFUSER

Mélangez :

- **HE myrte vert 5 gouttes**
- **HE eucalyptus globuleux 5 gouttes**

▷ Diffusez le matin et le soir pendant 1 heure.

À FAIRE PRÉPARER EN PHARMACIE

EN SUPPOSITOIRES

Demandez au pharmacien de préparer les suppositoires suivants :

	Adulte	Enfant
HE inula graveolens (inule odorante)*	15 mg	10 mg
HE hyssopus officinalis decumbens (hysope couchée)	15 mg	10 mg
HE melaleuca alternifolia (arbre à thé)	25 mg	10 mg

* Attention ! Ne confondez pas cette inule odorante (graveolens) avec l'Inula helenium, allergisante et neurotoxique. La graveolens ne présente strictement aucun risque. Sauf à trop haute dose, il peut se produire une crise d'élimination « choc à l'inule ». Aux doses indiquées ici, pas de problème.

HE thymus vulgaris linaloliferum (thym à linalol)	25 mg	15 mg
HE eucalyptus globulus (eucalyptus globuleux)	35 mg	25 mg
EL millepertuis	20 mg	20 mg

▷ **Adulte :** administrez 2 à 3 suppositoires par jour.
▷ **Enfant :** administrez 2 suppositoires par jour.

NOS CONSEILS EN +

- La toux n'est qu'un symptôme : ce n'est pas une maladie. Vous toussez parce que vous avez un trouble ORL (bronchite souvent). Traitez-le.
- Objectif temporaire « zéro produit laitier ». Remplacez-le par du lait de soja, d'amandes, de noisettes… Le lait de vache apporte des phospholipides alimentant la fabrication de mucus par le foie.
- Évitez aussi les sucreries.
- Consultez si la toux s'accompagne de signes inquiétants comme une grosse fièvre, des sifflements bizarres ou des difficultés respiratoires.
- Crachez, expectorez, « aidez » votre toux : le but est d'éliminer.
- Ne fumez pas. Ne respirez pas la fumée des autres.
- Évitez autant que possible de respirer un air pollué, tant dehors que dedans.

TOUX SÈCHE

La toux sèche est généralement liée à une trachéite, c'est-à-dire à une inflammation de la trachée. Elle est irritante parce qu'elle « s'auto-entretient » (plus on tousse, plus on a envie de tousser). En plus elle est inutile : il n'y a pas d'expectoration, c'est d'ailleurs pourquoi on la qualifie de « sèche ». Enfin elle est épuisante : à force de tousser « à vide », les muscles du thorax fatiguent et se plaignent.

Si on s'en tient au stade de la trachéite, elle va rester sèche. Si elle descend sur les bronches, elle va se transformer en bronchite, et elle s'accompagnera d'expectorations. Dans ce cas, c'est la toux grasse, qui nécessite un tout autre traitement (voir p. 508).

Ce qui fait tousser sec (ou chronique)

- Toute infection respiratoire, mais surtout pulmonaire (bronchite chronique, asthme…).
- Les troubles ORL (rhinite chronique, laryngite, sinusite).
- Le tabac actif ou passif.

- Diverses autres maladies : cardiaques, digestives, intolérance médicamenteuse, cancer (hors cadre de ce livre).
- Certains médicaments.

LE RÉFLEXE

À AVALER

Posez 1 goutte de **cyprès de Provence** dans 1 cuillère à café de miel, sur un petit sucre ou un comprimé neutre, et laissez fondre en bouche 4 fois par jour.

LES FORMULES COMPLÈTES

À AVALER

Dans un flacon en verre coloré de 2 ml, mélangez :

- **HE cyprès de Provence 10 gouttes**
- **HE thym à linalol 10 gouttes**
- **HE arbre à thé 10 gouttes**
- **HE eucalyptus radié 10 gouttes**

▷ Versez ces 2 gouttes du mélange dans une cuillère de miel, que vous plongerez dans une infusion de thym. Buvez lentement.

+

À APPLIQUER

Mélangez :

- **HE cyprès de Provence 1 goutte**
- **HE thym à linalol 1 goutte**
- **HE estragon 1 goutte**
- **HV amande douce 3 gouttes**

▷ Appliquez ce mélange sur le thorax, le dos et la gorge 2 à 3 fois par jour.

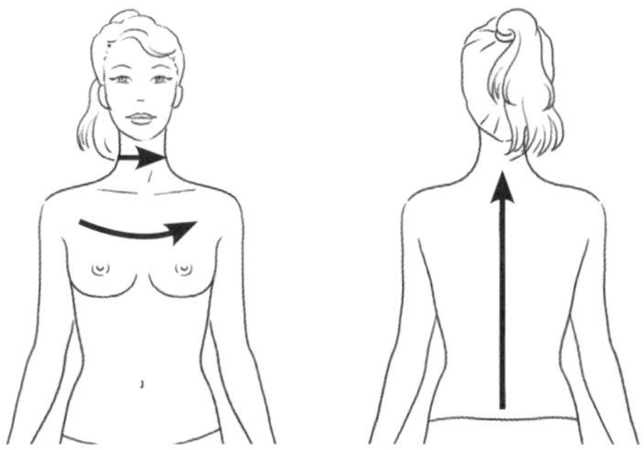

+

À DIFFUSER

Diffusez le mélange suivant :

- **HE cyprès de Provence 5 gouttes**
- **HE eucalyptus radié 5 gouttes**

▷ Diffusez matin et soir pendant 1 heure.

À FAIRE PRÉPARER EN PHARMACIE

EN SUPPOSITOIRES

ENFANT

Demandez au pharmacien de préparer les suppositoires suivants :

	Adulte	Enfant
HE cupressus sempervirens (cyprès de Provence)	25 mg	10 mg
HE melaleuca alternifolia (arbre à thé)	25 mg	10 mg
HE cinnamomum camphora cineoliferum (ravintsara)	25 mg	10 mg
HE thymus linaloliferum (thym à linalol)	25 mg	10 mg
HE eucalyptus radiata (eucalyptus radié)	25 mg	10 mg
EL millepertuis	20 mg	20 mg

▷ Administrez 2 suppositoires par jour.

NOS CONSEILS EN +

- Ne fumez pas. Ne respirez pas la fumée des autres.
- Les tousseurs ont le don d'exaspérer leur entourage. Mais ils n'y peuvent rien ! La toux est souvent involontaire, c'est un réflexe du corps pour évacuer des particules ou éléments étrangers. L'objectif est de bouter hors du corps des éléments qui n'ont rien à faire dedans. Essayez d'aider le processus en toussant « bien », et non en l'entravant !
- **2 conseils pour tousser plus efficacement :**
  - inspirez lentement afin de ne pas faire pénétrer plus profondément les éléments gênants ;
  - toussez « vite et fort » afin de les évacuer plus facilement.
- Certains médicaments sont responsables de toux incontrôlables, qui peuvent imposer l'arrêt du traitement (avec l'accord du médecin). C'est le cas de diverses molécules pour le cœur (antihypertenseurs et bêtabloquants) et même de gouttes contre le glaucome.
- Évitez absolument les atmosphères sèches. Placez des humidificateurs dans toutes les pièces s'il le faut, ou tout simplement un saladier d'eau, surtout en hiver, et surtout si vous avez le chauffage par le sol (ou la clim dans le bureau). Et buvez ! De l'eau, du thé, de la tisane…
- Recherchez et traitez une allergie éventuelle, ou bien une cause évidente de toux : reflux gastrique, aigreurs… Si à chaque fois que vous quittez une pièce surchauffée pour sortir dans le froid, vous toussez, ce ne sont pas des médicaments qu'il faut prendre ! Soit il faut baisser le chauffage, soit il faut sortir avec un foulard pour protéger votre bouche.
- Mangez moins de sucres et de laitages, plus de fruits et de légumes : vous connaissez tout ça par cœur, maintenant !

- Consultez si la toux persiste : ce n'est pas normal. Si elle est allergique, cela signifie que le point de rencontre entre l'allergène et le système immunitaire provoque une inflammation et, là, la toux ne sert à rien.
- Il n'est pas rare de tousser jusqu'à frôler les vomissements (et la crise de nerfs) sans autre signe – pas de nez qui coule ni de fièvre ni de douleurs. C'est une trachéite spasmodique, qui se soigne très bien avec les huiles essentielles.

TRAC

On peut très bien avoir le trac alors qu'en temps normal on n'est pas timide. Cependant, timidité et trac vont souvent de pair. Et lorsque cette émotion paralyse au point de faire rater un examen, c'est une belle crise de trac – le fameux « trou noir » : on a travaillé toute l'année mais face à sa feuille blanche ou à l'examinateur, pas un traître mot, pas la moindre date ne remonte à la surface de la mémoire, ou encore on a les mains moites, la bouche sèche, le cœur qui bat la chamade, on fait n'importe quoi, exactement le mauvais geste lors du permis de conduire, on oublie d'attacher sa ceinture avant de démarrer alors qu'on n'a jamais commis cette erreur pendant les leçons, etc.

LE RÉFLEXE

À APPLIQUER

Posez 2 gouttes de **petit grain bigarade** sur le plexus solaire. Étalez lentement.

LA FORMULE COMPLÈTE

À APPLIQUER ET À RESPIRER

Mélangez :

- **HE petit grain bigarade 1 goutte**
- **HE lavande officinale 1 goutte**
- **HE marjolaine des jardins 1 goutte**
- **HE laurier noble 1 goutte**

▷ Massez doucement le plexus solaire et les poignets ; approchez vos mains de votre nez pour respirer profondément les huiles essentielles.

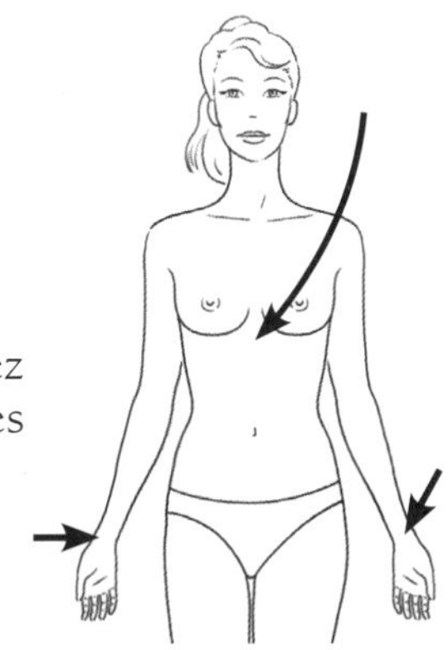

NOS CONSEILS EN +

- Soyez parfaitement préparé pour le jour J (examen, passage de permis…). Cela ne suffit pas, mais c'est indispensable.
- La veille et même l'avant-veille, adoptez une hygiène de vie monacale : pas d'alcool, un sommeil suffisant et de bonne qualité, une alimentation équilibrée ; donnez-vous au moins tous les moyens physiologiques de ne pas « rater ».
- Cinéma, sortie entre amis, sudoku, puzzle, manga, recette de cuisine… absorbez-vous 1 à 2 heures par jour dans une occupation « inoffensive » mais prenante.
- Juste avant le moment « M », contrôlez le début de panique. Pour cela efforcez-vous de faire quelques pas ; si c'est impossible, videz-vous la tête et respirez calmement, profondément.
- Essayez de passer le plus vite possible, si vous avez le choix. Plus vous attendrez, plus le trac prendra de la « place ».
- Préparez votre première phrase dans votre tête : c'est souvent la plus difficile à dire. Ce peut juste être « Bonjour » ou « Je m'appelle Untel » : l'important est de nouer le contact. Le reste suit plus facilement.
- Ne prenez aucun médicament « antitrac » classique : il n'en existe pas, et les tranquillisants peuvent au contraire vous faire perdre durablement tous vos moyens. Tandis que le trac ne dure normalement que quelques secondes et, une fois que vous serez lancé, vous savez bien que rien ne vous arrêtera. Quelques secondes, qu'est-ce que c'est ? Le seul outil **vraiment** efficace et sans risque : 1 dose de *Gelsemium* 15 CH (homéopathie) 1 heure avant l'épreuve.
- Ne partez pas du principe que vous allez échouer. Quelle drôle d'idée ! Si vous êtes là, c'est parce que des professeurs ou des supérieurs ont estimé que vous aviez le niveau ou que vous étiez prêt pour cette épreuve. Il ne tient qu'à vous de concrétiser ces attentes.
- L'examinateur n'est pas là pour vous « saquer », quoi que vous imaginiez et quelles que soient les rumeurs qui circulent sur son compte. Il fait son travail, faites le vôtre. Vous n'êtes pas jugé pour ce que vous êtes, on cherche simplement à évaluer vos connaissances. Rien de plus.
- Il y a certainement d'autres personnes exactement dans votre cas. Ce n'est pas plus dur pour vous, même si vous en avez l'impression. Plutôt que de ruminer votre trac, adoptez la méthode Coué : « Tout va bien, je me sens bien et détendu ». Le cerveau est extraordinairement naïf, il est tout à fait capable de croire ce que vous lui dites. Si vous lui répétez « c'est horrible, je meurs de trouille », il adapte les réponses corporelles correspondantes : jambes flageolantes, mains qui tremblent, etc. Si au contraire vous adoptez un comportement détendu (même si vous ne l'êtes pas vraiment), lui aussi va se détendre.

TRANSPIRATION EXCESSIVE

La transpiration, c'est bien, et même vital : c'est notre climatiseur intégré, elle permet au corps de se maintenir à bonne température malgré la chaleur. Mais trop transpirer n'est vraiment pas agréable, pour soi comme pour les autres ! Généralement, une hyperactivité des glandes sudorales est à l'origine de cet « emballement », même si bien entendu la chaleur, le sport, le stress et le soleil n'arrangent rien. Mais de cette banale hyperhidrose, on peut passer à un problème nettement plus préoccupant : la bromhidrose, sorte de « super-hyperhidrose » compliquée par des bactéries ou des champignons ; les odeurs corporelles commencent à se faire nettement plus présentes. Mais le pire reste à venir : la bourbouille (ou milaire), qui se traduit par des petits boutons rouges très urticants et enflammés, avec furieuse envie de se gratter. Tout cela parce que la sueur, ne pouvant s'évacuer normalement par la peau, vient gonfler ses pores bouchés ! Sachez que 12 % de la population souffre de transpiration excessive, à un stade ou un autre. Eh non, vous n'êtes pas seul… Plus efficaces que les produits « classiques », d'odeur nettement plus agréable, les huiles essentielles permettent aussi d'éviter les conséquences de la transpiration (mycoses…).

LE RÉFLEXE

À APPLIQUER

Dans un flacon de 5 ml, mélangez 10 gouttes de **menthe poivrée** et 1 cuillère à café d'alcool à 90°. Appliquez 2 gouttes de ce mélange matin et soir sur les zones corporelles dont la sudation est trop importante.

À FAIRE PRÉPARER EN PHARMACIE

À APPLIQUER

Demandez au pharmacien de préparer le gel suivant :

HE mentha piperita (menthe poivrée)	0,25 ml
HE salvia sclarea (sauge sclarée)	0,25 ml
HE cupressus sempervirens (cyprès de Provence)	0,25 ml
HE pelargonium asperum (géranium rosat)	0,25 ml
HE cistus ladanifera (ciste ladanifère)	0,25 ml
Gel neutre	Qsp 50 ml

▷ Appliquez une noisette matin et soir, après la toilette, sur les zones concernées. Ne pas utiliser cette formule en cas de cancer du sein.

NOS CONSEILS EN +

- Avalez 1 gélule d'extrait sec de sauge (dosée à 300 mg) à chaque repas (soit 3 gélules par jour), pendant 20 jours.
- Une excellente hygiène corporelle, notamment des pieds, des mains et des aisselles, est encore plus indispensable dans votre cas !
- Lavez-vous souvent les mains et les pieds, plusieurs fois par jour s'il le faut, à l'eau fraîche et au savon. Cela ne vous empêchera pas de transpirer, mais au moins éliminera les bactéries responsables des mauvaises odeurs. Et séchez bien entre les doigts et les orteils pour éviter le développement de mycoses.
- Le stress est parfaitement capable de mener à des « coups de sueur » que nombre de femmes jugent carrément insupportables. Pourquoi ne pas aller voir aussi nos conseils antistress p. 488 ? Oui, on peut transpirer beaucoup moins suite à une supplémentation de magnésium !
- Le premier besoin fondamental de l'être humain c'est l'air. Aérez tous vos lieux de vie : maison, bureau, voiture. Climatisation et circuits fermés sont à proscrire.
- Ça marche aussi pour les vêtements : préférez le naturel (coton, soie, lin...) et évitez ce qui « serre » sous les bras (tee-shirts trop ajustés, etc.).

TRANSPIRATION (DÉODORANT)

L'huile essentielle de palmarosa est le déodorant parfait, idéal à tout point de vue. Ses propriétés déodorantes sont moins connues que ses aptitudes antimycoses, et pourtant... C'est de plus une huile essentielle géniale pour la peau, qui procure une délicieuse odeur chaude, un peu comme celle de la rose. Plus vous avez chaud, plus vous sentez bon ! Comme elle est très antibactérienne et antimycose, elle prévient aussi la formation de mauvaises odeurs sur les vêtements. Et avec elle, aucun risque d'auréoles blanches ni de taches quelconques. On vous avait dit qu'elle était parfaite...

LE RÉFLEXE

À APPLIQUER

Du bout du doigt, appliquez 1 goutte de **palmarosa** pure le matin, sur les aisselles épilées, propres et sèches, juste après la douche. Étalez bien. Vous êtes tranquille largement jusqu'à ce soir.

NOS CONSEILS EN +

- L'épilation soignée fait partie des gestes de base anti-mauvaises odeurs. Même si les poils ne favorisent pas la sueur, ils l'emprisonnent et l'offrent en pâture aux bactéries. Qui, en s'en régalant et en se multipliant, parfument notre sillage avec les odeurs que l'on sait.
- Ne confondez pas « déodorant » et « antitranspirant ». Le premier capte les odeurs mais n'empêche pas de transpirer. Le meilleur déodorant est, de loin, l'huile essentielle de palmarosa, et de plus vous êtes assuré de ne pas appliquer sous vos aisselles de l'aluminium, un composant hautement controversé pour la santé. Un antitranspirant resserre la peau, empêchant l'évacuation de la sueur : ce type de procédé est déconseillé, pour des raisons évidentes.
- Si vous avez besoin d'un petit « raccord » de déodorant, par exemple le soir après une journée au bureau, vous enchaînez sur une soirée sans pouvoir repasser chez vous. Procédez à une mini-toilette locale avant de remettre un peu de palmarosa (ou de tout autre déodorant), sinon vous allez emprisonner les mauvaises odeurs… erreur de calcul ! Il faut d'abord éliminer les bactéries et les odeurs (eau + savon) PUIS remettre du déo.
- Un peu de talc sur les mains peut être indispensable dans certains cas. Pourquoi croyez-vous que les grimpeurs et autres amateurs d'escalade ont un petit sac de talc accroché à leur ceinture, et qu'ils y plongent les mains régulièrement ?

TRANSPIRATION (PIEDS)

Les vestiaires des sportifs n'ont pas l'exclusivité des odeurs de transpiration. Dans les escarpins aussi, il fait chaud. Surtout quand on piétine toute la journée. Et les bas, collants et autres petites chaussettes toutes fines n'arrangent guère la situation car elles n'absorbent pas la transpiration. Plutôt que de pester contre vos pieds, essayez de comprendre leur situation : ils doivent fournir des efforts considérables, marcher, courir, piétiner, tout en soutenant le poids du corps. Leurs très nombreux muscles, os, tendons, articulations, sont en permanence en mouvement. Le tout dans des chaussures fermées, respirant à peine ! N'oublions pas qu'à la base, nous sommes conçus pour marcher pieds nus ou, au moins, en sandales. Hélas, ce bon sens vestimentaire physiologique n'est généralement pas compatible avec une vie sociale normale, en tout cas urbaine, et les très nombreuses glandes sudoripares réparties sur la plante des pieds, justement pour évacuer la chaleur corporelle, sont quelque peu étouffées dans leur élan.

LES FORMULES COMPLÈTES

À APPLIQUER

Dans un flacon de 10 ml, mélangez :

- **HE cyprès de Provence 1 ml**
- **HE sauge sclarée 1 ml**
- **HE menthe poivrée 0,5 ml**
- **HV jojoba qsp 10 ml**

▷ Appliquez matin et soir sur des pieds propres et bien secs. Pensez à passer entre les orteils !

À SAUPOUDRER

Mélangez :

- **HE cyprès de Provence 30 gouttes**
- **HE sauge sclarée 30 gouttes**
- **HE menthe poivrée 30 gouttes**
- **Talc 100 grammes**

▷ Versez la préparation dans un flacon poudreur. Tapissez le fond de vos chaussures de cette formule, juste avant d'y enfiler les pieds. Nous vous recommandons de faire préparer ce talc en pharmacie : le mélange sera très homogène.

NOS CONSEILS EN +

- Le maître mot est l'a-é-ra-tion. De l'air ! Dans la pièce – ouvrez les fenêtres en permanence – dans les chaussures – quand vous le pouvez, ôtez-les, d'où l'utilité des modèles type mocassins que l'on peut retirer discrètement sous la table et enfiler en un éclair avant de se relever. Après une séance de sport, de retour à la maison, ouvrez bien vos chaussures et retirez les semelles de propreté pour les mettre à sécher elles aussi.
- Évitez le synthétique, véritable machine à transpiration et à mauvaises odeurs, que ce soit dans les vêtements, les sous-vêtements, les draps ou les chaussures. Les fibres naturelles (coton pour les chaussettes, toile ou cuir pour les chaussures) sont nettement plus indiquées.
- Un pied qui chauffe parce qu'il marche, court ou tambourine, enfermé dans une chaussure qui ne respire pas, il n'y a rien d'étonnant à ce qu'il sente fort. La sueur macère, les bactéries prolifèrent, vous connaissez la suite.

TURISTA (« DIARRHÉE DU VOYAGEUR »)

Elle s'appelle « turista » parce qu'elle ne touche que les touristes. C'est vrai ! La célébrissime diarrhée du voyageur, aussi nommée « djerbienne » en Tunisie, « delhi-belly » en Inde, « vitesse » au Mali ou encore « vengeance », « hot dog », « gigue »… ne touche que les personnes qui ne sont pas « du coin » : la flore intestinale, confrontée pour la première fois à de nouvelles bactéries, réagit violemment en cherchant à expulser l'ennemi. Cette notion de fief est importante, car si nous ne considérons pas la France comme un pays « à risque », les Américains, eux, peuvent fort bien attraper une « turista » qu'ils pourraient appeler « le sale tour d'Eiffel » ! Les responsables de tout ce chambardement sont des germes (salmonelles, colibacilles…), des virus (gastro-entérite) ou des parasites (amibes). Un jeu d'enfant pour l'aromathérapie, qui prévient et traite avec brio ce désagrément, rarement grave mais rageant puisqu'il peut ficher en l'air une bonne partie des vacances…

LE RÉFLEXE

À AVALER

Versez 1 goutte de **cannelle de Ceylan** dans une cuillère à café d'huile d'olive ou sur ½ sucre. Avalez 4 fois par jour.

À FAIRE PRÉPARER EN PHARMACIE

En prévention (avant un voyage dans les pays chauds par exemple)

À AVALER

Demandez au pharmacien de préparer les gélules suivantes* :

HE cinnamomum verum (cannelle de Ceylan écorce)	10 mg
HE origanum compactum (origan compact)	10 mg
HE rosmarinus officinalis verbenoniferum (romarin à verbénone)	10 mg
HE mentha piperita (menthe poivrée)	10 mg
HE satureja montana (sarriette des montagnes)	10 mg
Excipient	qsp 1 gélule n° 30 ou plus

▷ Avalez 1 gélule le matin durant tout le séjour, en commençant la veille du départ. Si vous attrapez quand même la turista, prenez 2 gélules 4 fois par jour pendant 3 jours,

* Ou à préparer vous-même (voir p. 164).

puis 2 gélules 3 fois par jour pendant 3 jours. Recommencez ensuite à 1 gélule par jour, comme au début.

NOS CONSEILS EN +

- **En prévention**
  - Faites une cure de probiotiques spécial voyages (renseignements en pharmacie). Ces spécialités concentrent les souches le plus souvent rencontrées (*Lactobacillus acidophilus, Lactobacillus paracesei, Lactobacoccus lactis*) dans le monde entier pour protéger le voyageur de la « turista ». Il suffit de prendre 1 sachet tous les jours (à partir de la veille du départ), à diluer dans un grand verre d'eau (issue d'une bouteille encapsulée), ½ heure avant un repas. Chaque sachet contient 20 milliards de ferments. On commence avant le départ et on poursuit le traitement préventif jusqu'au retour. C'est HYPER-EFFICACE !
  - Buvez exclusivement des liquides encapsulés (jamais d'eau du robinet), ou de l'eau traitée par vos soins (filtres, comprimés de chlore...). Utilisez cette dernière, ou de l'eau en bouteille, pour vous laver les dents.
  - Évitez les crudités, vous ne savez pas comment elles ont été traitées ni lavées.
  - Pelez les fruits.
  - Fuyez les boissons et aliments glacés.
  - Refusez les plats mal cuits et/ou réchauffés plusieurs fois.
  - Ne fondez pas vos espoirs sur l'alcool : il ne tue pas les bactéries qui nous concernent.
  - Dans la mesure du possible, essayez de manger dans de la vaisselle nettoyée à l'eau purifiée.
  - En vacances, limitez au maximum la fatigue, les brusques changements de température. Tous ces stress fragilisent. Laissez 2 à 3 jours à votre organisme pour s'adapter tranquillement.
- **En traitement**
  - Buvez beaucoup d'eau. Dans votre corps, la guerre fait rage. L'Escherichia coli, très souvent en cause dans la diarrhée du voyageur, fait naturellement partie de notre flore intestinale. Mais les E. coli étrangères provoquent un conflit, car elles sécrètent une toxine qui empêche nos intestins d'absorber l'eau. Toute l'eau ! Celle des aliments, celle que l'on boit, etc. Bilan : le corps est forcé d'évacuer tout ce liquide, d'où les selles hyper-liquides. C'est fort désagréable mais rarement grave.
  - Prudence si votre diarrhée s'accompagne de sang ou d'aspect bizarre des selles, le tout sur fond de fièvre. Là, une bactérie très agressive est peut-être en cause. Heureusement, nos formules aux huiles essentielles sont particulièrement antibiotiques. Évitez vraiment les antidiarrhéiques, car alors les germes nocifs resteront plus longtemps en contact avec la muqueuse intestinale. Mieux vaut au contraire évacuer, et c'est d'ailleurs ce que s'efforce de faire le corps.

URTICAIRE

« Urticaire » signifie « irritation causée par les orties ». Contrairement à l'eczéma, qui apparaît longtemps après le contact à problème, l'urticaire sévit toujours immédiatement après l'exposition à l'allergène.

Par ailleurs, elle n'est pas locale ou isolée – on ne fait pas d'urticaire à une agrafe de soutien-gorge –, mais générale, suite à une piqûre d'insecte ou à l'ingestion d'un médicament auquel on est allergique.

En plus, comme elle siège plus profondément dans la peau, les signes sont un peu moins spectaculaires : on ne « pèle » pas, il n'y a pas de cloques, ce qui veut dire qu'on ne craint pas les cicatrices. Parfois aussi, cette réaction allergique peut se « déplacer ». L'eczéma, lui, ne voyage pas !

Les 4 signes de l'urticaire

1. J'ai des boutons ou des plaques rouges, gonflées, comme si j'avais touché des orties.
2. Ça démange et ça fait mal.
3. J'ai comme des « placards » rouges n'importe où sur le corps (sur les chevilles par exemple).
4. Ça peut revenir régulièrement ou non.

L'urticaire n'est pas forcément allergique. Des « plaques rouges » qui ne démangent pas forcément et disparaissent en quelques minutes indiquent juste une réaction du corps. Elles peuvent être liées à une exposition au froid, au chaud, au soleil, à l'eau (surtout sous pression : douche...), aux émotions, à l'effort sportif, mais aussi à une infection dentaire (carie), un médicament (surtout antibiotiques), bref : un grand nombre de facteurs peuvent être à l'origine de ce débordement de couleur vermeil ! On parle d'urticaire **chronique** pour ce genre de situations. L'urticaire **aiguë**, elle, est en général d'origine allergique, et survient rapidement après une piqûre d'insecte, l'ingestion de fraises ou de poisson.

LE RÉFLEXE

À APPLIQUER

Posez 1 ou 2 gouttes de **lavande aspic** sur la zone malade. Renouvelez jusqu'à 3 fois dans la journée jusqu'à cessation des démangeaisons.

LES FORMULES COMPLÈTES

À APPLIQUER

Mélangez :

- **HE lavande aspic 1 goutte**
- **HE camomille romaine 1 goutte**
- **HE menthe poivrée 1 goutte**
- **EL calendula 3 gouttes**

▷ Appliquez sur toute la zone qui démange. Renouvelez 3 à 4 fois par jour jusqu'à amélioration.

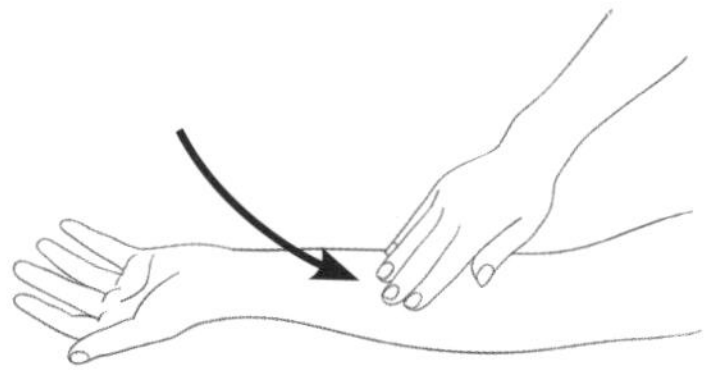

+

À AVALER

Sur un comprimé neutre, versez :

- **HE livèche 1 goutte**
- **Ess. citron 1 goutte**

▷ Laissez fondre en bouche 3 fois par jour pendant 1 semaine.

À FAIRE PRÉPARER EN PHARMACIE

(si tout le corps est atteint)

À APPLIQUER

Demandez au pharmacien de préparer la poudre suivante :

HE lavandula latifolia (lavande aspic)	2 ml
HE tanacetum annuum (tanaisie annuelle)	2 ml
HE chamaemelum nobile (camomille romaine)	1 ml
HE pelargonium asperum (géranium rosat)	1 ml
Talc de Venise	100 g

▷ Poudrez le corps 2 à 4 fois par jour, selon les besoins.

NOS CONSEILS EN +

- Si l'urticaire se répète, menez votre petite enquête. Le coupable peut être un médicament, qu'il faut alors remplacer (voir avec votre médecin). Une gélule peut fort bien donner de l'urticaire autour des chevilles ! Sinon, cherchez ce que vous faites de « nouveau » depuis ces 3 ou 4 derniers jours. Il peut s'agir aussi d'une infection (dont la guérison fera cesser l'urticaire), d'une piqûre (insectes, méduses, orties ou autres végétaux « brûlants ») ou d'une morsure (chien). Vous avez pu être exposé à de fortes chaleurs, à un froid intense ou à un choc émotionnel. Ou encore, vous avez peut-être mangé ou bu quelque chose d'inhabituel pour vous.

- Votre meilleur ami, c'est le frais. Pensez « glaçons » ou « poche froide », et appliquez sur les zones concernées. 10 minutes maximum, sinon vous basculez dans la catégorie « engelure ». Évitez toujours les coups de chaleur, les expositions solaires inconsidérées, et même les pièces trop chaudes (y compris le sauna/hammam).
- Votre deuxième ami, c'est le coton. Vos draps et vêtements : jamais en synthétiques, svp. Tout ce qui touche votre peau doit être doux, aéré, frais, propre et « nature ».
- Méfiez-vous des aliments bourrés d'additifs. Et ce n'est pas ce qui manque dans les rayons des supermarchés...
- Ne laissez pas l'urticaire s'étendre sans réagir. Si elle progresse à l'extérieur, elle peut aussi le faire à l'intérieur. Prenez vite un antihistaminique et consultez le plus rapidement possible.
- Non aux bains bouillants avec des litres de gel moussant. Vous, c'est plutôt les bains tièdes/frais sans savon, mais avec huiles ou plantes (souci, aloès, camomille)...
- Vous êtes du genre ultraréactif ? Attention aux aliments renfermant des salicylates : fines herbes et certaines épices – aneth, estragon, sauge, romarin... gingembre, menthe, muscade, poivre, moutarde, cannelle... il y en a bien d'autres – fruits secs et noix, ananas, kiwi, goyave, raisin. Dans la famille « légumes » : brocolis, endives, cresson, cornichons, champignons, poivrons et radis en contiennent aussi. Et enfin miel, réglisse, bonbons à la menthe, thé, et même rhum et porto !
- Ne vivez pas sur les nerfs. Très mauvais, ça.
- Voir aussi « Démangeaisons » (p. 291).
- Attention également aux aliments renfermant de l'histamine : sauce tamari, fromages fermentés, œufs de harengs fumés, saucisse fumée, salami, saucisson sec, conserves (surtout de poisson, y compris thon, sardines...), choucroute, filet d'anchois, tomate, foie de porc...

VAGINITE

Comme son nom l'indique, il s'agit d'une inflammation du vagin. On parle d'ailleurs généralement de vulvo-vaginite (inflammation de la vulve = vulvite, et du vagin). Les symptômes les plus évidents sont les pertes blanches (sécrétions importantes du vagin), les douleurs et brûlures locales, l'inconfort voire la douleur pendant l'acte sexuel. Des démangeaisons complètent le tableau ainsi que, parfois, une légère fièvre et une fatigue persistante. Sachant que la vaginite est presque exclusivement due à la désorganisation de la flore vaginale (« gentilles bactéries » naturelles qui montent la garde pour éviter que des bactéries « agressives » envahissent les lieux), le réflexe « huiles essentielles » est d'autant plus adapté qu'il va éliminer les indésirables tout en renforçant le terrain.

LE RÉFLEXE

À APPLIQUER

Mélangez 3 gouttes de **thym à thujanol** dans 20 gouttes d'EL de calendula. Appliquez 4 gouttes localement matin et soir jusqu'à amélioration.

LA FORMULE COMPLÈTE

À APPLIQUER

Dans un flacon en verre coloré de 2 ml muni d'un compte-gouttes, mélangez :

- **HE thym à thujanol 10 gouttes**
- **HE lavande officinale 5 gouttes**
- **HE laurier noble 10 gouttes**
- **EL calendula qsp 2 ml**

▷ Appliquez 4 gouttes localement matin et soir jusqu'à amélioration.

À FAIRE PRÉPARER EN PHARMACIE

EN OVULES

Demandez au pharmacien de préparer les ovules suivants :

HE melaleuca quinquenervia (niaouli)	30 mg
HE rosmarinus verbenoniferum (romarin à verbénone)	20 mg
HE lavandula spica (lavande aspic)	30 mg
EL calendula	10 mg
EL millepertuis	10 mg

▷ Introduisez 1 ovule dans le vagin 2 fois par jour pendant 10 jours.

NOTRE CONSEIL EN +

- Une vaginite est presque toujours due à une mauvaise hygiène locale (soit par insuffisance, soit par excès). Des microbes (staphylocoques, streptocoques…), des parasites (trichomonas) ou des champignons (mycoses) peuvent alors proliférer là où, habituellement, ils sont « dominés » par notre flore locale. Plutôt que de chercher à décaper encore davantage, revoyez votre stratégie « écologique » locale. Tuer les « méchants » (les huiles essentielles, puissamment antiseptiques, antimicrobiennes, antifongiques et antiparasitaires n'en font qu'une bouchée) est certes indispensable, mais renforcer ses bactéries amies « protectrices » l'est tout autant. Faites des cures de probiotiques, par voie orale et par voie vaginale (demandez conseil à votre pharmacien).

VARICES

Les varices, ces « grosses veines » apparentes dans les jambes, sont une affection typiquement féminine : 1 femme sur 2 (contre 1 homme sur 10) en souffre un jour ou l'autre. Les veines sont dilatées et forment des sortes de gros cordons bleus, comme des serpentins. Inesthétiques, elles ne causent généralement aucun trouble particulier mais sont le signe évident d'une insuffisance veineuse : suite logique des jambes lourdes, elles trahissent l'impuissance des veines à faire remonter le sang vers le haut du corps. L'âge aidant, la structure des pauvres veines s'est affaiblie tandis que le sang, en raison de l'apesanteur, pèse de tout son poids.

LE RÉFLEXE

À APPLIQUER

Appliquez 2 gouttes de **lentisque pistachier** diluées dans 2 gouttes d'HV le long de la varice, de bas en haut, 2 à 3 fois par jour.

LA FORMULE COMPLÈTE

À APPLIQUER

Dans un flacon en verre coloré de 5 ml, mélangez :

- **HE lentisque pistachier 1 goutte**
- **HE cyprès de Provence 2 gouttes**
- **HE niaouli 2 gouttes**
- **HE menthe poivrée 1 goutte**
- **HE genévrier commun 2 gouttes**
- **HE patchouli 1 goutte**
- **HV calophylle qsp 5 ml**

▷ Massez les jambes matin et soir en remontant des chevilles vers le haut du corps.

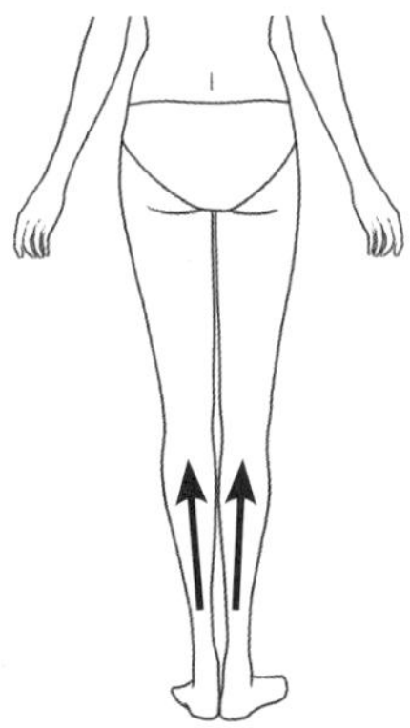

À FAIRE PRÉPARER EN PHARMACIE

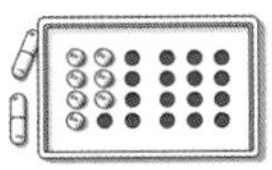

À AVALER

Demandez au pharmacien de préparer les gélules suivantes* :

HE pistacia lentiscus (lentisque pistachier)	10 mg
HE cupressus sempervirens (cyprès de Provence)	25 mg

* Ou à préparer vous-même (voir p. 164).

Ess. citrus limonum (citron zeste)	25 mg
Excipient	qsp 1 gélule n° 60

▷ Avalez 1 gélule matin, midi et soir (aux 3 repas) pendant 20 jours. Arrêtez 8 jours puis reprenez.

⚠ **Attention** : ne pas utiliser cette formule en cas de cancer du sein.

NOS CONSEILS EN +

- Votre meilleure alliée est l'activité physique. La marche soutenue, au moins 1 heure par jour, c'est le minimum ! En prévention, bien sûr, mais une fois les varices en place, plus que jamais. Dans l'idéal, marchez dans l'eau (piscine, bord de mer avec eau jusqu'à la taille).
- Évitez l'alcool, le tabac, l'excès de viande rouge, les épices « dures », 4 ennemis jurés des veines.
- Si les varices restent habituellement inoffensives, elles peuvent cependant se compliquer et faciliter par exemple l'installation d'ulcères variqueux (des plaies localisées qui ne guérissent pas ou mal), d'une phlébite superficielle (voir p. 440), ou éventuellement se rompre (hémorragie).
- Un drainage hépatique est le bienvenu : une cure de radis noir et artichaut aide à désengorger le foie, ce qui allège la circulation.
- De même, une cure de vigne rouge et de marron d'Inde fluidifiera le sang. Ainsi qu'une consommation régulière de poissons gras (harengs, sardines, saumon, maquereaux…) ou une supplémentation quotidienne avec des capsules d'oméga 3.
- Tous les conseils « Jambes lourdes » (voir p. 370) s'appliquent ici, dont certains sont incontournables. Le port des bas de contention, par exemple.

VERGETURES

PRÉVENTION

La peau est souple, mais il y a des limites. Soumise à une prise de poids trop rapide, par exemple, elle « craque », et les disgracieuses vergetures s'installent. Il est nettement plus facile de prévenir leur apparition que de s'en débarrasser, car vous imaginez aisément qu'une fois la peau craquée, il restera des « cicatrices », quels que soient les soins prodigués. Cette formule aux huiles essentielles préserve l'élasticité de la peau. Encore faut-il l'appliquer avec une grande régularité. La peau s'entretient chaque jour !

À FAIRE PRÉPARER EN PHARMACIE

À APPLIQUER

Dans un flacon de 125 ml, mélangez :

- **Ess. mandarine 4 ml**
- **HE romarin à verbénone 0,5 ml**
- **HE bois de Hô 1 ml**
- **HE géranium rosat 0,5 ml**
- **Ess. bergamote 0,5 ml**
- **HE ylang-ylang 0,5 ml**
- **HV rose musquée et HV germe de blé à parties égales qsp 125 ml**

▷ Appliquez sur les zones susceptibles de « souffrir » : poitrine, ventre, hanches, fesses, cuisses, genoux, chaque matin après la toilette.

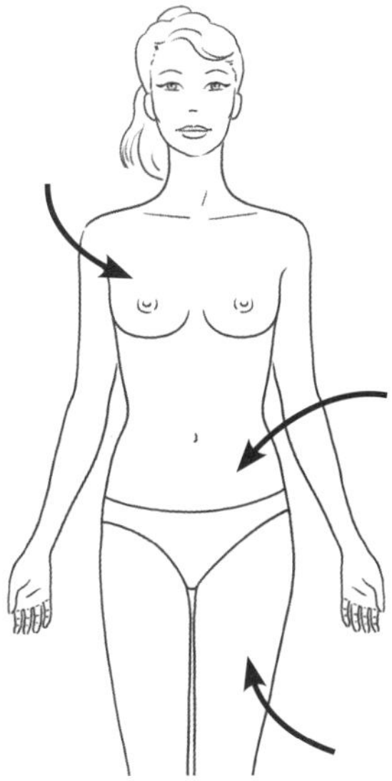

⚠ **Attention** : cette formule n'est pas adaptée en cas de grossesse.

NOS CONSEILS EN +

- Une cure de 2 mois de silice organique, précurseur du collagène, est vivement conseillée. Avalez 1 dose de 10 ml par jour.

ou

- Prenez 3 gélules de prêle (dosées à 300 mg) par jour, pendant 2 mois.
- La peau des femmes est souvent mise à rude épreuve. Ne mettons pas tout sur le dos de la grossesse. Bien d'autres facteurs peuvent favoriser les vergetures : un poids en yoyo (on grossit, on maigrit, on regrossit, etc.), la puberté (à cause de l'imprégnation hormonale), les variations liées au cycle menstruel (on gonfle, on dégonfle) l'obésité ou même un simple surpoids… tout ce qui oblige la peau à se distendre exagérément se termine généralement en vergeture. Et les hommes ne sont pas épargnés ! Protégez votre peau dès qu'un changement corporel est à prévoir.

SOIN

Les vergetures résultent d'une rupture des fibres élastiques de l'épiderme. D'abord rouges, puis blanches, elles s'installent volontiers en faisceaux de lignes parallèles, symétriques, sur les zones corporelles susceptibles de se distendre : fesses, cuisses, poitrine, ventre, hanches. Elles s'atténuent d'autant plus docilement qu'elles sont « fraîchement » installées. N'attendez pas pour mettre en route votre traitement aux huiles essentielles… Et faites preuve de patience, vous les verrez s'estomper peu à peu.

LE RÉFLEXE

À APPLIQUER

Appliquez 2 gouttes d'**hélichryse italienne** le long de la vergeture et massez 2 fois par jour.

⚠ **Attention** : cette formule n'est pas adaptée en cas de grossesse. Reportez-vous à « Vergetures si grossesse » (voir ci-dessous) si vous êtes enceinte.

LA FORMULE COMPLÈTE

À APPLIQUER

Dans un flacon en verre coloré de 5 ml, mélangez :

- **HE hélichryse italienne 5 gouttes**
- **HE myrte rouge 5 gouttes**
- **HE ciste ladanifère 5 gouttes**
- **HE géranium rosat 5 gouttes**
- **HE niaouli 5 gouttes**
- **HE lentisque pistachier 5 gouttes**
- **HV rose musquée qsp 5 ml**

▷ Appliquez 10 gouttes du mélange localement au niveau des zones à vergetures, 2 fois par jour, après la toilette pendant 15 jours ou plus si nécessaire.

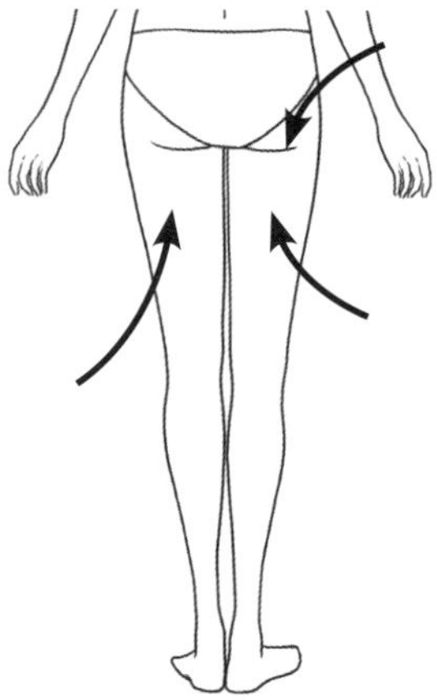

NOS CONSEILS EN +

- Soyez ferme avec vous-même : 2 applications par jour, c'est l'idéal. Une, passe. En deçà, n'espérez aucun résultat.
- Une cure de 2 mois de silice organique, précurseur du collagène, est vivement conseillée. Avalez 1 dose de 10 ml par jour.

OU

- Avalez 3 gélules de prêle (dosées à 300 mg) par jour, pendant 2 mois.

SI GROSSESSE

La grossesse est une machine à fabriquer des vergetures, ces petites « déchirures » de la peau. 75 à 90 % des femmes s'en plaignent, parfois dès le 6e mois, mais plus sûrement au 3e trimestre de la grossesse. Voici une formule efficace à utiliser exclusivement à partir du 3e mois – jamais avant ! De toute façon, au premier trimestre, la peau n'est pas soumise à rude épreuve, commencer ce traitement prématurément serait donc inutile. Ces huiles essentielles prendront soin de votre peau sans aucun danger ni pour vous, ni pour le bébé.

Mais veillez à bien utiliser ces essences et pas d'autres. Par exemple, le romarin à verbénone, ce n'est pas du romarin à cinéole ni du romarin à camphre !

LES FORMULES COMPLÈTES

1er trimestre

À APPLIQUER

Dans un flacon, mélangez à parts égales :

- **HV rose musquée**
- **HV argan**

▷ Appliquez sur le ventre et sur les cuisses après la toilette. N'utilisez aucune huile essentielle, uniquement des huiles végétales !

puis

À partir du 4e mois

À APPLIQUER

Dans un flacon de 30 ml, mélangez :

- **HE géranium rosat 4 gouttes**
- **HE bois de Hô 4 gouttes**
- **HV rose musquée 10 ml**
- **HV argan 10 ml**
- **HV bourrache 10 ml**

▷ Appliquez 5 gouttes du mélange sur chaque zone à protéger (fesses, cuisses), 2 fois par jour, après la toilette.

Après l'accouchement

À APPLIQUER

▷ Appliquez 5 gouttes du même mélange sur chacun des endroits suivants : ventre, cuisses, fesses, 2 fois par jour, après la toilette. Après cessation de l'allaitement, vous pouvez passer à la formule p. 528.

NOS CONSEILS EN +

- Attention ! Les conseils de cette page sont efficaces et sans danger ni pour la maman ni pour le futur bébé. Ne remplacez pas une huile essentielle par une autre. Aucune automédication pendant la grossesse. Reportez-vous à nos mises en garde p. 39 à 42.

- La régularité est le maître mot de la réussite. La peau doit être constamment hydratée, massée, relaxée afin de ne pas se « fissurer ». Ne « sautez » une application sous aucun prétexte !
- Il n'existe aucun traitement miracle des vergetures, ni préventif, ni curatif. L'objectif est de diminuer au maximum leur survenue, leur taille et leur impact.

VERRUE

Voilà une fidèle amie de l'être humain, qui peut se targuer de toucher plus de 6 millions de Français. Un exploit pour un virus, car oui, c'en est un, ce qui explique qu'il soit installé pour longtemps, très, très longtemps parfois et disparaisse un jour brusquement, aussi spontanément qu'il est venu. Mais quand ? Alors là… Accélérez son départ grâce aux huiles essentielles, et ne vous torturez plus avec les interventions douloureuses et autres lasers ou azote liquide…

LA FORMULE COMPLÈTE

À APPLIQUER

Dans un flacon en verre coloré de 2 ml, mélangez :

- **HE origan compact 10 gouttes**
- **HE genévrier commun 10 gouttes**
- **HE cannelle de Chine 10 gouttes**
- **HE clou de girofle 10 gouttes**
- **HE sarriette des montagnes 10 gouttes**

▷ Appliquez 1 goutte du mélange au Coton-Tige sur la verrue et recouvrir d'un petit pansement. Garder toute la journée. Renouvelez 2 fois par jour après la toilette, pendant 2 à 3 semaines, jusqu'à disparition de la verrue.

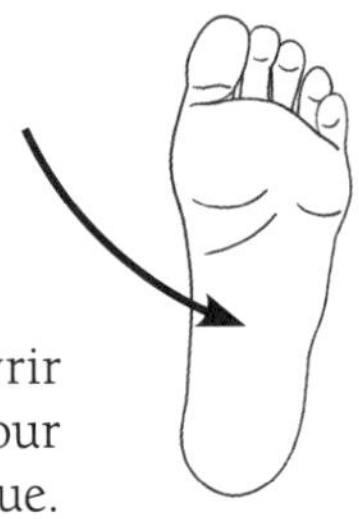

+

À FAIRE PRÉPARER EN PHARMACIE

À AVALER

Demandez au pharmacien de préparer les gélules suivantes* :

HE cinnamomum camphora cineoliferum (ravintsara)	30 mg
HE syzygium aromaticum (girofle, clou)	10 mg

* Ou à préparer vous-même (voir p. 164).

HE melaleuca alternifolia (arbre à thé)	20 mg
HE thymus satureoides (thym à feuilles de sarriette)	20 mg
Excipient	qsp 1 gélule n° 40

▷ Avalez 1 gélule matin et soir pendant 3 semaines.

NOS CONSEILS EN +

- Il existe divers types de verrues. Les **vulgaires** : classiques, dures, cornées, grisâtres, siégeant surtout sur les doigts et les mains. Les **planes** : plus aplaties comme leur nom l'indique, souvent plus étalées donc plus visibles, roses/rouges, s'installant volontiers sur le front ou les mains. Les **plantaires :** poussent sous les pieds, ressemblent parfois à des durillons (mais aussi à tout autre chose) et peuvent carrément empêcher de marcher.
- On attrape toujours une verrue par contact direct (peau à peau, on peut même s'auto-infecter si l'on touche une verrue et ensuite de la peau saine ailleurs sur le corps) ou indirect (eau des vestiaires, des piscines). Pendant toute la phase d'incubation, quelques semaines à quelques mois, on ne se doute de rien. C'est généralement à la faveur d'une grosse fatigue, donc d'une baisse immunitaire, que la verrue bourgeonne. Et reste en place.
- Évitez de marcher pieds nus à la piscine : le port de sandalettes est conseillé, mais pas garanti hélas…
- Un terrain anxieux peut favoriser la survenue ou la multiplication de verrues. Chez l'enfant, surtout, nombreuses sont les verrues qui disparaissent « comme par enchantement ». Peut-être pour des raisons psychologiques. Peut-être pour des raisons immunitaires. Sans doute les deux !
- Plus de 60 virus (tous de la famille papillomas), peuvent donner des verrues. La très grande majorité sont totalement inoffensives, juste inesthétiques, et gênantes si situées dans une zone de frottement ou de pression. N'essayez cependant jamais de les râper ou de les arracher vous-même.
- Attention aux interventions agressives qui peuvent laisser de vilaines cicatrices. Et si, en plus, elles ne sont pas faites dans les règles de l'art, les verrues étant extrêmement contagieuses, vous pouvez très bien ressortir de chez le dermato avec d'autres excroissances disséminées à droite et à gauche, là où avant vous n'aviez rien.
- Une verrue « bizarre », c'est-à-dire qui s'étend, change d'aspect ou se met à saigner, par exemple, impose d'aller consulter un dermatologue, afin de vérifier qu'elle n'est pas maligne.

VIH

Il n'est évidemment pas question de traiter le sida avec des huiles essentielles. Cependant, le VIH détruit le système immunitaire. Il est par ailleurs indirectement responsable de grandes quantités de radicaux libres, ce qui accélère l'épuisement immunitaire. Enfin, il nuit à la qualité de vie de multiples façons. Pour toutes ces raisons, l'aromathérapie est précieuse et peut accompagner le traitement médical proprement dit. Par ailleurs, la dénutrition – très fréquente en cas de sida – épuise et assombrit le diagnostic. Curieusement, elle n'est encore que très insuffisamment prise en charge, alors qu'il s'agit pourtant d'une des pires complications du sida ! En effet, la dénutrition a ceci de particulier qu'elle porte préférentiellement sur la perte des muscles et non des graisses. Une prise en charge globale de la maladie est donc indispensable, sans s'en tenir strictement à la trithérapie, heureusement de plus en plus performante. Ce traitement laisse un certain « répit » au malade – qui se sent un peu moins menacé – et fait reculer les infections qui s'installaient en raison de sa faiblesse immunitaire (maladies dites « opportunistes »). Mais si la science est en bonne place dans cette bataille, la guerre est très loin d'être gagnée. On craint désormais davantage les maladies chroniques induites par le VIH sur le long terme, telles que des troubles cardiaques. Par ailleurs, le confort du malade n'est pas au centre des soins, c'est un euphémisme, alors qu'il est essentiel que le patient se sente le mieux possible, ne serait-ce que pour poursuivre son traitement. N'oublions jamais que le sida est une infection virale chronique ponctuée d'infections bactériennes. Il est nécessaire de lutter sur les deux fronts à la fois.

LE RÉFLEXE

À APPLIQUER

Posez 1 goutte pure de **ravintsara** sur le plexus solaire, chaque jour (surtout en automne !).

LA FORMULE COMPLÈTE

À APPLIQUER

Dans un flacon en verre coloré de 2 ml, mélangez :

- **Ess. citron 10 gouttes**
- **HE ravintsara 5 gouttes**
- **HE thym à linalol 5 gouttes**
- **HE laurier noble 5 gouttes**
- **HV noisette qsp 2 ml**

▷ Appliquez en massage directement sur le thorax et le haut du dos, chaque matin 10 jours par mois.

À FAIRE PRÉPARER EN PHARMACIE

À AVALER

Demandez au pharmacien de préparer les gélules suivantes* :

HE origanum compactum (origan compact)	10 mg
HE eucalyptus radiata (eucalyptus radié)	10 mg
HE melaleuca quinquenervia (niaouli)	10 mg
HE laurus nobilis (laurier noble)	10 mg
HE coriandrum sativum (coriandre)	10 mg
Excipient	qsp 1 gélule n° 20

▷ Avalez 1 gélule à chaque repas pendant une semaine par mois.

NOS CONSEILS EN +

- En France, 1 personne contracte le virus du sida toutes les 90 minutes. 50 000 personnes sont porteuses du virus sans le savoir. Le Sida est responsable de 600 décès chaque année dans l'Hexagone. Un seul mot pour éviter cette catastrophe : le préservatif.
- Les femmes sont parfois infectées parce qu'elles n'osent pas demander à leur partenaire de mettre un préservatif. N'acceptez aucun rapport sexuel non protégé, surtout avec une nouvelle rencontre. Il en va de votre vie. En cas de doute, vous pouvez utiliser le préservatif féminin. Même principe que la « capote », mais il se place à l'intérieur du vagin. N'associez pas le préservatif féminin et masculin, sinon, il y a risque de rupture !
- Les femmes ont un risque 3 à 8 fois plus élevé que les hommes d'attraper le virus lors d'un rapport contaminant. C'est parce qu'il y a beaucoup plus de virus dans le sperme que dans les sécrétions vaginales, et que la semence masculine peut rester pendant des heures en contact avec le vagin.
- Les IST (infections sexuellement transmissibles), en fragilisant les muqueuses génitales, augmentent le risque de contamination. En plus, cela signifie souvent que la personne infectée a de multiples partenaires.
- Vous avez été exposé au virus du sida (seringue souillée, rapport non protégé ou capote déchirée…) ? Il faut agir vite. Rendez-vous immédiatement aux urgences (si possible dans les 48 heures, en tout cas avant 15 jours) ou consultez un médecin ; on vous prescrira un traitement antiviral pour 4 semaines. Dans les 3 à 6 semaines suivant l'arrêt du traitement, vous passerez le test du sida (Élisa). Puis re-test 5 mois plus tard pour vérifier que le traitement a bien « marché ».

* Ou à préparer vous-même (voir p. 164).

VITILIGO

Le vitiligo correspond à une disparition progressive des cellules responsables de la pigmentation de la peau. Il peut toucher le visage, les mains, les pieds, les organes génitaux, mais aussi les bras, le dos… on ne sait pas bien pourquoi il s'installe ici ou là, il n'y a pas de rapport non plus avec l'exposition solaire, bref, les causes de leur apparition sont assez floues. Une seule quasi-certitude : les taches ont tendance à s'installer là où la peau subit des frottements ou des microtraumatismes (cela s'appelle le phénomène de Koebner). La surface cutanée atteinte est plus ou moins étendue (elle augmente avec l'âge), et les taches blanches qui en résultent peuvent être réellement très inesthétiques. Ce trouble touche environ 2 % de la population.

LA FORMULE COMPLÈTE

À APPLIQUER

Dans un flacon en verre coloré de 2 ml, mélangez :

- **HE girofle 10 gouttes**
- **HE géranium rosat 10 gouttes**
- **HE sauge sclarée 10 gouttes**
- **HE arbre à thé 10 gouttes**
- **HV germe de blé qsp 2 ml**

▷ Appliquez localement 2 fois par jour pendant 20 jours.

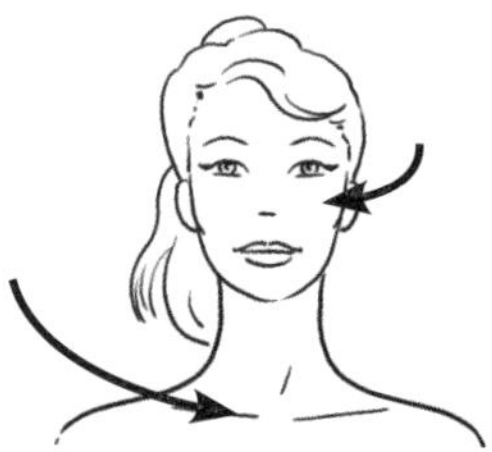

NOS CONSEILS EN +

- La supplémentation en sélénium – à raison de 75 µg – donne des résultats encourageants. Chez plus de 70 % des patients traités par une association de sélénium et de vitamines A, C et E, les lésions stoppent leur extension. Certains patients présentaient même des repigmentations spontanées. Encore une fois, la peau se soigne de l'extérieur ET de l'intérieur. Les suppléments alimentaires et les huiles essentielles agissent en synergie.
- Protégez-vous impérativement du soleil : les zones atteintes ne sont plus pigmentées, donc ne se défendent plus du tout contre la nocivité des rayons. N'oublions pas que le bronzage est une sorte de parasol produit par la peau afin de ne pas se laisser pénétrer par les UV.
- Le vitiligo n'est ni infectieux, ni contagieux, donc aucun problème de ce côté-là. En revanche, il se transmet génétiquement. Si vos parents ont des « taches », il y a 30 % de chances pour que vous aussi, en arboriez un jour ou l'autre.
- Ce trouble cutané peut être associé à une maladie auto-immune, particulièrement à un problème de thyroïde. Si vous constatez qu'il s'étend, mieux vaut consulter.

VOIX CASSÉE – PERDUE

La voix, fragile, reflète assez bien notre état. Rauque, cassée, perdue ? Elle nous parle. De vocabulaire d'abord : l'enrouement, ou dysphonie, c'est une modification du timbre de la voix. Elle peut être éraillée, nasillarde (c'est la rhinolalie) ou aux sonorités curieusement alternées (on l'appelle alors bitonale). En cas d'extinction de voix totale, c'est carrément l'aphonie.

Ce qui casse la voix

- Une inflammation du larynx.
- Une infection ORL.
- Un surmenage vocal (comédiens, chanteurs, orateurs, enseignants, avocats).
- Une « voix fragile » : certaines personnes ont régulièrement des « extinctions » de voix, notamment en cas de grosse fatigue.
- Le tabac.
- Un polype (excroissance bénigne) sur une corde vocale.
- Chez l'enfant, parfois, un objet (corps étranger) : vérifiez !

LE RÉFLEXE

À AVALER

Versez 2 gouttes de **cyprès de Provence** sous la langue ou, mieux, dans une petite cuillère de miel que vous plongerez dans une infusion de thym. Renouvelez jusqu'à 3 fois par jour.

LA FORMULE COMPLÈTE

À AVALER

Mélangez :

- **HE cyprès de Provence 2 gouttes**
- **HE camomille romaine 1 goutte**
- **Extrait de pépins de pamplemousse* 20 gouttes**

▷ Versez ce mélange dans ½ verre d'eau et avalez. Renouvelez 2 fois dans la journée.

EN GARGARISMES

Faites des gargarismes matin, midi et soir avec la même formule que décrite ci-dessus, diluée dans un verre d'eau tiède.

* En pharmacie ou boutiques bio.

NOS CONSEILS EN +

- Versez 40 gouttes de teinture-mère d'erysimum dans un verre d'eau tiède. Avalez 3 fois par jour.
- Le tabac est l'ennemi numéro 1 de la voix. Ne fumez pas, ne respirez pas la fumée des autres.
- Ne sucez pas des pastilles à n'en plus finir en pensant régler le problème : elles soulagent temporairement, mais n'apportent aucune solution définitive.
- Buvez de l'eau, surtout dans les endroits secs (chez vous, en avion, etc.). En revanche, évitez l'alcool. Et bien sûr proscrivez l'association alcool + tabac.
- Ne hurlez pas (évitez la soirée Karaoké, et les restaurants bruyants).
- Parlez le moins possible.
- Tenez-vous droit, respirez calmement et profondément. De même, asseyez-vous correctement, sans vous avachir. L'air est le « carburant » de la voix. S'il parvient mal à destination, la suite est compromise.

ZONA

Le zona est une maladie aiguë de peau. Il correspond à l'infection d'un nerf, ce qui explique à quel point il peut être douloureux. Et en fait c'est une longue histoire, car vous ne l'avez pas attrapé comme ça, hier, mais lorsque vous étiez enfant. Il s'appelait alors « varicelle ». Depuis, tout comme l'herpès (voir ce mot, p. 351), le virus du zona s'est tapi dans un coin, maté par le système immunitaire. Et puis voilà un mois particulièrement éprouvant dans votre vie : surmenage au travail, séparation ou deuil, gros stress... mais aussi infection, cancer, traitement de chimiothérapie ou de radiothérapie, maladie neurologique..., votre immunité se relâche, le virus n'attendait que ça pour se manifester à fleur de peau. Une plaque apparaît, par exemple sur le côté : elle brûle, fait très mal, démange énormément. Observée de près, on dirait des petites boules pleines d'eau, transparentes, comme si c'était un herpès.

Le zona est très, très pénible car les manifestations cutanées s'accompagnent d'atteinte des nerfs (névralgies), mais il est généralement sans danger, sauf exception. Les douleurs ressemblent à des brûlures ou à des piqûres d'ortie.

LE RÉFLEXE

À APPLIQUER

Appliquez 2 gouttes de **niaouli** directement sur la zone douloureuse. Renouvelez 4 à 6 fois par jour.

Remarque : *une fois le zona déclaré, on ne peut que lutter contre la douleur et éviter les complications (surinfections surtout). Il est inutile de souffrir et vous devez coûte que coûte apaiser la douleur. Impossible en revanche de l'empêcher de terminer son « cycle ».*

LA FORMULE COMPLÈTE

À APPLIQUER

Dans un flacon en verre coloré de 2 ml, mélangez :

- **HE niaouli 10 gouttes**
- **HE ravintsara 10 gouttes**
- **HE menthe poivrée 5 gouttes**
- **HE lavande aspic 10 gouttes**
- **EL millepertuis qsp 2 ml**

▷ Appliquez 6 gouttes de ce mélange localement sur le trajet nerveux atteint, 6 fois par jour pendant 48 heures, jusqu'à amélioration, puis 3 fois par jour jusqu'à la guérison totale. Évitez de frotter la peau, de masser, de trop toucher, appliquez simplement.

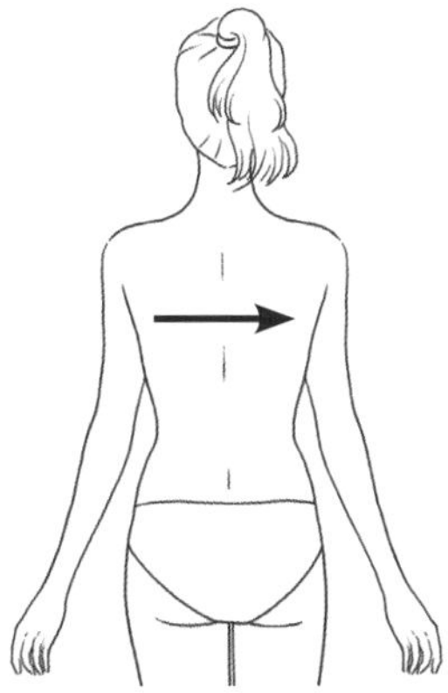

À FAIRE PRÉPARER EN PHARMACIE

À AVALER

Demandez au pharmacien de préparer les gélules suivantes* :

HE melaleuca quinquenervia (niaouli)	10 mg
HE cinnamomum camphora cineoliferum (ravintsara)	30 mg
HE eucalyptus radiata (eucalyptus radié)	10 mg
HE eugenia caryophyllus (girofle, clou)	10 mg
HE mentha piperita (menthe poivrée)	10 mg
Excipient	qsp 1 gélule n° 45

▷ Prenez 1 gélule matin, midi et soir pendant 2 semaines.

NOS CONSEILS EN +

- Si vous souffrez de douleurs névralgiques qui ne cèdent pas, c'est peut-être un zona… Ne traînez pas : plus vous le traitez tôt, moins il durera et moins vous souffrirez.
- Il faut toujours soigner un zona, quel que soit le traitement, et s'attacher à éviter les séquelles ainsi que les douleurs chroniques.

* Ou à préparer vous-même (voir p. 164).

- Le virus n'est pas très contagieux, mais il peut causer des troubles graves chez les personnes fragiles. Mieux vaut éviter la multiplication des contacts pendant votre zona.
- N'appliquez pas n'importe quoi sur vos plaques, vous risqueriez une macération, une allergie ou encore une surinfection. Et surtout, ne vous tartinez pas de crème aux corticoïdes ! En revanche, il est nécessaire de désinfecter les zones atteintes si leur étendue est importante. Les huiles essentielles sont parfaites pour cela, et en plus elles sont antidouleur. En dehors de l'aromathérapie, n'appliquez rien.
- Chez les personnes âgées, la douleur peut durer très, très longtemps (elle persiste bien après la maladie), et être très, très intense. On parle de douleurs postzostériennes.
- Bonne nouvelle : si vous avez subi un zona, il y a normalement peu de risque qu'il revienne un jour.
- C'est l'heure d'un petit bilan : tout va bien dans votre vie professionnelle ? Personnelle ? N'en faites-vous pas un peu trop ? Le zona force à vous poser, ou à vous reposer. Profitez-en pour voir ce qui ne va pas dans votre existence, et réglez les problèmes.
- Pensez au froid, qui peut soulager. Linge humide et froid, glaçons enveloppés si vous voulez : tout sauf du chaud.
- Comme expliqué, c'est parce que votre immunité s'est affaiblie que le virus a resurgi. Lors d'une période « à risque » (surmenage, traitement au long cours pour une maladie chronique, gros stress), il est toujours utile de soutenir son système immunitaire afin d'éviter des troubles quels qu'ils soient. Dont le zona ! Reportez-vous à « Immunité » (p. 360).
- Ne souffrez pas en silence. Si les douleurs sont intenables, faites appel aux antidouleurs ou à d'autres techniques efficaces (l'acupuncture, par exemple).
- Ne vous grattez pas.
- Évitez tout contact avec des vêtements serrés ou qui font transpirer : tissu synthétique, laine qui « gratte », lin « râpeux », passez votre chemin. Portez exclusivement des habits larges, légers, qui n'aggraveront pas vos douleurs.
- Si vous avez attrapé la varicelle étant enfant, le virus du zona sommeillait donc en vous. Eh oui ! Ces deux maladies sont déclenchées par le même virus, dont on ne se débarrasse en fait jamais. La varicelle désigne la primo-infection (première « attaque »), généralisée (on a des boutons sur l'ensemble du corps). Le zona survient plus tard, plutôt à l'âge adulte, surtout en période de fatigue intense, de convalescence ou de baisse de l'immunité, par exemple lors d'un cancer, d'un surmenage ou d'une infection.
- Vous avez subi des petites cloques enfant ? Ce n'était qu'une partie de plaisir par rapport au zona, qui se déclare à l'âge adulte. Il s'annonce par l'apparition de fièvre, grosse fatigue et séries de frissons. Puis, des petites vésicules (type herpès) s'épanouissent sur une peau rougie, toujours le long d'un nerf sensitif, souvent sur le thorax ou le long d'une côte. Le zona peut aussi toucher les yeux, avec des conséquences potentiellement très graves telles qu'une paralysie oculaire, le visage ou n'importe quelle autre partie du corps.
- En cas de zona ophtalmique, il est impératif de consulter un ophtalmo, qui prescrira un collyre adapté.

INDEX des troubles cités dans ce livre

TABLE DES MATIÈRES

SECONDE PARTIE

Achevé d'imprimer par Leporello
Dépôt légal : octobre 2017
Imprimé en Chine